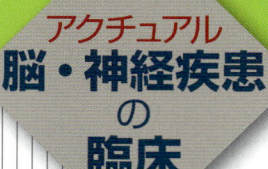

アクチュアル 脳・神経疾患の臨床

てんかんテキスト
New Version

総編集 ● 辻　省次
専門編集 ● 宇川義一

Actual Approach to Neurological Practice

中山書店

〈アクチュアル 脳・神経疾患の臨床〉

［総編集］

辻　省次　東京大学

［編集委員］（五十音順）

宇川義一　福島県立医科大学*

河村　満　昭和大学

吉良潤一　九州大学

鈴木則宏　慶應義塾大学

祖父江元　名古屋大学

髙橋良輔　京都大学

西澤正豊　新潟大学

水澤英洋　国立精神・神経医療研究センター

＊本巻担当編集

シリーズ刊行にあたって

　近年，さまざまな診療ガイドラインが提供されるようになり，診断の進め方，治療法の選択などにおいて大変参考になるようになっています．このようなガイドラインの作成にあたっては，Evidence-based medicine（EBM）という考え方が積極的に取り入れられ，それがどの程度の根拠に基づくものか，という点が十分に吟味された上で診療ガイドラインに反映されています．このような資料は非常に有用であり，日々の診療に欠かせないものとなっていますが，一方で，一定のマニュアル的な位置づけになりやすく，診断の組み立て，疾患の成り立ち，治療法の機序などについて深く理解するという，本来，プロフェショナリズムの観点から求められることが，十分には達成しにくいという面もあります．

　同じ疾患であっても，患者さん一人一人は，その症状一つを取ってみても多様であるように，必ず特徴（variance）があり，それは，病態に関連する背景因子の個人差などを反映していると考えられます．すなわち，それぞれの患者さんが持っている病態の本質と，その特徴をよく把握して診療にあたることが求められるのです．EBM が group-oriented medicine と言われることもあるように，患者集団の平均的なところを把握して診療を進めるような考え方となっているのに対して，実際の診療の場では，患者さん個人の持つ variance をよく把握して最適な診療を進めることが望まれることになります（individual-oriented medicine）．このような考え方は，医師の裁量部分に適切に反映されるため，われわれは，疾患の症候，病態，診断，治療についての深い理解と，それぞれの患者さんの持つ特徴をよく把握した上で，診療を進めることが必要になります．

　シリーズ《アクチュアル 脳・神経疾患の臨床》は，このような考え方に立って，神経内科医ならびに神経内科専門医を目指す方々，さらには神経内科専門医取得後の生涯教育に役立つシリーズとして企画したものですが，他の診療科の方々でも神経内科疾患の診療に際して参考となるような内容となっています．各巻でテーマを絞り，その"take-home-message"が何であるかを読者にわかりやすいものとして発信するように努め，巻ごとに編集担当者を決めて専門編集体制をとるとともに，随時編集委員会を開催してその企画内容などを十分に吟味検討し，充実した内容を目指しています．各テーマの"focus"としては，できるだけ最新の動向を反映したものとするようにし，特に，"神経内科医としてのプロフェショナリズムを究める"，という立場を重視して，そのような視点に立つ記述を少しでも多く盛り込むようにしました．

構成にあたっては，最新の進歩・知識の全体をバランスよく理解できること，実地診療に役立つように検査，診断，治療などの診療上のノウハウをできるだけ盛り込むことに留意し，さらに必要に応じてその科学的根拠について簡潔に記述するようにしました．冒頭に述べましたように，同じ疾患であっても，患者ごとの病態の特徴をどのようにして把握・理解するか，という視点を記述に含めるようにし，さらに，本文での記載に加えて，「Column」「Case Study」「Lecture」「Memo」「Key words」などの項目の活用やフローチャートやイラストを積極的に取り入れることで，読者が理解を深めやすいように工夫しています．

　本シリーズが，神経内科医のプロフェショナリズムを目指す方々に座右の書として活用されるものとなることを編集委員一同祈念しています．

2011年10月吉日

東京大学大学院医学系研究科 神経内科学教授
辻　省次

序

　てんかんは，劇的な症状である痙攣を起こしやすい特徴により古くから記載の残っている疾患であるとともに，人口の約1%に発症するという，多くの医師が遭遇する頻度の高い疾患です．また，中枢神経の正常生理から症状と発症機序が推測可能であり，実際にそれに合致した臨床的事実も得られるなど病態生理が比較的解明されています．さらにこれらの病態解明に基づき治療薬が開発され，基礎知識が臨床現場で応用され，理論に合致した治療が実践されている領域であるといえます．

　本書『てんかんテキスト New Version』は，この古くて新しい疾患を，臨床的に確立されてきた歴史的事実から最新の研究成果まで，広く深く理解していただけるように考慮しました．ひとつひとつの項目に十分な頁数を設定したことにより，他書にない，かなり濃い内容の編集ができたと自負しておりますが，その原動力は，素晴らしい執筆者の方々にご協力頂けたことに尽きます．

　神経内科・精神科・脳神経外科・小児科・放射線科・神経病理・神経生理など，多岐にわたる分野の先生方にご執筆いただいたので，多くの分野の読者に役立つ内容となっています．さらに，行政支援など患者さんをケアする方々の情報も入れてあり，医師以外の方でも役立つ部分もあると考えます．

　内容としては，はじめに「総論」として，生理学的発症機序，分子遺伝学の進歩により家族性疾患からわかってきた発症機構，それに基づく治療戦略の基礎知識をまとめました．次に，「臨床診断のポイント」の章では，一般的診断のポイントを挙げるとともに，特に小児や高齢者での特徴と年齢による違いについてはそれぞれ独立した項目として詳述しています．「検査」の章では，古典的な脳波検査に加えて，最新のさまざまな検査機器を紹介し，その有用性も解説しました．「治療」の章では，最近発売された薬剤を1剤1項目として取り上げ，抗てんかん薬をその作用機序から理解していただけるようにしたほか，薬の相互作用など，臨床現場で重要な知識も十分盛り込まれています．また，近年頻度の増えている脳神経外科治療の現状をはじめ薬物以外の治療も取り上げました．さらに巻末には写真入りの薬剤一覧表を掲載し，実地臨床マニュアルとしても役立つ構成となっています．

　最後に，この本が多くの分野の医師・医療スタッフに役立ち，多くの患者さんの治療に貢献できることを願うとともに，シリーズ《アクチュアル 脳・神経疾患の臨床》の確固たる位置の確立に役立てるものであると確信しています．

2012年4月

福島県立医科大学医学部神経内科学講座教授

宇川義一

アクチュアル 脳・神経疾患の臨床
てんかんテキスト New Version
Contents

I. 総論

てんかんとは .... 廣瀬源二郎　2
てんかんとチャネル―生理学的解析 .... 杉浦嘉泰　10
　Column 活動電位の発生機序からみたイオンチャネルと膜の興奮性　17
てんかんとチャネル―遺伝子異常 .... 兼子　直，吉田秀一　19
てんかんの病理 .... 柿田明美　25
　Column FCDの病理組織学的とらえ方と用語の変遷　29
　ディベート 皮質構築の異常の有無をどのように評価するか？　30
　Column FCDとTSC　31
てんかんとgap junction .... 丸　栄一，菅谷佑樹　33
　Column gap junction（GJ）の構造　34
てんかんの動物での薬理 .... 岡田元宏　42
　Column てんかん病態仮説の理解―バランス破綻仮説とてんかん原性　43
てんかんの分類 .... 飛松省三，重藤寛史　48

II. 臨床診断のポイント

病歴聴取のポイント .... 赤松直樹　56
　Column "That's it" sign　60
診断のアルゴリズム .... 赤松直樹　61
　Column てんかんと臨床診断したが脳波でてんかん放電がないとき　64
脳神経外科からみたポイント .... 開道貴信，高橋章夫，大槻泰介　66
小児科からみたポイント .... 瀬川昌也，木村一恵　74
　Column てんかん性脳症　78
高齢発症てんかん患者診察のポイント .... 木下真幸子，三枝隆博，池田昭夫　80
心因性発作の診断 .... 兼本浩祐　88
てんかんの精神症状 .... 管るみ子　97

III. 検査

脳波検査 …………………………………………………………… 松本理器，池田昭夫	104
Column てんかん焦点など中枢神経系の機能異常をきたす疾患の病態検索法の歴史的発展　105	
硬膜下電極記録 …………………………………………………………………… 前原健寿	116
Column 発作起始部のコンピュータ解析　119	
脳磁図 ……………………………………………………………………………… 金子　裕	125
Column 電流源解析　132	
PET, SPECT ……………………………………………………… 松田博史，今林悦子	134
Column 発作時 SPECT で用いるトレーサ　138	
MRI ………………………………………………………………………………… 中田安浩	142
Column 未髄鞘化の小児における撮像プロトコル　145	
NIRS 検査によるてんかん焦点の診断 ………………………………………… 渡辺英寿	149
拡散テンソル画像—tractography を中心に ……………………… 早川弥生，青木茂樹	158
Column 交叉部での線維追跡の問題　163	

IV. 治療

てんかん治療総論 ………………………………………………… 正崎泰作，辻　貞俊	168
Column 日本てんかん学会のてんかんガイドライン　170	
薬物治療	
成人の薬物療法—総論 ………………………………………… 小林勝哉，池田昭夫	177
Column 新規抗てんかん薬使用中に血中濃度を測定する必要があるか？　184	
抗てんかん薬の特色と相互作用 ………………………………………………… 野沢胤美	188
薬物動態と血中濃度モニター …………………………………………………… 須貝研司	197
薬剤感受性と遺伝子多型 …………………………… 兼子　直，吉田秀一，猿渡淳二	206
従来の治療薬 ……………………………………………………………………… 亀山茂樹	213
ゾニサミド ………………………………………………………………………… 岡田元宏	218
Column ゾニサミドの化学構造　220	
ディベート ゾニサミド（ZNS）のドパミン遊離増強は何を意味するのか？　221	

てんかんテキスト New Version
Contents

  レベチラセタム ………………………………………………………………… 笹　征史　225
  トピラマート …………………………………………………………… 神　一敬，中里信和　232
   Column AMPA／カイニン酸型グルタミン酸受容体と神経保護作用　236
  ラモトリギン …………………………………………………………… 安元佐和，廣瀬伸一　238
   Column てんかん治療のガイドライン　239
  小児てんかんと治療 …………………………………………………… 伊藤　進，小国弘量　243
   Column 小児難治性てんかんに対するケトン食療法—"last resort"から
    "early option"へ　247
   ディベート 脳波の治療は正当化されるか？　249
  難治性てんかんの薬物療法 …………………………………………… 渡邊さつき，松浦雅人　251
  重積状態の治療 ………………………………………………………………… 依藤史郎　257
  てんかん薬物治療の終結 ……………………………………………………… 藤原建樹　263

その他の治療のポイント
  外科治療 ………………………………………………………………… 橋口公章，森岡隆人　269
  迷走神経刺激療法 ……………………………………………………………… 川合謙介　278
   Column VNSと脳梁離断術　280
   Column VNSの作用機序　281
  磁気刺激の展望 ………………………………………………………… 榎本　雪，宇川義一　283
   Column TMSを施行する際に確認すべき点　288
  てんかんと妊娠 ………………………………………………………………… 平田幸一　290
  てんかんと運転 ………………………………………………………………… 伊藤義彰　297
  行政支援 ………………………………………………………………………… 久保田英幹　302
   Column 精神障害者保健福祉手帳，障害者自立支援医療（精神），
    障害基礎年金（精神）の診断書記載の概要　306
   Column 診断書の書き方　307

Case Study

CASE 1 易怒性と言葉の出にくさを主訴に来院した61歳男性 ………… 榎本　雪，宇川義一　310
CASE 2 記憶障害と性格変化が約10年間持続したが，
   治療により改善した53歳女性 ……………………………… 河村　満，杉本あずさ　314

- CASE 3　月に数回，数分から半日の間，
  　　　　意識低下や記憶の部分的欠落を呈する 52 歳女性 ………………………… 川合謙介　318
- CASE 4　意識消失発作と持続する左手のふるえを訴え，
  　　　　多発脳病変がみられた 33 歳男性 ……………………… 花島律子，松田俊一，榎本　雪　323
- CASE 5　フェニトイン内服中止後に連日の鼻出血と左膝関節内出血を来した
  　　　　65 歳男性 …………………………………………………………… 佐久間潤，市川優寛　327
- CASE 6　三叉神経痛治療のため内服していたカルバマゼピン中止後に
  　　　　血尿と皮下出血を来した 78 歳女性 ……………………………… 佐久間潤，市川優寛　330
- CASE 7　抗てんかん薬治療抵抗性の意識減損発作を繰り返す 45 歳男性 ………… 赤松直樹　332

付録

- てんかんの病型分類 ………………………………………………………… 飛松省三，重藤寛史　338
  - **Column** てんかんは紀元前 7 世紀には認知されていた　342
- 薬物相互作用のまとめ …………………………………………………………………… 須貝研司　347
- 抗てんかん薬治療アルゴリズム ……………………………… 三枝隆博，木下真幸子，池田昭夫　352
- てんかん，てんかん症候群治療に用いられる主な薬剤 ……………………………………………… 357

- 索引 ……………………………………………………………………………………………………… 361

【読者への注意】

本書では，医薬品の適応，副作用，用量用法等の情報について極力正確な記載を心がけておりますが，常にそれらは変更となる可能性があります．読者には当該医薬品の製造者による最新の医薬品情報（添付文書）を参照することが強く求められます．著者，編者，および出版社は，本書にある情報を適用することによって生じた問題について責任を負うものではなく，また，本書に記載された内容についてすべてを保証するものではありません．読者ご自身の診療に応用される場合には，十分な注意を払われることを要望いたします．

中山書店

執筆者一覧（執筆順）

廣瀬源二郎	浅ノ川総合病院脳神経センター
杉浦　嘉泰	福島県立医科大学医学部神経内科学講座
兼子　　直	湊病院北東北てんかんセンター／弘前大学大学院医学研究科神経精神医学講座
吉田　秀一	浜松医科大学医学部総合人間科学講座
柿田　明美	新潟大学脳研究所統合脳機能研究センター
丸　　栄一	日本医科大学医学部生理学講座
菅谷　佑樹	東京大学医学部神経生理学講座
岡田　元宏	三重大学大学院医学系研究科精神神経科学分野
飛松　省三	九州大学大学院医学研究院臨床神経生理学分野
重藤　寛史	九州大学大学院医学研究院神経内科学分野
赤松　直樹	産業医科大学医学部神経内科学
開道　貴信	国立精神・神経医療研究センター病院脳神経外科
高橋　章夫	国立精神・神経医療研究センター病院脳神経外科
大槻　泰介	国立精神・神経医療研究センター病院脳神経外科
瀬川　昌也	瀬川小児神経学クリニック
木村　一恵	瀬川小児神経学クリニック
木下真幸子	宇多野病院神経内科
三枝　隆博	大津赤十字病院神経内科
池田　昭夫	京都大学大学院医学研究科臨床神経学
兼本　浩祐	愛知医科大学医学部精神科学講座
管　るみ子	板倉病院精神科
松本　理器	京都大学大学院医学研究科臨床神経学
前原　健寿	東京医科歯科大学脳神経外科
金子　　裕	国立精神・神経医療研究センター病院脳神経外科
松田　博史	埼玉医科大学国際医療センター核医学科
今林　悦子	埼玉医科大学国際医療センター核医学科
中田　安浩	国立精神・神経医療研究センター病院放射線診療部
渡辺　英寿	自治医科大学医学部脳神経外科学講座
早川　弥生	東京大学大学院医学系研究科放射線医学講座
青木　茂樹	順天堂大学医学部放射線医学講座
正崎　泰作	産業医科大学医学部神経内科学
辻　　貞俊	産業医科大学医学部神経内科学
小林　勝哉	京都大学大学院医学研究科臨床神経学
野沢　胤美	虎の門病院神経内科
須貝　研司	国立精神・神経医療研究センター病院小児神経科
猿渡　淳二	熊本大学大学院生命科学研究部薬物治療学分野
亀山　茂樹	国立病院機構西新潟中央病院脳神経外科
笹　　征史	渚クリニック
神　　一敬	東北大学大学院医学系研究科てんかん学分野
中里　信和	東北大学大学院医学系研究科てんかん学分野
安元　佐和	福岡大学医学部小児科学
廣瀬　伸一	福岡大学医学部小児科学

伊藤　　進	東京女子医科大学小児科学講座
小国　弘量	東京女子医科大学小児科学講座
渡邊さつき	東京医科歯科大学大学院医歯学総合研究科 心療・緩和医療学
松浦　雅人	東京医科歯科大学大学院保健衛生学研究科 生命機能情報解析学
依藤　史郎	大阪大学大学院医学系研究科 保健学機能診断科学
藤原　建樹	国立病院機構静岡てんかん・ 神経医療センター
橋口　公章	飯塚病院脳神経外科
森岡　隆人	九州労災病院脳神経外科
川合　謙介	東京大学大学院医学系研究科脳神経外科
榎本　　雪	福島県立医科大学医学部神経内科学講座
宇川　義一	福島県立医科大学医学部神経内科学講座
平田　幸一	獨協医科大学医学部神経内科
伊藤　義彰	慶應義塾大学医学部神経内科
久保田英幹	国立病院機構静岡てんかん・ 神経医療センター
河村　　満	昭和大学医学部内科学講座神経内科学部門
杉本あずさ	昭和大学医学部内科学講座神経内科学部門
花島　律子	東京大学医学部附属病院神経内科
松田　俊一	東京大学医学部附属病院神経内科
佐久間　潤	福島県立医科大学医学部脳神経外科
市川　優寛	福島県立医科大学医学部脳神経外科

薬剤略号一覧

AZM	acetazolamide	アセタゾラミド
ESM	ethosuximide	エトスクシミド
GBP	gabapentin	ガバペンチン
CBZ	carbamazepine	カルバマゼピン
CZP	clonazepam	クロナゼパム
CLB	clobazam	クロバザム
DZP	diazepam	ジアゼパム
KBr	potassium bromide	臭化カリウム
ST	sultiame	スルチアム
ZNS	zonisamide	ゾニサミド
TPM	topiramate	トピラマート
NZP	nitrazepam	ニトラゼパム
VPA	valproate	バルプロ酸
PHT	phenytoin	フェニトイン
PB	phenobarbital	フェノバルビタール
PRM	primidone	プリミドン
LTG	lamotrigine	ラモトリギン
LEV	levetiracetam	レベチラセタム

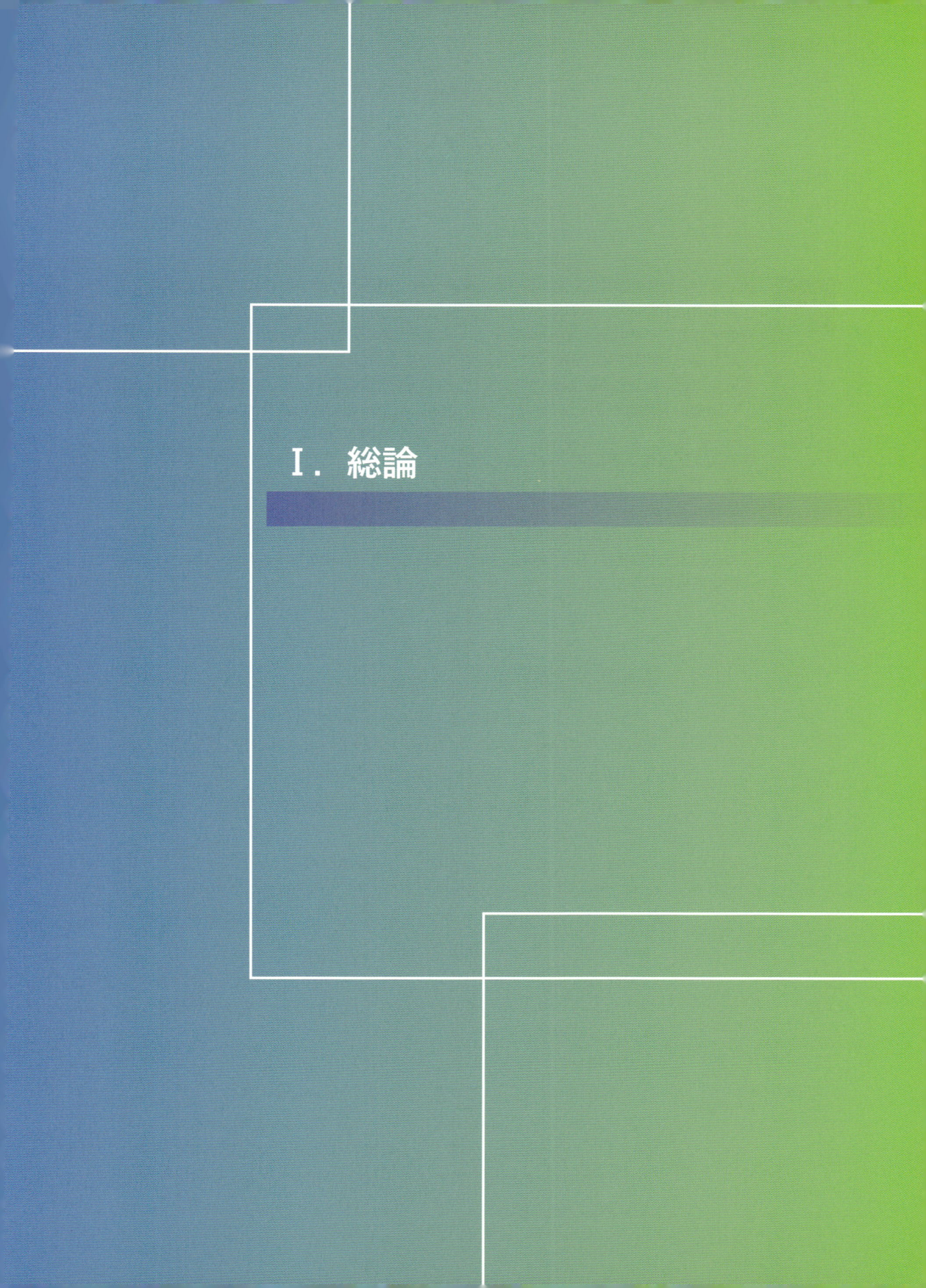

I. 総論

I. 総論
てんかんとは

- てんかんは中枢神経疾患の中で最も頻度が高く，最近の疫学調査によると全世界で5,000万人の患者がいるとされる．
- 症例ごとにその病態や成因は多様で，一つの疾患概念でまとめきれないことから，ILAE国際分類でも複数呼称が使われており，いまだに疾患単位か症候群かについて疑義がある．
- 近年では，画像診断，頭蓋内モニタリングなどの進歩により，特に内側側頭葉てんかんの外科治療の有用性が高く評価され，薬物治療に抵抗する場合の標準的治療法として広く普及している．
- 適切な医療を受ければ，第一選択薬の投与でてんかんの70％はコントロール可能，15％は第二選択薬の上乗せでなんとか発作を抑えられ，その他の10〜15％が難治性てんかんである．
- 難治性てんかん患者は多剤投薬のまま放置される傾向にあるが，医療面のみならず，患者の心理社会的問題にも目を向け，教育・雇用，自立を目標とし，多職種による学際的・包括的な取り組みが望まれる．

Keywords

ILAE
1909年に設立された国際的な学術的組織．てんかんに関する知識を広め，研究，教育，トレーニングを進め，さらにてんかん患者に対するサービス，ケアを改善する目的をもつ．

てんかんの歴史

　てんかんは中枢神経疾患の中でアルツハイマー病，脳血管障害とともに最も頻度の高い疾患の一つである．WHOが1995年に行った調査では人口の1％を悩ます疾患で，女性の乳癌，男性の肺癌に匹敵するとされる[1]．最近のてんかん疫学研究では，実に5,000万人のてんかん患者が全世界でみられると報告されている[2]．

　今日てんかんは一つの独立した中枢神経疾患とみなされてはいるものの，症例ごとにその病態，成因がいまだ完全に解明に至っておらず多様であり，一つの疾患概念ではまとめきれないことから，複数呼称のてんかん（epilepsies）やてんかん症候群（epileptic syndromes）とも考えられ，International League Against Epilepsy（ILAE）国際分類でも複数呼称が使われているのが現状である．すなわちてんかんは，いまだに疾患単位か症候群かについて疑義のある中枢神経疾患であるといえよう．

　この疾患の記載はきわめて古く，最も古くはアッシリア・バビロニア時代にさかのぼって記録されており，また紀元前400年に書かれたヒポクラテス学派の全集の中に『神聖病について（On the Sacred Disease）』なる著作があることはよく知られている．その時期にすでにてんかんを脳に起因する病気とし，遺伝病で粘液質に関係して発症すると考えていた．その治療に関しては科学性のない療法がはびこり，祈禱師などが悪霊払いのため呪文を唱えた

り沐浴を禁じたり，食物の種類を制限したりして，治れば有能な祈禱師，治らなければ神の所業として自らの無知・無力を棚上げして名づけたのが神聖病であるとして，祈禱師らのまやかし医療を批判した著作でもある．中国では漢方医学の最古本である黄帝内経霊枢（西暦50年）に『癲疾』として記載があるとされ[3]．わが国では安土桃山時代の曲直瀬道三の『師語録』の増補版（1685年）に癲疾，癇疾，狂など混同して記載されている．その説明によれば「癲癇ハ俄カニモダエ倒レ，泡ヲ吐キ，四体ヲソリカヘリ，眼カヘリ，口ヲヒツメ，物ヲオボエザル也」と記され，明らかに全般発作てんかん患者に対する現代的観察にも勝るとも劣らない表現である[4]．

てんかん発作は急に倒れることから，ギリシャ時代にはギリシャ語の「捕らわれる」「捕まる」「倒れる」に相当する動詞（epilamvanein）から派生した epilepsy がその疾患名として巷で使われてきた．ほかの呼称として falling sickness（倒れ病），falling evil（倒れ悪魔），lunatic（狂人），possession（憑きもの）などの俗称があるが，実際は憑きものでもなく，精神異常者でもないことが科学的に理解されてから epilepsy が医学用語として残り，定着して現在に至っている．

てんかんの概念，定義

John Hughlings Jackson は1873年までに，てんかんの定義を "occasional, sudden, excessive, rapid and local disorderly discharges of grey matter"[5] としてまとめている．それに習えば，「慢性・反復性に起こる大脳皮質ニューロンの突発性，急激で過剰な電気的異常発射により皮質機能が障害され種々のてんかん発作となる発作性機能性疾患である」と定義づけられる．

てんかん関連用語として知っておくべきは，てんかん発作に関する日本語と英語の関連づけである．てんかんの臨床症候であるてんかん発作の英語は seizure あるいは epileptic seizure，痙攣あるいは痙攣発作は運動発作であり convulsion が相当する．てんかんは epilepsy あるいは複数呼称として epilepsies，epileptic syndromes と英語で表現される．わが国では痙攣なる用語があたかも症状であるてんかん発作のみならず，疾患であるてんかん・てんかん症候群と同義語として使われるのは明らかに誤りであり，痙攣は単なるてんかん発作の一型である運動発作を意味するにすぎない．

さらに注意すべきこととして，てんかん発作があればそのままてんかんとは診断しないことにも留意すべきである．何らかの誘因，たとえばアルコール中毒患者でたまたま風邪を引き飲酒をやめたために誘発されたてんかん発作（provoked seizure or reactive seizure）すなわち rum fit（ラム発作），1回だけで反復のない孤立発作（isolated seizure），また急性の全身疾患や頭部外傷直後などに関連して起こった症候性てんかん発作（acute symptomatic seizure）ではてんかんとは診断しない．これらのてんかん発作は皮質機能が一過性に障害されたときに起こる正常脳の自然な反応と考えられ，必ずしもてんかん・てんかん症候群と診断する必要はない．すなわち，これらのうち何ら誘発す

Memo

J. Hughlings Jackson
1835～1911．英国神経学の父と仰がれる神経学者．彼の報告したジャクソン発作なる部分発作は妻の亡くなる直前にみられた運動皮質内ホモンキュラスに対応してマーチする限局性てんかん発作である．てんかん学以外にも中枢神経系の進化・解体について陽性症状，陰性症状で説明するなどの考え方をとった．

Key words

部分発作と全般発作

部分発作とは発作初発症状および脳波変化が一側大脳皮質に限局する病巣から起こる発作．全般発作は初発症状が両側半球を巻き込むことにより起こる発作で，痙攣性と非痙攣性がある．

1 てんかん発作（部分発作）のILAE国際分類（1981年）

I．部分発作（Partial〈focal, local〉seizures）
　A．単純部分発作（Simple partial seizures）
　B．複雑部分発作（Complex partial seizures）
　　1．発作開始時から意識障害あるもの
　　2．単純部分発作に引き続き意識障害あるもの
　C．部分発作から全般性強直性間代性痙攣に推移するもの
　　1．単純部分発作から全般性強直性間代性痙攣に推移するもの
　　2．複雑部分発作から全般性強直性間代性痙攣に推移するもの

る原因・機会がないにもかかわらず反復して2回かそれ以上起こったてんかん発作（repeated unprovoked seizures）の患者に初めて「てんかん・てんかん症候群」と診断すべきである．

てんかん発作およびてんかん症候群の分類と疾患単位

　1981年にILAEが提唱し，国際的に同じ分類を使うことにより国際的論文や講演発表が同一の土俵で理解され，批判できることを目的として新しいてんかん発作分類が発表された[6]．次いで1985年にはてんかん・てんかん症候群に関する分類も提唱され広く使用されており[7]，1989年に部分改訂がなされている[8]．しかしILAEの分類・用語委員会の委員が新たに交代されるたびに改訂の提唱がなされ，最近までに改訂分類が提唱され続けており，これらのまとめとして2005～2009年の委員会で討論された改訂されるべき点が2010年に新たに発表された[9]．これらに対する批判は国際的に常にみられるのが現状で，特に2010年のこの提唱に対しての賛意はそれほどなく，改悪だとする意見もあり，いまだに1981年と1985年の分類が使われることのほうが多い．分類の歴史や最近の考え方については別項にゆずるが，初期1981年，1985年の重要なポイントについて述べる．

　てんかん発作分類では，①発作型および脳波変化が一側半球の部分に局在する部分発作（Partial〈focal, local〉seizures）と，②臨床症状が最初から両側半球が巻き込まれたと考えられる全般発作（Generalized seizures〈convulsive or nonconvulsive〉）に二分される．前者（部分発作）はさらに意識が障害されない単純部分発作と意識障害のある複雑部分発作，さらに部分発作から全般性強直性間代性痙攣に進展する（二次性全般化）部分発作の3種類に分類されている（**1**）．一方，後者（全般発作）は最初から両側半球が巻き込まれた症状のみられる発作であり，その分類は，欠神発作，ミオクロニー発作，間代性発作，強直性発作，強直性間代性発作，脱力発作に分けられる（**2**）．

　最近の分類でもほぼ同様であるが，部分発作（partial seizures）という用語は焦点性発作（focal seizures）に変わっており，新たにてんかん性攣縮（epileptic spasms）なる発作が分類に加わった．これは乳児期に主にみられる点頭てんかん・小児痙屈発作を取り込むためである．てんかん発作が今後さらに時間をかけて確かな分類として提起されるとしても，日常臨床では日々てんかん症状，脳波異常からてんかんを取り扱う医師は何らかのてんかんの類型を考

てんかんとは　5

2 てんかん発作（全般発作）のILAE国際分類（1981年）

II. 全般発作〈Generalized seizures〈convulsive or nonconvulsive〉〉
　A. 1. 欠神発作（Absence seizures）
　　 2. 非定型欠神発作（Atypical absence）
　B. ミオクロニー発作（myoclonic seizures）
　C. 間代性発作（Clonic seizures）
　D. 強直性発作（Tonic seizures）
　E. 強直性間代性発作（Tonic-clonic seizures）
　F. 脱力発作（Atonic seizures〈astatic〉）

えながら，最も適当な薬物の選択をして，予後の推定を行う必要がある．

　てんかん・てんかん症候群についての最近の考え方は2010年のBergらの論文に詳しいが，てんかん・てんかん症候群を疾患としてとらえるか症候群としてとらえるかを章として取り上げ，現時点ではその区別を厳しく問わないとして，新たにelectroclinical syndromes，structural/metabolic epilepsiesについて詳細に論じ，epilepsies of unknown causeは今までの潜因性てんかん（cryptogenic epilepsies）とすると記載している．てんかん・てんかん症候群を分類するよりはelectroclinical syndromesおよびその他のepilepsiesとして，その発症年齢順に新生児期，乳児期，小児期，成人に分け，それぞれ症候群として，たとえば新生児期なら良性家族性新生児てんかん（benign familial neonatal epilepsy：BFNE），早期ミオクロニー脳症（early myoclonic encephalopathy：EME），と大田原症候群の3疾患をあげている＊1．

　一般にてんかん症候群というと毎回随伴して起こる徴候，症状の組み合わせや病因，誘発因子，発病年齢，重症度および慢性度などにより特徴づけられる疾患群をいい，てんかん患者を取り扱う医師が共有して認識をもつことができれば意思疎通に役立つわけで，今回の発症年齢に準じた症候群"electroclinical syndromes"提唱の意義はある．

　現在でも使用頻度の高い1985年のILAEてんかん分類はその発作が局所性に始まる部分あるいは焦点性発作をもつてんかん「局在関連（部分，焦点）てんかん」と最初から全般発作をもつ「全般てんかん」に二分法（dichotomy）で分けている（ ）．この分類はPenfieldの1954年の著作にさかのぼるといえよう[10]．彼はてんかん発作分類を焦点性大脳発作（focal cerebral seizures＝symptomatic seizures）と中心脳性発作（centrencephalic seizures＝highest level seizure），さらに大脳性発作（cerebral seizures，unlocalized＝not yet classified）に分け，これらの発作が症状として起こる疾患をてんかんと定義している．中心脳系（centrencephalic system）とは彼の提唱による両側脳半球を対称性に結合し脳機能を統合する構築をいい，高位脳幹で視床，中脳を含む構築とされ，現在の解釈では脳幹賦活網様体から視床に至るヒトの覚醒に関与する部位と考えられる．残念ながらこの中心脳性発作は現在のてんかん発作国際分類には残されていない．

　てんかん分類のもう一つの二分法は，その病因の明白なてんかんを症候性（symptomatic；続発性〈secondary〉），遺伝素因が想定され年齢依存性がみら

＊1
詳細はI.「てんかんの分類」
(p.50)を参照

Keywords

症候性と特発性
症候性てんかんとは中枢神経系に既知の異常疾患があって起こる二次性てんかん，特発性てんかんとは中枢神経系内に明らかな原因がなく遺伝素因だけが想定されるてんかん．

3 全般てんかんと部分てんかんの病態生理

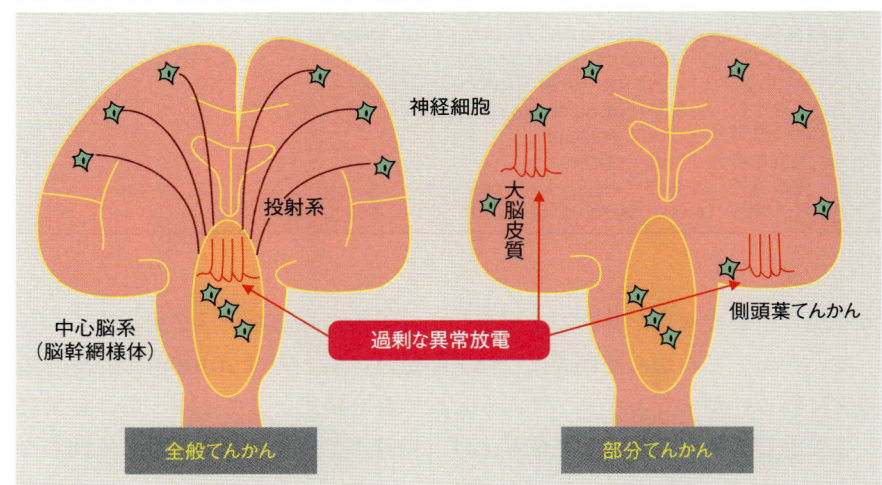

過剰異常放電が中心脳系，特に視床で起これば全般てんかん，大脳皮質の局所で起これば部分てんかんとなる．

Memo
AEDs 開発・発売の歴史
1940 年
フェニトイン（アレビアチン®）
1950 年
フェノバルビタール（フェバール®）
1956 年
プリミドン（マイソリン®）
1964 年
エトスクシミド（ザロンチン®，エピレオプチマル®）ジアゼパム（セルシン®，ホリゾン®）
1966 年
カルバマゼピン（テグレトール®）
1975 年
バルプロ酸ナトリウム（デパケン®，バレリン®）
1989 年
ゾニサミド（エクセグラン®）
2000 年
クロバザム（マイスタン®）
2006 年
ガバペンチン（ガバペン®）
2007 年
トピラマート（トピナ®）
2008 年
ラモトリギン（ラミクタール®）
2010 年
レベチラセタム（イーケプラ®）

れる以外に病因が見当たらないてんかんを特発性（idiopathic；原発性〈primary〉）として区分している．さらに症候性と推定されるものの現時点では基礎疾患となる病因が特定できていないてんかんを潜因性（cryptogenic）として区別している．潜因性については曖昧な用語であり使用せずに probably symptomatic とする流れが強い．これらの 2 つの二分法による区分こそが 1985 年の ILAE てんかん・てんかん症候群分類の特徴であるといえよう．

てんかんの新しい治療法

　わが国における抗てんかん薬（antiepileptic drugs：AEDs）開発・発売の歴史は外国に比しきわめて遅れていた．1940 年にまずフェニトインが発売され，次いで 1950 年フェノバルビタール，1956 年プリミドン，1964 年エトスクシミド，ジアゼパム，1966 年カルバマゼピン，1975 年バルプロ酸ナトリウム，1989 年ゾニサミドに引き続き 2000 年にクロバザムが発売された．その後，外国での多くの新規 AEDs の開発・発売にもかかわらず，それらはわが国では発売されなかった．しかし，2006 年以来 4 つの新規 AEDs（ガバペンチン〈GBP〉，トピラマート〈TPM〉，ラモトリギン〈LTG〉，レベチラセタム〈LEV〉）がそれぞれ毎年 1 薬，続けて 2010 年までに発売され，既存 AEDs への上乗せ療法が可能となった．これらの新規 AEDs は有効スペクトラムが広く（LTG，TPM），薬品間相互作用が少なく（GBP，LTG，LEV），副作用・有害事象も比較的少なく，患者の薬物に対する忍容性がすべてにおいて優れている特徴があることから，今後のわが国における難治性てんかんの治療に寄与するものと考えられる．

てんかん研究の今後の展望

　てんかん研究は過去30年にわたり著しい進歩を遂げたと考えられる．てんかんの細胞レベルの研究から皮質神経細胞の興奮性機能・抑制性機能がはっきりしており，さらに臨床的にはビデオ脳波同時モニター法に始まり，頭蓋内モニタリングもてんかん外科手術前に行われるようになった．これらの手法により難治性てんかん，特に内側側頭葉てんかんの外科的治療の有用性が高く評価され，全世界で薬物療法に抵抗する場合の標準的治療法として広く普及してきている[11,12]．もちろん，これらの診断には最近特に進歩した脳画像診断，特に高磁場MRIを利用した海馬の解析，fMRI，MRSに加え，SPECT，PETの非侵襲的画像診断*2も診断および外科的治療の適応決定に役立っている．

＊2
本巻Ⅲ．検査（p.134-165）参照

　最近の遺伝子研究により家族性てんかん症候群のうち20疾患以上で遺伝子上の点変異が確認されてきているが，現時点では直接てんかん治療とは結びついていない．むしろこれらの遺伝子異常を利用し，遺伝子操作で動物モデルを作成してんかん原性などの研究を行うことに役立っている[13]．遺伝子研究の成果がみられるのはヒト個人の一塩基変異多型（single nucleotide polymorphism：SNP）を調べることで，AEDsのうまく働かないあるいは副作用が出現する可能性が高い患者をスクリーニングして，最も適切な薬物を副作用なく効果的に与える個別化医療が近い将来に始まることであろう．

てんかん医療の現状と社会的意義

　てんかん患者が医療に期待するのは，まず発作が止まることである．一般に適切な医療を受ければ，第一選択薬の投与により70％はコントロール可能であり，残りの30％のうち第二選択薬の上乗せで15％は何とか発作を抑えることができる[14]．残されたコントロール不十分な15％のうち，5％は外科的治療で発作が抑えられ，残りの10〜15％がすべての治療に抵抗して難治なてんかんとなる（**4**）．これらのてんかん患者には新たなAEDsが実験的に試されることになるが，現状では既存のAEDsに勝る高い効用のある薬物の開発が今後の研究課題である．

　一方，このような難治性てんかん患者は多剤投与のまま放置される傾向にあり，てんかん医療の中で最も見過ごされているのが現状である．患者のもつ心理社会的問題を理解して特殊学級を含めた通常の小中高校生教育を施し，さらに成人には雇用を含めた社会復帰をめざしてもらい，長期にわたるリハビリテーションを行うことが患者の自立を図る道筋であることはよく知られている．これらを可能とする方法はいわゆるてんかん治療の包括医療であろう[15]．わが国ではそのネットワークの設置が切望されて久しいが，いまだにてんかん包括医療網はできあがっていない．てんかん患者をその家族だけに押しつけず，地域医療担当者である医師，看護師が協力して，必要に応じて臨床心理士，ソーシャルワーカーと連携し，精神科医，てんかん専門

4 てんかん治療のコントロール率

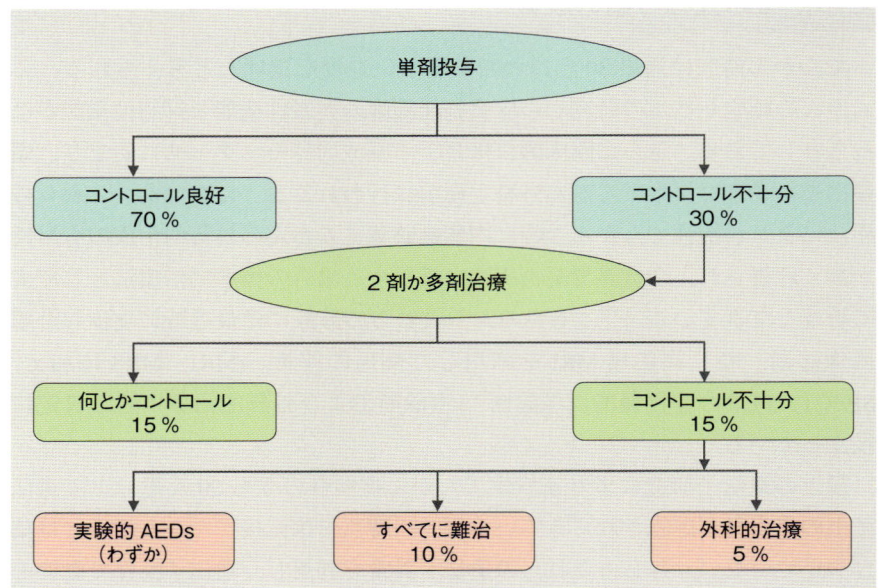

(Mattson RH. *Neurology* 1998[14] より)

医による助言が可能な学際的包括医療制度を確立することはいまや決して看過すべきではない．現在，全国に数か所のてんかん医療センターが設置されつつあり，この時期にこそかかる学際的な包括医療網が国家的行動計画として取り上げられることを願うものである．

　今まで小児科・小児神経科医が乳児期，小児期のてんかん患者を治療し，精神科医が成人発症のてんかん患者を主に加療してきたてんかん医療は，時代の要請ともいうべき神経内科医の介入，治療参加なしには成り立たない時期に来ているといえよう．欧米ではてんかん学は最も古い神経学の一分野であり，神経内科医の専門性に取り込まれて久しい．残念ながらてんかん学は，日本の神経内科学の教育プログラムの主要な項目として今まで取り上げられていなかった．この際，てんかん学の履修こそがわれわれ神経内科専門医に必須と考えられる．

〔廣瀬源二郎〕

文献

1) Murray CJL, et al (editors). Global Comparative Assessment in the Health Sector：Disease Burden, Expenditures, and Intervention Packages. Geneva：World Health Organization；1994.
2) Banerjee PN, et al. The descriptive epidemiology of epilepsy：A review. *Epilepsy Res* 2009；85：31-45.
3) 中田瑞穂. 癲癇2000年—てんかんに関する史的雑記. 東京：社団法人日本てんかん協会, ぶどう社；1984, pp.30-72.
4) 酒井シヅ. てんかんの歴史. 秋元波留夫ほか（編），てんかん学. 東京：岩崎学術出版社；1984. pp.17-28.
5) Critchley M, Critchley EA. John Hughlings Jackson：Father of English Neurology. New York, Oxford：Oxford University Press；1998, pp.61-71.
6) Proposal for revised clinical and electroencephalographic classification of epileptic

seizures. From the Commission on Classification and Terminology of the International League Against Epilepsy. *Epilepsia* 1981；22：489-501.
7) Proposal for classification of epilepsies and epileptic syndromes. Commission on Classification and Terminology of the International League Against Epilepsy. *Epilepsia* 1985；26：268-278.
8) Proposal for revised classification of epilepsies and epileptic syndromes. Commission on Classification and Terminology of the International League Against Epilepsy. *Epilepsia* 1989；30：389-399.
9) Berg AT, et al. Revised terminology and concepts for organization of seizures and epilepsies：Report of the ILAE Commission on Classification and Terminology, 2005-2009. *Epilepsia* 2010；51：676-685.
10) Penfield W, Jasper H. II Introductory definitions and classifications. In：Epilepsy and the Functional Anatomy of the Human Brain. Boston：Little, Brown and Company；1954, pp.20-40.
11) Wiebe S, et al. A randomized, controlled trial of surgery for temporal-lobe epilepsy. *N Engl J Med* 2001；345：311-318.
12) de Tisi J, et al. The long-term outcome of adult epilepsy surgery, patterns of seizure, remission, and relapse：A cohort study. *Lancet* 2011；378：1388-1395.
13) Steinlein OK, Noebels JL. Ion channels and epilepsy in man and mouse. *Curr Opin Genet Dev* 2000；10：286-291.
14) Mattson RH. Medical management of epilepsy in adults. *Neurology* 1998;51(5 Suppl 4)：S15-20.
15) 廣瀬源二郎, 川村哲朗. てんかん包括医療に関する新たな提言. 神経研究の進歩 2005；49(5)：729-734.

I. 総論

てんかんとチャネル
生理学적解析

> **Point**
> - てんかんは大脳神経細胞の過剰な興奮によって起こる．
> - 神経細胞の興奮性の多くは，細胞膜に発現するイオンチャネルによって規定される．
> - 細胞膜の興奮を抑えるカリウムチャネルやクロライドチャネルの異常では，その機能低下により興奮性が高まり，てんかんを発症すると考えられる．
> - 細胞膜の興奮を促進するチャネルの異常では，種々の機能変化が認められるが，てんかん発症にはチャネルの局在などさまざまな要因が関与すると考えられる．

てんかんとイオンチャネルの関係

　てんかんは WHO の定義では「種々の病因によって起こる慢性の脳障害で，大脳神経細胞の過剰な発射の結果起こる反復性発作（てんかん発作）を主徴とし，これに種々の臨床症状および検査所見を伴うもの」とされる．歴史的には 19 世紀後半に Jackson, JH が神経学的観察から，てんかん発作を神経組織の過剰で無秩序な放電（discharge）と定義した．神経細胞の電気的興奮は膜電位の脱分極とこれによる活動電位の発生による．この膜電位の維持や活動電位の発生には細胞膜表面のイオンチャネルの働きが深く関与しており，てんかん発作を引き起こす神経細胞の異常な電気活動には，イオンチャネルの機能異常が原因の一つにあげられる．また近年のてんかん症例の遺伝子解析の結果，さまざまなイオンチャネルの遺伝子変異が明らかとなり，その変異チャネルの電気生理学的解析も進んできた．本項では，てんかん症例で同定された変異チャネルの電気生理学的機能変化がてんかん発作発症に関わる機序について概説する．

電位依存性イオンチャネルの異常

ナトリウムチャネル **1**

　これまで熱性痙攣プラス（generalized epilepsy with febrile seizures plus：GEFS＋）と乳児重症ミオクロニーてんかん（severe myoclonic epilepsy in infancy：SMEI）で神経細胞に発現するナトリウムチャネルの遺伝子変異が報告された．GEFS＋は 6 歳以前に熱性痙攣を頻発し，その後も有熱性痙攣や無熱性の強直間代痙攣・欠神発作・ミオクロニーなど多彩な発作症状を呈するが，精神遅滞などは伴わない常染色体優性遺伝形式をとる家族性てんかんである．一方，SMEI は生後 1 年目から発熱に伴い強直性間代性発作を起

■1 ナトリウム（Na）チャネルの模式図

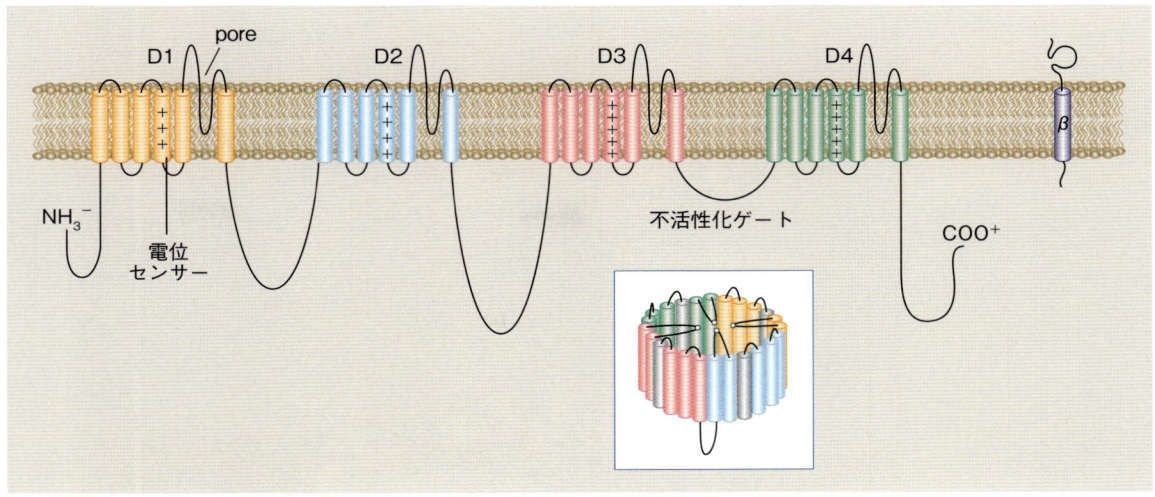

こし，その後，難治性の多彩な発作症状を呈し，2歳時頃から発達障害を伴う孤発性の疾患である．

　GEFS+では当初，電位依存性ナトリウムチャネルβサブユニット（*SCN1B*）（■1参照）のミスセンス変異が同定され[1]，その後中枢神経系に発現する電位依存性ナトリウムチャネルαサブユニット（$Na_v1.1$）のミスセンス変異が報告された[2]．これら変異チャネルの電気生理学的機能変化は，不活性化過程の遅延や持続電流の存在といった機能獲得型（gain-of-function）から，ナトリウムイオン透過性の低下といった機能喪失型（loss-of-function）までさまざまな報告がある．

　一方，SMEIでは$Na_v1.1$のミスセンス変異に加え，フレームシフト突然変異やスプライス部位変異，ナンセンス変異が報告された．これらの変異ナトリウムチャネルの電気生理学的機能解析では，ナトリウムチャネル機能の喪失が報告された[3]．ノックインマウスの解析などから，GABA（γ-aminobutyric acid）作動性抑制性のインターニューロンで$Na_v1.1$が多く発現しており，この$Na_v1.1$の障害により抑制性ニューロンの働きが低下するために，てんかん発作が起こると考えられている[4]．

　GEFS+とSMEIはいずれもの$Na_v1.1$遺伝子変異により発症するが，臨床像や予後は大きく異なっており，予後を規定する因子はいまだ明らかではない．しかし近年，GEFS+を呈する変異ナトリウムチャネルではβサブユニットの存在によりチャネル機能が回復するとの報告がある[5]．$Na_v1.1$の同じアミノ酸部位のミスセンス変異でGEFS+とSMEIを呈するA1685VおよびA1685D変異ナトリウムチャネルについて，$β_1$サブユニットの有無で電気生理学的機能を比較したところ，GEFS+を呈する変異ナトリウムチャネルでは$β_1$サブユニットの存在下でナトリウムイオン透過性が認められたが，SMEIを呈する変異チャネルでは$β_1$サブユニットの有無にかかわらずナトリ

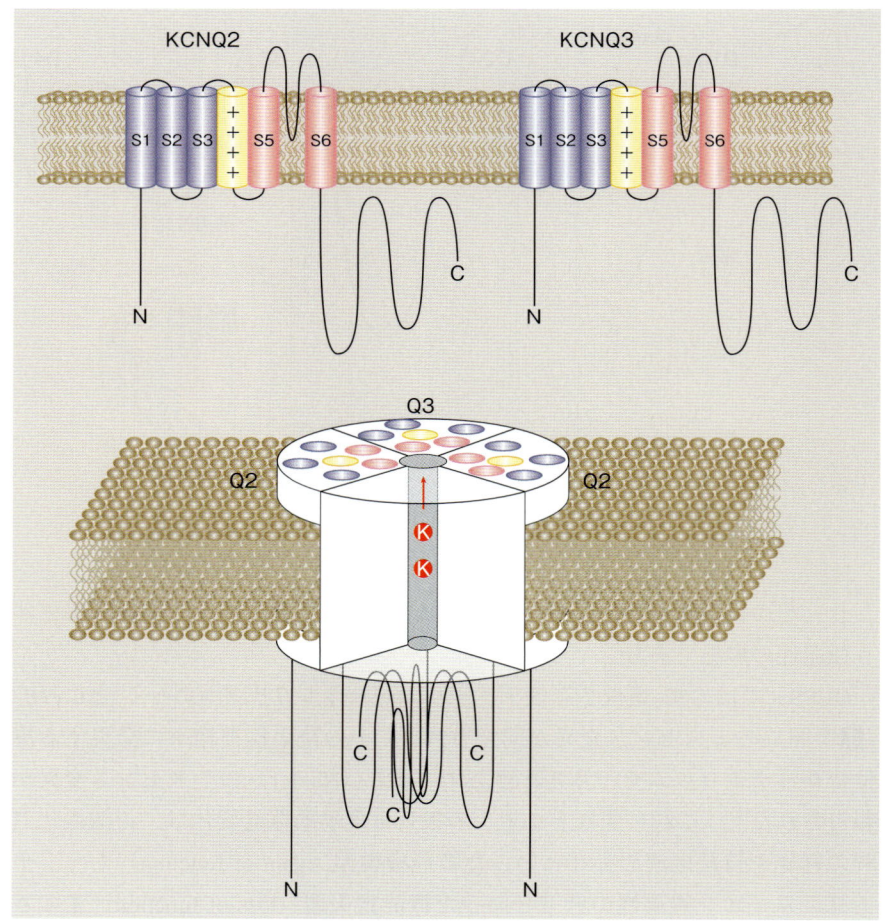

2 カリウム（K）チャネルの模式図

ウムイオン透過性は認めなかった．以上の結果から β_1 サブユニットの存在により，ナトリウムチャネルの機能の一部が回復するかどうかが，GEFS+ と SMEI の臨床像の違いを決定している可能性が示唆された[6]．

カリウムチャネル（2）

　良性家族性新生児痙攣（benign familial neonatal convulsions：BFNC）は生後数時間から数日の間に痙攣で発症し，多くは生後数週以内に消退する．本症の原因として中枢神経系に発現する電位依存性カリウムチャネル（2参照）である *KCNQ2* あるいは *KCNQ3* のミスセンス変異が同定された．中枢神経系では *KCNQ2*，*KCNQ3* あるいは *KCNQ5* がヘテロ四量体となり電位依存性カリウムチャネルを形成し，これが M-current と呼ばれる外向きカリウム電流を発生し，神経細胞の閾値以下の興奮を抑制している．BFNC 症例で報告された変異 *KCNQ3* のパッチクランプ法による解析では，変異 *KCNQ3* チャネルではカリウムイオンの透過性が消失して，M-current が認められなかった[7]．*KCNQ2* あるいは *KCNQ3* の機能障害により M-current が低下あるいは

消失すると，相対的に神経細胞の興奮性が高まる．

発作性失調症1型（episodic ataxia type 1：EA1）は一過性の小脳失調とミオキミアを呈する常染色体優性遺伝形式をとる疾患である．部分発作を伴うことも知られており，電位依存性カリウムチャネル（$K_v1.1$）をコードする遺伝子である*KCNA1*のミスセンス変異が報告された．EA1で認められた変異$K_v1.1$でも，BFNCと同様にカリウムイオンの透過性の低下が報告された[8]．

発作性ジスキネジアを伴う全身痙攣（generalized epilepsy and paroxysmal dyskinesia〈GEPD〉：全般てんかんと発作性ジスキネジア）は発作性のジスキネジアと欠神発作を呈し，カルシウム依存性カリウムチャネル（BKチャネル）遺伝子*KCNMA1*のミスセンス変異が報告された[9]．BKチャネルは膜電位の脱分極と細胞内カルシウム濃度の上昇により活性化され，細胞内から細胞外へのカリウムイオンの流出により，外向きのカリウム電流が発生する．本症の変異BKチャネルではカルシウム感受性が高まり，野生型BKチャネルに比べカリウムイオン透過性が亢進していた．これによって活動電位発生後の膜電位の再分極が早まることにより，ナトリウムチャネルの次の活性化がより速く起こることで，神経細胞の発火頻度が増加すると考えられている[9]．

これまで電位依存性カリウムチャネルの異常によるてんかんについて述べてきたが，近年，強直間代痙攣（epilepsy）・小脳失調（ataxia）・感音性難聴（sensorineural deafness）・塩類喪失性腎尿細管疾患（renal tubulopathy）を常染色体劣性遺伝形式で呈する疾患（EAST症候群）で，内向き整流性カリウムチャネル（Kir4.1）の遺伝子変異が報告された[10]．中枢神経系においてKir4.1はアストログリア（星状膠細胞）の突起およびオリゴデンドログリア（乏突起膠細胞）に発現しており，最近ではアクアポリン4との関連でも注目されている．神経細胞で活動電位が発生すると再分極過程でカリウムチャネルが開いて，細胞内カリウムイオンが細胞外へ流出する．このため活動電位が発生した神経細胞周囲では細胞外カリウムイオン濃度が上昇する．この細胞外カリウムイオンは，グリア細胞に発現したKir4.1を通ってグリア細胞内に流入し，細胞外カリウムイオンのホメオスタシスを維持している（K^+ buffering）[11]．EAST症候群ではKir4.1の障害により，グリア細胞内へのカリウムイオン流入が低下し，興奮した神経細胞周囲の細胞外カリウムイオン濃度が通常よりも高くなる．その結果，興奮した神経細胞膜の再分極が障害されると考えられる．

カルシウムチャネル

欠神発作に失調症状を伴う常染色体優性遺伝性の家族性てんかん（absence epilepsy with ataxia：AEA）で電位依存性P/Qタイプ・カルシウムチャネル遺伝子（*CACNA1A*）のミスセンス変異が報告された．この変異チャネルは細胞膜への発現が抑制され，その結果カルシウムイオンの透過性が低下していた[12]．

BKチャネル（big potassium channel）
膜電位の脱分極や細胞内カルシウム濃度の上昇により活性化され，高コンダクタンスのカリウム電流を生ずるチャネルで，生理学的には血管床や肺気道の平滑筋の筋緊張を調節している．また，興奮性神経細胞の活動電位の調節に関与している．

一方，欠神発作を伴う若年性ミオクロニーてんかん（juvenile myoclonic epilepsy：JME）の家系で同定された，変異カルシウムチャネルβ_4サブユニット（*CACNB4*）は，これを共発現させたカルシウムチャネルで不活性化の遅延が認められた[13]．

　神経細胞において，電位依存性カルシウムチャネルは神経終末に多く発現し，軸索を伝導してきた興奮により神経終末が脱分極すると，カルシウムチャネルが活性化されカルシウムイオンが細胞内に流入する．これによって終末での細胞内カルシウムイオン濃度が上昇し，グルタミン酸などの神経伝達物質が放出される．てんかんに関連する変異カルシウムチャネルの電気生理学的特性はさまざまであるが，神経細胞においてカルシウムチャネルは単なる膜の興奮ではなく，シグナル伝達にも深く関与していることから，カルシウムチャネルの機能異常によりグルタミン酸などの興奮性伝達物質の放出が変化し，GABAなどの抑制性伝達物質とのバランスが崩れることにより，神経細胞の異常興奮を引き起こし，てんかん発作に至ると考えられる．

クロライドチャネル

　クロライドチャネルが活性化されるとクロライドイオンが細胞内に流入し，脱分極した膜電位がクロライドイオンの平衡電位まで引き下げられ，活動電位の発生が抑えられる．近年，特発性全般てんかん（idiopathic generalized epilepsy：IGE）で電位依存性クロライドチャネル ClC-2 のナンセンス変異・スプライス部位変異・ミスセンス変異が報告された．このナンセンス変異とスプライス部位変異チャネルではクロライド電流が認められず，ミスセンス変異チャネルでは電位依存性が脱分極側に偏移し，開口閾値が高くなっていた[14]．以上の報告から，クロライドチャネルの機能低下により，膜の興奮性が高まっていると考えられる．

リガンド依存性イオンチャネルの異常

GABA 受容体　❸

　抑制性ニューロンから放出された GABA がシナプス後膜の GABA 受容体に結合すると，GABA 受容体が形成するクロライドチャネルが活性化し，クロライドイオンが細胞外から細胞内に流入する．これによって膜電位が過分極し興奮が抑制される．この GABA 受容体の遺伝子変異が GEFS+，小児欠神てんかん（childhood absence epilepsy：CAE），JME 家系で報告された．

　GEFS+ と CAE では $GABA_A$ 受容体の γ_2 サブユニット（*GABRG2*）のミスセンス変異によって，GABA 作動性電流が抑制されていた[15,16]．さらに JME で報告された $GABA_A$ 受容体 α_1 サブユニット遺伝子（*GABRA1*）のミスセンス変異でも GABA 作動性電流が抑制されていた[17]．

　以上のようにてんかん発症に関連した変異 $GABA_A$ 受容体では，いずれも GABA 作動性電流の抑制，すなわち GABA に対する感受性の低下が認めら

3 GABA受容体の模式図

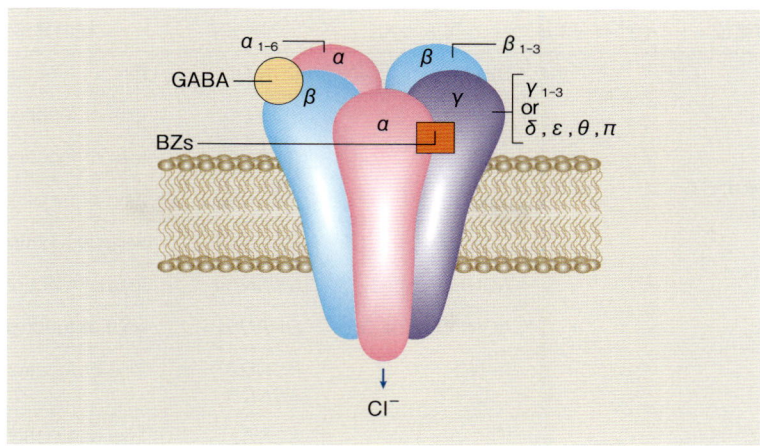

4 ニコチン性アセチルコリン受容体（nAChR）の模式図

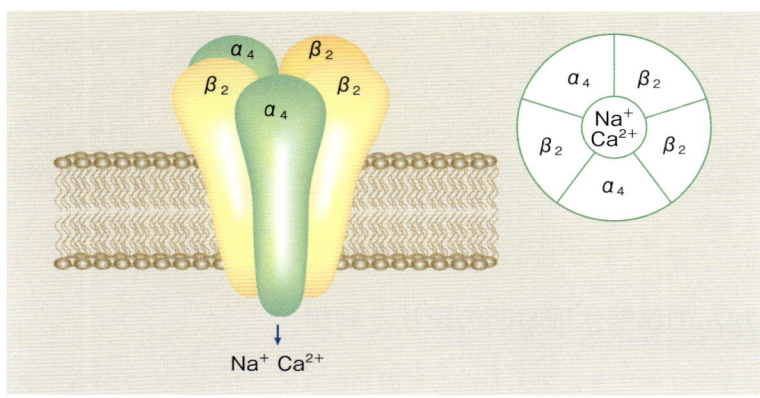

れ，これによって神経細胞の興奮が抑制されにくいと考えられる．

ニコチン性アセチルコリン受容体（4）

　睡眠中にてんかん発作を発症する常染色体優性夜間前頭葉てんかん（autosomal dominant nocturnal frontal lobe epilepsy：ADNFLE）で認められたニコチン性アセチルコリン受容体（nAChR）β_2サブユニット（*CHRNB2*）のミスセンス変異では，内向き電流の脱感作（desensitization）が野生型より遅く，内向き電流がより長く持続した[18]．一方，α_4サブユニット（*CHRNA4*）のS284Lミスセンス変異では，逆に脱感作がより速くなっていた[19]．このように変異nAChRの *in vitro* での電気生理学的解析では，臨床症状を説明しうる一定の見解は得られていない．しかし *CHRNA4* S284Lトランスジェニックラットの解析で，野生型では徐波睡眠期にグルタミン酸遊離が低下したが，このトランスジェニックラットではグルタミン酸の遊離低下が認められず，入眠期に興奮性伝達機能の相対的亢進が示唆された[20]．

5 イオンチャネルの機能異常とてんかん

膜電位	イオンチャネル	てんかん	遺伝子	機能異常
脱分極させる チャネル	Na⁺	GEFS+	*SCN1A*	gain of function
		SMEI	*SCN1A*	loss of function
	Ca²⁺	AEA	*CACNA1A*	loss of function
		JME	*CACNB4*	gain of function
		CAE	*CACNA1H*	various function
	nAChR	ADNFLE type1	*CHRNA4*	loss of function
		ADNFLE type 3	*CHRNB2*	gain of function
過分極させる チャネル	K⁺	BFNC	*KCNQ2* *KCNQ3*	loss of function
		EA1	*KCNA1*	loss of function
		GEPD	*KCNMA1*	gain of function
		EAST 症候群	*Kir4.1*	loss of function
	Cl⁻	IGE	*ClC-2*	loss of function
	GABA-R	GEFS+	*GABRG2*	loss of function
		CAE	*GABRG2*	loss of function
		JME	*GABRA1*	loss of function

てんかんの病態生理解明の現状と展望

　これまで述べてきたてんかんの原因となるイオンチャネルの機能異常を，膜電位を脱分極させる（膜を興奮させる）チャネルと，過分極させる（膜の興奮を抑制する）チャネルで区分したものが表である（5）．陽イオン（K⁺）が細胞外に流出するか，陰イオン（Cl⁻）が細胞内に流入し，膜電位を過分極させ膜の興奮を抑えるチャネルでは，てんかんの原因となる遺伝子変異によりその機能が低下するものが多く，これによって神経細胞の興奮性が高まりてんかんを発症すると考えられる．一方，陽イオン（Na⁺）が細胞内に流入し，膜電位を脱分極することで興奮させるチャネルの機能異常は機能亢進も機能低下もみられさまざまである．これは脳の興奮性が，イオンチャネルが存在する膜の興奮性のみならず，チャネルが局在する神経細胞の特性（興奮性か抑制性か）や神経伝達物質の関与などさまざまな要因によって，脳全体の興奮性が規定されていることによると考えられる．

　本項ではてんかんの原因として遺伝子変異が明らかとなった変異チャネルについて，パッチクランプ法を用いた *in vitro* の実験系で明らかとなった機能変化とてんかんの病態生理を概説した．しかし変異チャネルそのものの機能変化のみでは，てんかんの発症機序はいまだ不明な点があり，今後は遺伝子改変動物などの動物モデルを用いた，システムとしての脳の興奮性について明らかにする必要があり，それによって治療方法の開発に結びつくことが

活動電位の発生機序からみたイオンチャネルと膜の興奮性 　Column

　神経細胞・筋細胞などの細胞では，細胞内は細胞外に比べ約−70mVの電位差がある（静止膜電位）．脱分極により細胞膜の内外の電位差が小さくなると，ナトリウムチャネルの活性化ゲートが開いて，濃度勾配に従って細胞外から細胞内へナトリウムイオンが流入し内向きのナトリウム電流が発生する．これによりさらに脱分極が進み膜電位の逆転（オーバーシュート）が起こるが，今度は静止膜電位で開いていた不活性化ゲートが脱分極により閉じるため，ナトリウム電流は急速に減少する．

　一方で脱分極によりカリウムチャネルが活性化され，濃度勾配に従って細胞内から細胞外へカリウムイオンが流出し，外向きのカリウム電流により膜電位は再分極する．ナトリウム電流の活性化はきわめて速くカリウムチャネルの活性化は比較的遅いため，両者の働きにより脱分極による膜の興奮と，それに続く再分極が起こる．神経細胞の興奮については，ナトリウムチャネルがより活性化されやすい場合，あるいはカリウムチャネルがより活性化されにくい場合に，活動電位が発生しやすい状態となる（⑥）．

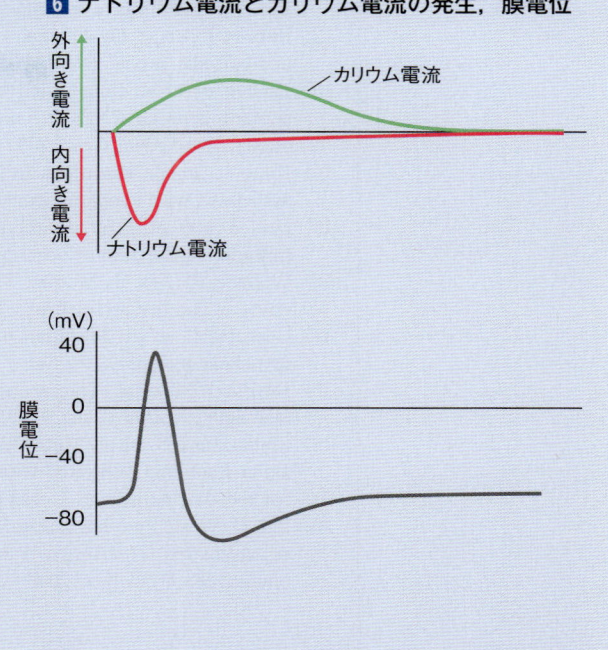

⑥ ナトリウム電流とカリウム電流の発生，膜電位

期待できる．

（杉浦嘉泰）

文献

1) Wallace RH, et al. Febrile seizures and generalized epilepsy associated with a mutation in the Na$^+$-channel beta 1 subunit gene SCN1B. *Nat Genet* 1998；19：366-370.
2) Alekov A, et al. A sodium channel mutation causing epilepsy in man exhibits subtle defects in fast inactivation and activation in vitro. *J Physiol* 2000；529：533-539.
3) Lossin C, et al. Epilepsy-associated dysfunction in the voltage-gated neuronal sodium channel SCN1A. *J Neurosci* 2003；23：11289-11295.
4) Ogiwara I, et al. Nav1.1 localizes to axons of parvalbumin-positive inhibitory interneurons：A circuit basis for epileptic seizures in mice carrying an Scn1a gene mutation. *J Neurosci* 2007；27（22）：5903-5914.
5) Rusconi R, et al. A rescuable folding defective Na$_v$1.1（SCN1A）sodium channel mutant causes GEFS+：Common mechanism in Na$_v$1.1 related epilepsies? *Hum Mutat* 2009；30（7）：E747-760.
6) Sugiura Y, et al. Different degrees of loss of function between GEFS+ and SMEI Na$_v$1.1 missense mutants at the same residue induced by rescuable folding defects. *Epilepsia*, in press.
7) Sugiura Y, et al. Lack of potassium current in W309R mutant KCNQ3 channel causing benign familial neonatal convulsions（BFNC）. *Epilepsy Res* 2009；84（1）：82-85.
8) Zuberi SM, et al. A novel mutation in the human voltage-gated potassium channel gene（K$_v$1.1）associates with episodic ataxia type 1 and sometimes with partial epilepsy. *Brain* 1999；122：817-825.
9) Du W, et al. Calcium-sensitive potassium channelopathy in human epilepsy and paroxysmal movement disorder. *Nat Genet* 2005；37：733-738.

10) Bockenhauer D, et al. Epilepsy, ataxia, sensorineural deafness, tubulopathy, and KCNJ10 mutations. *N Engl J Med* 2009 ; 360 (19) : 1960-1970.
11) Olsen ML, Sontheimer H. Functional implications for Kir4.1 channels in glial biology : From K^+ buffering to cell differentiation. *J Neurochem* 2008 ; 107 (3) : 589-601.
12) Imbrici P, et al. Dysfunction of the brain calcium channel $Ca_V2.1$ in absence epilepsy and episodic ataxia. *Brain* 2004 ; 127 : 2682-2692.
13) Escayg A, et al. Coding and noncoding variation of the human calcium-channel beta4-subunit gene CACNB4 in patients with idiopathic generalized epilepsy and episodic ataxia. *Am J Hum Genet* 2000 ; 66 : 1531-1539.
14) Haug K, et al. Mutations in CLCN2 encoding a voltage-gated chloride channel are associated with idiopathic generalized epilepsies. *Nat Genet* 2003 ; 33 : 527-532.
15) Baulac S, et al. First genetic evidence of $GABA_A$ receptor dysfunction in epilepsy : A mutation in the gamma2-subunit gene. *Nat Genet* 2001 ; 28 : 46-48.
16) Wallace RH, et al. Mutant $GABA_A$ receptor gamma2-subunit in childhood absence epilepsy and febrile seizures. *Nat Genet* 2001 ; 28 : 49-52.
17) Cossette P, et al. Mutation of GABRA1 in an autosomal dominant form of juvenile myoclonic epilepsy. *Nat Genet* 2002 ; 31 : 184-189.
18) De Fusco M, et al. The nicotinic receptor beta 2 subunit is mutant in nocturnal frontal lobe epilepsy. *Nat Genet* 2000 ; 26 : 275-276.
19) Matsushima N, et al. Mutation (Ser284Leu) of neuronal nicotinic acetylcholine receptor alpha 4 subunit associated with frontal lobe epilepsy causes faster desensitization of the rat receptor expressed in oocytes. *Epilepsy Res* 2002 ; 48 : 181-186.
20) Zhu G, et al. Rats harboring S284L Chrna4 mutation show attenuation of synaptic and extrasynaptic GABAergic transmission and exhibit the nocturnal frontal lobe epilepsy phenotype. *J Neurosci* 2008 ; 28 (47) : 12465-12476.

I. 総論
てんかんとチャネル
遺伝子異常

> **Point**
> - 特発性てんかんにおいて，中枢神経系で発現するイオンチャネルおよびイオンチャネル内蔵型受容体の遺伝子異常が同定されている．
> - チャネル病仮説によるてんかん発症機序は，特発性てんかんにおける病態を理解するうえで重要な病態仮説である．一方，イオンチャネル異常のみではすべての病態を説明しきれないことに留意することが必要である．

てんかんとイオンチャネル

　てんかんは種々の原因で起こりうるが，近年の遺伝学の進歩により，特に特発性てんかんの原因の多くに遺伝的機序が関与することが明らかになってきた．当初判明した原因遺伝子は，中枢神経系に発現するイオンチャネルあるいはチャネル内蔵型の受容体であり，そのことから，てんかんはチャネル病（channelopathy）としてとらえられてきた（）[1]．チャネル病仮説によるてんかん発症機序として，興奮性神経系の変異型イオンチャネル蛋白の機能亢進あるいは抑制性神経系の変異型イオンチャネル蛋白の機能低下が起こり，励起された神経細胞の異常興奮性がてんかん発作の引き金となることが考えられてきた．近年，それに加えて，変異型イオンチャネルの細胞内輸送障害が関与するチャネル病仮説，すなわち合成された変異型イオンチャネル蛋白が，正常に細胞内輸送されず小胞体（小胞体関連分解）に蓄積し，これが小胞体ストレスを生じさせる要因となり，小胞体ストレスにより神経細胞のアポトーシスが誘導されててんかんを引き起こすことが考えられている．イオンチャネル細胞内輸送障害によるてんかん発症機序は，温度上昇による影響を受けることや神経細胞のアポトーシスをも引き起こすことから，熱感受性てんかんや中枢神経症状を伴うてんかんの病態理解につながっていくと思われる．しかしながら，これらイオンチャネルに遺伝子異常が同定されるのは，ごく一部の家族性てんかんの家系に限られ，これらチャネル病仮説だけではてんかんの病態をすべて説明しきれないことに留意しておく必要がある．

　その一方で，近年，チャネル以外の原因遺伝子が次々と報告され，これらの遺伝子異常がどのような機序でてんかん原生・発作原生に関与しているのかを明らかにすることが新たなてんかん病態仮説構築の糸口となると期待される（）[1]．本稿では，これまでに判明しているてんかんの原因遺伝子について概説する．

Keywords

全般てんかん熱性痙攣プラス（GEFS+）
GEFS+（generalized epilepsy with febrile seizures plus）は，頻回にFSを引き起こし，6歳以降のFSや無熱性全般性強直性間代性痙攣，欠神発作，ミオクロニー発作，脱力発作などの多彩な発作を合併する．そのスペクトラムに側頭葉てんかんや前頭葉てんかんなどの部分てんかんを含むことから，筆者らのグループでは，優性遺伝てんかん熱性痙攣プラス（ADEFS+）と呼ぶことを提唱しており，本文中でもADEFS+を用いた．一般的に，AED治療反応性であり，服薬により発作は抑制される．

1 てんかん原因遺伝子

遺伝子		てんかん類型	遺伝子		てんかん類型
Na$^+$チャネル	SCN1A	SMEI, SMEB, ADEFS+ (GEFS+), FS, MAE, ICEGTC, IGE, IS	ニコチン性アセチルコリン受容体	CHRNA4	ADNFLE
	SCN2A	SMEI, IGE, ADEFS+ (GEFS+), IS, BFNISs		CHRNA7	JME
	SCN3A	CPE		CHRNB2	ADNFLE, CAE
	SCN1B	ADEFS+ (GEFS+), SMEI			
K$^+$チャネル	KCNQ2	BFNC	その他	MASS1	FS
	KCNQ3	BFNC		IMPA2	FS
				EFHC1	JME, JAE
Ca^{2+}チャネル	CACNA1A	CAE, GEPSE		LGI1	ADPEAF, IPE
	CACNA1H	CAE		HCN1	IGE
	CACNA1G	JME		HCN2	IGE
	CACNB4	GEPSE, JME		STK9	EIEE
				ARX	EIEE
GABA$_A$受容体	GABRA1	IGE, JME		STXBP1	EIEE
	GABRD	ADEFS+ (GEFS+)		EPM2A	PME
	GABRG2	FS, CAE, ADEFS+ (GEFS+)		NHLRC1	PME
				KCTD7	PME

SMEI：乳児重症ミオクロニーてんかん，SMEB：境界性SMEI，ADEFS+（GEFS+）：優性遺伝てんかん熱性痙攣プラス（全般てんかん熱性痙攣プラス），FS：熱性痙攣，MAE：失立発作てんかん，ICEGTC：強直性間代性発作を伴う難治性小児てんかん，IGE：特発性全般てんかん，IS：点頭てんかん，JME：若年性ミオクロニーてんかん，CAE：小児欠神てんかん，BFNISs：良性家族性新生児乳児痙攣，CPE：潜因性小児部分てんかん，BFNC：良性家族性新生児痙攣，GEPSE：発作性失調症を伴う全般てんかん，ADNFLE：常染色体優性夜間前頭葉てんかん，JAE：若年性欠神てんかん，ADPEAF：聴覚症状を伴う常染色体優性部分てんかん，IPE：特発性部分てんかん，EIEE：早期乳児てんかん性脳症，PME：進行性ミオクローヌスてんかん．

(Kaneko S, et al. *Expert Rev Clin Pharmacol* 2008[1]) より一部改変)

Keywords

乳児重症ミオクロニーてんかん（SMEI）

SMEIは，小児難治てんかんの一つであり，発達正常な1歳未満の乳児期に，FSから発症する．その後1～4歳まで強直性間代性発作，間代発作，交代性一側性間代発作，ミオクロニー発作，非定型欠神発作，部分発作などの無熱性にさまざまなタイプの発作を合併するのが特徴である．失調性歩行や軽度の錐体路症状，言語発達遅滞，多動，学習障害などといった精神発達遅滞や運動失調は1歳代から次第に明らかになる．発作はどのタイプもきわめて難治であり，治療に抵抗性を示し，消失することは一般にない．死亡率も15～20%と高く，死因は痙攣重積，多臓器不全，溺水などである．熱性痙攣やてんかんの家族歴の頻度が高く，患者の30～80%にSCN1Aに変異が見出されている．

電位依存性ナトリウムイオン（Na$^+$）チャネル

電位依存性ナトリウムイオンチャネル（Na$^+$チャネル）は，神経細胞の活動電位を構成する重要な蛋白であり，Na$^+$が流入するポアを形成するαサブユニットとNa$^+$チャネルの電気的特性を調整しているβサブユニットにより複合体を形成している．主に中枢神経系で発現するタイプのNa$^+$チャネルをコードする遺伝子は，*SCN1A*，*SCN2A*，*SCN3A*，*SCN5A*，*SCN8A*，*SCN1B*がある．多くの抗てんかん薬（antiepileptic drugs：AEDs）がNa$^+$チャネルの機能を抑制することを主たる作用機序としていることからも，Na$^+$チャネル変異により生成された神経細胞の電気的興奮により，てんかんが起こるものと推測されている．

当初，β$_1$サブユニットをコードする*SCN1B*が優性遺伝てんかん熱性痙攣プラス（autosomal dominant epilepsy with febrile seizure plus：ADEFS+）の家系から同定され，最近になって，乳児重症ミオクロニーてんかん（severe myoclonic epilepsy of infancy：SMEI）からも*SCN1B*の両アリルの失活変異が報告されている[2]．しかしながら，*SCN1B*の変異が見出される症例は，ADEFS+やSMEIのごく一部に限られる．Na$^+$チャネル変異が最も多く見つかってくるのは，α$_1$サブユニットをコードする*SCN1A*であり，ADEFS+の約10%，SMEIの約80%と高い割合で見つかってくる他，熱性痙攣（febrile seizure：FS）や頻回の強直性間代性発作を伴う難治性小児てんかん（intractable childhood epilepsy with generalized tonic-clonic seizures：ICEGTC），点頭てんかん（infantile spasms：IS）といった多彩なてんかん類型に関与している[1,3]．$α_2$サブユニットをコードする*SCN2A*は，無熱性痙攣を伴うFSの家系から見出され，良性家族性新生児乳児痙攣（benign familial neonatal-infantile seizures：BFNISs），SMEI，特発性全般てんかん（idiopathic generalized epilepsy：IGE）からも見出された[1,4]．また，*SCN3A*は潜因性小児部分てんかん（cryptogenic partial epilepsy：CPE）から報告されている[1]．

電位依存性カルシウムイオン（Ca^{2+}）チャネル

　電位依存性カルシウムイオンチャネル（Ca^{2+}チャネル）は，神経伝達物質の開口分泌機構に深く関与しており，電気生理学的性質の相違からL型，N型，P/Q型，R型，T型の5種類に分類される．てんかんの原因遺伝子としては，T型Ca^{2+}チャネルをコードする*CACNA1H*が，小児欠神てんかん（child absence epilepsy：CAE）から，*CACNB4*，*CACNA1G*が若年性ミオクロニーてんかん（juvenile myoclonic epilepsy：JME）などから見出されている[1,5,6]．また，P/Q型Ca^{2+}チャネルをコードする*CACNA1A*は運動失調を伴う欠神てんかんやCAEの家系から報告されている[1]．欠神発作に有効なバルプロ酸（VPA）やエトスクシミド（ESM）がT型Ca^{2+}チャネル機能を抑制すること，自然発症欠神てんかんモデルから*CACNA1A*と相同な*Chcna1a*の変異が見出されていることなどからも，Ca^{2+}チャネルがこれらてんかん類型の分子病態に寄与していることは間違いないと推察される．

電位依存性カリウムイオン（K^+）チャネル

　中枢神経系における電位依存性カリウムイオンチャネル（K^+チャネル）は，*KCNQ2*と*KCNQ3*あるいは*KCNQ5*のヘテロ四量体により構成され，M-currentと呼ばれる抑制系の電流を産出し，神経細胞の閾値以下での興奮性を抑制している．*KCNQ2*，*KCNQ3*は，良性家族性新生児痙攣（benign familial neonatal convulsion：BFNC）から見出され，特に*KCNQ2*の異常はBFNCの約60％の患者から見つかる[1,7]．変異型遺伝子からコードされた異常K^+チャネルは，M-current電流の減少を引き起こす．これに加えて，新生児初期のガンマアミノ酪酸（γ-aminobutyric acid：GABA）は興奮性に作用するため，相対的にニューロンの興奮性が高まり痙攣が引き起こされると考えられる．すなわち，生直後にはKCNQチャネルが抑制系の中心であり，成長に伴いGABA系が主な抑制系となるが，KCNQチャネル障害が生直後の数日間の痙攣を起こし，その後はGABA系の発達に従い，発作が消退する[1]．

$GABA_A$受容体

　$GABA_A$受容体は，GABAをリガンドとして作動するリガンド結合型イオンチャネルでありα，β，γ，δ，ε，π，θサブユニットがある．中枢神経

小児欠神てんかん（CAE）

CAEは，学童期に発症し，欠神発作が頻発する年齢依存性の特発性全般てんかんの一つである．強い遺伝的素因を有し，女児のほうが男児より頻度が高い．思春期には全般性強直間代性発作がしばしば出現する一方，欠神発作は寛解するか，まれに唯一の発作型として残存する．

若年性ミオクロニーてんかん（JME）

JMEは，通常8～30歳の間（多くは12～18歳）に発症する特発性全般てんかんの一型である．発作は，ミオクロニー，全般強直間代性，欠神発作が認められるが，AEDにより比較的容易にコントロールされる．また，知的障害も含めた他の神経症状を伴うことは通常ない．

良性家族性新生児痙攣（BFNC）

BFNCは，生後数日以内に発症し，遅くとも生後6週には消失する．明瞭な家族集積性を示し，常染色体優性遺伝形式をとる．発作は頻回で，強直性，チアノーゼ，眼球・顔面の発作，間代性などを混入するが，遅くとも生後6週には消失する．全般発作を示唆する場合が多い．脳障害や代謝異常，進行性神経疾患などは認められない．

系で作用するタイプは，少なくとも1つずつのα，β，γサブユニットとγと代わり得るδ，εサブユニットにより五量体を形成している．主にシナプス後膜にあり，抑制性神経伝達物質であるGABAの結合によりCl⁻透過性が高まりニューロンの興奮性を調整する．$α_1$サブユニットをコードする*GABRA1*はJME，CAEの家系から，δサブユニットをコードする*GABRD*はADEFS+から，$γ_2$サブユニットをコードする*GABRG2*はFS，ADEFS+，CAEからその変異が報告され，これらの変異による抑制系の機能低下により，発作が起こると推察される[1,8,9]．

ニコチン性アセチルコリン受容体

ニコチン性アセチルコリン受容体（nACh〈nicotinic acetylcholine〉受容体）は，2つのαサブユニットと3つのβサブユニットによりヘテロ五量体を形成している．アセチルコリンにより開閉するリガンド結合型イオンチャネルであり，Na^+およびCa^{2+}を細胞内に通す役割を担っている．$α_4$サブユニットをコードする*CHRNA4*および$β_2$サブユニットをコードする*CHRNB2*の変異が常染色体優性夜間前頭葉てんかん（autosomal dominant nocturnal frontal lobe epilepsy：ADNFLE）の家系から報告されている[10,11]．このうち，*CHRNA4*は，家族性ではない夜間前頭葉てんかん（nocturnal frontal lobe epilepsy：NFLE）の患者からも同定された．これまでに見つかった遺伝子異常はすべてポアを形成するM2ドメインに位置している．また，*CHRNA7*は，JMEの家系から見出されている[12]．

常染色体優性夜間前頭葉てんかん（ADNFLE）
ADNFLEは，常染色体優性遺伝形式をとる特発性部分てんかんである．小児期に発症し，ノンレム睡眠中に手足や身体各部の大きな動き（多動，強直性攣縮など）を伴う運動性部分発作が群発する．

チャネル以外の原因遺伝子

MASS1，*IMPA2*がFSの家系[1]，*LGI1*は聴覚症状を伴う常染色体優性部分てんかん（autosomal dominant partial epilepsy with auditory features：ADPEAF）から見出されている[13]．*EFHC1*は，JMEの家系から見出され，JMEの約10％に変異が同定される[14]．加えて，*EFHC1*変異がCa^{2+}チャネルを介したアポトーシスによる神経細胞死誘導機能の阻害により，中枢神経系の発達過程において余分な神経細胞の除去をできなくなり，JMEが発症すると考えられている[14]．

進行性ミオクローヌスてんかん（PME）
PMEは，ミオクローヌスとてんかん大発作を主症状とし，多くは認知症や小脳性運動失調を伴い進行性経過をたどる疾患群の総称である．代表的な疾患としては，ウンフェルリヒト・ルントボルク病，ラフォラ病，MERRF（myoclonus epilepsy associated with ragged-red fibers：赤色ぼろ線維・ミオクローヌスてんかん症候群），シアリドーシスⅠ型およびⅡ型，歯状核赤核淡蒼球ルイ体萎縮症（dentato-rubro-pallido-luysian atrophy：DRPLA）があげられる．

進行性ミオクローヌスてんかん（progressive myoclonus epilepsy：PME）は，てんかん発作，ミオクローヌス，小脳失調，認知症などが進行し，死に至ることが多い疾患の総称である．このうち，ラフォラ型PME（ラフォラ病）は，ホスファターゼの1つlaforinをコードする*EPM2A*が原因遺伝子であることが判明し，Caucasian患者の約半数でその変異がみられる[15]．また，*EPM2A*変異がみられない集団から，*NHLRC1*（*EPM2B*）の変異が見出され，この*NHLRC1*は日本人におけるPMEの主たる原因遺伝子であることが示唆された[16]．

ここ数年，大田原症候群に代表される早期乳児てんかん性脳症（early infantile epileptic encephalopathy：EIEE）の原因遺伝子として，抑制系神経伝

達機構のGABA作動性介在ニューロンの移動と分化に関与する*ARX*[17]，神経細胞におけるシナプス小胞の開口放出に重要な役割を果たすMUNC18-1蛋白をコードする*STXBP1*が本邦のグループにより同定されている[18]．今後，EIEEの分子病態の解明と新たな治療法など臨床への展開が期待される．

今後の展望

今後は，大部分の特発性てんかん発症の背景となっていると推定される寄与率が中程度以下の遺伝子に対するアプローチが課題となってくる．筆者らのグループにおいてもリシークエンスや遺伝子多型マーカーを用いたGWAS（Genome-Wide Association Study）による大規模なアプローチにより，これら遺伝子の同定を試みており，今後，てんかんの遺伝学がより明確になることを期待したい．

また，遺伝子異常がどのような分子生物学的な病態カスケードを介しててんかん発症に至るのかその一端が，てんかん原因遺伝子を導入した遺伝子改変モデル動物を利用した研究から明らかになり始めている．加えて，これら病態カスケードをブロックすることによる新たな治療薬開発戦略も模索されている．筆者らのグループにおいても，*Chrna4*に変異を導入したADNFLEモデルラットを用いた解析により，グルタミン酸系興奮性伝達機構の覚醒時から睡眠時への移行による相対的亢進が発作原生となっていること[19]，さらには，ある低分子化合物Xの発症前一定期間投与により，ADNFLE発症を抑えることができることを確認しており（未公表データ），遺伝子解析により同定されたてんかん原因遺伝子異常が，新たな根治療法開発へと展開され始めている．近い将来，てんかんの遺伝子研究の成果が臨床に還元される日も訪れるのではないだろうか．

（兼子　直，吉田秀一）

Key words

早期乳児てんかん性脳症（EIEE）

EIEEは，新生児期から生後3か月以前の乳児早期に強直性発作で発症し，脳形成異常などを伴う難治性のてんかんである．睡眠時・覚醒時ともにみられる発作間欠時のサプレッション・バーストが特徴で，ウェスト症候群に移行し，時にレンノックス・ガストー症候群にも移行する．精神遅滞を合併し，死亡率も約30%と高い．

文献

1) Kaneko S, et al. Development of individualized medicine for epilepsy based on genetic information. *Expert Rev Clin Pharmacol* 2008；1：661-681.
2) Patino GA, et al. A functional null mutation of SCN1B in a patient with Dravet syndrome. *J Neurosci* 2009；29：10764-10778.
3) Fukuma G, et al. Mutations of neuronal voltage-gated Na^+ channel alpha 1 subunit gene SCN1A in core severe myoclonic epilepsy in infancy (SMEI) and in borderline SMEI (SMEB). *Epilepsia* 2004；45：140-148.
4) Kamiya K, et al. A nonsense mutation of the sodium channel gene SCN2A in a patient with intractable epilepsy and mental decline. *J Neurosci* 2004；24：2690-2698.
5) Chen Y, et al. Association between genetic variation of CACNA1H and childhood absence epilepsy. *Ann Neurol* 2003；54：239-243.
6) Singh B, et al. Mutational analysis of CACNA1G in idiopathic generalized epilepsy. *Hum Mutat* 2007；28：524-525.
7) Hirose S, et al. A novel mutation of KCNQ3 (c.925T-->C) in a Japanese family with benign familial neonatal convulsions. *Ann Neurol* 2000；47：822-826.
8) Cossette P, et al. Mutation of GABRA1 in an autosomal dominant form of juvenile myoclonic epilepsy. *Nature Genet* 2002；31：184-189.
9) Audenaert D, et al. A novel GABRG2 mutation associated with febrile seizures. *Neurology* 2006；67：687-690.
10) De Fusco M, et al. The nicotinic receptor beta-2 subunit is mutant in nocturnal frontal

lobe epilepsy. *Nat Genet* 2000 ; 26 : 275-276.
11) Hirose S, et al. A novel mutation of CHRNA4 responsible for autosomal dominant nocturnal frontal lobe epilepsy. *Neurology* 1999 ; 53 : 1749-1753.
12) Sharp AJ, et al. A recurrent 15q13.3 microdeletion syndrome associated with mental retardation and seizures. *Nat Genet* 2008 ; 40 : 322-328.
13) Kalachikov S, et al. Mutations in LGI1 cause autosomal-dominant partial epilepsy with auditory features. *Nat Genet* 2002 ; 30 : 335-341.
14) Suzuki T, et al. Mutations in EFHC1 cause juvenile myoclonic epilepsy. *Nat Genet* 2004 ; 36 : 842-849.
15) Minassian BA, et al. Mutations in a gene encoding a novel protein tyrosine phosphatase cause progressive myoclonus epilepsy. *Nat Genet* 1998 ; 20 : 171-174.
16) Singh S, et al. Mutations in the NHLRC1 gene are the common cause for Lafora disease in the Japanese population. *J Hum Genet* 2005 ; 50 : 347-352.
17) Kato M, et al. A longer polyalanine expansion mutation in the ARX gene causes early infantile epileptic encephalopathy with suppression-burst pattern（Ohtahara syndrome）. *Am J Hum Genet* 2007 ; 81 : 361-366.
18) Saitsu H, et al. De novo mutations in the gene encoding STXBP1（MUNC18-1）cause early infantile epileptic encephalopathy. *Nat Genet* 2008 ; 40 : 782-788.
19) Zhu G, et al. Rats harboring S284L Chrna4 mutation show attenuation of synaptic and extrasynaptic GABAergic transmission and exhibit the nocturnal frontal lobe epilepsy phenotype. *J Neurosci* 2008 ; 28 : 12465-12476.

I. 総論
てんかんの病理

Point
- 外科的手術の対象となるてんかん原性病巣には，脳形成障害，腫瘍性病変，瘢痕性病変など，病因論的に多彩であることを示唆する病理組織学的特徴が認められる．
- 限局性皮質異形成（FCD）は，組織所見により Type I から Type III に分類されている．
- FCD Type II，結節性硬化症（TSC）の皮質結節，片側巨脳症には，類似した異型細胞が認められる．
- 遺伝性あるいは代謝性疾患を含む多くの病態でてんかんは発症し得る．その組織像は病態によりさまざまである．

限局性皮質異形成

　限局性皮質異形成（focal cortical dysplasia：FCD）には，個々の細胞形態に異常を認める場合と認めない場合がある．前者は，皮質神経細胞の配列の乱れ（皮質構築異常〈cortical cytoarchitectural abnormality〉）に加え，dysmorphic neuron（**1**-A, B）や balloon cell（**1**-C）に特徴づけられるものであり，従来，Taylor type FCD（Taylor）[1]）あるいは Palmini FCD type II [2]）と呼ばれてきた．こうした異型細胞が出現する症例は，例外なく皮質構築は高度に乱れ（**1**-D），また明瞭なグリオーシスを伴っている．

　こうした病変は，2011 年に発表された ILAE 病理組織分類[3]）（**2**）では FCD Type II に分類されている．dysmorphic neuron と balloon cell の両者が観察された場合には FCD Type IIb と亜分類されている．また，前者のみが観察され後者が認められない場合には FCD Type IIa と亜分類されている．逆に，後者のみが観察される症例を経験したことはない．こうした病変そのものに，てんかん原性があると考えられている．大脳のどの皮質にも形成されるが，前頭葉に最も多く，側頭葉には少ない．MRI では，FCD Type IIb では常にその病巣がとらえられるのに対し，FCD Type IIa ではとらえられる場合とそうではない場合がある[4]）．

　FCD Type I は，こうした異型細胞は認めないものの，皮質構築異常が指摘される場合に用いられる[3]）．組織学的に観察されるいくつかの具体的項目について，正常対照例の当該部位にみられるそれと比較し，異常とみなすべきかどうかで判断している[5,6]）．皮質神経細胞の配列に乱れ（**1**-E）がとらえられるかどうか，が重要である．それは，具体的評価項目，すなわち皮質層構造の見え方，分子層の神経細胞数（**1**-F），神経細胞の集簇・近接像（**1**-G），先端樹状突起の方向不整，灰白境界の明瞭さの程度，皮質下白質の異所性神

Keywords

dysmorphic neuron
FCD type II の診断根拠となる細胞．胞体および核が異常に大きい．胞体には粗大なニッスル顆粒が存在し，また免疫組織化学的にニューロフィラメントの集積を認める．異型性を示す神経細胞ととらえられている．なお，以前はこれらの細胞に対し dysplastic neuron とも表記されていたが，現在ではあまり用いられない．dysplastic neuron は，glioneuronal tumor における神経細胞の component に対して使われる．

Keywords

balloon cell
腫大した好酸性の胞体を有する異型細胞．この細胞が観察された組織は FCD Type IIb と診断される．多くの balloon cell はビメンチンで標識される．GFAP（glial fibrillary acidic protein：神経膠線維酸性蛋白）免疫染色では陽性から陰性まで，その標識像はさまざま．神経細胞のマーカーでも陽性を示す場合があり，細胞分化の過程で異常が生じた可能性が示唆されている．

26　**I. 総論**

1 限局性皮質異形成（FCD）

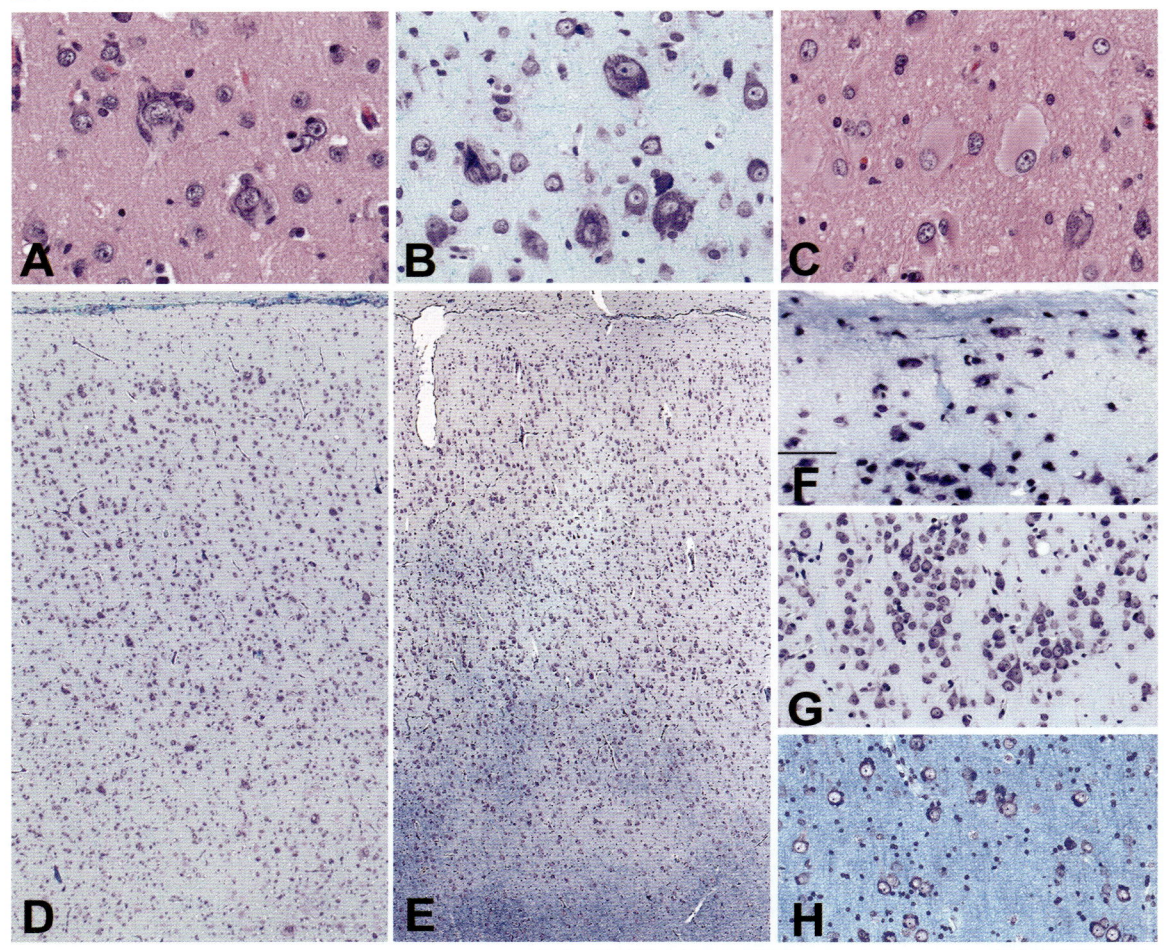

A〜D：FCD Type IIa/b. A, B：dysmorphic neuron. 大型で異型性を示す神経細胞. C：balloon cell. 好酸性の腫大した胞体を示す. D：皮質の弱拡大. 神経細胞の配列は著しく乱れ, 灰白境界が不明瞭. 大型細胞が散見.
E〜H：FCD Type I. E：神経細胞の配列に乱れが認められる側頭葉皮質. 皮質下白質にも神経細胞が多数存在し, 同部の髄鞘が淡く見える. F：皮質分子層における神経細胞数増加. bar は分子層と第2層とのおよその境界を示す. G：神経細胞集簇像. 細胞が密に存在する場所とまばらな場所がみられる. H：皮質下白質の異所性神経細胞数増加. それらの周囲には satellite oligodendrocyte が多く見える.
A, C：HE 染色. B, D〜H：クリューヴァー・バレラ（KB）染色.

経細胞数（1-H），サテライトオリゴの数などの情報が統合されたパターン認識としてとらえられるからである．なお，ILAE 組織分類では，radial lamination の異常を伴う場合を FCD Type Ia に，また tangential lamination のそれは FCD Type Ib に，そして両方の異常がみられる場合は FCD Type Ic に亜分類することが提唱されている[3]（2）．

　ILAE 組織分類では，皮質構築異常に加え，病因論的におそらく異なると思われる他の病変が認められる場合について，これらを新たに FCD Type III と分類することが提唱された．すなわち，FCD とともに，海馬硬化症や腫瘍性病変，あるいは血管奇形やその他の病変を伴う場合には，それぞれ順に FCD Type IIIa，IIIb，IIIc，IIId と亜分類することが提唱された[3]（2）．

■ FCDの組織分類

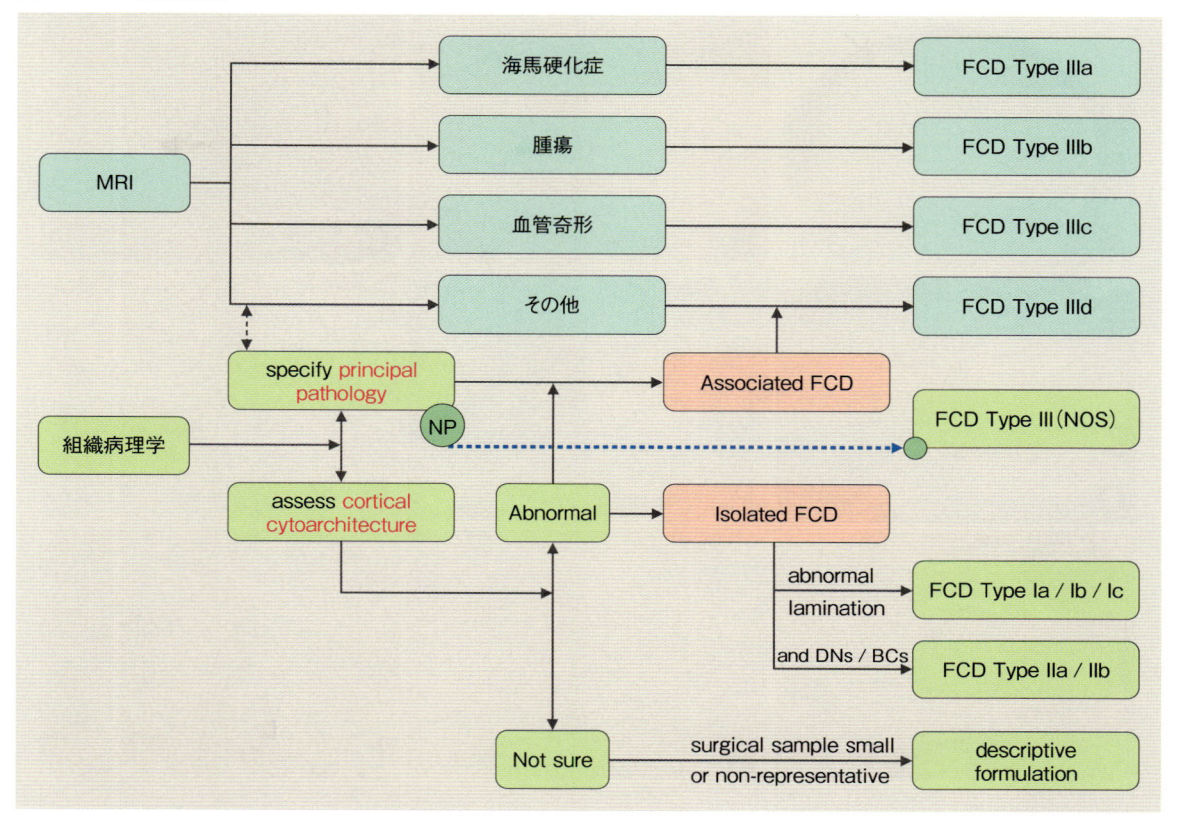

FCD Type I, Type II は isolated FCD に，FCD Type III は associated FCD としている．それぞれ亜分類がなされている．
DNs：dysmorphic neurons, BCs：balloon cells, NP：not present.

(Blümcke I, et al. *Epilepsia* 2011 [3] より)

海馬硬化症

　内側側頭葉てんかん（mesial temporal lobe epilepsy：mTLE）は，比較的均一な臨床像を示し，病理組織学的には海馬硬化症（hippocampal sclerosis：HS）を伴う症候群としてとらえられている．薬物治療より外科治療が著効を示すという[7]．

　mTLE の海馬では，通常，早期から CA1 領域が侵され，次いで CA4／CA3 領域に病変が及ぶ[4]．CA2 領域は比較的よく保たれる傾向がある（■-A）．HS の進行度分類では[8]，これら海馬各領域における神経細胞脱落の程度とグリオーシス（■-B）を指標に，grade 0（正常）から grade V（高度）まで 6 段階に分類している．MRI による海馬容積の定量的測定結果とよく相関することが知られている．HS が高度な症例では，多くの場合，顆粒細胞も脱落する．同時に，分子層側へ広く顆粒細胞が分散（granule cell dispersion）（■-C）することがある．その病態形成機序はよくわかっていない．

3 てんかん関連病巣の組織像

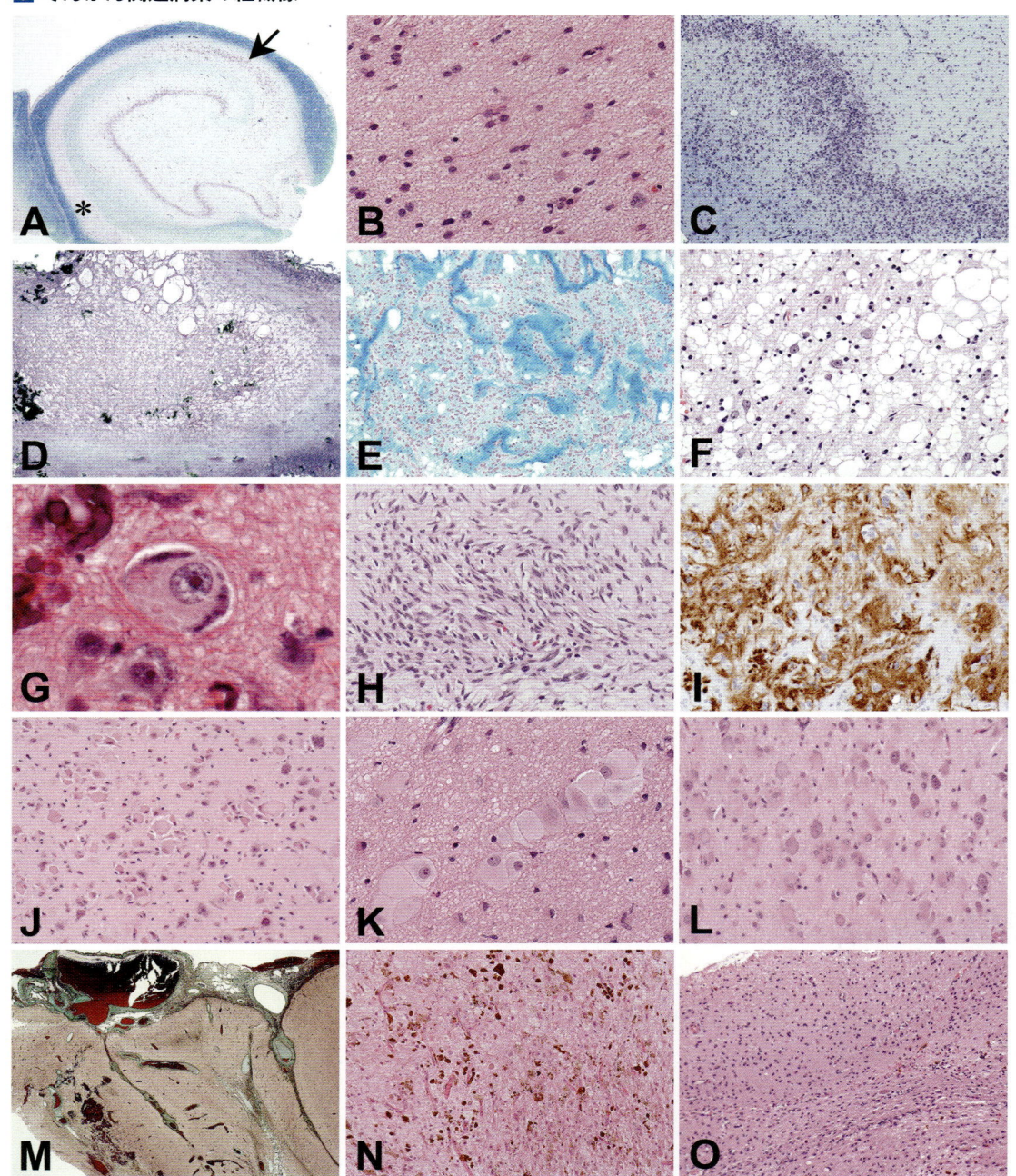

A〜C：海馬硬化症．A：CA1，CA4/CA3の高度の神経細胞脱落．CA2（→）は比較的保たれている．海馬支脚（subiculum）における脱落も高度（＊）．B：CA1の高度の神経細胞脱落とグリオーシス．C：顆粒細胞分散．
D〜I：腫瘍性病変．
D〜F：DNT．D：大脳皮質に形成された境界不明瞭な結節性病変．E：豊富な粘液性基質．F：specific glioneuronal element．oligodendroglia-like cellとfloating neuronがみられる．
G〜I：ganglioglioma（神経節膠腫）．G：神経節細胞．H：アストロサイト様腫瘍細胞が流れをなして配列．I：CD34陽性の網目状構造物．
J，K：TSC（結節性硬化症）．J：異型性を示す細胞が多数みられる．K：白質内でballoon cellが列をなして出現．
L：片側巨脳症．ほとんどの神経細胞が異型性を示す．
M，N：AVM（脳動静脈奇形）．M：側頭葉のくも膜下腔から脳実質に形成された大小径を示す異常血管．N：その皮質における神経細胞脱落，グリオーシス，ヘモジデリン沈着．
O：瘢痕性病変を示す前頭葉皮質．神経細胞はまったく残っていない．
A，C，D：KB染色．B，F〜H，J〜L，N，O：HE染色．E：アルシアンブルー染色．M：Elastica-Goldner染色．I：免疫染色．

FCDの病理組織学的とらえ方と用語の変遷

1971年Taylorらは，てんかん患者の脳組織に特徴的な所見が認められることを報告した[1]．その組織にはdysmorphic neuronやballoon cellの出現を伴っていた．以来，こうした特徴を示す組織はTaylor type FCDとも呼ばれてきた．2004年のいわゆるPalminiの分類でも，このとらえ方は継承され一つの"type"としてまとめられた[2]．すなわちFCD type IIである．さらにdysmorphic neuronとballoon cellの両者が認められた場合はFCD type IIBに，前者のみが認められた場合はFCD type IIAに亜分類することも提唱された．このとらえ方は2011年Blümckeが主導したILAE分類でもそのまま継承されており（それぞれFCD Type IIb, Type IIaと表記する）[3]，混乱はなく，また臨床病理学的にも意味のある分類と考えられる．

一方，上記の異型細胞が出現しないFCDについては，そのとらえ方や用語が変わってきた．Palmini, ILAE両分類とも，FCD type Iが定義され，さらにいずれもtype IA, type IBが亜分類されている．しかしながら，両分類でその内容は大きく異なる．PalminiのFCD type IAは組織構築異常があるものを指し，type IBはこれに加え，large neuronやimmature neuronが認められる場合とされた[2]．ILAE分類では，radialあるいはtangential方向の配列（すなわち皮質における神経細胞の縦方向と横方向の並び方の）異常という概念が初めて導入され，順に，FCD Type Ia, Type Ibとすることが提唱された[3]．

Meencke[9]の"microdysgenesis"は，現在ではほとんど用いられなくなった．また，Palmini[2]の"mMCD"（mild malformations of cortical development）についても，こうした分類をすることの意義がさらに認識されることがなければ，今後はあまり使われなくなる概念であろう．

脳腫瘍あるいは腫瘍性病変

てんかん関連病巣としての腫瘍性病変は側頭葉に発生する頻度が高い．DNT（dysembryoplastic neuroepithelial tumor：胚芽異形成性神経上皮腫瘍）やganglioglioma（神経節膠腫）が代表的組織型である[4]．DNT（**3**-D）では，アルシアンブルー陽性の粘液性基質（**3**-E）とともに細胞が胞状あるいは多結節状に認められる．結節内にはoligodendroglia-like cellと呼ばれる小型で類円形の核を有する細胞が集簇している．神経細胞はfloating neuronとも呼ばれ，基質の中に浮かぶように存在している．こうした特徴的な組織型はspecific glioneuronal element（**3**-F）と表現されている．過誤腫的性格を有する病変と考えられる．gangliogliomaはatypical ganglion cell（**3**-G）とneoplastic astrocytic cell（**3**-H）から成り，両成分の比率や細胞密度は，症例により，また同一例であっても場所によりさまざまである．ganglion cellは大型の核と明瞭な核小体，およびニッスル小体を有し，時に2核のこともある．石灰化，血管周囲リンパ球浸潤，ローゼンタール線維をみることがある．未分化幹細胞のマーカーの一つであるCD34に対する抗体を用いた免疫組織化学染色を行うと，gangliogliomaでは綿のような網目状構造（**3**-I）がしばしば観察される．これら両腫瘍型とも，多くの場合，腫瘍周辺にFCDを伴うことが知られている．その他，astrocytoma（星状細胞腫），oligodendroglioma（乏突起膠腫），PXA（pleomorphic xanthoastrocytoma：多型黄色星状細胞腫）などのlow-gradeなグリア系腫瘍も認められる．

ディベート

皮質構築の異常の有無をどのように評価するか？

おそらく確からしい所見の一つは、皮質下白質の異所性神経細胞の数が多い[5,6]、ということであろう。何個かが集簇してくるようになると、その周囲の髄鞘は淡明化を示し異常所見はよりとらえやすくなる。異所性結節となれば容易にその所見に気づく。ところで、ヒトの大脳白質にはそもそも神経細胞は存在しないのか？　実は、散見されるのである。それも場所によってその出現頻度が異なっている。側頭葉のなかでも内側部の白質には、比較的多くの神経細胞が存在するのが普通である。したがって、病理組織学的診断を行う場合、対象とする組織がどの部位の白質なのか、という情報は重要である。側頭葉なら必ずしも異常とまではいえない場合でも、それが前頭葉であれば異常とみなすべき場合がある。

神経細胞が縦方向に並んで配列する所見（columnar arrangement）についても、どの場所の新皮質にこの所見が認められるのか、という情報は重要である。側頭葉外側上方部（上側頭回，横回，中側頭回の一部）の皮質では、正常でもこうした配列を示す場合があるからである。

異型性は示さないものの通常の錐体細胞より大型の神経細胞は large neuron と呼ばれている。Palmini の分類[2]ではこうした細胞の存在が FCD type IB と診断する際の根拠の一つとして取り上げられた。しかしながら、この細胞を検索対象の組織に認めたからといって、直ちに異常所見とすることはできない。なぜなら、側頭葉外側部や後頭葉内側部などには、正常でもこうした細胞が少数ながら存在し得るからである。

結局のところ、正常で観察される所見からいかに逸脱しているのか、という判断が求められることになる。ここに組織診断の難しさがあり、また判断基準を策定しにくい理由となっている。

結節性硬化症，片側巨脳症，血管腫，瘢痕脳回など

結節性硬化症（tuberous sclerosis：TSC）の皮質結節（cortical tuber）には，皮質構築異常とともに，著明なグリオーシス，時に石灰化を認め，通常多くの dysmorphic neuron や balloon cell を認める（**3**-J）[4]。これら異型細胞が皮質深層から白質内を linear に列をなすように配列する場合がある（**3**-K）。

片側巨脳症（hemimegalencephaly）は片側大脳半球が大きい場合であり，てんかん発作は患側から起こる。皮質構築異常は明瞭で，皮質を構成する多くの神経細胞が dysmorphic neuron ととらえてよい異型性を示す（**3**-L）。balloon cell が認められる場合もある。突起を伸ばした vivid なアストロサイト（星状細胞）も目立つ。石灰化はないかあってもごく軽い。

海綿状血管腫はてんかん発作を初発症状とすることも多く，切除術による劇的治療効果が期待されるという。組織学的には1層の内皮細胞に裏打ちされた血管群が大小の内腔面を示しつつ密に集簇して認められる。血管壁構造を欠き，周囲に結合織増生を伴う。脳動静脈奇形が観察される場合もある（**3**-M）。いずれの場合も，反復された小出血を反映し，周囲の脳組織にはヘモジデリンの沈着とグリオーシスが認められる（**3**-N）。この病変がてんかん原性に関与しているものと推測されている。

瘢痕脳回がてんかん原性病巣となる場合がある。組織学的には，神経細胞の高度の脱落と線維性グリオーシスが観察され（**3**-O），時にヘモジデリンの沈着や石灰化をみることもある。進行中の病巣では，マクロファージや胞

Column

FCDとTSC

dysmorphic neuronやballoon cellはFCDを特徴づける細胞である．一方，TSCのcortical tuberにおいても類似の細胞が認められる．なかでも，好酸性の腫大した胞体を示す細胞はballoon cellとよく似ているが，時に核小体が明瞭でニッスル小体様の所見が観察されることもあり，神経細胞にも似ていると認識されてきた．そこで，TSCにおいてはballoon cellという用語を使わず，あえてgiant cellとも表現されてきた．石灰化やグリオーシスの程度も，FCDよりはTSCのほうが目立つことが多い．しかしながら，病変の程度は症例間でずいぶん異なり，両者を明確に区別する組織学的指標はいまのところない．上記の異型細胞を違う表記とするよりはballoon cellで統一しようとする傾向もある．

画像上，異常信号を示す領域が"focal"である場合だけではない．Semi-lobarあるいはlobarな広がりを示す症例もある．この場合も，組織学的特徴はFCDのそれである．片側巨脳症のそれもかなり共通している．限局性病変から大脳半球を広範に侵す共通の病態形成機序が存在する可能性も指摘されている．

体の豊かなアストロサイトを伴った像が観察される．

ラスムッセン症候群では，局所性の慢性炎症所見，すなわち血管周囲リンパ球浸潤，microglia（小膠細胞腫）の増生，神経細胞脱落，グリオーシスが認められる．

遺伝性あるいは代謝性疾患

単一遺伝子変異による神経細胞の移動障害，すなわち滑脳症（lissencephaly），皮質下帯状異所性皮質（subcortical band heterotopia），両側性脳室周囲結節性異所性灰白質（bilateral periventricular nodular heterotopia），福山型先天性筋ジストロフィーなどでは，しばしばてんかんがその表現型となり得る．

ライソゾーム病（lysosomal disorder），たとえばテイ・サックス病，ニーマン・ピック病，クラッベ病など，あるいは白質変性症，たとえばカナヴァン病，アレキサンダー病では，その部分症状としてミオクローヌスてんかんがみられる．

ミオクローヌスてんかん

歯状核赤核淡蒼球ルイ体萎縮症（dentato-rubro-pallido-luysian atrophy：DRPLA）[10]，ラフォラ病，ウンフェルリヒト・ルントボルク病，神経セロイドリポフスチン症，MERRF型ミトコンドリア脳筋症，神経軸索ジストロフィー（neuroaxonal dystrophy），ハラーフォルデン・シュパッツ病などは進行性ミオクローヌスを呈する．

痙攣重積状態

痙攣重積状態（status epileptics）に伴い，さまざまな組織学的変化が生じることがある．大脳皮質II～III層の神経細胞脱落や萎縮，海馬神経細胞の脱落，小脳プルキンエ細胞や顆粒細胞の脱落をみることがある．

〈柿田明美〉

文献

1) Taylor DC, et al. Focal dysplasia of the cerebral cortex in epilepsy. *J Neurol Neurosurg Psychiatry* 1971；34：369-387.
2) Palmini A, et al. Terminology and classification of the cortical dysplasias. *Neurology* 2004；62（Suppl 3）：S2-S8.
3) Blümcke I, et al. The clinicopathologic spectrum of focal cortical dysplasias：A consensus classification proposed by an ad hoc Task Force of the ILAE Diagnostic Methods Commission. *Epilepsia* 2011；52：158-174.
4) 亀山茂樹, 柿田明美. 連載 てんかんの画像と病理. 1. 限局性皮質形成異常. 2. 内側側頭葉てんかん. 3. DNTと腫瘍性病変. 4. 結節性硬化症. 5. 海綿状血管腫と脳動静脈奇形. 脳神経外科 2007；35：623-630, 719-729, 833-841, 1027-1035, 1199-1206.
5) Mischel PS, et al. Cerebral cortical dysplasia associated with pediatric epilepsy. Review of neuropathologic features and proposal for a grading system. *J Neuropathol Exp Neurol* 1995；54：137-153.
6) Kakita A, et al. Pathologic features of dysplasia and accompanying alterations observed in surgical specimens from patients with intractable epilepsy. *J Child Neurol* 2005；20：341-350.
7) Wiebe S, et al. A randomized, controlled trial of surgery for temporal-lobe epilepsy. *N Engl J Med* 2001；345：311-318.
8) Watson C, et al. Pathological grading system for hippocampal sclerosis：Correlation with magnetic resonance imaging-based volume measurements of the hippocampus. *J Epilepsy* 1996；9：56-64.
9) Meencke HJ, Janz D. Neuropathological findings in primary generalized epilepsy：A study of eight cases. *Epilepsia* 1984；25：8-21.
10) 山田光則, 高橋均. ポリグルタミン病の神経病理. 脳と神経 2003；55：921-930.

Further reading

- 柳下章, 新井信隆. 難治性てんかんの画像と病理. 東京：秀潤社；2007.
  疾患ごとの画像所見と病理所見をともに学びたい人にお勧め

- Lahl R, et al（editors）. Neuropathology of focal epilepsies：An atlas. United Kingdom：John Libbey & Co Ltd；2003.
  マクロ・ミクロ画像をアトラスで眺めたい人にお勧め

- Golden JA, Harding BN（editors）. Pathology and Genetics：Developmental Neuropathology. Basel：ISN Neuropath Press；2004.
  遺伝性疾患, 代謝性疾患を含め広く学びたい人にお勧め

I. 総論
てんかんと gap junction

Point
- gap junction（GJ）阻害薬は抗てんかん作用を示す場合とてんかん発作誘発作用を示す場合がある.
- 興奮性の主ニューロン（principal cells）は軸索軸索間 GJ を介して 80 Hz 以上の律動波（VFO）を発生し，てんかん発作を誘発しうる.
- 複数の GABA 介在ニューロンは $GABA_A$ 受容体を介して相互抑制し合うことにより，主ニューロン群に γ 律動波を誘発する．GABA 介在ニューロン間 GJ はこの γ 律動波を強く増強して，てんかん発作を促進する.
- アストロサイト間 GJ は，過剰発射に伴う細胞外 K^+ 濃度の上昇を緩衝して，てんかん発作の発生を抑制する.
- GJ 阻害薬を基に抗てんかん薬を開発するには，選択性のより高い GJ 阻害薬が必須である.

てんかん発作における gap junction（GJ）の役割

　実験てんかんモデルや側頭葉てんかん患者からの摘除脳組織を用いた研究の多くが，部分てんかん発作や欠神発作に対する GJ 阻害薬の強い抗てんかん作用を報告している[1]．このことは，GJ による電気的結合が多数のニューロン群に同期性群発発射（synchronized burst discharge）を誘発して，てんかん発作を促進している可能性を示唆している．また，GJ ゲートは pH の低下によって閉鎖し，アルカローシスに傾くほど開口するという特徴をもっている[2]．過呼吸による血液 pH の上昇に伴って欠神発作が容易に誘発されるという現象を考え合わせると[3]，この GJ ゲートの pH 依存的な性質は GJ ネットワークが発作の発生を促進するであろうという仮説を強く支持している．しかし，GJ 阻害薬の一つである carbenoxolone（2012 年現在国内未承認）がてんかん発作を誘発したり，また強く増強するという矛盾した結果も得られている[4]．carbenoxolone が化学的シナプス伝達に直接作用するという二次的作用も考慮に入れなければならないが，単純に考えても，興奮性主ニューロンの GJ ネットワークと抑制性ニューロンの GJ ネットワークがてんかん発作に対して異なる役割を果たしているであろうことは容易に予想される．

　さらに，ヒトの脳ではニューロン数とグリア数の比は約 1：9 でグリアのほうが圧倒的に多く，なかでもアストロサイト（星状細胞）は多数の GJ により結合されたアストロサイト GJ ネットワークを形成している．このアストロサイトの GJ ネットワークは脳内の代謝と神経活動に応じて化学的シナプス伝達とニューロンの興奮性をダイナミックに調節している．したがって，

Column

gap junction(GJ)の構造

　GJ はコネキシン（connexin）と呼ばれる蛋白によって形成される細胞間の橋渡し構造で，2つの細胞の間に細胞質の連続性を作り出す．脊椎動物では赤血球，骨格筋，精子を除くすべての細胞で確認されており，細胞間情報伝達の主要な形態の一つと考えられている[18]．GJ を電子顕微鏡により観察すると，細胞同士が完全に密着しているのではなく，2～3 nm の明瞭な間隙（gap）によって隔てられている構造として観察される．この部分の細胞膜には，中心間距離が 9～10 nm の微細な粒子が密に集合した構造が認められる[1]．これら一つ一つの粒子が GJ である．向き合った細胞それぞれにはコネキシン（4回膜貫通型蛋白）が6分子集まって六量体のコネクソン（connexon）と呼ばれる hemichannel が発現している．それぞれの細胞の hemichannel 1つずつが直列に結合して1つの GJ を形成する．中央には直径 2 nm の孔が空いており，この部分を小さな分子や水溶性のイオンが通過する[1]．無脊椎動物の GJ 様構造を構成する蛋白はイネキシン（innexin）と呼ばれ，イネキシン遺伝子の orthologue としてパネキシン（pannexin）が哺乳類で3種類同定された．しかし，パネキシンが GJ を形成して細胞間情報伝達に関与するかどうかは現時点で明らかになっていない[19]．

　hemichannel を構成するコネキシンはマウスで20種類，ヒトで21種類が確認されており，1種類のコネキシンから構成される1つの hemichannel は homomeric hemichannel，2種類の異なるコネキシンから構成される1つの hemichannel は heteromeric hemichannel と呼ばれる．さらに，結合する2つの hemichannel が同じコネキシンから構成されている場合は homotypic channel，異なるコネキシンから構成されている場合は heterotypic channel と呼ばれる．

　コネキシンは通常 "Cx" と分子量の組み合わせで表され，Cx43 であれば 43 kDa のコネキシンを表すが，マウスとヒトでは orothologous なコネキシンが異なる分子量をもつことがあり，注意を要する[18,19]．

てんかん発作における GJ の役割を明らかにするには，興奮性の主ニューロン間，抑制性介在ニューロン間，さらにアストロサイト間の GJ ネットワークの性質をそれぞれ個別に検討しなければならない．

主ニューロン間 GJ の役割

　錐体細胞や顆粒細胞など主ニューロンの一つに色素を注入すると近隣数個の主ニューロンに色素が伝わる．この色素連結（dye coupling）は GJ を介して色素が近隣の細胞に広がるものと考えられるが，ニューロンに特異的な GJ 構成蛋白であるコネキシン（Cx）36 の発現は成熟した脳の主ニューロンで容易には確認できなかった[5]．そのために，主ニューロンにおける GJ の存在は長く疑問視されてきたが，最近，主ニューロンにおける Cx36 GJ の存在が電気生理学的研究によっても，また免疫電子顕微鏡を用いた研究によっても確認された[6]．主ニューロンにおける Cx36 GJ が長い間実験的に証明できなかった原因はその数がきわめてわずかなことと，存在する場所が軸索軸索間（axo-axonic）というきわめて微細な組織であったことにある．

　Traub らの理論的な研究[7]はこの発見の10年ほど前に，主ニューロンの軸索軸索間に GJ が存在すること，この軸索軸索間 GJ は少数であってもてんかん発作の発生において重要な働きをしていることを予測していた．さらに彼らは，この軸索軸索間 GJ によって 80 Hz 以上の律動波（very fast oscillation：VFO）が出現することも推測していた．Traub の予想通り，実験てんかん動物や部分てんかん患者において発作発生の直前に 80 Hz 以上の低振幅律動波が出現することを多くの研究が確認している[8]．

Keywords

very fast oscillation（VFO）
一般に 80 Hz 以上の律動脳波を VFO または ripple と呼ぶが，160～200 Hz 以上の律動波を very high frequency（VHF）律動波または ultrafast 律動波として区別する場合がある．

GJ阻害作用をもつmefloquineは海馬の高頻度刺激で誘発される鋭波とそれに重畳するVFOには作用しないが，てんかん発作波に重畳するVFOを強く抑制すると報告されている[9]．また，Cx36ノックアウトマウスではVFOの発生頻度はある程度低下するものの，完全には抑制されなかったという[10]．さらに，色素注入法や電気生理学的方法で予想される主ニューロン間GJの数はCx36が確認された主ニューロン間GJの数よりも圧倒的に多い．これらの知見は，主ニューロン間GJの多くはまだ知られていないCx36以外のコネキシンによって構成されている可能性が大きく，てんかん発作波に伴うVFOはこの未知のコネキシンGJによって引き起こされている可能性を示唆している．主ニューロン間GJ構成蛋白の同定はさらなる研究成果を待たざるをえないが，主ニューロン間GJネットワークがそれらの同期発射を高めて発作促進作用をもつことは明らかである．また，VFOは正常な動物での睡眠鋭波に伴っても出現するなど，出現する状況によっていくつかの異なるタイプが存在し，それらの発生機序の詳細はいまだ不明である．てんかん発作波の直前に出現するVFOの役割を理解するためには，これらの高次機能を担うVFOとてんかん性VFOの関連性を明らかにしなければならない．

GABA介在ニューロンによる興奮作用

ここで電気的シナプス（GJ）を離れて，単一GABA介在ニューロンの化学的シナプス伝達の特徴を考えてみたい．ガンマアミノ酪酸（γ-aminobutyric acid：GABA）は中枢神経系における抑制性シナプス伝達物質の代表とされる．しかし，GABA性シナプス伝達には基本的に興奮を引き起こす機序が内在している．細胞内Cl^-濃度は細胞外よりも低く保たれているため，$GABA_A$受容体が賦活されるとそのチャネルからCl^-が流入して過分極となる．一方，$GABA_A$受容体チャネルはCl^-だけではなくHCO_3^-も通過させる．通常，HCO_3^-濃度は細胞外よりも細胞内のほうが高いために，$GABA_A$受容体チャネルが開口すると細胞内のHCO_3^-は細胞外に流出して脱分極を起こす．生理的状態ではCl^-流入量とHCO_3^-流出量の比は約5：1であるため過分極が優勢となるが[11]，過呼吸などにより細胞外液のCO_2濃度が低下すると$GABA_A$受容体を介したHCO_3^-の細胞外流出が増加し，$GABA_A$受容体を介する抑制力は大きく弱まる．

さらに，以下の2つの状況でGABAは主ニューロンに対して抑制と同時に強い同期興奮を惹起する．その一つは，GABAが主ニューロンの$GABA_A$受容体の賦活を介して直接的に脱分極を引き起こす現象である．ヒトでは胎児期，ラットでは生後10〜14日まで$GABA_A$受容体の賦活は興奮を引き起こす．上でも述べたが，$GABA_A$受容体チャネルの開口によってCl^-が細胞内流入するには細胞内Cl^-濃度が細胞外よりも低くなければならない．成体のニューロンでは細胞外からCl^-を細胞内に取り込むNKCC1トランスポーターが少なく，逆に細胞内Cl^-を細胞外に排出するKCC2トランスポーターが優勢に活動するために細胞内Cl^-濃度は常に低く保たれている．ところが，

Key words

NKCC1トランスポーターおよびKCC2トランスポーター

NKCC1トランスポーターはNa^+流入を駆動力として細胞外Cl^-を細胞内に取り込み，逆にKCC2トランスポーターはK^+流出の力を利用して細胞内Cl^-を細胞外に排出する．したがって，NKCC1の発現が優勢でKCC2の発現がほとんどない胎生期や発達初期には$GABA_A$チャネルの開口は脱分極を起こし，発達に伴いKCC2が発現するにつれて$GABA_A$チャネルの開口は過分極を引き起こすようになる．

KCC2 トランスポーターは細胞内 K^+ が細胞外に流出する力を駆動力として Cl^- を細胞外に排出しているので，細胞外 K^+ 濃度が高まると Cl^- を排出できない．このため $GABA_A$ 受容体を介する抑制力が弱まり，細胞興奮性がさらに上昇して細胞外 K^+ 濃度を高めるという悪循環に陥る．過剰な細胞外の K^+ を取り除かない限り，この悪循環は続いて細胞群の過剰興奮を招く．さらに，てんかんの脳組織では NKCC1 トランスポーターが優勢に発現しているのに対し，KCC2 トランスポーターの発現は低下すると報告されている．このような細胞内 Cl^- 濃度が比較的高い状況で $GABA_A$ 受容体が賦活されると，Cl^- は $GABA_A$ 受容体チャネルを介して細胞外に流出して脱分極が引き起こされる．また，正常な脳でも，新皮質における主ニューロンの軸索起始部には KCC2 トランスポーターが発現していない．そのため軸索内 Cl^- 濃度が高く，軸索軸索間 GABA 介在ニューロンによってこの部の $GABA_A$ 受容体が賦活されると大きな脱分極が発生する[12]．

他の一つは，視床中継核や視床下核などでみられる GABA 性過分極により低閾値 Ca^{2+} チャネルの不活性化が解除される現象 (de-inactivation) である．視床皮質投射ニューロンの低閾値 Ca^{2+} チャネルは活動電位の発生直後ほとんどのチャネルの不活性化が解除されていない状態で，脱分極しても活動電位は発生しない．このチャネルを再び活性化するには大きく長い過分極によって不活性化を解除する必要がある．この目的には $GABA_A$ 受容体の賦活よりも $GABA_B$ 受容体賦活による持続時間の長い過分極が適している．GABA 介在ニューロンが視床-皮質投射ニューロンの $GABA_B$ 受容体を賦活すると持続時間の長い過分極が起こり，ほとんどの低閾値 Ca^{2+} チャネルの不活性化が解除されて大きな Ca^{2+} 性脱分極が発生する．さらに，この Ca^{2+} 性脱分極は電位依存性 Na^+ チャネルを活性化して群発発射を引き起こす．この GABA 性興奮の過程が異常に促進されると 3 Hz spike and wave と欠神発作が発生する．視床の欠神発作誘発機構に限らず，電位依存性チャネルの不活性化解除には過分極が不可欠なため，GABA 介在ニューロンは原則としてどのような主ニューロンに対しても強い抑制に続いて反跳的な興奮を引き起こす．したがって，GABA 性シナプス伝達は単に過分極を引き起こすだけでなく，状況によって過剰興奮を引き起こす諸刃の剣であるといえる．

GABA 介在ニューロン間 GJ の役割

主ニューロンと異なり，GABA 介在ニューロン間 GJ は主に Cx36 によって形成されていることが多くの研究で確認された．抑制性介在ニューロン間 GJ ネットワークを密に形成している．最も研究の進んでいる海馬 CA1 を例にとると，GABA 介在細胞の多くを占めるパルブアルブミン (parvalubumine: PV) 含有ニューロン (バスケット細胞とシャンデリア細胞) は上昇層，とくに海馬白板近くに細胞体が存在するグループと，錐体細胞層内かその近傍の上昇層に細胞体が集まるグループに分かれる．前者の樹状突起は上昇層内を海馬白板と平行に長く伸ばして水平に樹状突起網を作る．この GABA 介

Memo
海馬アンモン角の主要な層構造は側脳室のほうから順に，①海馬白板 (alveus)，②上昇層 (str. oriens)，③錐体細胞層 (str. pyramidale)，④放射状層 (str. radiatum)，⑤網状・分子層 (str. lacunosum / moleculare) の 5 層から成る．

在ニューロンは水平型（horizontal type）PVニューロンと呼ばれる．これらに対し，後者は垂直型（vertical type）PVニューロンと呼ばれ，その基底樹状突起を上昇層に伸ばして海馬白板に達すると水平型PVニューロンの樹状突起と並んで樹状突起の枝を張る．また，その尖端樹状突起は放射状層を垂直に貫いて網状・分子層に達する．垂直型PVニューロンの尖端樹状突起間でGJが認められるとともに，上昇層内で水平型PVニューロンの樹状突起間でも，また水平型PVニューロンの樹状突起と垂直型PVニューロンの基底樹状突起の間でも数多くのGJが見出された．なかでも驚くべきことに，上昇層内のGJはGABA介在ニューロンの樹状突起間を水平にかつ際限なく連結して錐体細胞群を覆い尽くす広範なネットワークを形成していた[13]．さらに，海馬CA1のGABA介在ニューロンで見出された樹状突起間GJネットワークは，他のアンモン角領域と歯状回でも，また新皮質や視床網状核などでも次々に見出されている．この形態学的知見と一致して，GABA介在ニューロン同士が高い頻度で同期発射している事実が電気生理学的研究によって明らかにされた．

　一つの海馬バスケット細胞はGABA$_A$受容体を介して1,500以上の錐体細胞とシナプス結合している．したがって，一つのバスケット細胞が発射すると1,500以上の主ニューロンで同期した過分極とそれに続く群発発射が発生することになる．この神経回路にGABA介在ニューロン間GJネットワークの存在を考え合わせると，数個のGABAニューロンの発射が海馬CA1のほぼ全域にわたって多くの主ニューロンの同期性過分極と反跳性脱分極を引き起こすことになる．さらに，前節で述べたGABA$_A$受容体の賦活により主ニューロンに過分極ではなく脱分極が発生する状況を考えてみよう．GABAによって過分極を起こすか脱分極を起こすかは，細胞外K$^+$濃度とHCO$_3^-$濃度，さらに個々の主ニューロンの細胞内Cl$^-$濃度によって決まる．したがって，一つのバスケット細胞が発射したからといって1,500以上の主ニューロンすべてが同期性脱分極を引き起こすわけではない．しかし，てんかん原性が高いほど，すなわちニューロン群の興奮性が高いほど，GABA性脱分極を引き起こす主ニューロンは増加する．このとき，GABA介在ニューロン間GJネットワークの興奮は多数の主ニューロンに同期性脱分極とそれに続く反回性興奮を引き起こして容易に過剰興奮を誘発する．

　γ律動波（30〜80 Hz）は認知や運動など高次脳機能を担う律動脳波として注目されているが，てんかん発作波の発生直後にも優勢に出現する．VFOと同様に，このγ律動波もいくつかの異なる発生機序が想定されているが，基本的にγ律動波はPVニューロン同士がGABA$_A$受容体を介して相互抑制し合うことによって出現する．しかし，GABA介在ニューロン間GJネットワークが欠如しているCx36ノックアウトマウスではγ律動波のパワー値は正常なものの数分の1に低下していた[14]．この結果は，γ律動波が十分な機能をもつためにはGABA介在ニューロン間の相互シナプス抑制回路に加えて，そのGJネットワークの活動が必要であることを示している．このように，

Key words

γ律動波
通常の臨床脳波は40 Hzまでを計測対象としているが，40〜80 Hzの脳波も睡眠や感覚受容，てんかん発作の発生に伴って観察されておりγ律動波と呼ばれている．

GABA介在ニューロン間GJネットワークは，広い領域に広がる主ニューロン群に正常な状態では同期した抑制を引き起こすが，主ニューロン群の興奮性が持続的に高まった状態では逆にてんかん発作を促進するものと考えられる．

アストロサイト間GJの役割

一般に，アストロサイトは血液脳関門を形成することにより，ニューロンが正常に働けるように脳内環境を整えて維持する後方支援的な機能をもつと考えられている．ニューロン群が活発に活動電位発射を繰り返すと，一過性に細胞外K^+濃度が上昇する．上述のように，この細胞外K^+濃度の上昇はそのまま放置すると膜電位を脱分極させるだけでなく，$GABA_A$シナプス抑制を低下させてニューロン群の興奮性をさらに上昇させる．ニューロン膜のNa^+/K^+ポンプも上昇した細胞外のK^+を細胞内に再取り込みするが，アストロサイトは細胞外の過剰なK^+の多くを細胞内に取り込むと同時に細胞体内を移動させて細胞外K^+濃度の低い近隣に排出する．この細胞外K^+濃度の恒常性を維持するアストロサイトの機能はspatial K^+ bufferingと呼ばれ，ニューロン群の過剰興奮を防ぐうえできわめて重要な役割を果たしている[15]（**1**-A）．

また，アストロサイトはシナプス前膜から放出されたグルタミン酸の余剰な量を細胞内に取り込み，グルタミンに代謝して過剰なシナプス興奮を防いでいる．さらに，最近，アストロサイトはニューロンと互角の立場でシナプス伝達を非常にダイナミックに調節していることが確認された．われわれはシナプス結合部が基本的に神経終末とシナプス後細胞の二者から成っていると考えがちだが，アストロサイトはこの二者を取り囲み，神経終末，シナプス後細胞，アストロサイトの間で緻密な情報伝達を行っている．すなわち，シナプス結合部はアストロサイト，神経終末，シナプス後膜の三者（tripartite synapse）が構造的にも機能的にも緻密な連携を保って形成されているといえる[16]（**1**-B）．このシナプス部でのアストロサイトの情報伝達物質は，アストロサイト間伝達物質と同じく，ATP（adenosine 5'-triphosphate：アデノシン三リン酸）である．アストロサイトは神経終末からの過剰なグルタミン酸を受けるとATPを放出してシナプス前膜のP2Y受容体を賦活し，神経終末からのグルタミン酸放出を抑制する．これと同時にアストロサイトから放出されたATPは，GABA介在ニューロンのシナプス後膜にある$P2Y_1$受容体を賦活してGABA介在ニューロンの興奮を増強する（**1**-B）．興奮性シナプス伝達の効率が低下しているときにのみ，アストロサイトからのATPはシナプス後膜の$P2X_7$受容体を賦活してグルタミン酸シナプス伝達の効率を上昇させるといわれているが，基本的にアストロサイトはATPを介してニューロン群の興奮性を抑制していると考えられる．

てんかんとgap junction

1 アストロサイトによる細胞外 K^+ の緩衝（A）とシナプス伝達の調節（B）

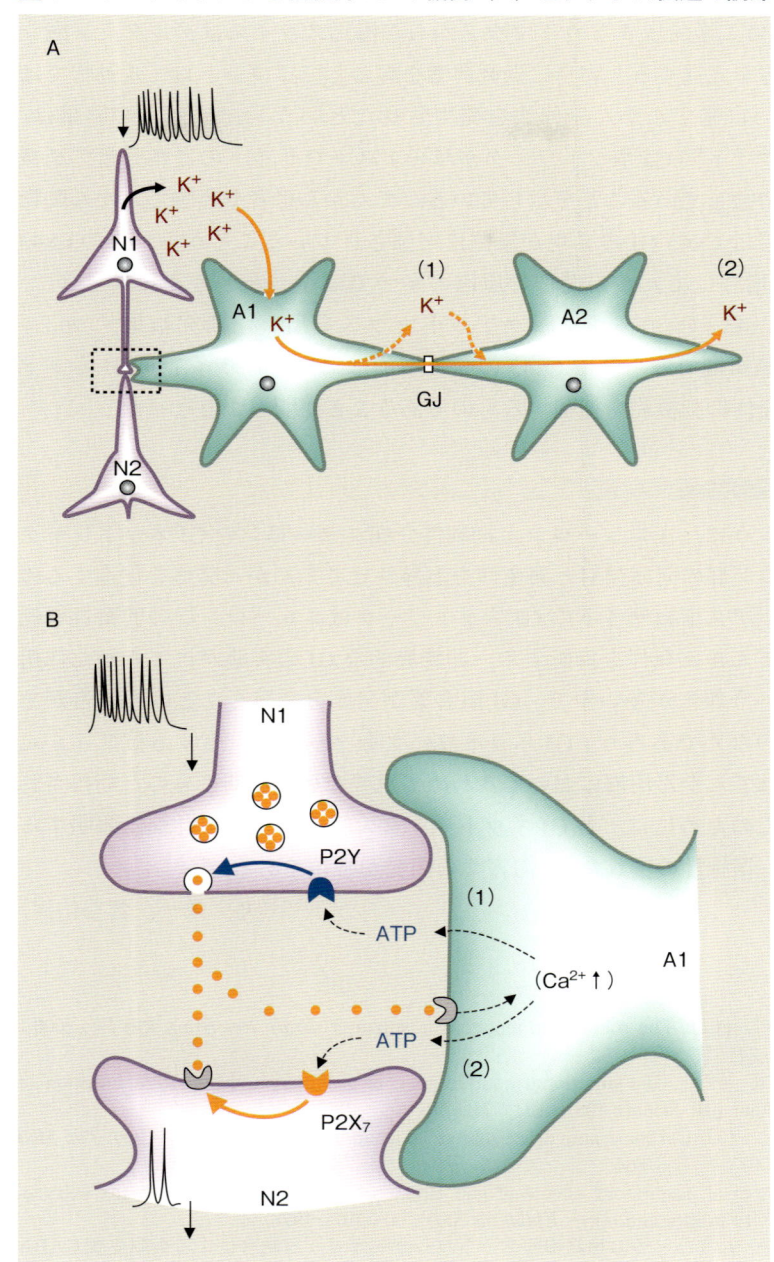

A：ニューロン（N1）が高頻度で発射すると細胞外 K^+ 濃度が上昇する．近傍のアストロサイト（A1）は細胞外の過剰な K^+ を取り込んで自らの突起先端部から放出する．A1 に隣接するアストロサイト（A2）はこの K^+ を再び取り込んで細胞外 K^+ 濃度の低い領域まで運んで細胞外に放出する．アストロサイト間に GJ がなかったり，GJ が閉じている場合は"indirect coupling K^+ buffering"と呼ばれるこの様式（1）によって細胞外 K^+ 濃度の上昇が緩衝される．アストロサイト間 GJ が機能しているときには，アストロサイト（A1）で取り込まれた K^+ は GJ を介して隣接するアストロサイト（A2）の細胞内を移動し，細胞外 K^+ 濃度の低い遠隔領域に放出される．この様式（2）は"spatial K^+ buffering"と呼ばれ，様式（1）よりも迅速で効率的な K^+ の緩衝が行われる．

B：上図（A）の四角い点線で囲まれた部分（tripartite synapse）を拡大して示す．神経終末（N1）から過剰なグルタミン酸（●）が放出されると，これを受けたアストロサイト（A1）は ATP をシナプス間隙に放出して神経終末上の P2Y 受容体を賦活する．この P2Y 受容体の賦活は伝達物質の放出を抑制して過剰シナプス興奮を防いでいる．逆に，興奮性シナプス伝達効率が低い場合には，同じ ATP がシナプス後膜の $P2X_7$ 受容体を賦活して N-メチル-D-アスパラギン酸（NMDA）受容体の膜への動員を増やすことでシナプス伝達効率を上昇させる．

アストロサイト間 GJ ネットワークの機能

アストロサイトは Cx43，Cx30，Cx26 を構成蛋白とする GJ によって広範なアストロサイト間 GJ ネットワークを構築している．上で述べた単一アストロサイトの機能は GJ ネットワークによってどのように変化するのであろうか．アストロサイト間 GJ の発現を阻害した Cx43／Cx30 二重ノックアウトマウスでは，部位により多少異なるが，過剰興奮時の K^+ 蓄積能や spatial

K⁺ buffering がコントロール動物よりも有意に障害されていた．また，Cx43／Cx30 二重ノックアウトマウスからの海馬スライスはグルタミン酸シナプス伝達を亢進すると容易に過剰興奮を起こして，コントロール動物ではみられない自発てんかん発作波を発生させたという[17]．これらの結果は，アストロサイト間 GJ ネットワークが単一アストロサイトの過剰興奮抑制機能を強く増強していることを示している．てんかん患者や実験てんかん動物の脳組織では Cx43 GJ の発現が優位に増強されていることから，この Cx43 GJ 発現の増強はてんかん発作の原因の一つではないかと考えられてきた．しかし，Cx43／Cx30 二重ノックアウトマウスを用いた研究結果[17]から，てんかん脳組織でみられる Cx43 の発現増加はアストロサイト間 GJ ネットワークの発作抑制機能を補強するものであることが明らかとなった．

おわりに

以上のように，主ニューロンと抑制性介在ニューロンの GJ ネットワークがニューロン群の同期発射と興奮性を上昇させててんかん発作を促進するのに対して，アストロサイトの GJ ネットワークはニューロン群の興奮性を低下させててんかん発作を抑制する．非特異的な GJ 阻害薬が抗てんかん作用を示すという報告が多い中で，GJ 阻害薬が発作を誘発したという報告があるのはそのためであろう．GJ ネットワークをターゲットとする抗てんかん薬の開発はてんかん治療においてきわめて重要な局面を開くものと期待されている．このためには，各 GJ ネットワークの特性をさらに詳細に解明すると同時に，選択性の優れた GJ 阻害薬の開発が必須である．

（丸　栄一，菅谷佑樹）

文献

1) Carlen PL, et al. The role of gap junctions in seizures. *Brain Res Brain Res Rev* 2000；32：235-241.
2) Spray DC, et al. Gap junctional conductance is a simple and sensitive function of intracellular pH. *Science* 1981；211：712-715.
3) Thiry A, et al. Carbonic anhydrase inhibitors as anticonvulsant agents. *Curr Top Med Chem* 2007；7：855-864.
4) Voss LJ, et al. Excitatory effects of gap junction blockers on cerebral cortex seizure-like activity in rats and mice. *Epilepsia* 2009；50：1971-1978.
5) 福田孝一．もうひとつの神経細胞ネットワーク―ギャップ結合による大脳皮質 GABA ニューロン間の直接的コミュニケーション．福岡医学雑誌 2006；97：160-174.
6) Hamzei-Sichani F, et al. Gap junctions on hippocampal mossy fiber axons demonstrated by thin-section electron microscopy and freeze-fracture replica immunogold labeling. *Proc Natl Acad Sci U S A* 2007；104：12548-12553.
7) Traub RD, et al. High-frequency population oscillations are predicted to occur in hippocampal pyramidal neuronal networks interconnected by axoaxonal gap junctions. *Neuroscience* 1999；92：407-426.
8) Bragin A, et al. Hippocampal and entorhinal cortex high-frequency oscillations（100-500 Hz）in human epileptic brain and in kainic acid-treated rats with chronic seizures. *Epilepsia* 1999；40：127-137.
9) Behrens CJ, et al. Nonspecific effects of the gap junction blocker mefloquine on fast hippocampal network oscillations in the adult rat in vitro. *Neuroscience* 2011；192：11-19.
10) Maier N, et al. Reduction of high-frequency network oscillations（ripples）and

pathological network discharges in hippocampal slices from connexin 36-deficient mice. *J Physiol* 2002 ; 541（Pt 2）: 521-528.
11) Staley KJ, et al. Ionic mechanisms of neuronal excitation by inhibitory GABA$_A$ receptors. *Science* 1995 ; 269 : 977-981.
12) Szabadics J, et al. Excitatory effect of GABAergic axo-axonic cell in cortical microcircuits. *Science* 2006 ; 311 : 233-235.
13) Fukuda T, Kosaka T. Gap junctions linking the dendritic network of GABAergic interneurons in the hippocampus. *J Neurosci* 2000 ; 20 : 1519-1528.
14) Hormuzdi SG, et al. Impaired electrical signaling disrupts gamma frequency oscillations in connexin 36-deficient mice. *Neuron* 2001 ; 31 : 487-495.
15) 小泉修一. 細胞外ヌクレオチドを介した中枢神経系の細胞間情報連絡. 山梨医科学誌 2007 ; 22 : 27-38.
16) Perea G, et al. Tripartite synapses : Astrocytes process and control synaptic information. *Trend Neurosci* 2009 ; 32 : 421-431.
17) Wallraff A, et al. The impact of astrocytic gap junctional coupling on potassium buffering in the hippocampus. *J Neurosci* 2006 ; 26 : 5438-5447.
18) Saez JC, et al. Plasma membrane channels formed by connexins : Their regulation and functions. *Physiological Reviews* 2003 ; 83 : 1359-1400.
19) Bedner P, et al. Functional redundancy and compensation among members of gap junction protein families? *Biochim Biophys Acta* 2011 ; doi : 10.1016/j.bbamem. 2011. 10. 016

てんかんの動物での薬理

I. 総論

Point
- てんかんは大脳ニューロンの過剰放電が自発的かつ繰り返し生じる症候群の総称とWHOで定義されている.
- 抗てんかん薬の分子標的は,「バランス破綻仮説」に従った, 興奮性伝達抑制と抑制性伝達亢進によって説明されてきた.
- 特発性てんかんの責任遺伝子解明によって, 新たに「チャネロパチー仮説」が提唱され, 一部のてんかんでは, 新たな治療薬の開発に寄与されつつある.
- 従来の抗てんかん薬スタンダードスクリーニング非感受性の抗てんかん薬(レベチラセタム)の出現は, 今後の新規抗てんかん薬開発に新たな方向性を示している.

*1
本章「てんかんとは」(p.2-8)を参照.

Keywords
バランス破綻仮説
てんかんは多くのニューロンの同期した過剰放電現象を根底としており, 神経科学的には興奮性の現象と考えられている. 神経伝達機構で興奮性と称される分子(電位依存性ナトリウムチャネル, 電位依存性カルシウムチャネル, グルタミン酸受容体)などの過活動がてんかん発作に関与している. 逆に, 神経伝達機構で抑制性と称される分子(電位依存性カリウムチャネル, GABA_A受容体)などの機能低下がてんかん発作に関与している. この興奮性伝達の相対的亢進, あるいは抑制性伝達の相対的低下によって神経伝達が興奮性優位となり, てんかん発作が発現すると考えられ, この機構を「バランス破綻仮説」と総称し, 多くの基礎てんかん学者に支持されている. この仮説に従い, 興奮性伝達機構の抑制と抑制性伝達の亢進が抗てんかん薬開発における標的探索とされている.

てんかん病態とてんかんモデル動物

「てんかん」は, 神経細胞の同期性過剰放電を繰り返す中枢神経系の機能障害である. この神経細胞の同期性過剰放電で, 行動学的に「痙攣」が起こることから, 抗てんかん薬はしばしば抗痙攣薬とも呼ばれる. 臨床てんかん学的な論文では「antiepileptic drug(抗てんかん薬)」と記載され, 基礎薬理学的論文では「anticonvulsant(抗痙攣薬)」と記載されており, いまだ用語統一はなされていない. この呼称の不統一は, まさに症候群としてのてんかん病態の複雑さと, 臨床で使用されている抗てんかん薬の開発経緯の問題を如実に物語っている[*1].

てんかん病態仮説の中で最も重要なものは「バランス破綻仮説」であり, てんかん性放電は神経伝達の過剰興奮とその伝播で生じていることから, 興奮性伝達が抑制性伝達よりも相対的に優勢になることが重要な病態と考えられてきた. 特発性てんかん家系から, 多くのてんかん責任遺伝子が同定されてんかんの「チャネロパチー仮説」[1-3]が提唱されているが, 少なくとも変性疾患的な病態をもたない機能性てんかんに限っては, バランス破綻仮説を逸脱していないと考える.

てんかんには, 発症年齢と予後の類似性が認められることから, てんかん病態にはてんかん原性(epileptogenesis)と発作原性(ictogenesis)があると考えられているが, この両者の明確な区別はできていない[1]. てんかん原性は, てんかん焦点とてんかん性回路の形成に関与するものであり, 遺伝性要因(genetic factor)と獲得性要因(acquired factor)とに分類される[1]. てんかん原性獲得後, 常時てんかん発作が発現するわけではなく, てんかん発作トリガーが必要となるが, これが発作原性となる. てんかん原性と発作原性

てんかんの動物での薬理 | 43

Column
てんかん病態仮説の理解──バランス破綻仮説とてんかん原性

　バランス破綻仮説は，てんかん病態の中では，てんかん原性が成熟し，完成されたてんかん性神経・焦点・回路のいずれかで，グルタミン酸，アセチルコリンなどの興奮性神経伝達の相対的機能亢進か，ガンマアミノ酪酸（γ-aminobutyric acid：GABA），モノアミンなどの抑制性神経伝達の相対的抑制が現象として成立した状態を説明しているにすぎない．バランス破綻状態を誘導するためには，健常細胞と比較して発火しやすい神経細胞が一定数以上存在することが必要となる（**1**）．このバランス破綻状態形成の特定段階を強制的に誘導したものが痙攣モデルであり，この状態が持続したものが広義のてんかんモデルとなる．

1 てんかん病態を示すシェーマ

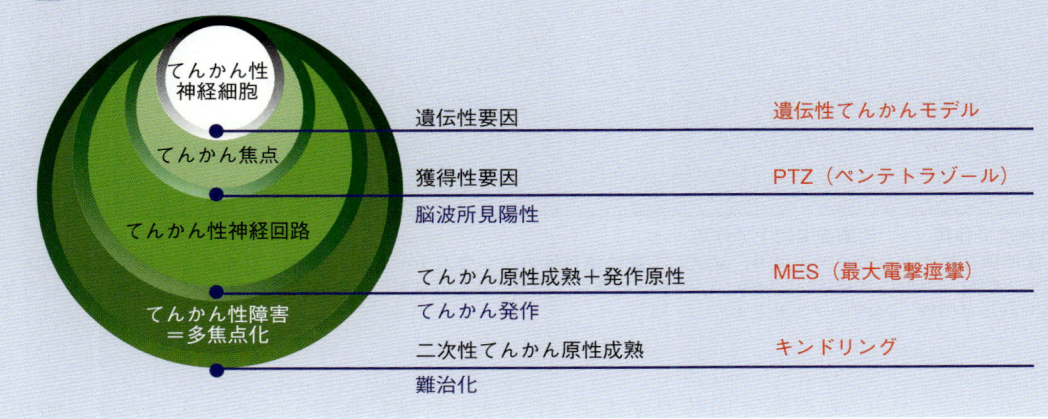

てんかん性神経細胞		
てんかん焦点	遺伝性要因	遺伝性てんかんモデル
てんかん性神経回路	獲得性要因	PTZ（ペンテトラゾール）
	脳波所見陽性	
てんかん性障害＝多焦点化	てんかん原性成熟＋発作原性	MES（最大電撃痙攣）
	てんかん発作	
	二次性てんかん原性成熟	キンドリング
	難治化	

を獲得したモデル動物がてんかんモデル動物であるが，てんかんモデル動物を用いたスクリーニングにより開発された抗てんかん薬はまだない[4,5]．

痙攣モデル

　抗てんかん薬開発は「最大電撃痙攣」（maximal electroshock：MES）と「ペンテトラゾール皮下注痙攣」（pentetrazol：PTZ）によるスタンダードスクリーニング法によって開発されてきた．第二世代抗てんかん薬の開発はスタンダードスクリーニングによって選別されてきたものである[3,4]．最も新しいレベチラセタム（LEV）は，唯一スタンダードスクリーニング非感受性抗てんかん薬ではあるが，他のピロカルピンとカイニン酸誘発性痙攣に対しては抑制効果を示す[6]．

　MES は部分てんかんへの有効性指標，PTZ は全般てんかんへの有効性指標として重視されてきた[4]．第二世代抗てんかん薬を含めて，同じスクリーニングを経て開発されてきた低分子化合物であり，ある種の難治性てんかんに対しては十分な効果が得られないのも事実である[1,3-6]．

てんかんモデル

　症候群としての「てんかん」のモデル動物は，少なくとも表現的妥当性（症状），構造的妥当性（病態），予測的妥当性（治療薬反応性と共存症）が証明されたものでなければならない[1,7]．残念ながらこれらの妥当性が証明されたモデル動物は，いまだに作出されていない．特に，構造的妥当性はてんか

2 主な抗てんかん薬の作用機序

作用標的分子		CBZ	LEV	LTG	PHT	TPM	VPA	ZNS
VDSC	SRF	++		++	++	++	+	++
	$Na_v1.1$	++			++			
	$Na_v1.2$	++		++	++			
	$Na_v1.5$			++				
	$Na_v1.3$	+				++		
	$Na_v1.6$				+	++	+	
	$Na_v1.8$			++				
VSCC	N	+			+	+	+	+
	P	+			+	+	+	+
	L					++		++
	T						++	++
GluR	NMDA							
	AMPA					++		
	KA					++		
CA						++		++

++：治療濃度で作用，+：治療濃度以上で作用．
VDSC：電位依存性ナトリウムチャネル，VSCC：電位依存性カルシウムチャネル，GluR：グルタミン酸受容体，CA：炭酸脱水酵素，CBZ：カルバマゼピン，LEV：レベチラセタム，LTG：ラモトリギン，PHT：フェニトイン，TPM：トピラマート，VPA：バルプロ酸，ZNS：ゾニサミド．

ん病態と同義語であり，「バランス破綻仮説」，「チャネロパチー仮説」，epileptogenesis と ictogenesis に代表される「マルチヒット仮説」が証明されなければならない[1,7]．現在のところ，自然発症てんかんモデル動物や責任遺伝子を導入したエンドフェノタイプモデル動物を暫定的に使用している．

抗てんかん薬の作用標的（2）

電位依存性ナトリウムチャネル（VDSC）

部分てんかんに有効な抗てんかん薬の多くが，電位依存性ナトリウムチャネル（voltage-dependent sodium channel：VDSC）機能を阻害する．古典的には，sustained repetitive firing（SRF）がカルバマゼピン（CBZ），フェニトイン（PHT）で抑制されることから推測されてきた[2-5]．第二世代抗てんかん薬でも，ラモトリギン（LTG），トピラマート（TPM），ゾニサミド（ZNS）がSRFを抑制する[5]．バルプロ酸（VPA）も治療濃度以上ではあるがSRFを抑制する[4,5]．近年，VDSC各サブタイプの遺伝子がクローニングされ，第二世代抗てんかん薬を中心に解析が進められてきている．

神経細胞の興奮性は活動電位として電気生理学的にとらえられるが，細胞体に分布する $Na_v1.1$ と，神経線維に分布する $Na_v1.2$ が主要制御機構と考えられている[5,8]．CBZ，PHT はこの2つの $Na_v1.1$ と $Na_v1.2$ の両チャネルを阻害する[5,8]．しかし，TPM，ZNSは効果がなく，LTGは $Na_v1.2$ に対する抑制効果を有している[5,8,9]．その他には，$Na_v1.3$，$Na_v1.5$，$Na_v1.6$，$Na_v1.8$ が中枢神経系に発現している[10]．$Na_v1.5$ も $Na_v1.1$，$Na_v1.2$ 同様に活動電位の本体である transient current に関与しているが，LTG の抑制作用が報告されて

いる[5,8]．$Na_v1.3$，$Na_v1.6$，$Na_v1.8$ は活動電位の他に，静止膜電位を浅くする persistent current（ナトリウムイオンが細胞内に漏れ入る）を担う蛋白でもある[5,8,10]．

transient current 抑制は神経過活動自体を直接的に抑制することで，てんかん性過剰興奮伝播を抑制するが，persistent current 抑制は，発作閾値を高めることで抗てんかん作用を発揮するのではないかと考えられている[5,8,9]．$Na_v1.3$ は CBZ，TPM で，$Na_v1.6$ は PHT，TPM，VPA で，$Na_v1.8$ は LTG で抑制されることが証明されている[5,8,9]．抗てんかん薬の機序として persistent current 抑制という新たな標的を得たことで，今後の新展開が期待できる．しかし，ZNS は $Na_v1.1$ と $Na_v1.2$ に作用しないことは証明されているが，どのサブユニットに作用しているのかは明らかにされておらず，今後の解析結果を期待したい．

抗てんかん薬によるてんかん発作増悪として，過剰濃度で生じる paradoxical intoxication と，多剤併用時の治療濃度範囲内で生じる paradoxical reaction[9] の多くは，$Na_v1.1$ と $Na_v1.2$ を抑制する抗てんかん薬であるが，TPM と ZNS は paradoxical intoxication を生じず，むしろ CBZ，PHT の paradoxical reaction を抑制する可能性が示唆され，CBZ，PHT 無効時の追加投与薬としての安全性が高い抗てんかん薬と考えられる[9]．

電位依存性カルシウムチャネル（VSCC）

情報伝達という観点からは，チャネルを介したカルシウム流入は，神経伝達物質開口分泌機構だけではなく，セカンドメッセンジャーとして遺伝子発現，アポトーシスなどさまざまな機構に関与することから，てんかん病態に重要な役割を果たしているのではないかと予想されている[2,4,5,8,11]．

定型欠神てんかん家系から，T 型 VSCC（voltage-sensitive calcium channel）をコードする *CACNA1H* 遺伝子の機能獲得型（gain-of-function）変異が同定された．欠神発作に有効な ESM，VPA，ZNS が T 型 VSCC を抑制[2,5,8]することから，定型欠神てんかんに対しては合理的な薬物療法が実施されてきたことになる．

電位依存性カリウムチャネル（VDPC）

まず，VDSC に依存した興奮膜の電位変化によって活性化される遅延整流性チャネルは A チャネル（$K_v1〜K_v4$）とも呼ばれている．ヒトでは EA1 から KCNA1（$K_v1.1$）の変異が発見されている[2,12]．もう一つが M チャネル（KCNQ チャネル）と呼ばれる特殊な VDPC（voltage-dependent potassium channel）であるが，静止膜電位以下のレベルでのカリウムイオン動態を制御し，静止膜電位の安定化と spike frequency adaptation（活動電位・神経発射頻度）の延長化機能をもっている[2,12]．中枢神経系では KCNQ2／KCNQ3 か KCNQ3／KCNQ5 の組み合わせで発現しているが[12]，良性家族性新生児痙攣（benign familial neonatal convulsion：BFNC）で *KCNQ2*・*KCNQ3* 遺伝子の

Keywords
Transient current と Persistent current

ここでは電位依存性ナトリウムチャネルに限定するが，電位依存性ナトリウムチャネルは細胞外のナトリウムを細胞内に透過することで，興奮性機能を発現する．一般的には活動電位に寄与する非常に速いナトリウム透過を transient current と呼ぶ．一方，非常に緩徐かつ持続的なナトリウムの流入も認められ，これを persistent current と呼んでいる．persistent current の増強は，興奮膜における定常状態の膜電位を興奮閾値に近づけることから，易興奮性に誘導する．抗てんかん作用としては，transient current の抑制は発作自体を抑制（発作波の伝播抑制），persistent current の抑制は発作閾値の上昇（発作を起こしづらくする）と解釈されている．

変異が同定されている[2]．多くのBFNC変異型KCNQチャネルが機能喪失型（loss-of-function）であったことは，神経細胞の静止膜電位の不安定化と活動電位発現頻度の増加が予想され，BFNC病態はバランス破綻仮説によって比較的容易に解釈可能であった[2]．

グルタミン酸受容体（GluR）

てんかん発作の神経細胞障害性にN-メチル-D-アスパラギン酸（N-methyl-D-aspartate：NMDA）型グルタミン酸受容体（glutamate receptor：GluR）の過活動が中核的な役割を果たすことから，NMDA型GluR阻害薬の抗てんかん薬としての開発が行われた[4,5,8]．しかし，MK-801に代表されるように，抗てんかん作用を有するものの，幻覚妄想などの統合失調症様症状の誘発によって失敗に終わっている．現在の精神科領域では，ケタミン・フェンサイクリジンなどのNMDA型GluR阻害薬による統合失調症様症状誘発という，臨床的・基礎薬理学的実験事実から，統合失調症のグルタミン酸仮説が構築されつつあり非現実的な発想であった[4,5,8]．しかし，グルタミン酸情報伝達系制御の標的をNMDA受容体からAMPA型GluRへ移行した阻害薬の開発が進められ，perampanel（E2007；2012年現在国内未承認）として，欧州で新薬承認申請が2011年に受理された．AMPA型GluR阻害薬は，スタンダードスクリーニングに対して有効であり，キンドリングモデルに対しても有効であるなど，広範な抗痙攣スペクトラムを有する[13]．

一方，現在承認されている抗てんかん薬の中で，臨床用量でAMPA／カイニン酸型GluR機能の明確な抑制効果が確認されているのはTPMのみである[5]．

GABA受容体

クロライドイオン（Cl⁻）に代表される陰イオン（アニオン）の細胞内流入は，神経細胞の興奮性を抑制する．その主役はGABA_A受容体である．TPM，ZNSはGABA_A受容体に結合せず，単独ではクロライドイオンの細胞内流入には影響しないが，GABA存在下のクロライドイオン流入を増強する[5,8]．このGABA伝達系増強効果は，ベンゾジアゼピン系抗てんかん薬に近い特性を有するが機序は明らかに異なり，炭酸脱水酵素（carbonic anhydrase：CA）阻害作用が関与していると考えられる[5,8]．

GABA_A受容体にGABAが結合し，濃度勾配に従った内蔵されているクロライドイオンチャネルを介したクロライドイオンの細胞内流入により抑制性を発揮する．しかし，てんかん発作で生じるような頻回なクロライドイオンチャネルの開口は，濃度勾配に依存したクロライドイオンチャネルの流入を減弱し，クロライド濃度の勾配が破綻した場合，GABA_A受容体の活性化は抑制性から興奮性へ変化する．また最近では，CA阻害とカリウムチャネル開口増強効果も注目されている[5,8]．一方，細胞内に高濃度に存在するアニオンは炭酸イオンであるが，このアニオンも濃度勾配に従い，GABA_A受容

Key words

AMPA（α-amino-3-hydroxy-5-methyl-4-isoxazolepropionic acid）

グルタミン酸を内在性アゴニストとする受容体（グルタミン酸受容体）はイオンチャネル内蔵型とG蛋白共役型に分類される．イオンチャネル内蔵型グルタミン酸受容体は，多くのサブユニットが同定されているが，薬理学的にはNMDA受容体（NR1〜3），カイニン酸受容体（GluR5〜7, KA1〜2），AMPA受容体（GluR1〜4）に分類される．グルタミン酸受容体は興奮性分子であり，グルタミン酸受容体阻害薬の抗てんかん薬への開発はてんかん学の悲願であった．しかし，NMDA受容体阻害薬は精神病症状を誘発することから，AMPA受容体阻害薬に開発が移行している．

体を介して細胞外へ流出する．この炭酸イオンの生成は，CAが担っているが，細胞質可溶性CAは蛋白として分布するものが多く，細胞内炭酸イオン濃度はより高い状態に保たれている．すなわち，CA阻害は，過剰興奮時のGABA$_A$受容体アニオン動態の逆転を防止する方向に働く．すなわち，TPM，ZNSの抗てんかん作用に，GABA$_A$受容体の興奮性転化抑制作用が関与している可能性が示唆される．

おわりに

昨今のてんかん薬物療法は，薬力学的なブロードスペクトラムと，抗てんかんブロードスペクトラムを合理的に推進する時代を迎えた．レベチラセタムの登場は，従来の抗てんかん薬スタンダードスクリーニングの意義を再考することを提示している．今後，てんかん原性と発作原性を差別化した標的分子設定が可能な新たなゴールドスタンダードの構築が，てんかん治療のブレイクスルーになると期待する．

〈岡田元宏〉

文献

1) Okada M, et al. Validation criteria for genetic animal models of epilepsy. *Epilepsy & Seizure* 2010；3：109-120.
2) Hirose S, et al. Are some idiopathic epilepsies disorders of ion channels？：A working hypothesis. *Epilepsy Res* 2000；41：191-204.
3) McNamara JO. Emerging insights into the genesis of epilepsy. *Nature* 1999；399（6738 Suppl）：A15-22.
4) Rogawski MA, Porter RJ. Antiepileptic drugs：Pharmacological mechanisms and clinical efficacy with consideration of promising developmental stage compounds. *Pharmacol Rev* 1990；42：223-286.
5) MacDonald R, Rogowski M. Cellular effects of antiepileptic drugs. In：Engel J Jr, et al（editors）. Epilepsy：A Comprehensive Textbook. Vol.2. Philadelphia：Lippincott Williams & Wilkins；2007, pp.1433-1446.
6) De Smedt T, et al. Levetiracetam：The profile of a novel anticonvulsant drug-part I：Preclinical data. *CNS Drug Rev* 2007；13：43-56.
7) Zhu G, et al. Rats harboring S284L Chrna4 mutation show attenuation of synaptic and extrasynaptic GABAergic transmission and exhibit the nocturnal frontal lobe epilepsy phenotype. *J Neurosci* 2008；28：12465-12476.
8) Meldrum B. Molecular targets for novel antiepileptic drugs. In：Engel J Jr, et al（editors）. Epilepsy：A Comprehensive Textbook. Vol.2. Philadelphia：Lippincott Williams & Wilkins, 2007, pp.1457-1468.
9) Yamamura S, et al. Topiramate and zonisamide prevent paradoxical intoxication induced by carbamazepine and phenytoin. *Epilepsy Res* 2009；84：172-186.
10) Catterall WA, et al. International Union of Pharmacology. XLVII. Nomenclature and structure-function relationships of voltage-gated sodium channels. *Pharmacol Rev* 2005；57：397-409.
11) Catterall WA, et al. International Union of Pharmacology. XLVIII. Nomenclature and structure-function relationships of voltage-gated calcium channels. *Pharmacol Rev* 2005；57：411-425.
12) Gutman GA, et al. International Union of Pharmacology. LIII. Nomenclature and molecular relationships of voltage-gated potassium channels. *Pharmacol Rev* 2005；57：473-508.
13) Langan YM, et al. Talampanel, a new antiepileptic drug：Single- and multiple-dose pharmacokinetics and initial 1-week experience in patients with chronic intractable epilepsy. *Epilepsia* 2003；44：46-53.

てんかんの分類

Point
- てんかんの正確な診断のためには，病因としてのてんかんの概念と，その症状を指すてんかん発作の概念を理解する必要がある．
- 1980年代に国際抗てんかん連盟（ILAE）が脳波と臨床症状を基にした分類を提唱し，今日まで広く用いられている．
- 2000年代に入り，ILAEは特に遺伝子を基軸とした病態に基づく疾患分類を模索中である．

なぜてんかんの分類が必要か

　世界人口約65億人の85.4％をカバーする108か国を対象とした世界保健機関（WHO）の集計では，2005年時点で1,000人あたりのてんかん罹患数は8.93人であった[1]．それから推計すると日本には約100万人のてんかん罹患者が存在する．新生児から高齢者まで広い年齢層に分布し，抗てんかん薬を服薬しながら社会生活を送る人は多数存在するため，てんかんの正しい診断と治療は患者自身の社会生活のみならず，社会全体にも重要な影響を及ぼす．てんかん診療においては，まず症状がてんかんであるか否かの初期診断が重要であり，その次のステップとして，てんかんのどの分類あるいは症候群に属するかの診断が必要となる．治療の効果は診断の正しさに依存する部分が大きく，正しいてんかん診断を行うことが治療にとって大切である．

　1970年，国際抗てんかん連盟（International League Against Epilepsy：ILAE）から「てんかんとてんかん発作の分類」が提唱され[2,3]，病因としてのてんかんの概念と，その症状を指すてんかん発作の概念の区別が明確になった．1970年代以降，ビデオ脳波同時記録法が広く用いられるようになり，臨床発作症状と関連脳波像への理解が深まり，1981年「てんかん発作改訂分類」にまとめられた（**1**）[4]．発作の改訂分類に引き続いてILAE分類・用語委員会は，1989年に「てんかん症候群および関連発作性疾患の分類」を提唱した（**2**）[5]．この2つの分類は今日まで広く用いられている．一方，ILAE分類・用語委員会は2001年以来，これまでの分類に代わるてんかん発作およびてんかんを体系化するための用語と概念の改訂を数回行っており，2010年に最新版が発表された（**1**，**2**）[6]．

　ここでは，国際分類の歴史を振り返りながら，てんかんの分類を概説する．

1 てんかん発作型国際分類（ILAE）の 1981 年版[4]と 2010 年改訂版[6]との対応

1981 年発作型分類[*1]	2010 年改訂版分類[*1]
部分（焦点性，局在性）発作 Partial or focal onset	焦点発作
A. 単純部分発作（意識減損はない）Simple partial[*2] seizures (consciousness not impaired) 　1. 運動徴候を呈するもの with motor signs 　2. 体性感覚または特殊感覚症状を呈するもの with somatosensory or special sensory symptoms 　3. 自律神経症状あるいは徴候を呈するもの with autonomic signs or symptoms 　4. 精神症状を呈するもの（多くは"複雑部分発作"として経験される）with psychic symptoms (usually experienced as "complex partial seizures")	A. 意識障害（consciousness / awareness）なし 運動徴候または自律神経症状が観察される．これは「単純部分発作」の概念にほぼ一致する（発作の症状の現れ方によっては，本概念を適切に表現する用語として「焦点性運動発作」または「自律神経発作」を用いることができる） 自覚的な主感覚・精神的現象のみあり．これは 2001 年の用語集に採用された用語である「前兆」の概念に一致する
B. 複雑部分発作 Complex partial seizures 　1. 単純部分発作で始まり意識減損に移行するもの Simple partial onset followed by impairment of consciousness 　　a. 単純部分発作で始まるもの beginning with simple partial features 　　b. 自動症で始まるもの beginning with automatisms 　2. 意識減損で始まるもの with impairment of consciousness at onset	B. 意識障害（consciousness / awareness）あり これは「複雑部分発作」の概念にほぼ一致する．この概念を伝える用語として「認知障害発作」が提案されている
C. 二次的に全般化する部分発作 Partial seizures evolving to secondary generalized seizures 　1. 単純部分発作（A）が全般発作に進展するもの Simple partial (A) evolving to generalized 　2. 複雑部分発作（B）から全般発作に進展するもの Complex partial (B) evolving to generalized 　3. 単純部分発作から複雑部分発作を経て全般発作に進展するもの Simple partial evolving to complex evolving to generalized	両側性けいれん性発作（強直，間代または強直-間代要素を伴う）への進展．この表現は「二次性全般化発作」の用語に代わるものである
全般発作 Generalized onset	全般発作
A. 1. 欠神発作 Absence 　　a. 意識減損のみのもの impaired consciousness only 　　b. 軽度の間代要素を伴うもの with mild clonic components 　　c. 脱力要素を伴うもの with atonic components 　　d. 強直要素を伴うもの with tonic components 　　e. 自動症を伴うもの with automatisms 　　f. 自律神経要素を伴うもの with autonomic components 　　（b～f は単独でも組み合わせでもありうる） 　2. 非定型欠神発作 Atypical absence 　　a. 筋緊張の変化は A1 よりも明瞭 Changes in tone more pronounced than A1 　　b. 発作の起始/終末は急激でない Onset / offset not abrupt	A. 欠神発作 　1. 定型欠神発作 　3. 特徴を有する欠神発作 　　ミオクロニー欠神発作 　　眼瞼ミオクロニー 　2. 非定型欠神発作
B. ミオクロニー発作 Myoclonic seizures	B. 1. ミオクロニー発作 　2. ミオクロニー脱力発作 　3. ミオクロニー強直発作
C. 間代発作 Clonic seizures	C. 間代発作
D. 強直発作 Tonic seizures	D. 強直発作
E. 強直間代発作 Tonic clonic seizures（明確に対応するものなし）	E. 強直，間代発作（すべての組み合わせ）
F. 脱力発作 Atonic seizures	F. 脱力発作
未分類てんかん発作 Unclassified epileptic seizures	未分類てんかん発作
新生児発作 Neonatal seizures	てんかん性スパスムス
律動性眼球運動 Rhythmic eye movements	
咀嚼 Chewing	
水泳運動 Swimming movements	
	上記のカテゴリーのいずれかに明確に診断されない発作は，正確な診断を行えるような追加情報が得られるまで「分類不能」と判断すべきであるが，「分類不能」は分類の中の一つのカテゴリーとはみなさない

[*1] 1981 年分類[7]と 2010 年改訂版分類[8]の翻訳の出典は，末尾の文献に記載した．
[*2] "partial" は "不完全な" を連想させるため，"focal" という用語が望ましい．

2 てんかん，てんかん症候群国際分類（ILAE）の 1989 年版[5]と 2010 年改訂版[6]との対比

1989 年分類[*1]	2010 年改訂版分類[*1]
1. 局在関連性（焦点性，局所性，部分性）てんかんおよび症候群 　1.1 特発性（年齢に関連して発病する） 　　・中心・側頭部に棘波をもつ良性小児てんかん 　　・後頭部に突発波をもつ小児てんかん 　　・原発性読書てんかん 　1.2 症候性 　　・小児の慢性進行性持続性部分てんかん 　　・特異な発作誘発様態をもつてんかん 　　・側頭葉てんかん 　　・前頭葉てんかん 　　・頭頂葉てんかん 　　・後頭葉てんかん 　1.3 潜因性 2. 全般てんかんおよび症候群 　2.1 特発性（年齢に関連して発病するもので年齢順に記載） 　　・良性家族性新生児けいれん 　　・良性新生児けいれん 　　・乳児良性ミオクロニーてんかん 　　・小児欠神てんかん（ピクノレプシー） 　　・若年欠神てんかん 　　・若年ミオクロニーてんかん（衝撃小発作） 　　・覚醒時大発作てんかん 　　・上記以外の特発性全般てんかん 　　・特異な発作誘発様態をもつてんかん 　2.2 潜因性あるいは症候性（年齢順） 　　・West 症候群（乳児けいれん，電撃・点頭・礼拝けいれん） 　　・Lennox-Gastaut 症候群 　　・ミオクロニー失立発作てんかん 　　・ミオクロニー欠神てんかん 　2.3 症候性 　　2.3.1 非特異病因 　　　・早期ミオクロニー脳症 　　　・サプレッション・バーストを伴う早期乳児てんかん性脳症 　　　・上記以外の症候性全般てんかん 　　2.3.2 特異症候群 3. 焦点性か全般性か決定できないてんかんおよび症候群 　3.1 全般発作と焦点発作を併有するてんかん 　　・新生児発作 　　・乳児重症ミオクロニーてんかん 　　・徐波睡眠時に持続性棘徐波を示すてんかん 　　・獲得性てんかん性失語（Landau-Kleffner 症候群） 　　・上記以外の未決定てんかん 　3.2 明確な全般性あるいは焦点性のいずれかの特徴も欠くてんかん 4. 特殊症候群 　4.1 状況関連性発作（機会発作） 　　・熱性けいれん 　　・孤発発作，あるいは孤発のてんかん重積状態 　　・アルコール，薬物，子癇，非ケトン性高グリシン血症等による急性の代謝障害や急性アルコール中毒にみられる発作	脳波・臨床症候群（Electroclinical syndromes）（発症年齢別）[a] 新生児期 　良性家族性新生児てんかん 　早期ミオクロニー脳症 　大田原症候群 乳児期 　遊走性焦点発作を伴う乳児てんかん 　West 症候群 　乳児ミオクロニーてんかん 　良性乳児てんかん 　良性家族性乳児てんかん 　Dravet 症候群 　非進行性疾患のミオクロニー脳症 小児期 　熱性けいれんプラス（乳児期から発症することがある） 　早発良性小児後頭葉てんかん症候群（Panayiotopoulos 型） 　ミオクロニー脱力（旧用語：失立）発作を伴うてんかん 　中心側頭部棘波を示す良性てんかん 　常染色体優性夜間前頭葉てんかん 　遅発性小児後頭葉てんかん（Gastau 型） 　ミオクロニー欠神てんかん 　Lennox-Gastaut 症候群 　睡眠時持続性棘徐波を示すてんかん性脳症[b] 　Landau-Kleffner 症候群 　小児欠神てんかん 青年期-成人期 　若年欠神てんかん 　若年ミオクロニーてんかん 　全般強直間代発作のみを示すてんかん 　進行性ミオクローヌスてんかん 　聴覚症状を伴う常染色体優性てんかん 　その他の家族性側頭葉てんかん 年齢との関連性が低いもの 　多様な焦点を示す家族性焦点性てんかん（小児期から成人期） 　反射てんかん 明確な特定症状群 Distinctive constellations 　海馬硬化症を伴う内側側頭葉てんかん 　Rasmussen 症候群 　視床下部過誤腫による笑い発作 　片側けいれん・片麻痺・てんかん これらの診断カテゴリーのいずれにも該当しないてんかんは，最初に既知の構造的／代謝性疾患（推定される原因）の有無，次に主な発作の発現様式（全般または焦点性）に基づいて識別することができる． 構造的／代謝性（structural-metabolic）の原因に帰するてんかん（原因別に整理） 　皮質形成異常（片側巨脳症，異所性灰白質など） 　神経皮膚症候群（結節性硬化症複合体，Sturge-Weber 症候群など） 　腫瘍 　感染 　外傷 　血管腫 　周産期脳障害 　脳卒中 　その他 原因不明（unknown）のてんかん てんかん発作を伴う疾患であるがそれ自体は従来の分類ではてんかん型として診断されないもの 　良性新生児発作 　熱性けいれん

a. この脳波・臨床症候群の配置は病因を反映したものではない．
b. 徐波睡眠時てんかん放電重積状態（ESES）とよぶこともある．
[*1] 1989 年分類[9]と 2010 年改訂版分類[8]の翻訳の出典は，末尾の文献に記載した．

てんかんか否か

　てんかんの定義は「大脳神経の過剰な発射により反復性の発作を生じる慢性の脳疾患で，種々の原因が存在し，さまざまな臨床症状および検査所見を伴う」（WHO）である．この定義には「大脳神経の過剰な発射ではない」「反復性でない」「慢性でない」「脳疾患でない」「臨床症状が合わない」「検査所見が合わない」といったものは，「てんかん」と鑑別しなければならないという意味が込められている．十分な情報（病歴）を収集することおよび発作の現場を目撃することがてんかんの診断に最も有用である[10]＊1．主訴は多くの場合，痙攣性発作（非痙攣性発作の場合もある）であるが，てんかんでは少なくとも2回以上の発作がある．初回発作で非誘発性発作の全般性強直性間代性発作であると確診された患者は，既往のミオクロニー発作，欠神発作，単純および複雑部分発作と関連している場合は，1回の発作でもてんかんと診断できる[11]．

　成人では失神，心因性発作，脳卒中関連の発作，アルコール関連の発作を含む中毒症状，低血糖による意識障害，睡眠時行動異常，不随意運動などの鑑別が，小児では熱性痙攣，胃腸炎関連痙攣，睡眠時ミオクローヌス，夜驚症，夢遊病などとの鑑別が必要である[10-12]．

てんかん分類のとらえ方

　てんかんの分類には自覚的あるいは目撃された発作症状，既往歴（周産期障害，脳炎，外傷など），家族歴を詳しく聞く問診と脳波の正確な判読が必要である[10]．また，てんかんの確定的な臨床診断は専門家が行うことが原則である．非誘発性発作の初回てんかん発作の場合は，脳波（光刺激，過呼吸，睡眠を含む）を記録することが重要である．睡眠賦活脳波はてんかん性放電の記録の出現頻度を上げる．必要に応じて，神経画像検査やビデオ脳波同時記録も行わなければならない．

　てんかん（症候群）の分類についてはILAEが1989年に発表した「てんかん，てんかん症候群および関連発作性疾患の国際分類」に従って，てんかんを4つに分けることがおおまかな分類に役立つ（3）[3,11,12]．発作の自覚症状，発作の運動症状，意識減損の有無と脳波の所見から，てんかん性放電が脳の一部分から生じる部分発作（局在関連性）なのか，発作の最初から脳全体にてんかん性放電が生じる全般発作なのか見当をつける．そのうえで，脳画像で異常所見がないか，発作症状，発症年齢や脳波所見に共通した特徴的所見がある，いわゆるてんかん症候群に属するものなのかを検討して症候性か特発性かの見当をつける．ここでいう「特発性」とは，原因がわからないというよりは，画像での異常はないがチャネル異常などの遺伝的要因がある，という意味が強い「特発性」である．これら「局在関連性か全般性か」と「症候性か特発性か」の2つの軸から4つの群に分ける．この分類は治療を進めていくにあたってどの薬が第一選択になるかの目安となる．

＊1
本巻II.「臨床診断のポイント」（p.56-101）参照

Key words
てんかん症候群
常に随伴して起きる徴候および症状の組み合わせ―発作型，病因，解剖，誘発因子，発病年齢，重症度，慢性化傾向，および概日周期，そして予後―によって特徴づけられるてんかん性障害である．症候群は必ずしも共通の病因や予後をもつとは限らないが，予後判定に重要な意義をもつ．

Memo
てんかん発作型
臨床発作型と脳波所見を分類基準（electro-clinical seizure types）に取り入れたものである．部分（焦点）性（partial〈focal〉）発作と全般性（generalized）に二分され，その病因から，特発性（idiopathic）と症候性（symptomatic）にさらに二分される．部分発作は意識減損の有無によって単純（simple）vs．複雑（complex）に二分される．

Key words
単純部分発作 vs. 複雑部分発作
単純部分発作は，大脳半球の局所的な過剰興奮により，焦点部位に応じてさまざまな症状を呈する．発作中の意識は保たれる．一方，複雑部分発作は，側頭葉から前頭葉にかけての局所的過剰興奮によることが多い．発作中の意識は消失している．単純部分発作に引き続いて意識障害が起こるものと，最初から意識障害で始まるものがある．

3 てんかんの四分法分類

	特発性	症候性
局在関連性 （焦点性）	・中心・側頭部棘波良性小児てんかん ・後頭部突発波小児てんかん など 治療：無治療あるいはCBZ	・側頭葉てんかん ・後頭葉てんかん ・前頭葉てんかん ・頭頂葉てんかん など 治療：CBZ
全般性	・小児欠神発作 ・若年ミオクロニーてんかん など 治療：VPA，ESM	・ウェスト症候群 ・レンノックス・ガストー症候群 など 治療困難：VPA, CZP, VB$_6$, ACTH

CBZ：カルバマゼピン，VPA：バルプロ酸，ESM：エトスクシミド，CZP：クロナゼパム，VB$_6$：ビタミンB$_6$，ACTH：副腎皮質刺激ホルモン．

1981年発作型分類と1989年てんかん分類の特徴[13]

　1981年の発作型分類は，発作症状と脳波所見の忠実な対比から成り立つ（**1**左）．脳波上の「てんかん性放電」という鋭敏度も特異度も最も高い情報（てんかん原性の定性的診断と局在診断の情報を同時にもたらす）を基本にしている．場合によっては症状よりもそれを重視して発作分類が作られた．これにより，その後の臨床てんかん学の発展，外科手術による慢性硬膜下電極からの皮質脳波記録と症状の克明な対比による病態の理解，てんかんに関連する遺伝子異常と症状・脳波との関連，各種機能イメージングと発作型の関連などの知見が次々ともたらされてきた．

　一方，1989年のてんかん分類の特徴は，発作分類が「現象の記載」であるのに対して，てんかん分類は「概念の規定」であるという考え方のもとに作成された（**2**左）．1989年のてんかん分類の特徴は，四分法分類を基本としていることである（**3**）．これにより特発性は必ずしも全般てんかんだけでなく部分てんかんにもあり，逆に症候性の中に部分てんかんと全般てんかんも明確に分類される．また，この4分類のうち症候性部分てんかん以外は原則的に年齢依存性に発病し，発症年齢の要素を同時に反映している．

　局在関連性てんかん（部分てんかん）を示唆する徴候としては，①病因となるような既往歴，②前兆，③発作起始時，発作中の局所性運動ないし感覚徴候，④自動症，などがある．ただし，欠神発作でも自動症を伴うことがある．

　特発性全般てんかんは25歳以上での発症はまれであり，他の神経症状を認めない．これを示唆する徴候は，①小児期（思春期前まで）の発症，②断眠やアルコールでの誘発，③起床直後の強直性間代性発作あるいはミオクロニー発作，④ほかに神経症候がない発作型である欠神発作，⑤脳波で光突発

Memo

局在関連性てんかん

焦点部位の解剖学的局在から，4つに分類される．前頭葉てんかんは，発作焦点が前頭葉に存在するてんかんであり，反復しやすく，運動発作を起こす．側頭葉てんかんは，発作焦点が側頭葉に存在するてんかんであり，自律神経発作，精神発作，自動症を起こす．複雑部分発作の2/3は側頭葉てんかんである．頭頂葉てんかんは，発作焦点が頭頂葉に存在するてんかんであり，体性感覚発作を起こす．後頭葉てんかんは，発作焦点が後頭葉に存在するてんかんであり，視覚発作を起こす．

Keywords

前兆

てんかん発作が起こる前に，前兆（aura）と呼ばれるある種の感覚や感情が引き起こされることがある．前兆の種類は人によってさまざまで，体温の変化を感じたり，緊張や不安を感じたり，音楽が聞こえたり，変な味がしたり，特定の奇妙な匂いがしたりする．患者は自分の前兆を知っている場合が多い．

Keywords

自動症

身体を奇妙に動かしたり（噛む，嚥下する，衣類をなでるなど），発作直前に行っていた行為を続ける（歩き続ける，食べ続けるなど）など無意識に自動的にする行動である．

反応，全般性の 3 Hz 棘徐波複合あるいは多棘徐波複合，などがある．症候性全般てんかんを示唆する徴候は，①非常に早い発症，②頻回の発作，③発症前からの精神遅滞や神経症状，④神経症状の進行や退行，⑤広汎性の脳波異常，⑥器質的脳形態異常，などがある．

2010 年報告の概要

ILAE は 2001 年大要案，2006 年提言，2009 年報告，2010 年最終版（**1**右，**2**右）を提唱した．これらの分類や用語に対して，てんかん専門医のコンセンサスは必ずしも得られていない．2010 年版の基本的な考え方を以下に示す．

部分発作という用語はなくなり，焦点発作（意識障害あり・なし）に統一された（**1**右）．「全般性（generalized）」と「焦点性（focal）」は，発作が両側大脳半球のネットワーク内に起こり，このネットワークが急速に発作に巻き込まれるもの（全般性）と，一側大脳半球だけのネットワーク内に起始し，はっきりと限局する，あるいはそれよりもう少し広汎に一側半球内に広がったもの（焦点性）と再定義された．全般発作の分類については簡素化されている（**1**右）．焦点発作については適切な分類が存在しないため，症状別に記述されている（例：認知障害発作，焦点性運動発作）．従来の「特発性（idiopathic）」，「症候性（symptomatic）」，「潜因性（cryptogenic）」に代わる概念として「素因性（genetic）」，「構造的／代謝性（structural-metabolic）」，「原因不明（unknown）」を用いることになった（**2**右）．

「全般性」と「焦点性」の概念は脳波・臨床症候群（electroclinical syndrome）には適用されなくなったので，脳波・臨床症候群として分類されないてんかんもある．しかし，これらの各分類のさらに詳しい体系化は，目的に応じて柔軟に行うことを明記している．すなわち，自然な分類（特定の基礎病因，発症年齢，関連する発作型による分類）や実用的なグループ分け（例：てんかん性脳症，自然終息性の脳波・臨床症候群）も視野に入れて，既知のてんかん型に関する知見の体系化を目指している．

今後の課題

ILAE は 2001 年以来，発作型とてんかん症候群の改訂案，用語と概念の改訂案の報告を行い，今後の方向性を示しているが，新しい分類の確立には至っていない．現時点では，てんかん発作の分類は 1981 年[4]，てんかん症候群の分類は 1989 年[5] の分類を用いたほうが臨床的には有用である．多くのてんかん専門医が納得できるグローバルスタンダードの出現が待ち望まれる．

（飛松省三，重藤寛史）

> **Memo**
>
> **笑い発作**
> 視床下部過誤腫は，笑い発作，思春期早発症，精神遅滞，行動異常を呈する．2 歳頃までに発症．笑い発作には，強迫的な笑い表情，ニヤリとするだけのもの，声をあげて笑うもの，楽しい感じを伴わない笑いが多い．

文献

1) WHO. Atlas：Epilepsy Care in the World. Geneva：World Health Organization；2005.

2) Commission on Classification and Terminology of the ILAE. Clinical and electroencephalographic classification of epileptic seizures. *Epilepsia* 1970;11:102-113.
3) Merlis JK. Proposal for an international classification of epilepsies. *Epilepsia* 1970;11:114-119.
4) Proposal for revised clinical and electroencephalographic classification of epileptic seizures. From the Commission on Classification and Terminology of the International League Against Epilepsy. *Epilepsia* 1981;22:489-501.
5) Proposal for revised classification of epilepsies and epileptic syndromes. Commission on Classification and Terminology of the International League Against Epilepsy. *Epilepsia* 1989;30:389-399.
6) Berg AT, et al. Revised terminology and concepts of organization of seizures and epilepsies: Report of the ILAE Commission on Classification and Terminology, 2005-2009. *Epilepsia* 2010;51:676-685.
7) 日本てんかん学会分類委員会（清野昌一ほか）. てんかん発作の臨床・脳波分類（1981）. てんかん研究 1987;5:62.
8) 日本てんかん学会分類用語委員会（翻訳）. てんかん発作およびてんかんを体系化するための用語と概念の改訂：ILAE 分類・用語委員会報告（2005～2009 年）. てんかん研究 2011;28:515-525.
9) 日本てんかん学会分類・用語委員会（翻訳）. 国際抗てんかん連盟：てんかん発作とてんかんの診断大要案：分類・用語作業部会報告. てんかん研究 2003;21:242-251.
10) 日本神経学会（監修），「てんかん治療ガイドライン」作成委員会（編）. てんかん治療ガイドライン 2010. 東京：医学書院；2010.
11) 重藤寛史. てんかんの初期診療と最近のトピックス. 福岡医誌 2011;102:195-202.
12) 重藤寛史, 飛松省三. てんかんの分類. *Clinical Neuroscience* 2008;26:29-32.
13) 木下真幸子, 池田昭夫. てんかん分類の最新の話題—脳波と症状の基軸からの発展をめざして. 医学のあゆみ 2010;232:1021-1030.

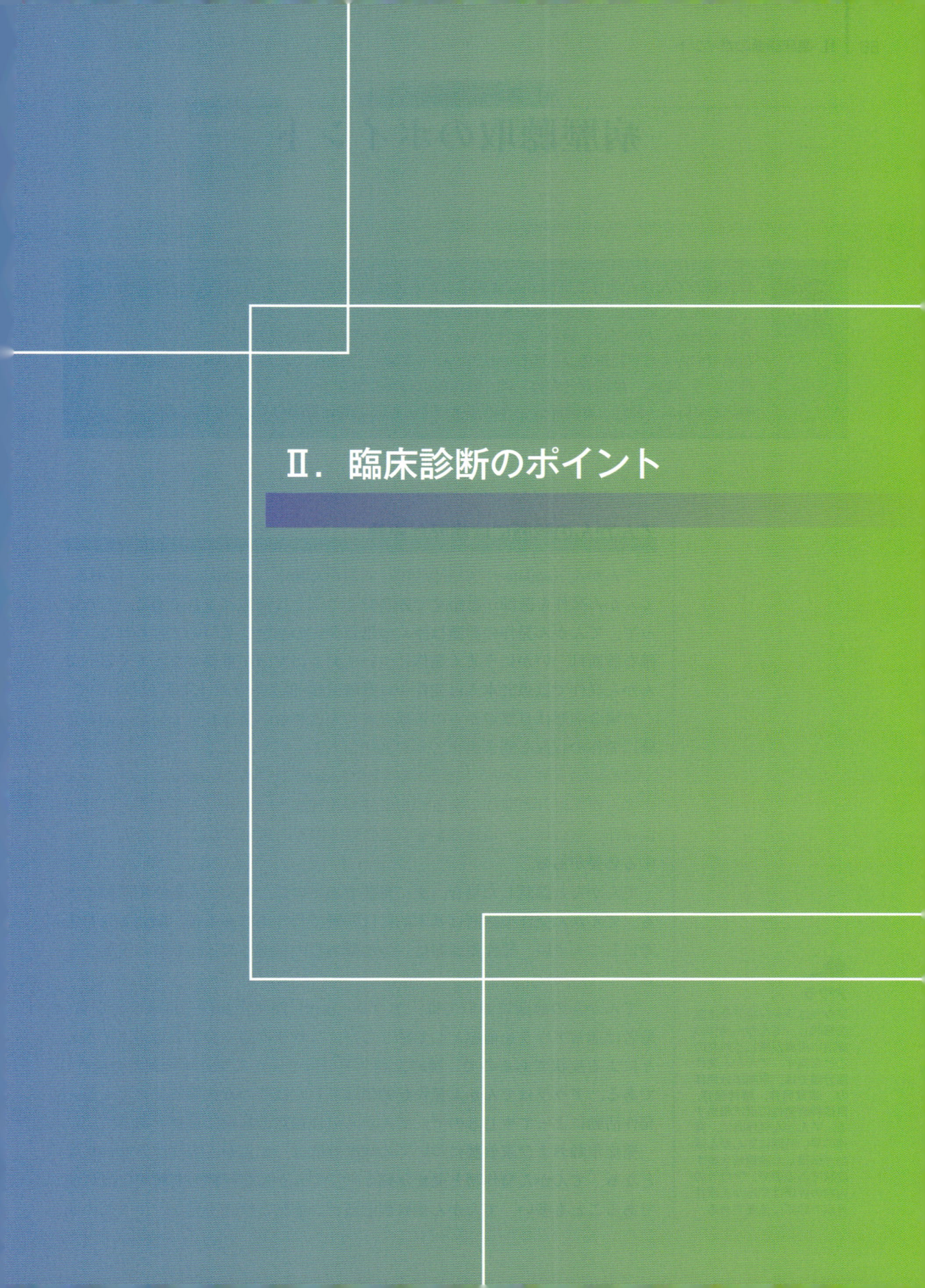

II. 臨床診断のポイント

II. 臨床診断のポイント
病歴聴取のポイント

Point
- 実際のてんかん発作を医師が確認することができるのはまれである．てんかんの診断は病歴に大きく依存し，病歴聴取の重要性が高い．
- 病歴聴取においては，最初に発作がてんかん発作か否かに重点をおく．
- 患者のみならず目撃者から発作の状況・様子を聞くことが，てんかん診断には必須である．
- アウラ（前兆，単純部分発作）は，発作焦点診断に役立つ．
- ミオクロニー発作，単純部分発作は患者がてんかん発作と認識していないことがある．

てんかんの診断には病歴が重要

てんかん（epilepsy）の主症状は，てんかん発作（epileptic seizure）である．てんかん発作を医師が診察室で観察できることは通常はまれである．したがって，てんかん発作の診断は多くの場合発作の病歴に基づいて行われる．正確な診断は，いかにうまく発作について聞き出すかが重要となってくる．てんかん発作では患者本人は発作中に意識減損・消失をきたすことが多いので，この場合病歴は目撃者からの情報が多くを占める．発作を見ていた人から正確に発作の状況を聞き出すことが大切である．

初めての発作（もしくは2〜3回目の発作）で来院した場合は，てんかんかてんかん以外の発作であるかを最初に鑑別する．失神，非てんかん性心因性発作，その他の一過性神経症状をきたす疾患を鑑別診断として考え，問診する必要がある．

てんかんと診断した場合，次に重要であるのは，てんかん発作型診断である．てんかん発作型診断は基本的には病歴で行うのであるが，脳波所見を参考にしてもよい．発作型診断は，治療薬選択の根拠になるので特に重要である．

てんかんの診断においては，アウラ（aura）が焦点発作では重要となる．患者は通常アウラを前兆として感じるが，アウラは脳で異常放電が生じたことによる症状であるので，神経生理学的にはてんかん発作（単純部分発作）である．アウラはてんかん発作起始領域もしくはその近接領域でのてんかん発作活動によって生じるので，てんかん原性焦点の推定に重要である．

発症年齢および家族歴についての病歴聴取は，てんかん症候群診断に重要となる．てんかん発作型と発症年齢から，てんかん症候群の診断がほぼ可能であることも多い．てんかん症候群診断は，病歴と検査所見などすべての臨

Keywords

アウラ
アウラはラテン語でそよ風を意味し，てんかん発作の直前に患者が感じる前兆のことを指す．てんかん発作型分類では，単純部分発作の，感覚発作，精神発作，自律神経発作にほぼ相当する．てんかん発作時に，発作の早い時期にてんかん活動が伝播した脳領域を表す症状であるので，アウラの内容の評価はてんかん原性焦点の診断に重要である．

床情報をもとにして行う．

　神経疾患は，麻痺，感覚障害をはじめとする診察による神経学的所見が診断に重要な位置を占める．てんかん，慢性頭痛といった神経学的診察で身体的異常所見がないことが多い疾患では，病歴が診断にことさら重要な位置を占める．

目撃者からの病歴

　発作を目撃した家人・同僚・友人などに発作の様子を述べてもらう．この際重要なことは，目撃者自身のことばで見たありのままを表現してもらうことである．回復までの時間，顔色，呼吸，四肢の様子など具体的に問診する．持続時間の問診は注意を要する．多くの人は急に他人が意識を失ったり，倒れたりすると驚いてしまう．冷静でないと，持続時間も長く感じがちである．たとえば，全般てんかんの強直性間代性発作では，強直性間代性発作（全身痙攣）の持続時間は通常60～90秒であることが，ビデオ脳波モニター検査で知られている．一方，初めててんかん発作を目撃した人は1～2分間の発作を，5分くらい持続したように感じることも珍しくない．また聞き情報も正確でないこともある．目撃者が来院していない場合，携帯電話で目撃者からの情報を得るのも有力な方法である．職場などに電話連絡をする際には，患者のプライバシーにも配慮する．

患者本人からの発作の病歴

　単純部分発作，ミオクロニー発作は意識が保たれるので患者が発作症状を通常きちんと述べることができ，診断は容易である．単純部分発作のうち，運動発作，自律神経発作は他覚的にも発作症状が観察可能なことが多い．しかし，感覚発作，精神発作は患者本人が感じるのみで他者が観察できない症状である．単純部分運動発作は，体の一部の筋が痙攣をきたすので多くの患者は，てんかん発作であると認識している．感覚発作，自律神経発作，精神発作の多くは複雑部分発作もしくは二次性全般化発作に進展するので，患者は発作の前触れ（前兆，アウラ）として感じる．問診では必ず「発作の前触れ，前兆はないですか？」と聞く必要がある．一部の患者は，いつもアウラがあるので当たり前のように感じており，医師に質問されて初めて前兆があることを述べることもある．したがって，腹部にこみ上げてくるような感じが数秒～30秒くらいの持続で感じられることはないか，以前見たことのある風景が勝手に頭に浮かんできてしまうといった症状がないか，というような具体的な問診の仕方も必要となってくる．

　視覚発作は，多くの患者は自分の症状を述べることができ，症状を描画することも可能である．色鉛筆などで発作時の症状を描画してもらうのがよい．聴覚発作，味覚発作，嗅覚発作は，どのような音，味，においに似ているかで通常患者は発作を表現できる．

　ミオクロニー発作は，体の一部または四肢がぴくんとするような短い発作

である．連続して生じる「ふるえ」と患者は表現することが多い．患者はミオクロニー発作をてんかん発作であると認識していることは少ないので，医師が具体的に質問する必要がある．ミオクロニー発作はさまざまな表現をされるが，ふるえて味噌汁やジュースをこぼす，箸をとばす，物を落とすといった症状であることがしばしばある．

既往歴

脳炎，外傷，脳血管障害などのてんかんの原因疾患がないか既往を聴取する．てんかんと関連のないように思われる既往歴も，きちんと記載する．

熱性痙攣の有無は特に重要である．発症年齢，持続時間，回数，症状，特に局所兆候の有無（半身痙攣やトッド麻痺），治療などについて問診する．

家族歴

てんかんはすべて遺伝性疾患であると思っている一般人は多い．一般的には，遺伝歴のあるてんかんは約1割程度とされている．現在でもてんかんに対する誤解や偏見が完全に解決されているわけではない．家族歴聴取においてはこれらの点にも注意・配慮が必要である．自分の家族歴について知られたくない人が同席している場合は，別の機会に問診をするといったことが必要である．本人が家族歴についてよく知らない場合は，母親らにも確認する必要がある．

発作型別病歴聴取のポイント

単純部分発作の病歴聴取

■運動発作

身体の一部が痙攣をきたすものである．Jacksonian march はてんかん放電活動が隣接する運動皮質に連続して伝播していくことにより，痙攣が，手→腕→肩というように筋痙攣として広がっていく発作である．

■感覚発作

発作症状が感覚症状であるもので，患者は発作を知覚するが他者の観察では通常，発作症状が明らかでない．頭頂葉皮質（第一次感覚野）に起始する発作では，身体の一部に「びりびりする」「しびれる」といった体性感覚が生じる．後頭葉の視覚野に起始する発作では，視野の一部から始まる光が見えるといった発作症状をきたす．聴覚野が焦点の発作では幻聴をきたす．そのほかの特殊感覚発作としては，金属のような味がするというような味覚発作，変なにおいがするといった嗅覚発作が知られている．

■自律神経発作

上腹部不快感，嘔気，嘔吐，発汗，立毛，頻脈，徐脈などの自律神経症状をきたす発作であり，多くは大脳辺縁系のてんかん焦点に起因する．

Keywords

大脳辺縁系
情動，意欲，記憶，自律神経活動に関与している構造物の総称である．解剖学的には，帯状回，海馬，海馬傍回，眼窩前頭皮質，扁桃体，視床下部，側坐核などが含まれる．

■精神発作

既視感，未視感，恐怖感，離人感などの多彩な症状があり，多くは側頭葉にてんかん活動が生じるための大脳高次機能の一過性の機能障害の発作である．視覚連合野の焦点では，景色や人の幻視，ものの形が変化して見えるという錯視をきたす．精神発作は，単純部分発作単独で出現することはむしろまれであり，大部分は複雑部分発作の最初の症状として出現する．

複雑部分発作の病歴聴取

発作中に意識減損をきたす部分発作が複雑部分発作である．つまり，患者は発作中に話しかけても応答はできず，発作後に発作中のことを覚えていない．発作持続時間は通常 2〜3 分である．発作中には衣服をまさぐる，口をぺちゃくちゃと鳴らすといった自動症（automatism）がみられる．てんかん活動が基底核に伝播することにより，発作起始側と対側上肢にジストニア肢位をきたす．約 80％は発作起始焦点が側頭葉にあるが，隣接部位から側頭葉へのてんかん活動の伝播によっても生じる．前頭葉に発作起始焦点のある複雑部分発作は側頭葉起始発作と比較すると，発作持続時間が短い，激しい自動症をきたす，発作頻度が多い，などの特徴がある．

全般発作の病歴聴取

■欠神発作

行っている動作が突然止まる，ボーっとして凝視する，という症状の発作である．持続時間は数秒〜15 秒以内が多く，長くても 30 秒である．軽度の自動症やミオクローヌスを伴うことがある．脳波で全般性 3 Hz 棘徐波複合がみられる．小学生では，授業中の集中力低下と間違われることもある．

■強直性間代性発作

最もよく知られているてんかん発作型で，前兆なしに全身痙攣発作をきたす．突然全身の筋の強直性痙攣で始まり，呼吸筋や咽頭筋の強直によるうめき声や叫び声を発作の最初にきたすこともある．転倒するので外傷をしばしばきたす．失禁や咬舌がみられる．発作は強直相から間代相に移行して，間代性痙攣になり多くは 1 分間程度で発作は終息する．発作中には呼吸筋も痙攣をきたすので，チアノーゼがみられることもある．発作後は，発作後もうろう状態に移行する．発作に引き続いて睡眠におちいることもよくある．

■ミオクロニー発作

ミオクロニー発作は，突然のショック様のぴくっとした筋痙攣である．全身に生じることもあれば，一部の筋群のこともある．ミオクロニーは単発で生じることも，反復性に生じることもある．

■強直性発作

全身の筋の強直をきたす発作であり間代相に移行しない．

■間代性発作

最初から間代性痙攣をきたす全身痙攣発作である．

Column

"That's it" sign

　日本語に訳すと,「その通り徴候」である.患者に認められる徴候ではなくて,目撃者にみられるサインである.てんかんの診療においては,多くの場合発作中に意識減損・消失をきたしているので,発作症状の問診は家族などの目撃者に対して行うことになる.

　問診をしているとき,発作型がたとえば複雑部分発作であることが医師にわかった時点で,複雑部分発作にみられる口をもぐもぐ,舌を鳴らす口部自動症,まわりの物を意味もなく触る手の自動症,上肢のジストニア姿位などを医師がやって見せるのである.すると,発作を何度か見た家族は「その通り」(That's it！)と言うのである.こうなると診断は決まったようなものである.自動症のみならず,ミオクロニー発作,補足運動野発作,強直性間代性発作,向反性発作などの場合にも有用である.もちろん,医師も発作ビデオなどで発作症候を熟知しておく必要がある.「その通り徴候」はてんかん発作以外の,発作性疾患にも有用である.

■脱力発作

　突然の筋脱力をきたす発作である.頸部筋の脱力のため,頭部ががくんと垂れ,四肢筋群の脱力のために転倒をきたす.

〈赤松直樹〉

文献

1) Panayiotopoulos CP. Differential diagnosis of paroxysmal events：Epileptic and non-epileptic seizures. In：Panayiotopoulos CP. The Epilepsies：Seizures, Syndromes and Management. Oxfordshire：Bladon Medical Publishing；2005, pp.2-7.
2) 日本神経学会（監修）,「てんかん治療ガイドライン」作成委員会（編）. てんかん治療ガイドライン 2010. 東京：医学書院；2010, pp.1-16.
3) Wyllie E. Epileptic seizures and syndromes. In：Wyllie's Treatment of Epilepsy：Principles and Practice. 5th edition. Philadelphia：Wolters Kluwer, Lippincott Williams & Wilkins；2011, pp.134-505.

II. 臨床診断のポイント
診断のアルゴリズム

> **Point**
> - てんかん発作か他の発作性疾患か否かを最初に鑑別する．てんかんではない疾患が長期間てんかんと誤診されて治療されていることがある．
> - 意識消失・痙攣発作として受診する患者の3大疾患は，3Fである．3Fとは，fits（てんかん発作），faint（失神），funny turns（非てんかん性心因性発作）である．
> - 最初にてんかん発作型を診断する．発作型は国際抗てんかん連盟（ILAE）の分類に基づいて診断する．
> - 脳波はてんかん診断に必須の検査である．てんかんの原因検索は，画像検査，生化学的検査，遺伝子検査を症例ごとに必要に応じて行う．
> - 発作型，その他の臨床情報を総合して，てんかん症候群診断を行う．
> - てんかん発作型診断およびてんかん症候群診断は，抗てんかん薬の選択および予後の推定の根拠となる．

はじめに

てんかん診断は，①てんかんか否かの診断，②てんかん発作型の診断，③てんかん症候群の診断，の3ステップで進めていく（**1**）．てんかんの治療は通常長期間に及ぶため，間違っててんかんと診断すると診断の誤りの影響が大きい．てんかん発作型の診断は抗てんかん薬の選択に重要である．てんかん症候群診断は，予後の推定にかかわってくる．

新規発症てんかんの診断——てんかん発作か非てんかん発作なのか

てんかん診療の第一歩は，生じた一過性の臨床症候がてんかん発作かてんかん以外の発作かを鑑別することである．鑑別診断には，意識障害をきたしうる多くの疾患，転倒・外傷，一過性の運動・感覚症状，多くの痙攣をきたす疾患などがある．意識消失・痙攣発作として受診する患者の3大疾患は，3Fである．3Fとは，fits（てんかん発作），faint（失神），funny turns（非てんかん性心因性発作）である．鑑別すべき疾患と鑑別のポイントを以下に述べる．

■失神発作

失神では意識消失が短く，普通1分以上続くことはない．低血圧が原因の場合，目の前がだんだん暗くなるといった特徴的な前兆がみられる．立ちくらみなどに随伴症状も重要である．意識の回復は失神では通常速やかで，発作後のもうろう状態，頭痛，筋痛がない．舌咬，尿失禁は普通ない．発作時

1 てんかん診断の3ステップ

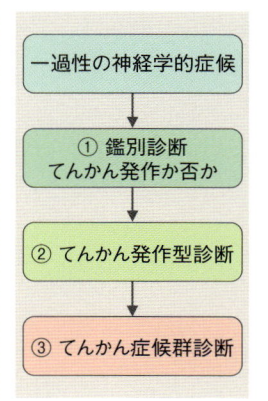

一過性の神経学的症候
↓
① 鑑別診断
てんかん発作か否か
↓
② てんかん発作型診断
↓
③ てんかん症候群診断

2 てんかん診断アルゴリズム

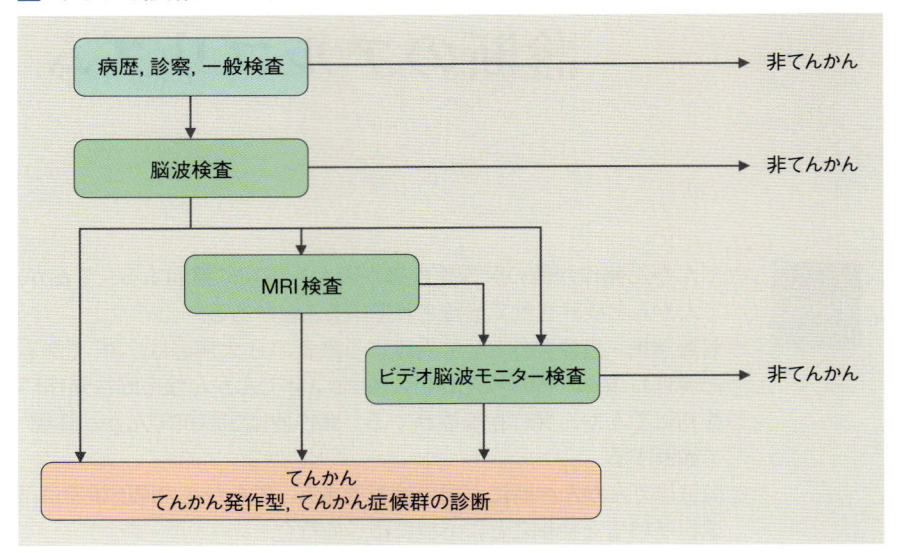

```
病歴,診察,一般検査 ──────────→ 非てんかん
      ↓
  脳波検査 ──────────────────→ 非てんかん
      ↓
  MRI検査
      ↓
  ビデオ脳波モニター検査 ─────→ 非てんかん
      ↓
  てんかん
  てんかん発作型,てんかん症候群の診断
```

には四肢の筋トーヌス低下で，姿勢を維持できなくなる．15秒以下の短い痙攣を伴うことがある（痙攣性失神）．神経調節性失神の診断には，ティルトテーブルにより起立性低血圧の有無を検査する．不整脈によるアダムス・ストークス症候群は心電図検査が重要である．心臓弁膜症などの心臓の解剖学的な病変は心雑音，心エコー検査で診断される．

■非てんかん性心因性発作

ヒステリー発作，偽発作，疑似発作などの呼び方がある．どのてんかん発作にも合致しない奇妙な運動症状がみられるときは鑑別が容易であるが，てんかん発作と似通った発作症状の際は発作観察のみからは診断が困難である．発作時に脳波が正常（背景脳波がα波）である．

■一過性脳虚血発作（TIA）

一過性脳虚血発作（transient ischemic attack：TIA）は麻痺，感覚低下などの陰性症状をきたすので，通常，てんかんとの鑑別は容易である．まれではあるが，TIAの運動症状として麻痺ではなく不随意運動をきたすlimb-shaking TIAがある．椎骨脳底動脈系のTIAでは，構音障害や意識障害がみられることがあるので鑑別に注意を要する．トッド麻痺と脳梗塞による麻痺を混同しないようにする．脳波，MRI検査で鑑別する．

■一過性全健忘（TGA）

一過性全健忘（transient global amnesia：TGA）は症状の持続時間が1〜数時間と長い．発作中の記憶はないが，発作中に応答が可能である．TGAの再発はまれである．複雑部分発作が繰り返して生じると症状が似ているので鑑別に注意を要する．

■過呼吸発作

呼吸数，特徴的な肢位，血液ガス所見から鑑別は容易である．反応がなく

なったり，意識を消失したりする場合はてんかんとの鑑別が必要となる．

■急性症候性発作

急性症候性発作（acute symptomatic seizure）はてんかん発作ではあるのだが，慢性疾患であるてんかんとは異なる．脳や全身の何らかの異常により引き起こされたてんかん発作であるので，急性期はてんかんと同様に抗てんかん薬治療が必要であるが，原因となる状態が改善すれば発作は生じなくなるので抗てんかん薬治療は必要なくなる．脳炎，脳外傷，脳出血など，急性症候性発作と後遺症としてのてんかんの両者を引き起こすことのある病態では，抗てんかん薬の投与はいつまで継続するか慎重に判断する必要がある．

てんかん発作型診断

てんかん発作型の診断は，病歴と脳波所見から行う（**2**）．

焦点性（部分）発作と全般発作

てんかん発作は，焦点性（部分）発作と全般発作に大別される．てんかん放電が脳の一部分の領域から起始する発作を焦点性発作，発作の最初から両側半球がてんかん放電をきたす発作を全般発作と定義している．部分発作はてんかん放電が伝播して広がると両側半球に及ぶこともあり，このような発作は二次性全般化発作と定義されている．

焦点性発作では，大脳皮質の機能局在の知識から発作焦点診断が可能である．例をあげると，「右視野にきらきら光が見えたあと，約2分間の意識減損と衣服を触る自動症をきたし，その後に右半身から始まる全身痙攣を生じた」という発作では，最初，左後頭葉一次視覚野にてんかん放電が生じて視覚野の発作症状として右視野に光が見えたのである．続いて，てんかん活動が側頭葉に伝播したために意識を減損する発作（複雑部分発作）に進展し，次にてんかん活動が左前頭葉運動野を経て対側にも広がったために，右半身から始まる全身痙攣発作（二次性全般化発作）に至ったのである．全般発作では，発作の最初から両側半球にてんかん活動が生じるので，前兆なしに突然意識を失う（ミオクロニー発作を除く）．

単純部分発作と複雑部分発作

焦点性（部分）発作は単純部分発作と複雑部分発作に分類される．ここでの「単純」と「複雑」という用語はてんかん発作型国際分類（1981，国際てんかん連盟）で定義されている[*1]．意識が保たれる発作が単純部分発作であり，意識減損をきたす発作が複雑部分発作である．発作が見かけ上で単純であるか複雑であるかということではない．単純部分発作で意識が保持されるのは，てんかん放電が及んでいる皮質領域が限られており，てんかん放電が伝播していない領域で意識が十分維持できているのである．側頭葉てんかんで複雑部分発作をきたすのは，記憶や情動に関与する側頭葉領域に広く発作活動が伝播するため意識を維持できないからである．全般てんかん発作で

[*1] 本巻I.「てんかんの分類」（p.48-54）参照

> **Column**
>
> ### てんかんと臨床診断したが脳波でてんかん放電がないとき
>
> てんかん診断における脳波の感度（sensitivity）はかなり高く，てんかん患者の1回の外来脳波でてんかん放電が捕捉される確率は50〜70％とされている．脳波を3回以上検査し，そのうち睡眠記録を少なくとも1回含むと感度は約90％になるとの報告もある．
>
> 臨床的にてんかんの診断が確実な場合は，脳波でのてんかん放電を確認しなくとも治療開始できるが，診断がまだ確実ではなく脳波所見が診断に大きく影響する場合は，脳波でのてんかん放電の確認が重要となってくる．長時間ビデオ脳波モニタ検査は，難治性てんかんでの手術前検査としての発作記録，非てんかん発作の鑑別のための発作記録が主な目的であるが，発作間欠期てんかん放電の捕捉を目的として24〜48時間記録することもある．外来の脳波検査を繰り返しても診断できない場合，間欠期てんかん放電を目的とした長時間脳波を考慮するとよい．

は前兆なく意識消失をきたすのは（ミオクロニー発作を除く），最初から両側半球にてんかん放電が広く生じることから理解できよう．

てんかん症候群診断

てんかん症候群

年齢，てんかん発作型，検査所見をもとにてんかん症候群診断がなされる（**2**）．代表的なてんかん症候群について述べる．

■ウェスト症候群

大部分が1歳未満に発症し，頸部・軀幹・四肢の短い（2秒以下）の急激な屈曲をきたす発作で，点頭てんかん（infantile spasm）と呼ばれる発作をきたす．精神発達の遅滞がみられ，脳波ではヒプサリスミアを呈する．ACTH療法が行われる．

■レンノックス・ガストー症候群

1〜6歳に発症するてんかん症候群である．発作型は多彩で，短い強直性発作，ミオクロニー発作，脱力発作などを呈する．脳波は，全般性遅棘徐波が特徴である．知能障害の合併や難治例が多い

■小児良性部分てんかん

2〜14歳で発症し，単純部分発作のうちの運動発作をきたすのが特徴である．二次性全般化発作がみられることもある．脳波で中心・側頭部にてんかん波を認める．16歳までに寛解する予後良好な症候群である．

■小児欠神てんかん

4〜12歳に発症し，欠神発作をきたす．脳波は全般性3Hz棘徐波複合を示す．バルプロ酸（デパケン®など）が第一選択薬である．

■若年性ミオクロニーてんかん

12〜20歳に発症し，ミオクロニー発作，強直性間代性発作をきたす．脳波で全般性多棘徐波複合がみられる．バルプロ酸が第一選択薬である．

■内側側頭葉てんかん

初発年齢は5〜10歳が多いが，思春期以降の発症もみられる．単純部分発

作および複雑部分発作をきたす．脳波で側頭前部に発作間欠期に棘波がみられる．発作時の脳波では律動性のてんかん波がみられる．最も多い病因は海馬硬化症で，MRI画像検査で海馬萎縮と信号変化がみられる．発作は抗てんかん薬では難治性であるが，病変側の海馬切除が非常に有効である．

難治性てんかんの診断

　難治性てんかんは，抗てんかん薬治療抵抗性てんかんを通常意味する．正確な定義は簡単ではない．通常，適切な（発作型に合った）抗てんかん薬を2剤以上適切な量で1～2年間治療しても，発作が再発する場合を難治性てんかんとしている．

〈赤松直樹〉

文献
1) Panayiotopoulos CP. Differential diagnosis of paroxysmal events：Epileptic and non-epileptic seizures. In：Panayiotopoulos CP. The Epilepsies：Seizures, Syndromes and Management. Oxfordshire：Bladon Medical Publishing；2005, pp.2-7.
2) 日本神経学会（監修），「てんかん治療ガイドライン」作成委員会（編）．てんかん治療ガイドライン2010. 東京：医学書院；2010, pp.1-16.
3) Wyllie E. Epileptic seizures and syndromes, In：Wyllie's Treatment of Epilepsy：Principles and Practice. 5th edition. Philadelphia：Wolters Kluwer, Lippincott Wiliams & Wilkins；2011, pp.134-505.

II. 臨床診断のポイント
脳神経外科からみたポイント

> **Point**
> - 薬剤で難治性のてんかんのうち，外科的治療が適応となる場合がある．近年，画像診断の進歩，迷走神経刺激療法の導入などにより，手術対象が拡大している．
> - 検査では脳波に加え，MRIなどで発作焦点となる器質病変をスクリーニングする必要がある．
> - 発作消失を狙う根治手術には，皮質焦点切除術，内側側頭葉切除術，多葉離断術，半球離断術がある．
> - 発作軽減を目指す緩和手術には，軟膜下皮質多切術，脳梁離断術，迷走神経刺激療法がある．
> - 笑い発作などを呈する視床下部過誤腫には，定位的温熱凝固術などを行う．

Key words

難治性てんかん
適切な診断の下に適切な治療を行ってもてんかん発作が抑制されないてんかん．

てんかん手術の概要

　てんかん発作は，発作に起因する生活への支障，発作に対する不安，小児における発達障害，薬剤副作用など，QOLの障害につながる．複数の抗てんかん薬で2年以上発作が抑制されていない状態の場合，薬剤抵抗性の難治性てんかんと考えてよい[1]．そのうち不適切な治療，怠薬，心因性発作など[2]を除いた真の難治性てんかんに対し，手術適応が検討される．

　手術の目的は，発作消失によるQOLの改善を目指すことである．手術で得られるQOLの改善と，脳機能障害や合併症など手術で失うかもしれないQOLとのバランスを，患者らも主体的に理解する必要がある．また，早期発症で難治のため発達停止・退行をみる破局（破滅型）てんかんや発作頻発で生命に危険が及ぶ症例では，早期の手術が勧められる[1]．

てんかん手術の術前検査

　まず発作型とその頻度を正しく把握することが最も重要である．まず発作間欠期脳波でてんかん発射のパターンを診断する．次いでビデオ脳波モニタリングで，発作症状と発作時脳波のパターンを捕捉し，発作型分類を行う[*1]．

　併せて，てんかん焦点となりうる器質病変の有無をMRIで確認する[*2]．皮質異形成（cortical dysplasia：CD）を見逃さないために，FLAIR画像の水平・冠状・矢状断は必須である．

　神経機能画像として，発作間欠期脳血流SPECT，発作時脳血流SPECT，発作間欠期iomazenil SPECT，FDG-PETにて，てんかん焦点の局在と範囲を推定する[*3]．

　さらに可能ならば，脳磁図（magnetoencephalography：MEG）にて詳細な

*1 本巻III．「脳波検査」(p.104-115) 参照

*2 本巻III．「MRI」(p.142-148) 参照

*3 本巻III．「PET, SPECT」(p.134-141) 参照

てんかん焦点領域の推定を行う．MEG が示す spike dipole の部位は，時に脳波所見と乖離し，MEG が焦点同定に非常に有用である例がある[*4]．

神経心理検査では，筆者らは WAIS-III（Wechsler adult intelligence scale, 3rd Edition：ウェクスラー成人知能評価尺度第 3 版）で知能，WMS-R（Wechsler memory scale-revised：ウェクスラー記憶評価尺度・改訂版）で記憶，SLTA（standard language test of aphasia：標準失語症検査）で失語の程度，MMPI（Minnesota multiphasic personality inventory：ミネソタ式多面的人格検査）で人格検査，BDI-II（Beck depression inventory II：ベック抑うつ質問票）で抑うつの程度を調べることを必須としている．小児例では，WISC-III（Wechsler intelligence scale for children, 3rd Edition：ウェクスラー小児知能評価尺度第 3 版）や田中ビネー式知能検査などで知能，KIDS（kinder infant development scale：乳幼児発達スケール）や遠城寺式乳幼児分析的発達検査で発達評価を行う．

脳血管の形態は MRA や 3D-CTA で詳細に把握できるが，和田試験を行うために脳血管造影が必要なことが多い．和田試験では一側頸動脈に麻酔薬を注入し，その間にタスクを加えることで，言語や記憶の優位半球を調べる[3]．

切除手術に先だって，硬膜下電極を留置し，慢性硬膜下記録を行うことがある．特に新皮質てんかんの手術には，原則として必須である[4)]．

[*4]
本巻 III.「脳磁図」(p.125-133) 参照

てんかん手術の適応

手術が可能なてんかんは，次の 5 つのグループに分けることができる[1)]．
1. 内側側頭葉てんかん
2. 器質病変が検出された部分てんかん
3. 器質病変を認めない部分てんかん
4. 一側半球の広範な病変による部分てんかん
5. 失立発作をもつ難治性てんかん

加えて 2010 年から，開頭手術が奏効する症例を除き，難治性てんかんの発作頻度を軽減する緩和手術として，迷走神経刺激療法（vagus nerve stimulation：VNS）が保険適用となった[5)] [*5]．

内側側頭葉てんかん

内側側頭葉てんかんに対する手術は，すべてのてんかん手術の中で最も多く，かつ発作予後も良い．また，海馬硬化を原因とする側頭葉てんかんに対し，手術は内科的治療に比し 1 年後の発作予後が有意に良いことが示されるなど，高いエビデンスをもつ[6)]．したがって，本疾患を疑い薬剤難治であれば，手術が患者に福音をもたらす可能性が高い．

海馬，海馬傍回，扁桃体など側頭葉内側構造に神経細胞の脱落，グリアの増殖などを呈する海馬硬化が，多くの例で病因となる．熱性痙攣の既往が多い．低酸素脳症，感染症などが原因となると考えられている．てんかん家族歴を有することもある．ただし外側側頭葉に皮質異形成など他の病因を合併

Key words

和田試験
てんかん手術による失語や記憶障害を防ぐために，言語や記憶の優位半球を調べる目的で，一側の頸動脈に麻酔薬を注入し，言語や記憶のテストを行うもの．

[*5]
本巻 IV.「迷走神経刺激療法」(p.278-282) 参照

1 内側側頭葉てんかん患者の画像所見

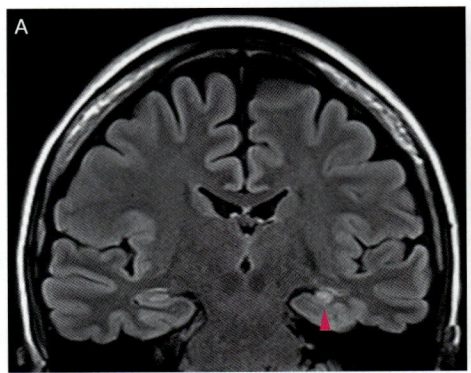

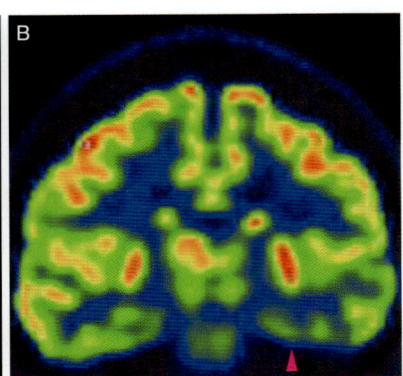

A：MRI, FLAIR 冠状断像．左海馬（▶）が高信号で萎縮を呈している．
B：FDG-PET にて海馬（▶）および内側側頭葉が低代謝を呈している．

する可能性（dual pathology）もあり，病因検索に注意を要する．

症状は，前兆といわれる，意識減損せず，既視感，上腹部不快感，におい，恐怖感などの単純部分発作を呈することが多い．ただし前兆を欠くこともある．次いで意識減損させて一点を凝視し，問いかけに対し返答がないか簡単なものにとどまり，口をならしたり手をまさぐったり徘徊するなどの自動症を呈する複雑部分発作に至る．一側にジストニア肢位を呈した場合は，側方性徴候として，対側の発作起始が示唆される．さらに二次性全般化を来す場合もある．発作後のもうろう状態は比較的長い．

脳波で前側頭部に棘波・鋭波・もしくは徐波を呈する．発作時脳波では前兆時の変化をとらえることはまれである．発作に先行して前側頭部に棘波を呈し，発作開始後に律動性θ波を前側頭部にみることがある．蝶形骨電極やT1・T2電極は発作時脳波異常の検出をより容易にする．

MRI で側脳室下角の開大と海馬萎縮，FLAIR での海馬高信号化は有用な所見である．発作間欠期 SPECT で低灌流，PET で低代謝を側頭葉内側構造に認める（ 1 ）．諸検査で矛盾が生じる場合，頭蓋内電極留置を行う．

和田試験で患側薬剤注入時に記銘力低下がみられる場合は，術後の記憶障害の懸念が生じる．また言語優位半球が患側であれば，言語野を傷害しない術式を計画する．その際，頭蓋内電極による脳機能マッピングも検討する．

心理検査では，患側が言語優位半球の場合は言語性記憶が，非優位半球の場合は視覚性記憶が低下する傾向がある．

手術としては，前内側側頭葉切除術もしくは選択的扁桃体海馬切除術が行われる[7]．

器質病変が検出された部分てんかん

器質病変が発作焦点に関係する場合，発作消失を狙うために，病変および周辺構造を切除することがある．病変の種類・局在・大きさなどを考慮し，手術戦略を考える．

大脳の，主に新皮質に，皮質異形成，脳腫瘍，海綿状血管腫，脳動静脈奇

Key words

蝶形骨電極

頭皮上電極でとらえにくい大脳基底部の脳波異常を記録する目的で頭蓋底電極を用いることがある．蝶形骨電極は頭蓋底電極の一種であり，頬骨弓と下顎切痕の間から刺入する針電極で，側頭葉下面から脳波記録を行うことができる．

2 器質病変が検出された部分てんかんにおけるさまざまな病因（MRI FLAIR 像）

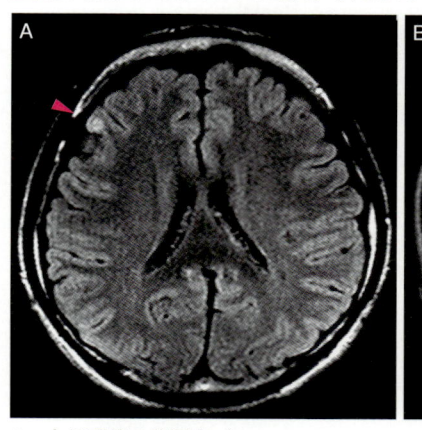

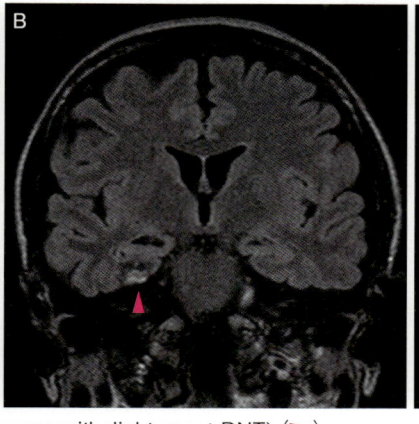

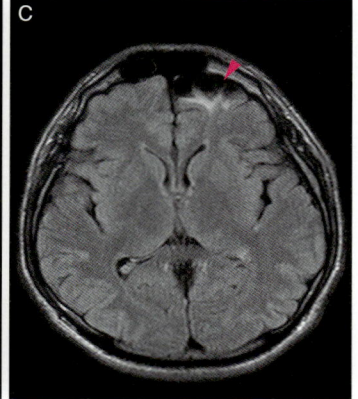

A：右前頭葉の脳腫瘍（dysembryoplastic neuroepithelial tumor：DNT）（▶）.
B：右側頭葉の海綿状血管腫（▶）.
C：左前頭葉先端の外傷後瘢痕脳回（▶）. いずれも切除手術後，発作は消失した.

3 フェンシング肢位の姿勢発作時の臨床像と MRI FLAIR 像

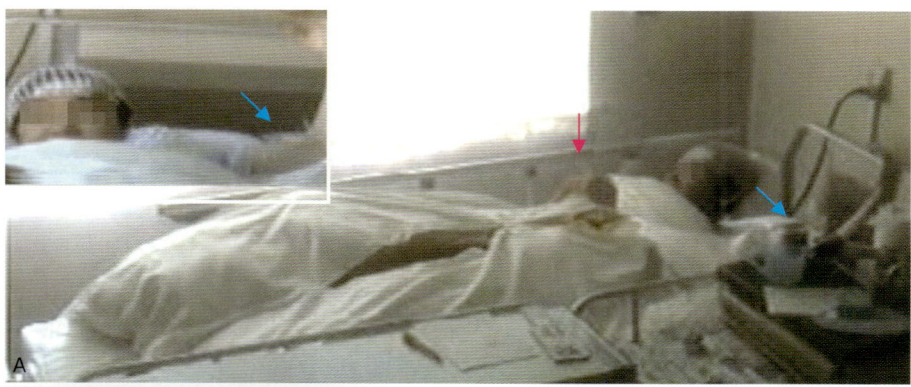

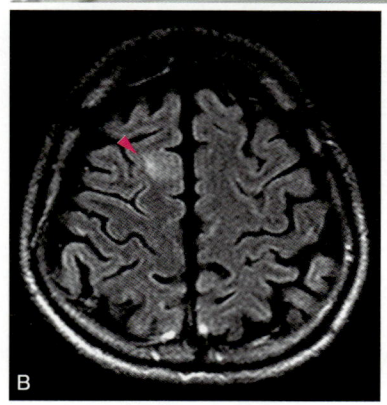

A：フェンシング肢位の姿勢発作. 右上肢（→）は屈曲，左上肢（→）は伸展している. 右補足運動野が関係していることが示唆される.
B：患者の MRI FLAIR 水平断像. 右補足運動野に皮質異形成（▶）を認める. 同病変切除後発作は消失した.

形，瘢痕脳回（虚血，外傷），結節性硬化症などの器質病変（2）が存在し，病変やその周辺が発作起始と判断される例が，この群にあてはまる. また視床下部過誤腫が笑い発作などを生じさせる場合も，治療対象になる.

症状は，病変の局在に関係する症状を呈する場合（3）もあれば，てんか

ん異常波が伝播した先で症状を呈することもある．たとえば，脳腫瘍が側頭葉に位置している際，側頭葉てんかんの症状を来すこともあれば，前頭葉に伝播して前頭葉てんかんの症状を呈することもありうる．したがって，病変が本当にてんかん原性と関係があるかどうかは，検査にて明らかにする必要がある．いずれにしても，部分発作のみならず，二次性全般化発作を呈することは多い．

MRI にて病変を同定する．腫瘍，血管性病変を疑う際，造影 MRI を撮像する．石灰化の有無を確かめるために CT を撮像する．脳波でてんかん異常波の局在を確認する．

発作間欠期 SPECT で低灌流，iomazenil SPECT で低集積を確認し，その範囲を調べる．発作時 SPECT で高灌流になる部位は，発作焦点のことがある．SISCOM（subtraction ictal SPECT co-registered to MRI）で，さらに鋭敏に部位を確認できる．FDG-PET で低代謝となる．MEG で spike dipole の集積の場所を調べる．

SPECT，PET，MEG などの神経機能画像所見が，MRI で指摘する病変より範囲が広い場合は，病変のみならず，その周囲の皮質や白質がてんかん原性を有することがあり，てんかん原性領域の範囲を診断する必要がある．

FCD（focal cortical dysplasia：限局性皮質異形成）や瘢痕脳回，腫瘍や海綿状血管腫の周辺に伴う皮質異形成などは，MRI で描出される範囲を越えて広がり，広範囲なてんかん原性領域を有することがある．

手術では，てんかん原性領域の全摘出が理想である．てんかん原性領域の範囲を決めるために慢性頭蓋内電極留置を経ることが原則である．すべての検査に矛盾のない腫瘍性，血管性の小病変の場合で eloquent area でなければ，電極留置を省くことも可能である．病変が脳機能に関係するかもしれない場合，皮質刺激による脳機能マッピングを行う必要がある．焦点が機能的に重要な構造物（手・上肢・下肢一次運動野，言語野）の場合，軟膜下皮質多切術（multiple subpial transection：MST）を施行することがある．腫瘍，血管性病変は比較的術後発作予後は良いが，皮質異形成，瘢痕脳回などはそれに劣る[8]．視床下部過誤腫に対する定位的温熱凝固術は，発作消失率が高く合併症が少ない[9]（**4**）．

器質病変を認めない部分てんかん

MRI で器質病変を認めないが，発作症状や脳波所見により部分てんかんと判明しているものについて，手術適応となることがある．発作時 SPECT，iomazenil SPECT，MEG など神経機能画像検査を駆使して，発作焦点を可視化する必要があり，脳波所見が局在性を示すものの，MEG で全般てんかんを示すものなどは除外すべきである．また，MRI で病変を認めないとされた症例について，てんかん専門医が皮髄境界不明瞭，transmantle sign など微かな MRI 異常を指摘しうる場合もある．頭蓋内電極による脳波記録も欠かせない．発作焦点が小さい領域に限局していることはまれで，広範囲の焦点

Keywords

軟膜下皮質多切術
機能的に重要な大脳領野に存在し焦点切除が困難な発作焦点に，皮質機能に障害を与えずてんかん性異常波形成や発作の抑制を目的に，大脳皮質を 5 mm 間隔で縦方向に離断する術式．

Keywords

transmantle sign
MRI の FLAIR にて，脳室と大脳皮質を結ぶように，白質内に筋状に異常信号を呈する所見．皮質異形成の病変部にみられることがある．

4 笑い発作を呈する患児のMRI T1 冠状断像

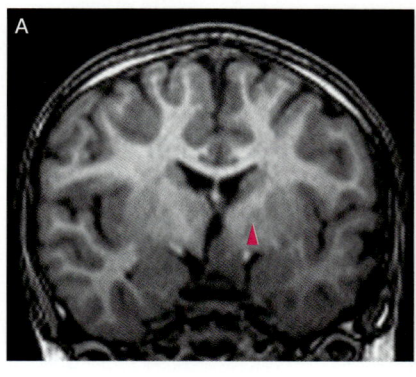

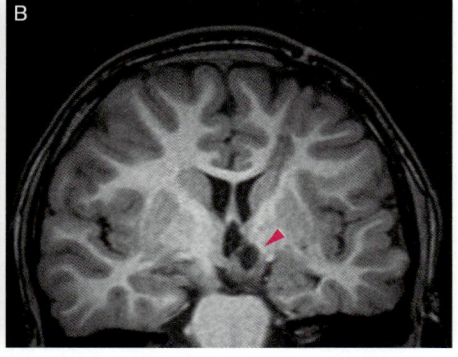

A：術前．左視床下部過誤腫（▶）を認める．
B：術後．同患者に定位的温熱凝固術を施行（▶）し，発作は消失した．

5 左半側巨脳症患児の画像所見

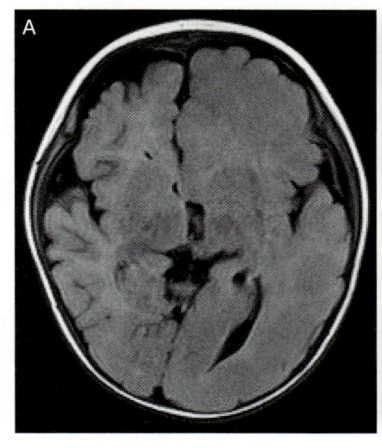

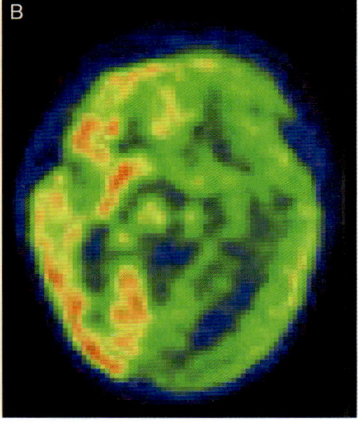

A：MRI T1 水平断像．
B：FDG-PETにて左半球全体が低代謝であることがわかる．

切除や多葉離断などを要することが多い．脳波が両側同期している場合，脳梁離断術を先行させて異常の偏在化を図ることもある．器質病変が検出された部分てんかんと同様に，MSTを施行することがある．発作消失率は高くない．

一側半球の広範な病変による部分てんかん

半側巨脳症，半球性の皮質異形成，半球性瘢痕脳回，スタージ・ウェーバー症候群，ラスムッセン症候群など，一側半球の広範な病変によって発作が起こる．薬剤難治の場合，多葉離断／切除や半球離断術が行われる．

半側巨脳症，半球性の皮質異形成，スタージ・ウェーバー症候群など先天性の病変ならば生後早期に発症することがある．

脳波で半側性の脳波異常，MRIにて形態の異常，FDG-PETにて患側半球の低代謝を認める（**5**）．形態は半側巨脳症など肥厚性の場合と瘢痕脳回など萎縮性の場合がある．発作が頻発する場合は，FDG-PETで患側が高代謝となることもあり，いずれの半球が患側かを見極めることが時に難しい場合がある．

6 失立発作患児のMRI T1 矢状断像

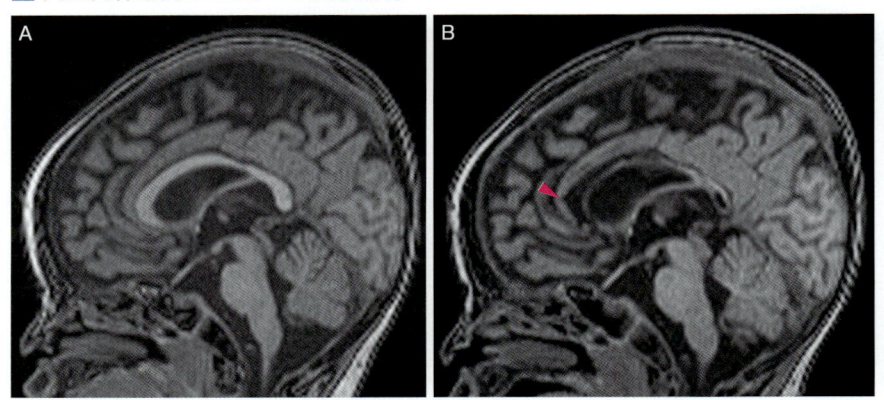

A：術前．
B：全脳梁離断術後．脳梁が離断（▶）されている．

　手術は，半球性病変の場合は半球離断術が，一側で広範囲だが半球性でない場合は多葉離断／切除術が適応となる．術後，片麻痺や半盲が懸念されるが，早い年齢での手術ほど脳の可塑性による回復が期待できる．

失立発作をもつ難治性てんかん

　急に転倒し，外傷を繰り返す失立発作に対し，脳梁離断術を行うことがある．脳梁離断術後は術前の失立発作が消失する例が多いが，強直性発作など別の発作を呈し，結局転倒する発作が残る例もある．幼児期までは全離断，以後は前2/3離断を行うことが一般的である（**6**）．術後，脳波の改善とともに発達も改善がみられる傾向がある[10]．離断症候群は多くは一過性であり，部分離断は全離断に比べて起こりにくい．ところで，欧米では脳梁離断よりVNSが選択されることが多い．日本でもVNSが保険適用となったことから，今後は欧米に倣ってVNSがより選択されるようになるかもしれない．

（開道貴信，高橋章夫，大槻泰介）

文献

1) 三原忠紘ほか．てんかん外科の適応に関するガイドライン．てんかん研究 2008；26：114-118．
2) Aicardi J. Clinical approach to the management of intractable epilepsy. *Dev Med Child Neurol* 1988；30：429-440.
3) Takayama M, et al. Intracarotid propofol test for speech and memory dominance in man. *Neurology* 2004；63：510-515.
4) 亀山茂樹，日本てんかん学会ガイドライン作成委員会．日本てんかん学会ガイドライン作成委員会報告—新皮質てんかんの外科治療ガイドライン．てんかん研究 2005；23：167-170．
5) VNS資格認定委員会．迷走神経刺激療法と刺激装置植込術に関するガイドライン．てんかん研究 2010；28：2．
6) Wiebe S, et al. A randomized, controlled trial of surgery for temporal-lobe epilepsy. *N Engl J Med* 2001；345：311-318.
7) 渡辺英寿ほか．内側側頭葉てんかんの診断と手術適応に関するガイドライン．てんかん研究 2010；27：412-416．

8) 開道貴信ほか. 側頭葉外てんかんにおける切除手術例の発作予後. てんかん研究 2007；25：49-57.
9) Kameyama S, et al. Minimally invasive magnetic resonance imaging-guided stereotactic radiofrequency thermocoagulation for epileptogenic hypothalamic hamartomas. *Neurosurgery* 2009；65：438-449；discussion 449.
10) Yonekawa T, et al. Effect of corpus callosotomy on attention deficit and behavioral problems in pediatric patients with intractable epilepsy. *Epilepsy Behav* 2011；22：697-704.

Further reading
- 大槻泰介ほか（編）. 難治性てんかんの外科治療. 東京：診断と治療社；2007.
  てんかん手術となる対象疾患や術式の詳細を深く学びたい臨床家にお勧め
- 日本神経学会（監修）,「てんかん治療ガイドライン」作成委員会（編）, てんかん治療ガイドライン 2010. 東京：医学書院；2010.

II. 臨床診断のポイント

小児科からみたポイント

> **Point**
> - 小児は一生のうちで最も痙攣発作を起こしやすく（痙攣準備性が高い），てんかんの約7～8割は小児期に発症する．
> - 小児のてんかんは，脳の発達過程（**Memo**参照）と密接な関係があり，発症年齢により異なる臨床特徴を有する．
> - 小児期に発症するてんかんの6割以上が，遺伝性素因のほか病因が不明の特発性てんかんで（**1**）[1,2]，その約7割は思春期までに寛解し，予後は良好である．一方，早期に発症した症候性てんかんは難治で，小児てんかんの予後は二極化している．
> - 熱性痙攣をはじめ非てんかん性の痙攣に熟知する必要がある．
> - 脳の発達途上にある小児期のてんかんでは，行動や認知機能に与える影響（**Memo**参照）にも留意する必要がある．

Memo

脳の発達過程との関係

てんかんは脳の神経回路網の障害である．生後6か月，1歳および3歳までの急速な脳の発達のなかで，シナプス形成と，脳の各部位の神経細胞間のネットワークの形成が重要である．乳児期以後，余剰なシナプスは除去され，さらに未熟脳で興奮性に作用するGABA（γ-aminobutyric acid：ガンマアミノ酪酸）が抑制機能を獲得して神経回路網が発達する[4]．

脳幹モノアミン（セロトニン，ノルアドレナリン，ドパミン）神経は睡眠覚醒リズムとロコモーションの発達とともに，脳のシナプス形成と，各部位の機能的発達に関与する．ドパミン神経系は特に前頭葉の発達に関与する．

Memo

行動・認知機能への影響

中心・側頭部に棘波をみるローランドてんかんは，最も頻度の高い特発部分てんかんで，思春期までに自然寛解する．しかし近年，空間認知，言語機能などの障害が報告され[5,6]，良性てんかんでも，発作波が高次脳機能に影響を与えることが判明してきた．

小児てんかん診断の流れ——本当にてんかんか

急性発作の場合，発熱などの全身状態，意識障害の遷延や痙攣の持続時間から，まず脳炎，脳症，急性代謝障害（低血糖など），頭部外傷や不整脈（QT延長症候群など）を含む，急を要する疾患を鑑別する．そのために病歴聴取と身体／神経学的検査，血液生化学，心電図，CTスキャン（状況で脳波）を迅速に行う．てんかんが疑われるときは，さらに詳細な病歴聴取と診察を行い，脳波検査をする．これにより，発作型および病変部位の推定と非てんかん性疾患を鑑別する．てんかん診断確定後は，発症年齢と発作型から症候群診断をして治療法を検討する．同時に，必要に応じて，画像検査（脳形成異常，海馬硬化など）や先天性代謝異常症（ミトコンドリア病，アミノ酸血症など），染色体異常の検査などで原因疾患の検索を行う．

詳細な病歴聴取が必要

①家族歴

熱性痙攣や，特発性てんかんの多くは遺伝的素因が関与する．

②発達歴

知的発達・運動発達の良否や，退行，睡眠障害，多動などの行動異常の有無により，病態を判定し，特発性か症候性かを鑑別する．

③既往歴

出生前，周生期の異常は病因となることが多く，詳細に聴取する（**1**）．喘息の既往はテオフィリン誘発発作の可能性を考慮する．

1 小児てんかんの原因

図1 小児てんかんの原因

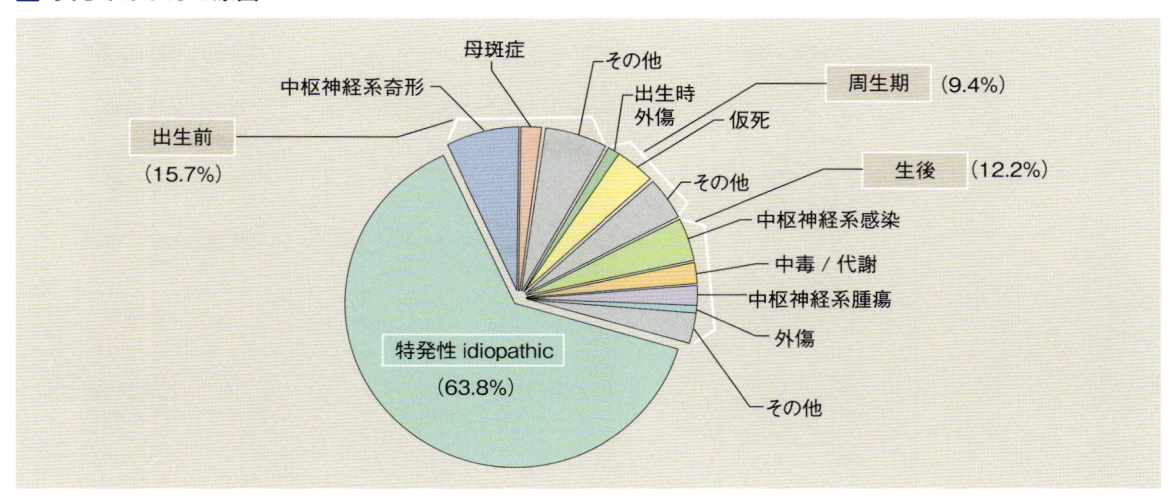

- 出生前 (15.7%)
  - 中枢神経系奇形
  - 母斑症
  - その他
- 周生期 (9.4%)
  - 出生時外傷
  - 仮死
  - その他
- 生後 (12.2%)
  - 中枢神経系感染
  - 中毒／代謝
  - 中枢神経系腫瘍
  - 外傷
  - その他
- 特発性 idiopathic (63.8%)

（Eriksson KJ, et al. *Epilepsia* 1997[1] および高橋幸利〈編〉. 小児てんかん診療マニュアル, 2007[2] より）

2 意識障害や動作停止をみたとき

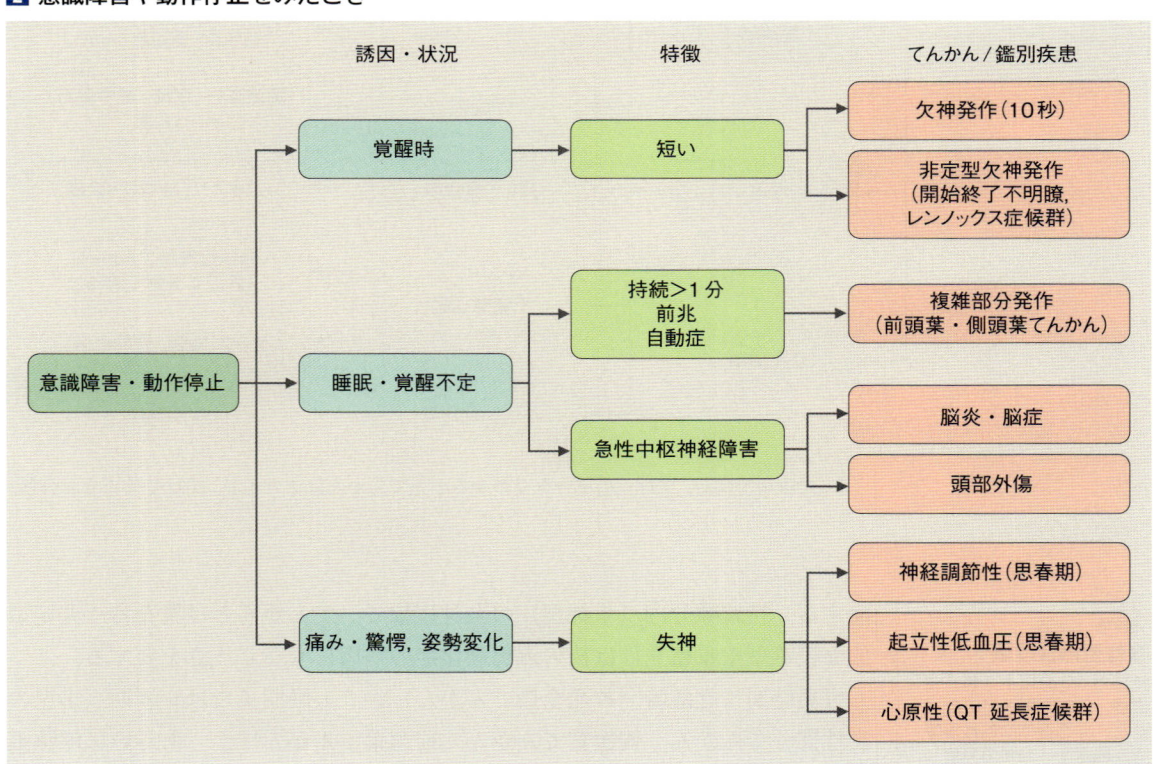

| 誘因・状況 | 特徴 | てんかん／鑑別疾患 |

意識障害・動作停止
- 覚醒時 → 短い
  - 欠神発作（10秒）
  - 非定型欠神発作（開始終了不明瞭，レンノックス症候群）
- 睡眠・覚醒不定
  - 持続＞1分，前兆，自動症 → 複雑部分発作（前頭葉・側頭葉てんかん）
  - 急性中枢神経障害 → 脳炎・脳症／頭部外傷
- 痛み・驚愕，姿勢変化 → 失神
  - 神経調節性（思春期）
  - 起立性低血圧（思春期）
  - 心原性（QT延長症候群）

（大塚頌子ほか. フローチャートでわかる小児てんかん診療ガイド, 2011[8] を参考に作図）

④誘因や状況

光（乳児重症ミオクロニーてんかんなど）や音での誘発がないか，また発熱や下痢，嘔吐（乳幼児軽症胃腸炎）の有無，好発時間は重要.

発熱：最も頻度の高い熱性痙攣は，6か月から4歳に38℃以上の発熱で発

Memo

特発性（idiopathic）
遺伝的素因以外に病因が不明なものを，「特発性」としてきたが，2010年ILAEの新分類[3]では「素因性」という用語となった.

3 痙攣を主とする運動症状をみたとき

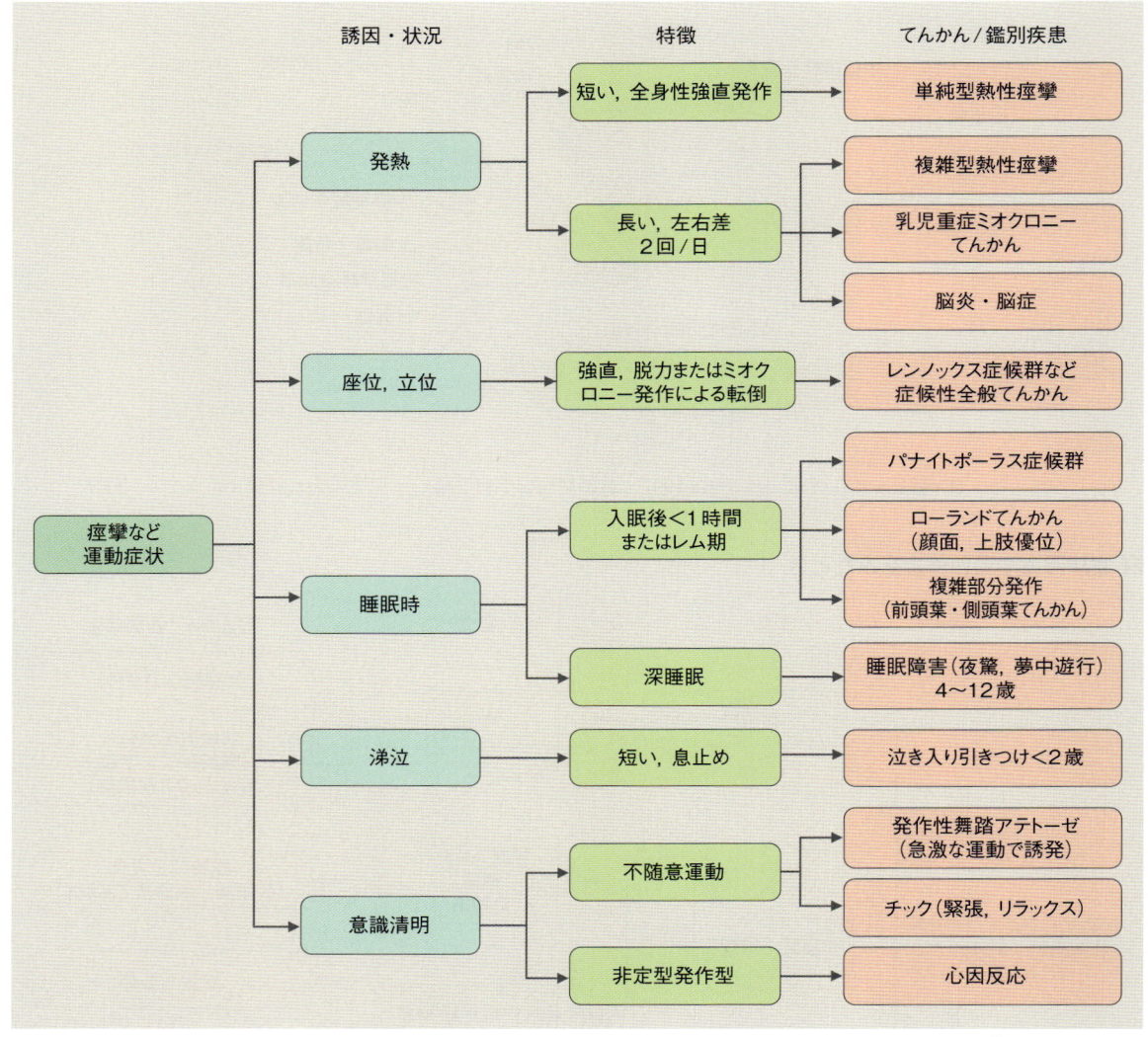

誘因・状況	特徴	てんかん／鑑別疾患
発熱	短い，全身性強直発作	単純型熱性痙攣
発熱	長い，左右差 2回／日	複雑型熱性痙攣／乳児重症ミオクロニーてんかん／脳炎・脳症
座位，立位	強直，脱力またはミオクロニー発作による転倒	レンノックス症候群など症候性全般てんかん
睡眠時	入眠後<1時間またはレム期	パナイトポーラス症候群／ローランドてんかん（顔面，上肢優位）／複雑部分発作（前頭葉・側頭葉てんかん）
睡眠時	深睡眠	睡眠障害（夜驚，夢中遊行）4〜12歳
啼泣	短い，息止め	泣き入り引きつけ<2歳
意識清明	不随意運動	発作性舞踏アテトーゼ（急激な運動で誘発）／チック（緊張，リラックス）
意識清明	非定型発作型	心因反応

（大塚頌子ほか．フローチャートでわかる小児てんかん診療ガイド，2011[8]）を参考に作図）

Keywords

複雑型熱性痙攣
持続が10分以上，焦点性徴候，24時間以内の反復など，非定型的な熱性痙攣で，脳症や，発熱で発症したてんかんの可能性もある．SCN1Aの変異を高率に伴うてんかん性脳症，乳児重症ミオクロニーてんかんも，体温上昇で誘発され，熱性痙攣と鑑別を要する．同じSCN1Aの変異でも起こる「熱性痙攣プラス」[7]は，6歳以上も発熱時痙攣をみるが，予後は良好である．

症する，持続数分内（単純型）の全身痙攣で，てんかんとは異なる．非定型的な複雑型や重積発作は後の海馬硬化症の病因にもなり注意を要する．

好発時間：覚醒時（特発全般てんかん）か，入眠期またはレム期（小児の良性部分てんかん，側頭葉てんかん，前頭葉てんかん）か，あるいは深睡眠期（睡眠障害）かで鑑別する．

⑤発作症状

小児では，保護者からの情報が診断の決め手となり，発作の家庭ビデオ記録も有用である．

意識障害（**2**）[8]：前兆なく突然（小児欠神発作など）か，悪心，恐怖などの前兆から徐々に起こる（内側側頭葉てんかん）か．

運動症状（**3**）：眼球，首，四肢を含めた偏位，姿勢変化（頭部の偏位，

4 脳の発達と小児のてんかん

発症年齢	脳の発達	特徴	小児のてんかん症候群	脳波
新生児期 0〜2か月	GABAは興奮性	未熟脳のため多彩な発作型	・大田原症候群 ・早期ミオクロニー脳症 ・良性家族性新生児てんかん	・サプレッションバースト ・サプレッションバースト
乳児期 早期 3〜4か月	・昼夜の区別（セロトニン/ノルアドレナリン神経活性化）		・乳児良性ミオクロニーてんかん	・全般性多棘徐波複合
乳児期 中期〜後期 5〜12か月	・1歳でシナプス最大〜余剰シナプス除去 ・ドパミン神経活性化		・ウェスト症候群 ・乳児重症ミオクロニーてんかん（ドラベ症候群） ・良性乳幼児痙攣 ・熱性痙攣	・ヒプサリスミア
幼児期前半 1〜4歳	・1歳半で睡眠覚醒リズム ・3歳でα波	痙攣準備性最大	・レンノックス症候群 ・ミオクロニー失立発作てんかん ・パナイトポーラス症候群 ・熱性痙攣	・全般性遅棘徐波複合 ・後頭部鋭波
幼児期後半 5〜9歳	・昼間睡眠消失 ・8歳で10〜12Hz α波	良性部分てんかん	・ローランドてんかん ・小児欠神てんかん ・遅発型小児後頭葉てんかん（ガストー型） ・徐波睡眠期に持続性棘徐波を示すてんかん（CSWS）	・中心側頭部棘波 ・3Hz全般性棘徐波複合 ・後頭葉棘波（閉眼時） ・睡眠時持続性棘徐波複合
学童後期 〜思春期 10歳以上	・11歳で成人α波	成人同様の発作型	・若年ミオクロニー・若年欠神てんかん ・内側側頭葉/前頭葉てんかん ・心因性反応	・脳波正常

赤字は主な年齢依存性のてんかん性脳症．ただし，ミオクロニー失立発作てんかんの予後は多様である．　緑字は鑑別疾患．

ジストニー姿位）など，運動症状の左右差などと時間軸に沿った情報で，発作型と病変を推定．

　自律神経症状：パナイトポーラス症候群は突然の嘔吐で始まる．

⑥発作後の状況

　自動症（複雑部分発作），嘔吐，頭痛，一過性の麻痺（トッド麻痺），睡眠併発，もうろう状態の有無と持続も鑑別に役立つ．

詳細な診察（神経学的所見）

　顔貌奇形（染色体異常）や皮膚所見（皮膚神経症候群）の有無をみる．通常行う臨床神経学的検査を詳細に行い，軽微な左右差を見逃さない．特に，睡眠覚醒リズムやロコモーションの発達は，脳の発達に関与するアミン神経系の発達の良否をみることにつながる．

　これらから，発作がどこで発現し，いかなる神経回路を介し発現するか，を推定する．未発達の回路は症状発現に関与しないため，これには，脳の発達を考慮する必要がある．

脳波検査

　小児は成人に比してんかん性異常波が検出しやすく，通常，発作間欠期脳

Key words

レンノックス症候群

幼児期のてんかん性脳症で，強直発作をはじめ，非定型欠神発作，ミオクロニー発作，脱力発作など多種の発作を認める．脱力や強直による転倒は，過興奮にある皮質，特に前頭葉発射が，脳梁を介し左右同期化し，脳幹姿勢維持系を下降して出現することが推測される．

Key words

パナイトポーラス症候群

幼児期早期に発症する良性部分てんかんで，重積することがあるが発作頻度は少なく，1〜2年で寛解する．

Memo

頤筋の筋緊張はレム期に消失する．これがノンレム睡眠期に消失することは，抗重力筋を制御するセロトニン神経系の低活性を示す．さらに，これによる脚橋被蓋核の低活性が，ドパミン活性を落とし前頭葉発作発現につながる．

Column

てんかん性脳症

　発症や経過が年齢と強く関連し（**4**），難治で知的障害を伴う予後不良なてんかんで，病因は多彩である．病態の一つとして，加藤[9]らは，ウェスト症候群で同定した介在ニューロンの発生に関与する *ARX* 遺伝子の変異を，大田原症候群にも見出した．さらに，神経伝達物質の放出にかかわる *STXBP1* 遺伝子が大田原症候で同定された[10]．乳幼児期早期のてんかん性脳症は自閉性障害が高率に併発し，これらの病態に脳幹モノアミン神経の関与が示唆されており[11,12] STXBP の同定は興味深い．

　しかし，病態として，皮質と皮質下間の相互作用が推定されているものの，残念なことに病変部位がいかなる神経系を介してんかんを発現するかなどの解明はいまだなされていない．これは小児神経科で行うべきものである．

5 睡眠時持続性棘徐波複合（CSWS）

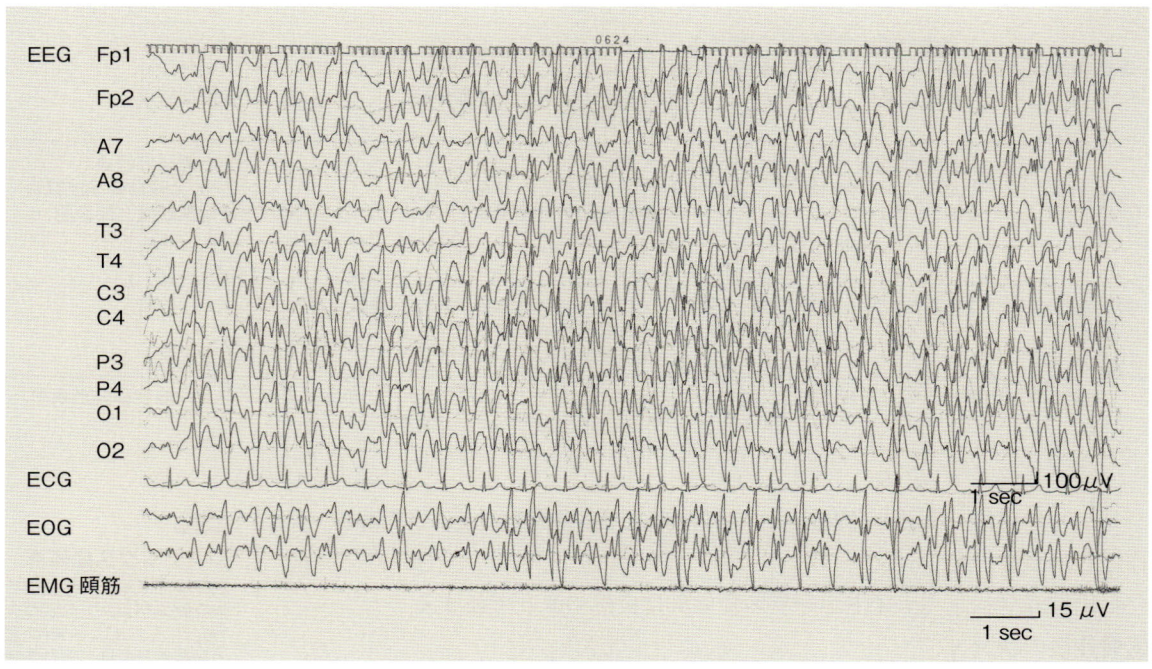

6歳女児．徐波睡眠期を通じ，持続性，両側広汎性の遅棘徐波複合を認め，頤筋筋緊張はノンレム期に著明に低下している．左手の失行と言語障害を主に退行し，脳磁図では右下頭頂葉と左上側頭回に発作波の局在が推定された．

Keywords

てんかん性スパズム（攣縮）
乳幼児期特有の発作型で，ウェスト症候群など乳児期に発症することが多い．シリーズ形成性で，近位筋優位に屈筋，伸筋が同時収縮するが，持続は約1秒でミオクローヌスより長い．

波で診断するが，頤筋筋電図を同時記録するポリグラフ検査が望ましい．さらに，てんかん性スパズム（攣縮）や不随意運動の鑑別には，発作時ビデオポリグラフが必要である．

　小児のてんかん症候群は各々，特有の発作波（**4**，**5**）を伴うことが多く診断に結びつく．

- 覚醒時：特発性てんかんは，背景脳波が年齢相応である．閉眼感受性（遅発型小児後頭葉てんかん）．
- 光刺激：光過敏性（若年ミオクロニーてんかん）
- 過呼吸：小児欠神てんかんでは，3 Hz 棘徐波群発と欠神発作が誘発．
- 睡眠時：てんかんの病型によらず発作波が誘発されやすく，かつ広汎化しやすい．発作波も年齢とともに，後頭部から中心／頭頂部，さらに

前頭部／前側頭部へと好発部位が変化する．

（瀬川昌也，木村一恵）

文献

1) Eriksson KJ, Koivikko MJ. Prevalence, classification, and severity of epilepsy and epileptic syndromes in children. *Epilepsia* 1997；38：1275-1282.
2) 高橋幸利（編）．小児てんかん診療マニュアル．東京：診断と治療社；2006, pp.2-4.
3) Berg AT, et al. Revised terminology and concepts for organization of seizures and epilepsies：Report of the ILAE Commission on Classification and Terminology, 2005-2009. *Epilepsia* 2010；51：676-685.
4) 鍋倉淳一．発達期における脳機能回路の再編成．久保田雅也（編），ここまでわかった小児の発達．東京：中山書店；2010, pp.15-19.
5) Lillywhite LM, et al. Neuropsychological and functional MRI studies provide converging evidence of anterior language dysfunction in BECTS. *Epilepsia* 2009；50：2276-2284.
6) Monjauze C, et al. Language deficits and altered hemispheric lateralization in young people in remission from BECTS. *Epilepsia* 2011；52：e79-83.
7) Scheffer IE, Berkovic SF. Generalized epilepsy with febrile seizures plus. A genetic disorder with heterogeneous clinical phenotypes. *Brain* 1997；120：479-490.
8) 大塚頌子ほか．フローチャートでわかる小児てんかん診療ガイド．東京：診断と治療社；2011, pp.10-16, pp.92-196.
9) 加藤光弘．脳形成障害・てんかんのトピックス．年齢依存性てんかん性脳症と介在ニューロン病．脳と発達 2010；42：333-338.
10) Saitsu H, et al. De novo mutations in the gene encoding STXBP1（MUNC18-1）cause early infantile epileptic encephalopathy. *Nat Genet* 2008；40：782-788.
11) Echenne B, et al. Monoamine metabolism study in severe, early-onset epilepsy in childhood. *Epileptic Disord* 2008；10：130-135.
12) Hayashi M, et al. Immunohistochemical analysis of brainstem lesions in infantile spasms. *Neuropathology* 2000；20：297-303.

高齢発症てんかん患者診察のポイント

Point
- 高齢者のてんかん有病率は若年者よりも高い.
- 高齢発症てんかんの主な原因は，脳血管障害，頭部外傷，アルツハイマー病（神経変性疾患），脳腫瘍であり，若年者とは異なる.
- 痙攣などの運動症状を伴わない部分発作が比較的多く，非痙攣性重積や発作後のもうろう状態が遷延する場合がある.
- 薬物治療では，高齢者では初回発作後の再発率が高いことを念頭に，発作分類・てんかん分類，身体的合併症状，併用薬物の影響，などを考慮して抗てんかん薬を選択し，少量から開始する.
- 患者自身が症状を的確に把握できないことが多いため，家族や周囲の人々に対して十分な説明を行い，援助体制を整備する.

てんかんは小児・若年者での発症が多いと考えられてきたが，先進諸国における高齢者の増加により，加齢に伴うさまざまな中枢神経疾患を原因とする高齢発症のてんかん症例が多数あることが明らかになってきた[1,2]. 高齢発症のてんかん患者の病態は若年者とは異なるため，原因疾患，合併症状，併用薬物などの要因に配慮した加療を必要とし，また発作による危険性や生活状況への影響など，高齢者特有の問題点も多い. 本稿では高齢発症てんかんの特徴を概説し，日常臨床において注意すべき項目を述べる. なお，ここではWHOの定義に従い65歳以上を高齢者とみなす. 高齢者のてんかんに対する診断・治療については日本てんかん学会のガイドラインを参照されたい[3].

高齢発症てんかんの特徴

疫学

てんかんの年間発症率は全年齢で1年間人口10万人あたり25～70人であるが，欧米諸国の統計では70歳以上での発症率が10歳以下よりも高く，70歳以上では100人以上，80歳以上では150人以上である[1,2]. てんかんの有病率は約0.8％といわれているが，加齢に伴い増加し，60歳以上では1.5％と報告されている[4].

2005年のWHOによる統計では，149か国の全年齢層のてんかんの主な病因は，外傷，中枢神経感染症，周産期障害の順であるが，国民総所得が高水準で高齢人口比率が高い32か国の統計では，頭部外傷，脳血管障害，脳腫

瘍の順であった[5]．高齢発症のてんかん症例における調査では，脳血管障害（30〜40％），頭部外傷，アルツハイマー病（神経変性疾患），脳腫瘍が主な原因としてあげられるが，原因が特定されない例が約1/3存在する[6,7]．脳血管障害は，発症後1年以内におけるてんかん発作発症の危険率が一般人口の23倍であり，特に重要である[8]．アルツハイマー病あるいはその他の認知症においても，てんかん発作の合併リスクは高く，オッズ比はそれぞれ10倍，8倍といわれている[9]．

高齢者のてんかん発作の症状

部分発作の症状は痙攣を伴わないものが比較的多く，多彩かつ軽微で，若年者と異なる特徴をもつ．単純部分発作を経ず突然に複雑部分発作を生じ，明確な自動症を欠く．発作後のもうろう状態が長く，時に数時間から数日間遷延することがあり，非痙攣性重積を示すこともある．全般性強直性間代性発作のみの比率は全体の約25％で，若年者における比率（65％）よりも少ない．若年者の複雑部分発作は内側側頭葉に由来するものが多いが，高齢者ではてんかんの主たる原因である脳血管障害が側頭葉よりもそれ以外（特に前頭葉）にはるかに出現しやすいために，臨床症状が異なるといわれている[6,10]．

特発性全般てんかんは，まれではあるが中年期以降で発症する場合や，若年期に発症していったん寛解していた状態から再度出現する場合があり，全般性強直性間代性発作・ミオクロニー発作だけでなく，幻覚状態や反応性の変動などを示す場合がある[4,11,12]．

鑑別すべき疾患や病態

高齢者において，てんかん発作と鑑別すべき以下の疾患があげられる．

1. 軽微な意識障害を呈するもの：心不全，片頭痛，薬物中毒（睡眠薬など），感染症，敗血症，脳炎，発熱性疾患，代謝性脳症，失神，精神科疾患（うつ，解離性障害など），一過性全健忘，認知症（び漫性レヴィ小体病など）[4]．
2. 失語症状を呈するもの：言語野の脳梗塞．
3. 運動麻痺を呈するもの（運動麻痺を示す部分発作＝ focal inhibitory motor seizure はまれであるが存在する．遷延する場合は発作後一過性麻痺〈トッド麻痺〉とも鑑別を要するが，診断には脳波所見が重要である）：脳梗塞，一過性脳虚血発作[13,14]．

急性全身性疾患・急性代謝性疾患・急性中毒性疾患・急性中枢神経疾患と時間的に密接に関連して起こる発作は，急性症候性発作と定義され，高齢者に限らず鑑別は重要である．急性症候性発作としてのてんかん発作に対しても抗てんかん薬の投与がなされるが，基礎疾患の治療が最優先事項であり，またてんかん発作の予後が異なる，という点に留意する必要がある[15,16]（**1**）．

免疫介在性の脳炎に伴うてんかん発作が近年注目されており，担癌状態の高齢者においては，てんかん発作が免疫介在性のくすぶり型の脳炎に合併す

1 てんかん性発作，非てんかん性発作の診断フローチャート

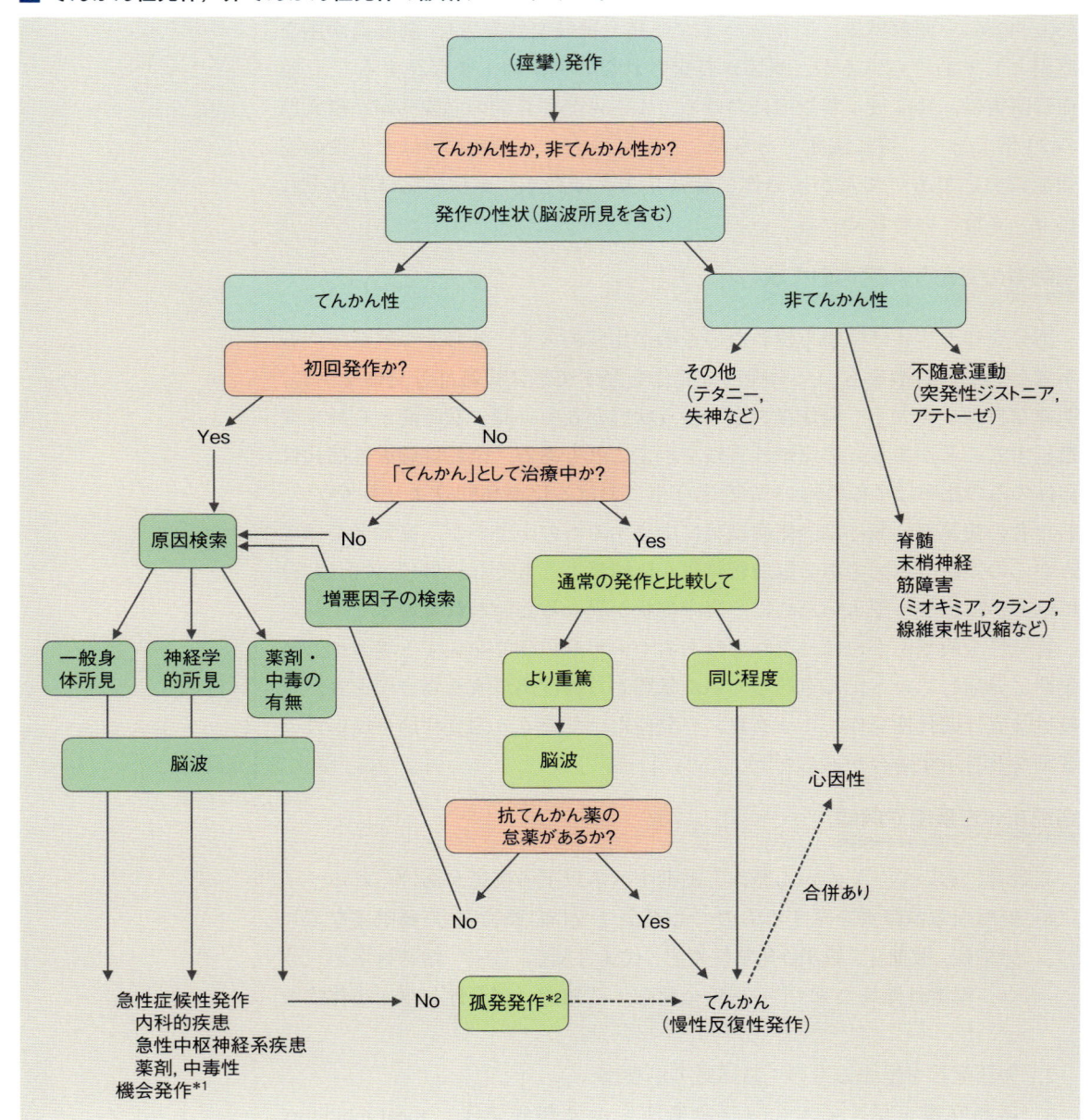

```
                        (痙攣)発作
                            │
                  てんかん性か，非てんかん性か？
                            │
                 発作の性状（脳波所見を含む）
                    ┌───────┴────────┐
                 てんかん性          非てんかん性
                    │         ┌──────┼──────┐
                初回発作か？   その他          不随意運動
                 ┌──┴──┐    (テタニー,        (突発性ジストニア,
                Yes    No    失神など)        アテトーゼ)
                 │     │
                 │  「てんかん」として治療中か？      脊髄
                 │     ┌──┴──┐                    末梢神経
                 │     No    Yes                   筋障害
                 │     │     │                  (ミオキミア, クランプ,
              原因検索 │  通常の発作と比較して      線維束性収縮など)
                 │   増悪因子の検索
                 │     │     ┌──┴──┐
                 │     │   より重篤  同じ程度
     ┌───┬───┤           │
  一般身体 神経学的 薬剤・            脳波
   所見   所見   中毒の有無           │
     │     │     │              抗てんかん薬の
     └──脳波──┘              怠薬があるか？      心因性
                                 ┌──┴──┐
                                No    Yes      合併あり
                                 │     │
   急性症候性発作  ──No──→  孤発発作*² ----→ てんかん
   内科的疾患                              (慢性反復性発作)
   急性中枢神経系疾患
   薬剤, 中毒性
   機会発作*¹
```

*¹ 機会発作：発作の誘因がある状況においてのみ誘発される発作．
*² 孤発発作：生涯1回のみの発作で，機会発作の中に含められる．
図中の破線は，その中の一部から移行する可能性があることを示す．

(池田昭夫ほか．内科鑑別診断学，第2版．2003 [16]より一部改変)

るという報告が増えてきた[17,18]．てんかん発作以外に，発作間欠期の記銘力低下，情動の変化など，内側側頭葉の巣症状が目立つ場合には，十分にその可能性を考慮する．

治療開始時に考慮すべきこと

てんかんの治療では，単に発作を抑制するだけではなく，主に①発作型分

類・てんかん分類，②身体的合併症状（たとえば神経学的・精神科的・内科的症状），③併用薬物の影響，の3つの要因を考慮して治療方策を立てる必要があり，一般の成人患者と比較して，高齢者では特に後二者への配慮がいっそう重要である．

高齢者においては，通常推奨される血中濃度の下限あるいはそれ以下で，てんかん発作抑制効果が得られると報告されている[19]．

治療開始時には，てんかん発作による危険性と投薬に伴う不利益との双方を，患者側に十分説明する必要がある．

高齢者では初回発作後の再発率が高い

一般にてんかんは，初回発作後5年以内の再発率は約35％，2回目の発作後1年以内の再発率は73％であるため，2回以上の発作後に治療を開始する[20]．しかし高齢者は若年者と比較して初回発作後の再発率が高いため（66～90％），初回発作後に治療を開始することが多い[4]．

発作時に急性冠不全を合併する危険がある

高齢者ではてんかん重積状態における急性心筋梗塞の合併だけでなく，単発の大発作であっても急性冠不全症候群やたこつぼ型心筋症を合併したとの報告がある．心機能を含めた全身状態を把握すること，および大発作の予防に努めることが，特に高齢の冠不全状態の患者では必要である[21-24]．

生活状況

意識障害を伴うてんかん発作では，転倒・転落，外傷，骨折，火傷，溺水，などの危険があり，またてんかん重積状態および大発作はそれ自体が生命の危険を伴う．高齢者では，患者自身が症状を的確に把握できないことが多いため，家族や周囲の人々に対する十分な注意喚起が必要である．特に独居の患者では，意識障害を伴う発作の抑制を優先し，服薬管理など援助体制の整備も併せて行う必要がある．

高齢者では薬剤の副作用が出現しやすい

抗てんかん薬の副作用が出現しやすく，特に傾眠・認知機能障害・小脳性運動失調に注意が必要である．薬剤の副作用と，元来の合併症との症状の鑑別が困難な場合がある．併用薬の内容を十分に把握し，加齢に伴う薬物動態の変化や薬物相互作用にも留意して，投薬内容および用量調整を行わなければならない．

抗てんかん薬の薬物選択

日本神経学会による「てんかん治療ガイドライン2010」では，エビデンスレベルの高い研究および米国エキスパートオピニオンに基づき，合併症のない高齢者の部分発作にはカルバマゼピン（CBZ），ラモトリギン（LTG），

Keywords

たこつぼ型心筋症
急性心筋梗塞に類似した胸痛と心電図変化を呈するが，左心室心尖部を中心とした壁運動異常が一つの冠動脈の支配領域を超えて「たこつぼ」様の形態をとる状態．カテコラミンの関与が提唱されているが，病態や発生機序の詳細は明らかではない．冠状動脈病変，脳血管障害，褐色細胞腫，心筋炎を原因として同様の状態が生じた場合は「脳血管障害に合併したたこつぼ型心筋症」などとして，特発性とは区別される．てんかん発作に伴う発症の報告は少ないため，関連は確立していない．

2 高齢者における個々の薬剤の特徴

抗てんかん薬	特徴
カルバマゼピン（CBZ）[30]	・加齢に伴いクリアランスが20～40％低下する ・薬剤相互作用がある ・認知機能への影響がある ・低ナトリウム血症をきたすことがあり，特に塩分制限下，利尿薬内服時には要注意 ・心伝導系への影響がある ・小脳性運動失調は転倒の原因となる
フェニトイン（PHT）[30]	・高齢者では血中でのアルブミン結合率が減少し，低アルブミン血症傾向となるため，遊離PHTが増え，副作用が発現しやすくなる ・骨折の原因となる[31] ・CBZと同様の問題が生じうる
バルプロ酸（VPA）	・部分発作に対し，CBZが選択できない場合は代替薬として考慮できる[32] ・血中のアルブミン結合率が減少し半減期が延長する場合がある ・薬剤性パーキンソン症候群の報告がある[33,34]
フェノバルビタール（PB）	・鎮静作用，認知機能の悪化，うつ症状の悪化の報告がある[35]
ガバペンチン（GBP）[30]	・腎排泄であり肝CYP代謝酵素に影響せず，薬物相互作用が少ない ・腎機能障害でクリアランスが低下する ・鎮静作用が比較的強い
トピラマート（TPM）[30]	・認知機能への影響がある ・CYP2C19を抑制し，特にPHTの血中濃度が上昇することがあるため注意が必要
ラモトリギン（LTG）[27]	・グルクロン酸抱合での肝代謝であり加齢によってクリアランスは低下しない ・VPAとの併用でLTGの血中濃度が上昇する ・PHT，CBZ，PBの併用でLTGの血中濃度が低下する ・CBZと比較すると皮疹や眠気の副作用が軽度である
レベチラセタム（LEV）	・肝CYP代謝酵素に影響せず，薬物相互作用が少ない[36] ・全身倦怠，落ち着きのなさ，うつ状態，歩行障害の報告がある[29]

レベチラセタム（LEV），ガバペンチン（GBP），合併症のある高齢者の部分発作にはLEV，LTG，GBP，合併症のない高齢者の全般発作にはLTG，バルプロ酸（VPA），LEV，トピラマート（TPM）を，この順で推奨している[15]．抗てんかん薬の選択には発作型分類だけでなく合併症の有無を考慮する必要がある．各薬剤の特徴を2，3に示す．副作用および薬物相互作用の面から，高齢者における新規抗てんかん薬（特にLTG，LEV，GBP）の役割が注目されつつあるが，2011（平成23）年の段階で，本邦ではてんかんに対するこれらの単剤投与の保険適用が認められていない．

エビデンスレベルの高い研究

65歳以上の新規発症てんかん患者593例を対象とした前方視的二重盲検無作為化試験では，LTG 150 mg／日，GBP 1,500 mg／日，CBZ 600 mg／日の3群の比較において，発作の抑制率はCBZがやや上回ったが，発作抑制効果と忍容性の両者を反映する指標に発作抑制-投与継続率を用いると，LTGとGBPとが優れていた[25]．

65歳以上，2回以上の非誘発性てんかん発作（部分発作または全般性強直性間代性発作）を呈した患者140例を対象とし，LTG 100 mg／日とCBZ徐

3 健康な高齢者と合併症のある高齢者における抗てんかん薬の特徴

抗てんかん薬	健康な高齢者	合併症のある高齢者
カルバマゼピン（CBZ）	良好	心疾患，腎疾患では避ける
ガバペンチン（GBP）	良好	非常に良好
ラモトリギン（LTG）	良好	良好
レベチラセタム（LEV）	良好	非常に良好
フェニトイン（PHT）	良好	良好，しかし蛋白結合性の高い薬剤との併用は避ける
フェノバルビタール（PB）	鎮静作用が強い	鎮静作用が強い
バルプロ酸（VPA）	良好	パーキンソン病では避ける
トピラマート（TPM）	良好	良好，しかし認知機能に注意
ゾニサミド（ZNS）	良好	良好

（Leppik IE, et al. Antiepileptic Drugs, 5th ed, 2002[30] より）

放製剤 400 mg／日の 2 群を比較した二重盲検無作為化試験では，40 週間の観察期間にて投与継続率はそれぞれ 73％，67％で有意な差はなく，減量を必要とする副作用の発現率はそれぞれ 14％，25％であった[26]．

平均年齢 77 歳，150 例を対象とした同様の比較では，観察期間 24 週間における発作抑制率は 2 群間で差がなかったが，プロトコール脱落となる副作用は LTG では 18％，CBZ では 42％で，特に皮疹と眠気の発現率は LTG が有意に CBZ より低かった[27]．

60 歳以上の部分てんかん患者 39 例における TPM の二重盲検無作為化試験では，24 週間の観察期間において，単剤療法では 50 mg／日と 200 mg／日との 2 群の発作抑制に差はなく，多剤併用療法では 200 mg／日の群で発作抑制率が高く，副作用による脱落率には差はなかった[28]．

65 歳以上の部分てんかん患者 491 例における LEV 追加投与の非盲検試験では，12 か月のプロトコールを完了できた 364 例において，投与量平均 2,156 mg／日にて 58％の患者で発作消失，発作頻度は約 80％減少した[29]．

以上は，上記のガイドラインの内容に矛盾しないが，CBZ は投与量を十分に斟酌すれば，高齢者での脱落率は低くなり，忍容性が向上する．

治療終了時に考慮すべきこと

高齢者に特有な治療中止基準はないので成人での指針に準じるが[15]，投薬の減量中止に際しても，上述の投薬開始時と同様に発作出現の危険性を十分考慮する必要がある．また薬物相互作用が考えられる場合は，併用薬剤の血中濃度も測定して用量を調整し直す必要がある．

（木下真幸子，三枝隆博，池田昭夫）

文献

1) Hauser WA, Banerjee PN. Incidence and prevalence. In：Engel J Jr, et al（editors）. Epilepsy：A Comprehensive Textbook. 2nd edition. Philadelphia：Lippincott Williams & Wilkins；2008, pp.45-56.
2) Olafsson E, et al. Incidence of unprovoked seizures and epilepsy in Iceland and assessment of the epilepsy syndrome classification：A prospective study. *Lancet Neurol* 2005；4（10）：627-634.
3) 池田昭夫ほか．日本てんかん学会ガイドライン作成委員会報告．高齢者のてんかんに対する診断・治療ガイドライン．てんかん研究 2011；28：509-514.
4) Ramsay RE, et al. Diagnosing of epilepsy in the elderly. *Int Rev Neurobiol* 2007；81：129-151.
5) World Health Organization, with International Bureau for Epilepsy and International League Against Epilepsy. Atlas：Epilepsy Care in the World 2005. Switzerland：WHO press；2005.
6) Ramsay RE, et al. Special considerations in treating the elderly patient with epilepsy. *Neurology* 2004；62（Suppl 2）：S24-29.
7) Hauser WA, Hesdorffer DC. Epilepsy：Frequency, Causes and Consequences. New York：Demos Publications；1990, pp.1-51.
8) So EL, et al. Population-based study of seizure disorders after cerebral infarction. *Neurology* 1996；46：350-355.
9) Hesdorffer DC. Risk factors. In：Engel J Jr, et al（editors）. Epilepsy：A Comprehensive Textbook, 2nd edition. Philadelphia：Lippincott Williams & Wilkins；2008, pp.57-64.
10) Cloyd J, et al. Epidemiological and medical aspects of epilepsy in the elderly. *Epilepsy Res* 2006；68（Suppl 1）：S39-48.
11) Loiseau J, et al. Idiopathic generalized epilepsy of late onset. *Seizure* 1998；7：485-487.
12) Belafsky MA, et al. Prolonged epileptic twilight states：Continuous recordings with nasopharyngeal electrodes and videotape analysis. *Neurology* 1978；28：239-245.
13) Noachtar S, Lüders HO. Focal akinetic seizures as documented by electroencephalography and video recordings. *Neurology* 1999；53：427-429.
14) Matsumoto R, et al. Ictal monoparesis associated with lesions in the primary somatosensory area. *Neurology* 2005；65：1476-1478.
15) 日本神経学会（監修），「てんかん治療ガイドライン」作成委員会（編）．てんかん治療ガイドライン 2010．東京：医学書院；2010.
16) 池田昭夫，柴崎浩．痙攣．杉本恒明ほか（編）．内科鑑別診断学，第2版．東京：朝倉書店；2003, pp.87-96.
17) Lancaster E, et al. Antibodies to the GABA（B）receptor in limbic encephalitis with seizures：Case series and characterisation of the antigen. *Lancet Neurol* 2010；9：67-76.
18) Dalmau J, et al. Anti-NMDA-receptor encephalitis：Case series and analysis of the effects of antibodies. *Lancet Neurol* 2008；7：1091-1098.
19) Cameron H, Macphee GJ. Anticonvulsant therapy in the elderly--a need for placebo controlled trials. *Epilepsy Res* 1995；21：149-157.
20) Hauser WA, et al. Risk of recurrent seizures after two unprovoked seizures. *N Engl J Med* 1998；338：429-434.
21) Nei M, et al. EKG abnormalities during partial seizures in refractory epilepsy. *Epilepsia* 2000；41：542-548.
22) Dixit S, et al. Cardiac involvement in patients with acute neurologic disease：Confirmation with cardiac troponin I. *Arch Intern Med* 2000；160：3153-3158.
23) Sakuragi S, et al. A case of takotsubo cardiomyopathy associated with epileptic seizure：Reversible left ventricular wall motion abnormality and ST-segment elevation. *Heart Vessels* 2007；22：59-63.
24) Chin PS, et al. Myocardial infarction following brief convulsive seizures. *Neurology* 2004；63：2453-2454.
25) Rowan AJ, et al. New onset of geriatric epilepsy. A randomized study of gabapentin, lamotrigine, and carbamazepine. *Neurology* 2005；64：1868-1873.
26) Saetre E, et al. An international multicenter randomized double-blind controlled trial of lamotrigine and sustained-release carbamazepine in the treatment of newly diagnosed epilepsy in the elderly. *Epilepsia* 2007；48：1292-1302.

27) Brodie MJ, et al. Multicentre, double-blind, randomised comparison between lamotrigine and carbamazepine in elderly patients with newly diagnosed epilepsy. *Epilepsy Res* 1999 ; 37 : 81-87.
28) Ramsay RE, et al. Topiramate in older patients with partial-onset seizures : A pilot double-blind, dose-comparison study. *Epilepsia* 2008 ; 49 : 1180-1185.
29) Werhahn KJ, et al. The safety and efficacy of add-on levetiracetam in elderly patients with focal epilepsy : A one-year observational study. *Seizure* 2011 ; 20 : 305-311.
30) Leppik IE, Cloyd JC. General principles, epilepsy in the elderly. In : Levy RH, et al (editors). Antiepileptic Drugs. 5th edition. Philadelphia : Lippincott Williams & Wilkins ; 2002, pp.153-158.
31) Bohannon AD, et al. Association of race and other potential risk factors with nonvertebral fractures in community-dwelling elderly women. *Am J Epidemiol* 1999 ; 149 : 1002-1009.
32) Mattson RH, et al. A comparison of valproate with carbamazepine for the treatment of complex partial seizures and secondarily generalized tonic-clonic seizures in adults. *N Engl J Med* 1992 ; 327 : 765-771.
33) Jamora D, et al. Valproate-induced Parkinsonism in epilepsy patients. *Mov Disord* 2007 ; 22 : 130-133.
34) Ristić AJ, et al. The frequency of reversible parkinsonism and cognitive decline associated with valproate treatment : A study of 364 patients with different types of epilepsy. *Epilepsia* 2006 ; 47 : 2183-2185.
35) Leppik IE, Birnbaum AK. Drug treatment in the elderly. In : Engel J Jr, et al (editors). Epilepsy : A Comprehensive Textbook. 2nd edition. Philadelphia : Lippincott Williams & Wilkins ; 2008, pp.1269-1277.
36) Patsalos PN. Pharmacokinetic profile of levetiracetam : Toward ideal characteristics. *Pharmacol Ther* 2000 ; 85 : 77-85.

II. 臨床診断のポイント

心因性発作の診断

> **Point**
> - 心因性非てんかん性発作（PNES）は，発作時に脳内に脳波対応のない発作性の疾患であり，てんかん発作様の症状を呈するものをいう．
> - PNES は，代表的な精神科の操作的診断である ICD では解離性障害に分類されているが，DSM では身体表現性障害に分類されており，そのカテゴリーが流動的である．
> - PNES は，てんかんとして来院する患者の 10～20 人に 1 人に遭遇する，代表的なてんかんと鑑別すべき疾患 "epilepsy mimics" の一つである．
> - 発作時のビデオ脳波同時記録が診断のためのゴールド・スタンダードであるが，特に成人の患者においては，臨床症状と治療経過の組み合わせで診断せざるをえない患者も少なくない．
> - PNES は，てんかん発作に併発するもの，精神遅滞を伴うもの，高い知的能力がありてんかん発作を伴わずに出現するものに分けると，治療戦略が立てやすい．

PNES の概観と治療の現状

てんかんと鑑別を要するてんかん様症状の中で，心因性非てんかん性発作（psychogenic non-epileptic seizure：PNES）の占める割合は，失神発作と並んで頻度が高く，筆者自身の愛知医大での初診例でもてんかん症例の 1 割強を占めていた（**1**）．これはてんかん専門の施設での初診患者の 1～2 割を占めるとの報告と一致している[1-5]．また，PNES はしばしば重積状態様の症状を呈するため，ER に痙攣しながら到着する成人の場合，少なからず PNES が含まれており，その鑑別は神経内科臨床において必須のスキルの一つであるといっても過言ではあるまい．

こうした臨床上の重要さに比して，PNES を積極的に治療対象として引き受けようとする医療機関は多くない．その理由は**2**に提示したが，境界性，偏見，習熟の必要性，経済的デメリットの 4 つに総括することができる．PNES の治療は高度な熟練を要し，少なくとも治療の開始時には環境調節や精神的サポートなど手間暇がかかる割には，引き受け手に対する経済的メリットはほとんどなく，発作脳波同時記録が必ずしも診療報酬が請求できないなど，病院側の持ち出しになる可能性も少なくない．改善可能で早急に対処するべき問題は，確定診断がつくことが医療的なケアを受けにくくするという逆説的な事態である．こうした事態は必然的に，患者側の診断への抵抗をいっそう助長する状況を生むことになる[6]．

PNES の診断は，出現している発作症状が既存のどんなてんかん症候群にも当てはまらないことをまずは病歴から推察しておくことが必要なため，主

1 愛知医科大学初診自験例でのてんかんおよびてんかんを主訴として来院した患者の内訳

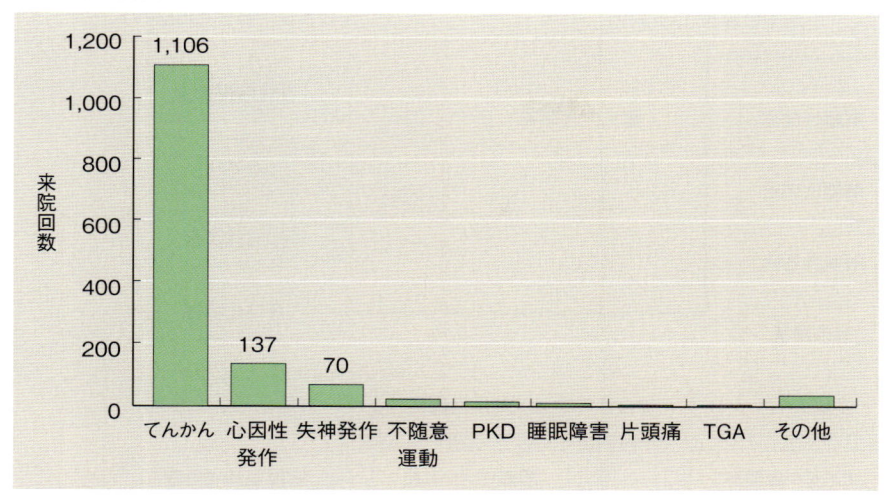

来院回数
- てんかん: 1,106
- 心因性発作: 137
- 失神発作: 70
- 不随意運動
- PKD
- 睡眠障害
- 片頭痛
- TGA
- その他

PKD：paroxismal kinesigenic dyskinesia（発作性運動誘発性ジスキネジア），TGA：transient global amnesia（一過性全健忘）．

2 PNES の引き受け手が少ないのはなぜか

・精神科医にはてんかんの知識が欠け，神経内科医には転換・解離性障害の知識が欠けているため両すくみの状態となっている ・自身が治療すべき疾患であるという当事者意識が相対的にうすい	病態の境界性
・しばしば詐病と同一視され、診断確定とともに医療の対象外とみなされる傾向がある	病態への偏見
・てんかんを否定するためにすべてのてんかん症候群・てんかん類型の知識を要する ・無意識の葛藤を背景とする場合もあれば，精神遅滞を背景とした現実状況への適応障害が原因である場合もあり，病態の把握のために詳細な生活史の聴取を必要とする	高度な臨床的スキルの必要性
・確定診断のための発作脳波同時記録が保険点数でカバーされておらず，財政的な裏づけが確保できない	経済的デメリット

だったてんかん症候群をあらかじめ知っておくことが診断には必要である．PNES の診断は，除外診断を前提としており，心因があるからという理由だけで診断してはならず，診断に際しては，てんかんのみならず，失神発作など他のさまざまな器質疾患の否定が必須である．なお，現状においては PNES の診断・治療は必ずしもエビデンスが出揃ったという状況ではない．したがって，すべての現行の提案は，あくまでもエキスパート・オピニオンであると解されるべきであり，当然，本稿もその例外ではない．本稿は，筆者が中心となってまとめたてんかん学会での PNES の治療・診断ガイドラインをまとめ直したものであることを付け加えておきたい[7]*1.

*1 http://square.umin.ac.jp/jes/pdf/pgszgl.pdf でウェブ上に公開．

3 解離性障害の ICD-10 と DSM-IV における PNES

解離性障害（DSM-IV）　　　　　　身体表現性障害（DSM-IV）

- 解離性健忘
- 離人症性障害
- 身体醜形障害
- 心気症
- 解離性遁走
- 疼痛性障害
- 解離性昏迷
- 身体化障害
- 憑依障害
- 多重人格
- 混合性解離性・転換性障害
- 解離性運動性障害
- ガンゼル症候群
- 解離性けいれん
- 解離性知覚麻痺

解離性障害（ICD-10）

■：PNES　　　転換性障害（DSM-IV）

ICD 分類（実線 ——）では，大きくは解離性障害の枠組みの中にあるいくつかの病態と重なり合うが，いずれも過不足なく一致するわけではない．DSM-IV 分類（破線 ----）では，意識の障害と運動の障害を併せ持つ病態を表現する区分が存在しないため，PNES は，身体表現性障害と解離性障害の間に股裂き状態となってしまう．

PNES の概念，用語

てんかん学会によって作成されたてんかんの精神症状のガイドライン[8]では，「心因」という術語は，「人生の出来事や苦境を障害の成因に重要な役割を果たしていると診断者がみなしている」という理由で推奨されないこととなっているが，従来繁用されてきた偽発作（pseudoseizure）ないしは擬似発作という記述名は，「偽」「擬似」という文言で本物に対する偽物という否定的な価値判断を記述名そのものの内に含んでいる点で治療に対する医療サイドの姿勢に否定的な影響を与える可能性があること，同じく繁用されてきたヒステリー発作という記述名は，ヒステリーという呼称に対しての誤解が世間一般にいまだ流布していることなどを顧慮すると，PNES という術語はその中ではより使用しやすい記述名であると考えられる．器質性の疾患ではないということが判明すると患者に対する取扱いが一変してしまうということがいまだに存在する現状を考えれば，価値判断を含んだ術語は積極的に回避すべきであることは明瞭である．

既存の精神科診断カテゴリーにおける PNES の位置づけを 3 に提示したが，DSM-IV では，意識障害と運動障害が並存する PNES を分類できるようなカテゴリーはなく，他方 ICD-10 では，「解離性けいれん」というカテゴリーがあるが，痙攣を伴わない PNES も多数存在するため，ICD-10 分類を

4 PNESの頻度

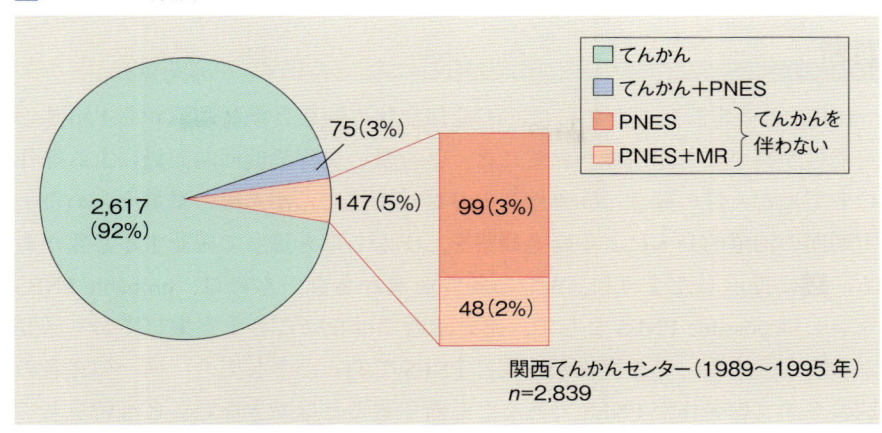

関西てんかんセンター（1989〜1995年）
$n=2,839$

- てんかん：2,617（92％）
- てんかん＋PNES：75（3％）
- PNES：147（5％）〔てんかんを伴わない〕
  - PNES：99（3％）
  - PNES＋MR：48（2％）

てんかんとして来院した人のほぼ1割がPNESであり、てんかんも精神遅滞（MR）も伴わない人、精神遅滞を伴う人、てんかんを併発する人がそれぞれ1/3ずつの割合であった．ただし、精神遅滞を伴う人（79人）のうち、ほぼ半数（31人）がてんかんを伴っており、後者2つのグループでは大きく重なり合う．

5 PNESの診断

A. 発作症状の観察と病歴聴取、発作直後の血液検査の結果などからPNESの可能性が高いことが示唆されること
B. 複数の発作脳波同時記録による発作の非てんかん性の確認
C. カウンセリングや抗てんかん薬の減量を含めた一定期間の治療的介入による経過観察
D. 発作間欠期脳波や画像診断などその他の補助検査

- 基準 A＋B＋C を満たす：definite PNES
- 基準 A＋C を満たす：probable PNES
- 基準 A のみを満たす：possible PNES

基準Bの診断的価値はきわめて高いが、激しい運動を伴う発作時脳波は常に読み取り可能だとは限らず、基準Cを併せてdefinite PNESと考えるべきであろう．さまざまの臨床的制約から、基準Bが可能ではなく、基準A＋Cのみから治療をしなければならないことは少なくない．多くの場合は臨床的に十分に有用な診断がこの2つから可能である．基準Dはあくまでも参考として考えるべきであろう

そのまま使用することもできない[9]．PNESは、欧米の文献では現在最も頻繁に使用されていることもあり、より害の少ない記述名として他にこれに代わるカテゴリーを提供できるまではこの術語を用いる案がてんかん学会のガイドライン委員会では採用された．

PNESの疫学

アイスランドでの大規模調査では、てんかんに対するPNESの頻度はほぼ4％とされているが[10]，本邦における比較的大規模なPNESの調査は伊藤ら[3]のものがあるだけなので、自験例を補足的に提示してある（**4**）[4]．てんかんの外科手術を対象とするような難治のてんかんに含まれるPNESの割合は、15〜30％という数字があげられており[1-5]，難治性てんかんを扱う施設でその割合はより多い傾向がある．精神遅滞（mental retardation：MR）もてんかん発作も伴わない型では女性の頻度が高いが、てんかん発作ないしは精

神遅滞を伴う場合は，女性が必ずしも圧倒的に多いわけではない．

診断

　PNES の確定診断のためには，①発作症状の観察と病歴聴取から PNES の可能性が高いことが示唆されること，②複数の発作脳波同時記録による発作の非てんかん性の確認，③カウンセリングや抗てんかん薬の減量を含めた一定期間の治療的介入による経過観察を，①から順を追って確認する必要がある． **5** に提示したように，3 つの条件を満たさないものは，probable PNES ないしは possible PNES として，確定診断ではないことを意識しておく必要があろう．また，ある発作が確実に PNES であったとしても，同一の患者の別のタイプの発作が PNES であると診断することはできないことも留意しておく必要がある．

発作脳波同時記録

　発作脳波同時記録は多くの場合，てんかんか非てんかんかの診断の決め手となるが，いくつかの例外もある．単純部分発作様の訴えについては，頭皮上の発作脳波同時記録でてんかん性放電が検出されなくてもてんかんの可能性を除外することはできない[11]．また，補足運動野起源ないしは眼窩脳・帯状回が起源と想定されるような発作についても，頭皮上の発作脳波同時記録では，脳波の平坦化のみしか記録されない場合が多く，発作後の一過性の徐波化なども出現しない場合には，発作脳波同時記録が診断の決め手とはならない場合もある[12]．

　発作脳波同時記録に関しては，その診断上の重要性を鑑みて生食などの静注などプラセボ投与による誘発を行うべきであるという意見もあるが，診断確定後の治療への接続を考えると，可能な限り「患者・家族に嘘はつかない」という原則を守った誘発手段が望ましい．すなわち，誘発においては可能であればプラセボなどの投与を避け，治療者による暗示などを用いるほうが望ましい．治療者が発作脳波同時記録の場に付き添ってインタビューするだけで発作の出現率が十分に高まるとの報告もある[13]．

病歴，臨床症状

　1 つだけで PNES を診断できる単独の徴候ないしは病歴は存在しないことを忘れないことは重要である．傍証を積み重ねて裁判官や陪審員が心証を形成していくのと同様のプロセスで，多くの徴候や病歴の積み重ねからてんかん・非てんかんの心証を診断者は形成する必要があるが，現在，PNES を示唆する傍証とその重み付けに関する体系的な基準はない．したがって，ここではあくまでも参考として，PNES を示唆するいくつかの代表的な傍証の例をあげておく．

■ 痙攣様運動 [14-18]

　頭部の規則的・反復的な左右への横振り運動．規則的に反復する手や足の

6 心因性発作の治療

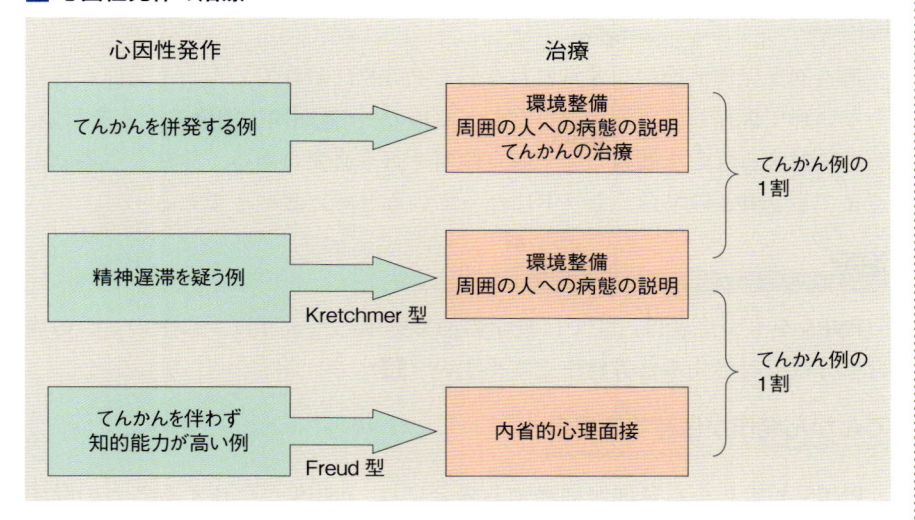

心因性発作		治療	
てんかんを併発する例	→	環境整備 周囲の人への病態の説明 てんかんの治療	} てんかん例の1割
精神遅滞を疑う例	→ Kretchmer 型	環境整備 周囲の人への病態の説明	
てんかんを伴わず知的能力が高い例	→ Freud 型	内省的心理面接	} てんかん例の1割

屈伸運動（屈曲筋群と伸展筋群が交互に収縮している振戦様運動）が、意識消失中の自動症としてではなく出現している場合．

■自動症

目的性をもった複雑な行為を一定期間継続して行っており，外部の観察者から必ずしも奇異な行動とは気づかれない場合（自分が知らないうちに恋愛関係にある異性の友人の職場に行ってしまう，何回か乗り物を乗り継いでかなり遠方へ行ってしまう，警察に追われてカーチェースをする，など）は，PNESの可能性が高い．ただし，普段から熟達している単純な行為をそのまま行い，後でそのことについて健忘が残る，さらにまれには行為そのものは通常に行われ，当該の行為に対する健忘のみが出現するてんかん性の純粋健忘発作との鑑別が必要になる場合がある．

■その他

発作の最中に閉眼している場合には，PNESである可能性が高いとの報告がある[19]．発作中に泣き出す場合[20]，発作出現に先行して1分以上の閉眼・動作停止を伴う疑似睡眠状態が出現する場合[21]も，PNESの可能性が高いとの報告がある．また，発作終了後に元来は乳汁分泌を促すホルモンであるプロラクチン濃度の上昇を伴う場合，てんかん発作である可能性が高いとの報告があるが，プロラクチンの上昇を伴わないことはてんかん発作の可能性を否定しない．特に重積状態の一部ではプロラクチンが上昇しないことが知られている．確実ではないが，舌縁の咬舌，失禁はPNESよりてんかんに多い傾向がある[22]．

■誘因

常に特定の人と言い争った後とか，特別な情動的負荷と関連して発作が起こることは，てんかん発作としてはまれであるが，てんかん発作を否定するものではない．

短期間での確定診断の回避

　例外的な発作形態や，非常に目を引くPNESに紛れててんかん発作が目立たない形で併存している場合などもあるので，一定期間の治療的介入を行い，それに対する反応を観察しつつ確定診断を行う必要がある．診断と治療はあくまでもPNESの場合，セットになっていると考えるべきである．

治療

　PNESをもつ患者は，すでに疫学の節で提示したように，以下の3つの場合に分けて対応すると方針を立てやすい（**6**）．

てんかん発作が併存する場合

　PNESとてんかん発作が併存する場合には，PNESが存在することの説明は基本的な治療の枠組みの変更（転科や投薬の中止）に必ずしも結びつかないので，患者・家族に比較的受け入れられやすい．発作脳波同時記録でPNESの存在が確認された場合でも，すべて発作がPNESであるとは限らないことを顧慮するならば，当初の説明は，「てんかんでなく気持ちのほうから来る発作も起こっている可能性がある」といった程度にとどめたほうが安全だと思われる．そのうえで，てんかん発作を伴う場合には，当該の発作に適した投薬への変更が必要である．

　患者・家族にどのタイプの発作がPNESでどのタイプがてんかん発作かに関する十分な説明を可能な範囲で行い，てんかん発作に関して適切な薬物療法を行うとともに，必要があればPNESに対して社会的・心理的な環境整備を行う．てんかんに対して一定の専門的知識をもつ医師が継続して治療の主体を担い，必要に応じて精神科医がアドバイスをする形が望ましい．

知的障害を伴う患者に出現している場合

　内省を伴う本格的な精神療法は実際的にはできないことが多く，PNESが出現した状況（自分を保護してくれていた肉親の喪失や職場・作業所での人間関係の大きな変化など）をよく聴取したうえで，PNESを起こしても疾病利得（発作を起こすと多くの職員がかまってくれる，入院できる）のない状況を確保する一方で，PNESを起こさなくても患者が一定の注目と保護を受けることができるような環境調節を行う必要がある．疾病利得の排除のみが強調されると，むしろPNESの悪化をもたらすことがしばしばあり，必ず安心できる居場所の確保をセットにして提供する必要がある．

　てんかんに対して一定の知識を有する医師が主治医となり，精神科医や臨床心理士，ケースワーカーの協力を得て治療の主体を担いうることが多いが，精神科医・臨床心理士・ケースワーカーの三者が積極的に関わって治療チームを作ることが必要とされる難しいケースもある．

てんかん発作を伴わず，知的能力が十分にある人たちに出現している場合

　てんかん発作を伴わずPNESだけが出現していると考えられる場合には，原則としては抗てんかん薬の減量・中止を開始する必要があるが，特に中止に際しては，退薬症候群の出現や投薬によって抑制されていたてんかんの顕在化の可能性，さらに長期間の投薬が行われてきた症例に関してはてんかん患者として暮らしてきたことによるアイデンティティの喪失に由来する激しい心理的な動揺が出現する可能性があることをあらかじめ，患者・家族に説明しておく必要がある．

　てんかん発作を伴わず，もっぱらPNESのみを呈していると推察される患者で，投薬が長期間に及んでいる場合には，「自分はてんかんであるから就労できない」「てんかんなので子どもを産めない」など，てんかんであることが人生設計の大きな柱となっている人たちが存在しており，こうした人たちにおいては，てんかんの診断の否定は，新たなアイデンティティの形成とセットで行われる必要がある．根気強い精神療法と主治医あるいはその他の治療スタッフとの確かな関係性の確立抜きで診断だけを行っても，こうした人たちの場合には治療的効果はなく，単に新たに自分を「てんかん」であると診断してくれる別の医療機関へかかりなおすだけの結果となることが多い．

　PNESをもっていることが疑われる患者で，知的障害を伴わずてんかん発作も併存しないと推察される場合，内省を伴う本格的な精神療法の導入も視野に入れるべきである．てんかんに対して一定の知識を有する医師が診断し，一定期間の間，精神科医ないしは臨床心理士と併診を行い，最終的には精神科医ないしは臨床心理士が治療の主体を担うように自然に移行する形を取れれば最も望ましい経過といえよう．

入院

　入院の目的は大きく分けて，①診断の確定，②投与されている抗てんかん薬の減量・中止，③発作の頻発によってパニックになっている患者・家族の心理的なサポート，の3つである．診断の確定に関しては，発作脳波同時記録を行うことが最も大きな目的であるが，入院によって実際に医療スタッフにより発作を観察できるメリットもある．さらに，いかに万全を期して診断しても，抗てんかん薬中止によってそれまで抑止されていたてんかん発作が顕在化する可能性は常にあること，また一定期間以上の間投与されていたフェノバルビタールやベンゾジアゼピン系薬剤の減量に際しては，てんかん発作さらにはてんかん発作重積状態が誘発される危険を伴うことなどから，家庭において緊急受診など十分な対応を取ることが困難な場合や，発作の再燃への心理的な不安が大きい場合には，入院による投薬の減量も考慮する必要がある．

　こうした目的が明確な入院の場合は，入院期間はおのずから設定されるが，

退薬症候群
フェノバルビタール，ベンゾジアゼピン系薬を中心として，依存が生ずる薬剤群において中断とともに痙攣の悪化や精神的不安を引き起こす現象．

発作の頻発のための患者・家族の不安を主な理由として入院が行われる場合には，入院によって不安の最終的な解消は望めないことなどをきちんと説明したうえで，精神療法の一環として入院させるという意識をもつことが必要である．その場合には，精神科医のアドバイスを受けての入院が望ましい．

(兼本浩祐)

文献

1) Benbadis SR, Hauser WA. An estimate of the prevalence of psychogenic non-epileptic seizures. *Seizure* 2000；9：280-281.
2) Guberman A. Psychogenic pseudoseizures in non-epileptic patients. *Can J Psychiatry* 1982；27：401-404.
3) 伊藤ますみほか. 成人てんかん治療における pseudoseizure の特徴と診断. 厚生労働省精神・神経疾患研究委託費 (13 指-1), てんかんの診断・治療ガイドライン作成とその実証的研究. 平成 15 年度研究報告書. pp.61-66.
4) 兼本浩祐ほか. てんかん各症候群の寛解率―国際分類による症候群分けに基づいて. 精神医学 1995；37：615-620.
5) Krumholz A, Niedermeyer E. Psychogenic seizures：A clinical study with follow-up data. *Neurology* 1983；33：498-502.
6) Benbadis SR. The problem of psychogenic symptoms：Is the psychiatric community in denial? *Epilepsy Behav* 2005；6：9-14.
7) 兼本浩祐ほか. 心因性非てんかん性発作（いわゆる偽発作）に関する診断・治療ガイドライン. てんかん研究 2009；26：478-482.
8) 松浦雅人ほか. 成人てんかんの精神医学的合併症に関する診断・治療ガイドライン. てんかん研究 2006；24 (2)：74-77.
9) World Health Organization. The ICD-10 Classification of Mental and Behavioural Disorders：Clinical Descriptions and Diagnostic Guidelines. Geneva：WHO；2004／融道男ほか (訳). ICD-10 精神および行動の障害―臨床的記述と診断ガイドライン, 新訂版. 東京：医学書院；2005.
10) Sigurdardottir KR, Olafsson E. Incidence of psychogenic seizures in adults：A population-based study in Iceland. *Epilepsia* 1998；39：749-752.
11) Sperling MR, O'Connor MJ. Auras and subclinical seizures：Characteristics and prognostic significance. *Ann Neurol* 1990；28：320-328.
12) Meierkord H, et al. The clinical features and prognosis of pseudoseizures diagnosed using video-EEG telemetry. *Neurology* 1991；41：1643-1646.
13) Cohen LM, et al. Provocation of pseudoseizures by psychiatric interview during EEG and video monitoring. *Int J Psychiatry Med* 1992；22：131-140.
14) Benbadis SR, et al. Outcome of prolonged video-EEG monitoring at a typical referral epilepsy center. *Epilepsia* 2004；45：1150-1153.
15) Desai BT, et al. Psychogenic seizures. A study of 42 attacks in six patients, with intensive monitoring. *Arch Neurol* 1982；39：202-209.
16) Gates JR, et al. Ictal characteristics of pseudoseizures. *Arch Neurol* 1985；42：1183-1187.
17) Gulick TA, et al. Pseudoseizures：Ictal phenomena. *Neurology* 1982；32：24-30.
18) Reuber M, et al. Measuring outcome in psychogenic nonepileptic seizures：How relevant is seizure remission? *Epilepsia* 2005；46：1788-1795.
19) Chung SS, et al. Ictal eye closure is a reliable indicator for psychogenic nonepileptic seizures. *Neurology* 2006；66：1730-1731.
20) Bergen D, Ristanovic R. Weeping as a common element of pseudoseizures. *Arch Neurol* 1993；50：1059-1060.
21) Benbadis SR, et al. Preictal pseudosleep：A new finding in psychogenic seizures. *Neurology* 1996；47 (1)：63-67.
22) Brown RJ, et al. Psychogenic nonepileptic seizures. *Epilepsy Behav* 2011；22：85-93.

II. 臨床診断のポイント
てんかんの精神症状

> **Point**
> - てんかん患者の一部では精神症状が合併することがある.
> - 精神症状の原因はてんかんに密接に関連したものがある.
> - 精神症状の治療の留意点として,てんかんに特異的な点がある.

　てんかん患者の一部において精神症状を合併する場合がある.その発生頻度はどこまでを精神症状ととらえるかによって異なるが,知的障害・認知症を含めないならばてんかん患者の15％にあたるというデータもある[1].しかし近年,新規の抗てんかん薬が次々に開発・使用され発作抑制効果を上げている一方で,精神症状の発現率も増し,最近では精神症状の合併率は30％を超えるとの報告まで出てきている[2].さらに2008年に米国食品医薬品局（FDA）が,抗てんかん薬投与により自殺リスク（自殺企図と自殺念慮）が2倍に増えるとの警告[3]を出す事態となり,てんかん患者の精神症状への関心はかつてないほど高まっている.

　本項では,なぜ精神症状の合併が多いのか,その対策はどうすべきなのかを示した.

精神症状の原因（狭義）

　てんかん患者の精神症状の原因には,よりてんかんに密接に関連した狭義の原因といえるものと,てんかんには特異的ではないかもしれないが関連を無視できない広義の原因があると思われる.狭義の原因については **1** に示すように6つの点があげられるが,1つの原因で説明がつくことはありえず,いくつかの原因が複合的に精神および行動の障害を起こしていることについてはコンセンサスが得られるものと思われる.

1 精神症状の原因（狭義）
1. 脳器質性障害
2. 発作波の影響
3. 抗てんかん薬の影響
4. 強制正常化
5. 発作そのもの
6. 発作後精神病

脳器質性障害

　てんかんの原因である脳の器質的障害（脳腫瘍,脳梗塞,脳出血,脳炎など中枢神経系の炎症性疾患,海馬硬化,先天性の脳奇形,進行性の神経疾患など）が精神および行動の障害をきたす場合である.

発作波の影響

　一過性認知機能障害（transitory cognitive impairment：TCI）として,てんかん性の異常波が精神面に影響を与える場合がある.すなわち,発作間欠期

のてんかん性の異常波が，異常波の出現しているときだけ出現している半球側の認知機能に影響を及ぼすことをさす[4]．

抗てんかん薬の影響

抗てんかん薬は認知に影響を及ぼすため，てんかん治療のために投与されている抗てんかん薬の副作用として精神症状が出現することがある．小児にフェノバルビタールを投与した場合の多動・不機嫌，年齢を問わずゾニサミドでの幻覚妄想，トピラマート，フェニトインでのうつ状態は報告が多い．

強制正常化

脳波上のてんかん性異常波が消失（正常化）すると，それに代わって精神症状が出現する．てんかん発作と精神症状が交代して出現することから交代性精神病ともいう[5]．

発作そのもの

意識障害を中核とした精神症状を呈する非痙攣性てんかん重延状態（nonconvulsive status epilepticus）がこれにあたり，複雑部分発作重積，欠神発作重積が知られている[6]．

発作後精神病

強直間代発作もしくは二次性全般化発作の後のもうろう状態や複雑部分発作群発による意識変容を基盤に，幻覚妄想・興奮状態となるものを発作後精神病と呼ぶ[7]．せん妄状態に近い．

精神症状の原因（広義）

てんかん患者の中には，てんかんをとりまく心理社会的要因で精神症状が発現する場合がある．すなわち親の過保護な養育態度による自己中心的性格形成，てんかんに罹患していることからくる劣等感・自我意識の障害，自信欠如によるひきこもりは臨床上よく目にするものであるが，これらの心理社会的要因が精神症状発現にどこまで関与しているのかを証明することは容易ではない．てんかん外科手術後にうつ状態になる危険因子として家族関係をあげる報告[8]もあるので，心理社会的要因は今後取り組まれる課題かもしれない．

診断

てんかんの精神症状の診断は，原則として **2** に示すようにICD-10 Fコード「精神および行動の障害」分類[9]で診断することになってはいる[10]．てんかん患者に多いうつ病はF3「気分（感情）障害」，また不安障害・パニック障害はF4「神経症性障害」の中の細分類で診断される．知的障害・認知症・発達障害はFコードで診断されるため，ICD-10ではGコードで診断される

Keywords

交代性精神病
発作が抑制された時期に精神病性エピソードが出現することを交代性精神病と呼ぶ．

Memo

てんかんの精神症状の診断
ICD-10の中でてんかんに特異的なコードがあるのはF80.3「てんかんに伴う後天性失語〔症〕（ランドウ・クレフナー症候群）」だけである．脳の器質的障害が強い症例ならF02.8「他に分類されるその他の特定の疾患による認知症」，F06.2「器質性妄想性（統合失調症様）障害」，F07.0「器質性パーソナリティ障害」が適応されるが，脳の器質的障害が目立たない例や薬剤による精神症状・強制正常化の例にこれらのコードは適応しにくい．また，てんかんに合併する精神症状をF3気分障害や，F4神経症性障害・ストレス関連障害および身体表現性障害と診断される例が多いが，その場合てんかんは純粋に「合併」ということになり，精神症状の原因になんら関与しないことになってしまう．

2 ICD-10 Fコード「精神および行動の障害」分類

F0	症状性を含む器質性精神障害
F1	精神作用物質使用による精神および行動の障害
F2	統合失調症，統合失調型障害および妄想性障害
F3	気分（感情）障害
F4	神経症性障害，ストレス関連障害および身体表現性障害
F5	生理的障害および身体的要因に関連した行動症候群
F6	成人のパーソナリティおよび行動の障害
F7	精神遅滞
F8	心理的発達の障害

　てんかんに，Fコードが追記される例はきわめて多い．ただ，発作周辺期精神症状や器質性精神障害，パーソナリティ障害をICD-10 Fコードで診断しきれないのは多くの精神科医が抱えている悩みでもある．

治療の留意点

　てんかんの精神症状の治療は，その診断に即した治療が基本[10]といわれている．しかし，統合失調症や気分障害に対する薬物治療をはじめ，精神疾患への治療法は対症療法が多く，マニュアル化したガイドラインの作成は困難である．そこで，ここではてんかんならではの治療の留意点があるのでこれを述べていく．

発作周辺期精神症状は発作抑制が基本

　発作周辺期精神症状は次なる発作が抑制されれば回復していくものなので，適切な抗てんかん薬投与による発作抑制が治療の原則である[10]．

精神症状に対する抗てんかん薬の影響の排除

　精神症状が抗てんかん薬そのものによって起こる場合は，その原因薬物を取り除くことをまず考えるべきである．兼本らがてんかんでの精神症状治療に関する論文の中であげた「薬物療法に関しては引き算を優先」[11]というくだりは，実に実際的発想である．ただ，もともと発作があるために投与されているので原因薬物を抜くことによる発作の悪化は懸念される．フェニトインやゾニサミドをカルバマゼピン，バルプロ酸に置換することが一般的と思われる．

精神症状治療薬のてんかんに及ぼす影響に配慮

　精神症状治療薬により，てんかん発作が悪化もしくは改善するなどの影響を受ける可能性がある．その機序を下記に示す．

①精神症状治療薬そのものがてんかんの閾値を下げ発作を増悪させる

　抗うつ薬・抗精神病薬などの精神症状の治療薬のほとんどはその副作用として痙攣の誘発があげられていて，投薬によりてんかん発作が悪化・改善するなどの影響が考えられる．その危険性は過大評価されすぎるとの指摘[12]

Keywords

発作周辺期精神症状
てんかん発作に関連して生じる一過性の精神および行動の障害・発作前駆症状，精神発作，非痙攣性てんかん重積状態，発作後もうろう状態，発作後精神病状態などをさす．

Memo

てんかん発作の改善
てんかん発作の改善とは，発作頻度の減少（発作の抑制も含む），発作症状の強さの減弱をさす．

はあるものの，抗うつ薬の大量投与や炭酸リチウム，ゾテピンをてんかん患者の治療に用いることを躊躇する精神科医は多い．慎重に，なおかつ単剤から徐々に増量という基本は守るべきかもしれない．

②精神症状治療薬と抗てんかん薬との相互作用のため抗てんかん薬血中濃度を低下（上昇）させ，発作を増悪（改善）させる

　抗てんかん薬の多くは肝のチトクローム P450 の分子種 CYP3A で代謝されるが，多くの精神症状治療薬も同じように CYP3A で代謝されるため当然相互作用が起こり，結果として抗てんかん薬血中濃度の低下（上昇）が起こりうる．しかしこの相互作用については一部の薬剤しかデータが示されていない．なぜなら Karouni ら[2]が指摘しているように精神症状をきたすてんかん患者は 2～8 剤という多剤併用例が多く，相互作用を証明するのは困難をきわめるからである．

認知行動療法

　近年，精神科領域では，うつ病・不安性障害に対して薬物療法に頼らない認知行動療法による治療が進みつつある．日本ではまだてんかんに合併したうつ状態や不安障害に対して認知行動療法を系統的に行った報告はないが，海外では試みられている[13]．認知行動療法では，前述した精神症状治療薬のてんかんに及ぼす影響の危険性がないため，てんかん患者にこそ認知行動療法が用いられるべきと思われるが，これをこなせるマンパワーのある医療機関が少ないのも事実である．

最後に

　FDA の警告以来，てんかん患者の精神症状・自殺に対する関心が高まっている．一方で，てんかんを診る精神科医が激減している現状ではあるが，自殺企図は，それ自体が 2 名の精神保健指定医の診察を要する措置入院の対象症状であり，精神科医が避けて通れるものではない．精神科医と神経内科医が相互に助け合い，情報を共有することにより精神症状にあたっていくべきである．

（管るみ子）

文献

1) 管るみ子ほか．てんかん患者における精神症状の発現率—実態調査を通して．てんかん研究 1994；12：142-149．
2) Karouni M, et al. Psychiatric comorbidity in patients with epilepsy：A population-based study. *Eur J Clin Pharmacol* 2010；66：1151-1160.
3) FDA News. FDA Alerts Health Care Providers to Risk of Suicidal Thoughts and Behavior with Antiepileptic Medications. 1/31/2008
4) Binnie CD. Significance and management of transitory cognitive impairment due to subclinical EEG discharges in children. *Brain Dev* 1993；15：23-30.
5) Wolf P. Acute behavioral symptomatology at disappearance of epileptiform EEG abnormality：Paradoxical or "forced" normalization. In：Smith D, et al (editors). Neurobehavioral Problems in Epilepsy：Advances in Neurology Vol.55. New York：Raven Press. Ltd；1991, pp.127-142.

6) 吉川順. 非けいれん性発作重積の精神症状.「てんかんの精神症状と行動」研究会（編），てんかん—その精神症状と行動. 東京：新興医学出版社；1993, pp.99-108.
7) 兼本浩祐. 発作後精神病—再発見と今後の課題.「てんかんの精神症状と行動」研究会（編），てんかん—その精神症状と行動. 東京：新興医学出版社；1993, pp.18-27.
8) Wrench JM, et al. Profiling the evolution of depression after epilepsy surgery. *Epilepsia* 2011；52：900-908.
9) World Health Organization. The ICD-10 Classification of Mental and Behavioural Disorders：Clinical Descriptions and Diagnostic Guidelines. Geneva：WHO；2005／融道男ほか（訳）. ICD-10 精神および行動の障害—臨床的記述と診断ガイドライン，新訂版. 東京：医学書院；2009.
10) 松浦雅人. 成人てんかんの精神医学的合併症に関する診断・治療ガイドライン. てんかん研究 2006；24：74-77.
11) 兼本浩祐. 大島智弘. てんかんに伴う精神症状・行動障害の治療. *Brain and Nerve* 2011；63：371-377.
12) Henning OJ. Nakken KO. Psychiatric comorbidity and use of psychotropic drugs in epilepsy patients. *Acta Neurol Scand Suppl* 2010；190：18-22.
13) Macdrodimitris S, et al. Group cognitive-behavioral therapy for patients with epilepsy and comorbid depression and anxiety. *Epilepsy Behav* 2010；20：83-88.

Further reading

- Mula M. Monaco F. Antiepileptic drugs and psychopathology of epilepsy：An update. *Epileptic Disord* 2009；11：1-9.
  抗てんかん薬と精神症状についての最近の知見を review したもの. 最新の知識のまとめにお勧め

- Eadie MJ, Tyrer JH. Anticonvulsant Therapy：Pharmacological Basis and Practice. Edinburgh, New York：Churchill Livingstone；1980／清野昌一ほか（訳）. 抗てんかん薬の血中濃度—薬物治療の基礎と臨床. 東京：東京医学社；1996.
  抗てんかん薬の代謝や効果に関する基礎的知識を学びたい人にお勧め

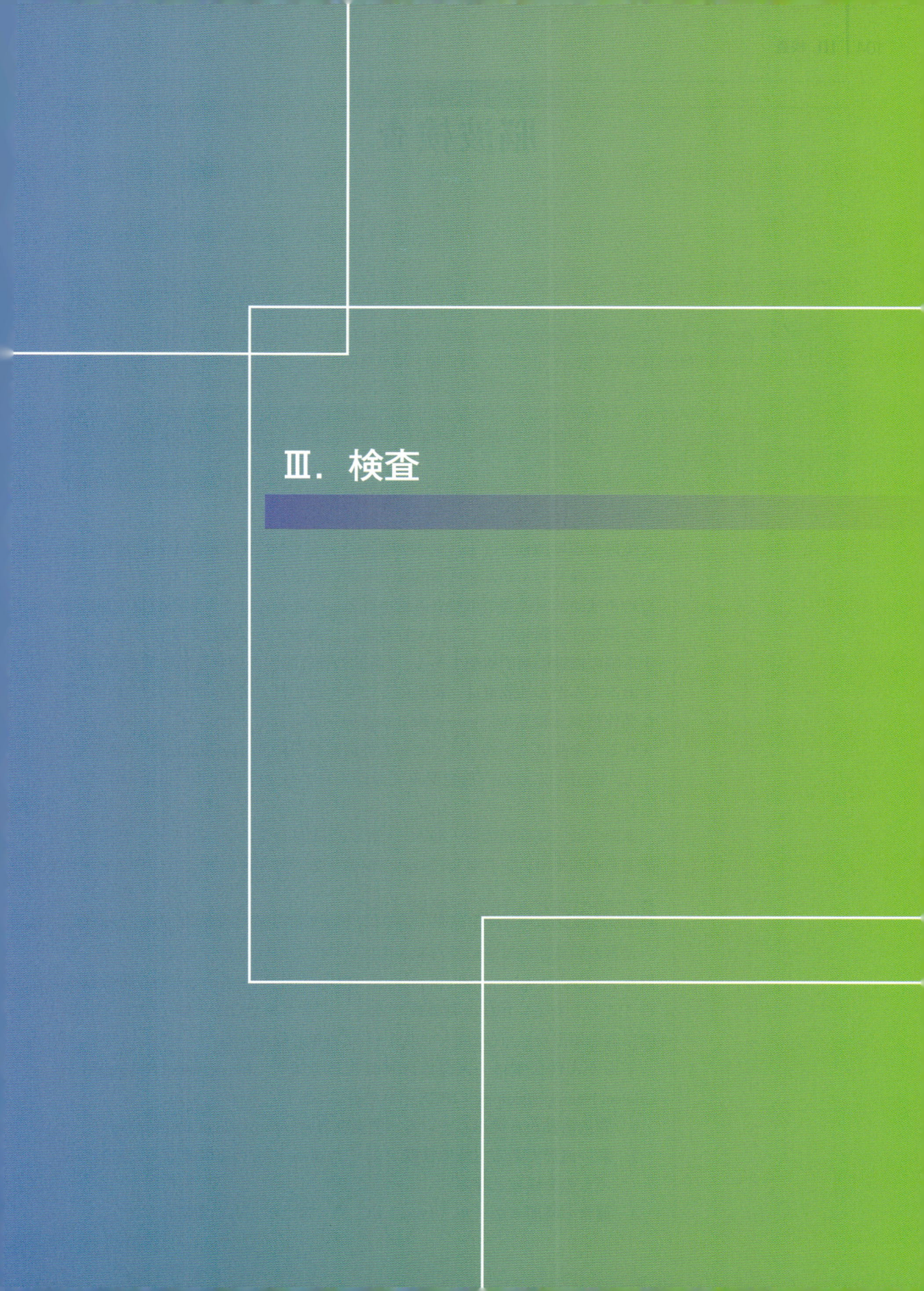

Ⅲ. 検査

III. 検査
脳波検査

> **Point**
> - 80年の歴史をもつ脳波検査ではあるが，現在においても狭義のてんかん原性を診断できるのは脳波であり，てんかんの診断のための補助診断検査の中核とみなされる．
> - 脳波でのてんかん性放電の分布は，病歴・神経画像所見とともに発作診断およびてんかん症候群分類に有用である．ただし，頭頂葉・後頭葉てんかんでは，発作間欠期・発作時脳波所見単独では，てんかん焦点の局在診断が困難な場合があり注意を要する．一方，全般てんかんでは，てんかん性放電の波形パターンが症候群分類に直結する場合が多い．
> - 発作間欠期てんかん性放電と見間違えやすい正常波形および正常亜型の把握が脳波判読には欠かせない．

　神経生理学的検査としての臨床脳波には80年の歴史があるが，現在においても狭義のてんかん原性を診断できるのは脳波であり，てんかんの診断のための補助診断検査の中核とみなされる．てんかんは，大脳灰白質の神経細胞の突発性過剰発射（てんかん性放電）に由来する反復性の発作を主症状とする脳の慢性の病的状態である．「多数の神経細胞の過剰な同期性異常発射」であるてんかん性放電は，細胞内レベルでは正常では決してみられない異常な発作性脱分極変位（paroxysmal depolarization shift：PDS）によってもたらされる．全般てんかんではてんかん性放電が全般性（generalized）にみられ，一方，部分てんかん（局在関連てんかん）では通常限局性（regional）にみられる．

　本稿では，発作間欠期・発作時のてんかん性放電およびてんかん性放電と間違えられやすい正常亜型について概説する．

発作間欠期てんかん性放電（IED）

　通常の脳波記録は主に発作間欠期に行われるため，発作間欠期てんかん性放電（interictal epileptiform discharge：IED）を評価して，てんかんの診断を行うこととなる．IEDの特異度は高く，正常小児では約2％（1％は1年以内に発作が出現），正常成人では0.5％にのみ記録される[1]．

　てんかん性放電は，国際臨床神経生理学連合（International Federation of Clinical Neurophysiology：IFCN）の定義によると，
1. 背景活動から突出している（突発性異常〈paroxysmal abnormality〉）
2. 鋭い波形である（波の持続が20～70 msecのものを棘波，70～200 msecのものを鋭波と呼ぶ）
3. 通常の時間スケール（3 cm／秒）で，頂点が尖った波形を示す

Column

てんかん焦点など中枢神経系の機能異常をきたす疾患の病態検索法の歴史的発展

　てんかん焦点の診断には脳波は不可欠ではあるが，機能イメージング，形態検査の急速な発展は目覚ましく，現在では function, morphology の 2 軸によって，機能異常をきたすあらゆる中枢神経疾患は検索されている（**1**）[2]．

EEG：electroencephalography
ECoG：electrocorticography
MEG：magnetoencephalography
TMS：transcranial magnetic stimulation
SPECT：single photon emission computed tomography
PET：positron emission tomography
NIRS：near infrared spectroscopy
MRS：magnetic resonance spectroscopy
fMRI：functional MRI
CT：computed tomography
MRI：magnetic resonance imaging
CBF：cerebral blood flow

1 中枢神経系の異常を検索する臨床的検査方法の歴史的発展（てんかんなど）

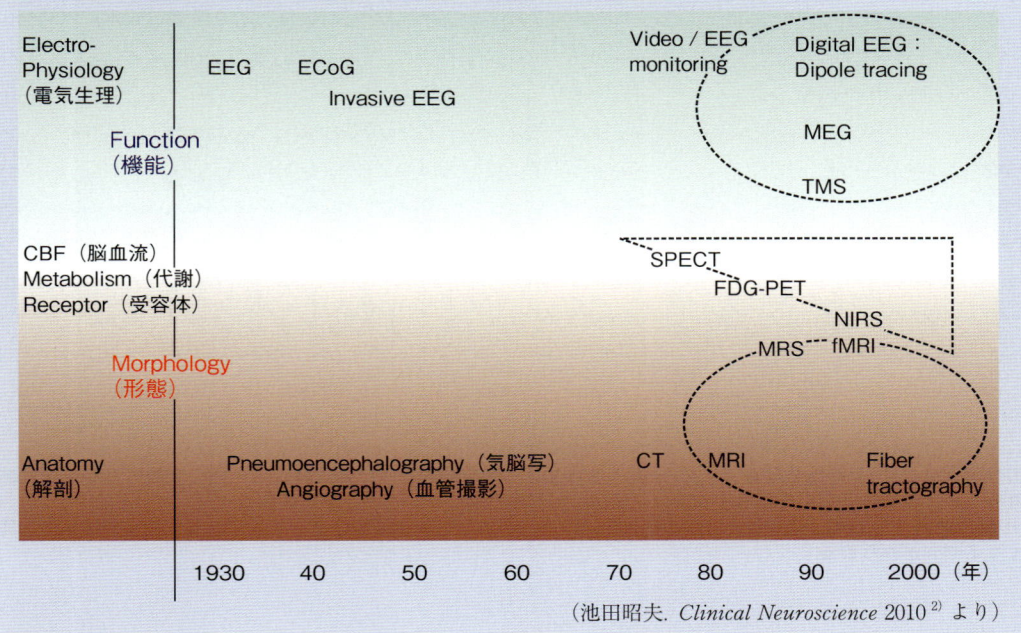

（池田昭夫. *Clinical Neuroscience* 2010 [2] より）

ことであるが，これに加えて，発現機構および経験的によく知られていることとして，

　4．鋭い波形に徐波成分（afterslow）が後続する

ことが特徴である．

　特に後述のアーチファクトや正常亜型（normal variant）との鑑別には後続する徐波成分の有無が大切となる．局所性放電の場合は，鋭く尖ったアーチファクトとの鑑別が必要となるが，生理的な広がりをもつこと（隣接する記録電極の少なくとも 1 個には波及する）が鑑別点としてあげられる．また，頭皮上脳波記録では緻密骨である頭蓋骨が約 15 Hz の高周波遮断フィルタとして働くため，限局性 IED の棘徐波成分のうち棘（鋭）波成分が減衰した結果，局在性の律動性徐波（intermittent rhythmic slow activity）として記録されることがあり注意を要する（後述の TIRDA など）．

2 全般てんかんの発作間欠期てんかん性放電（特発性全般てんかん，25歳男性）

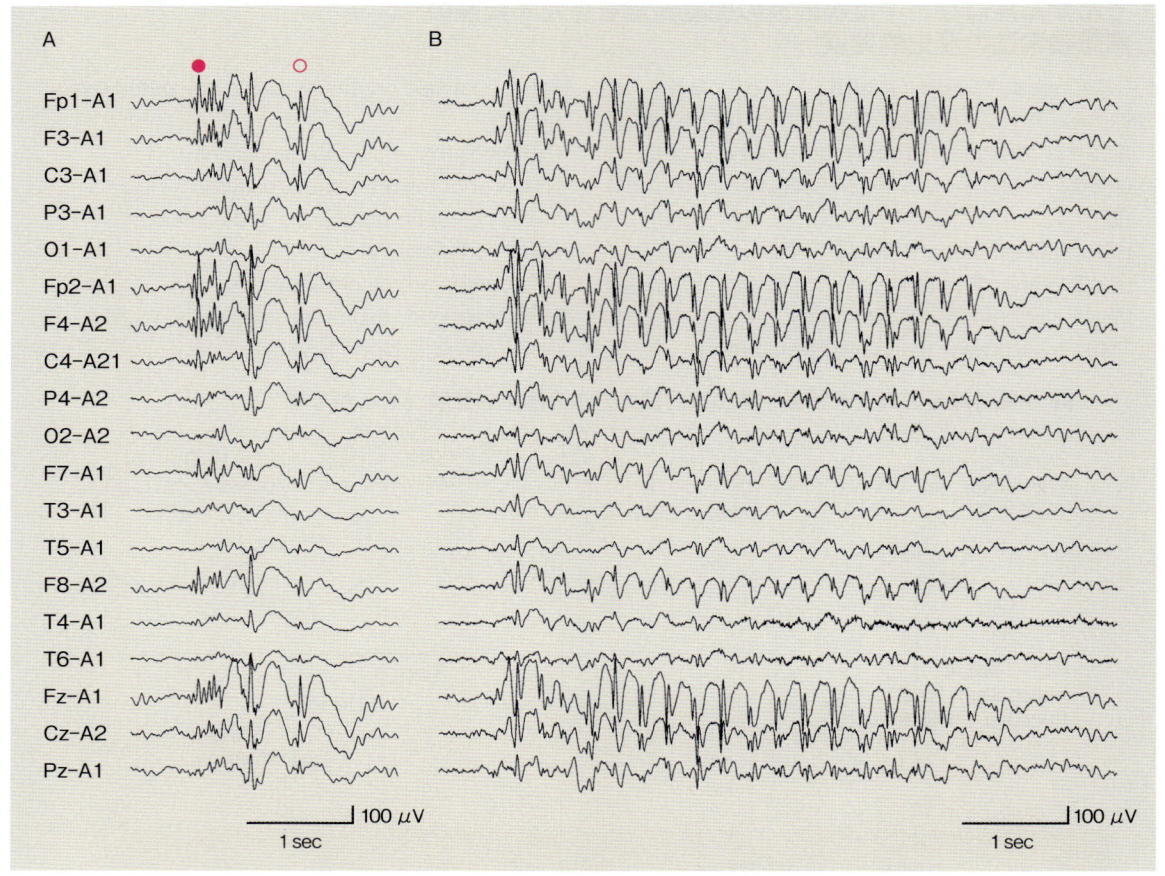

A：全般性棘波（○），全般性多棘波（●）．全般性多棘波は，本記録のように睡眠時には，他の全般てんかん症候群でもみられるため，覚醒時所見以外はミオクロニー発作に特異度が高くないので注意を要する．
B：3 Hz 棘徐波複合（3 Hz spike and wave）．2.5～4 Hz の周波数の棘徐波複合としてみられる．複合の後半では周波数が遅くなる傾向がみられる．

複雑部分発作を有する部分てんかん患者では，初回脳波では 約 30～50％で IED が記録され，脳波記録を繰り返す（3～4 回）ことで 80～90％と検出率が高くなる[3]．また，てんかん発作後 24 時間は IED の検出率が高い（54％ vs. 34％）ことが知られているので，救急外来に診断が確定されていない患者が来院した場合は当日の脳波検査が望ましい[4]．IED は，成人より小児，睡眠中，断眠状態で記録されやすい．抗てんかん薬の影響としては，ベンゾジアゼピン系，バルビツール酸系，バルプロ酸などの内服で IED が出現しにくくなることが知られている．

全般てんかん

全般てんかんにおいては，全般性棘波（2-A），全般性多棘波（2-A），ヒプサリズミア（hypsarrhythmia），3 Hz 棘徐波複合（3 Hz spike and wave）（2-B），緩徐性棘徐波複合（遅棘徐波複合）（slow spike and wave），速律動（rapid rhythm）などが認められる．基本的には両側性で左右差は認めないが，

3 内側側頭葉てんかんの発作間欠期てんかん性放電

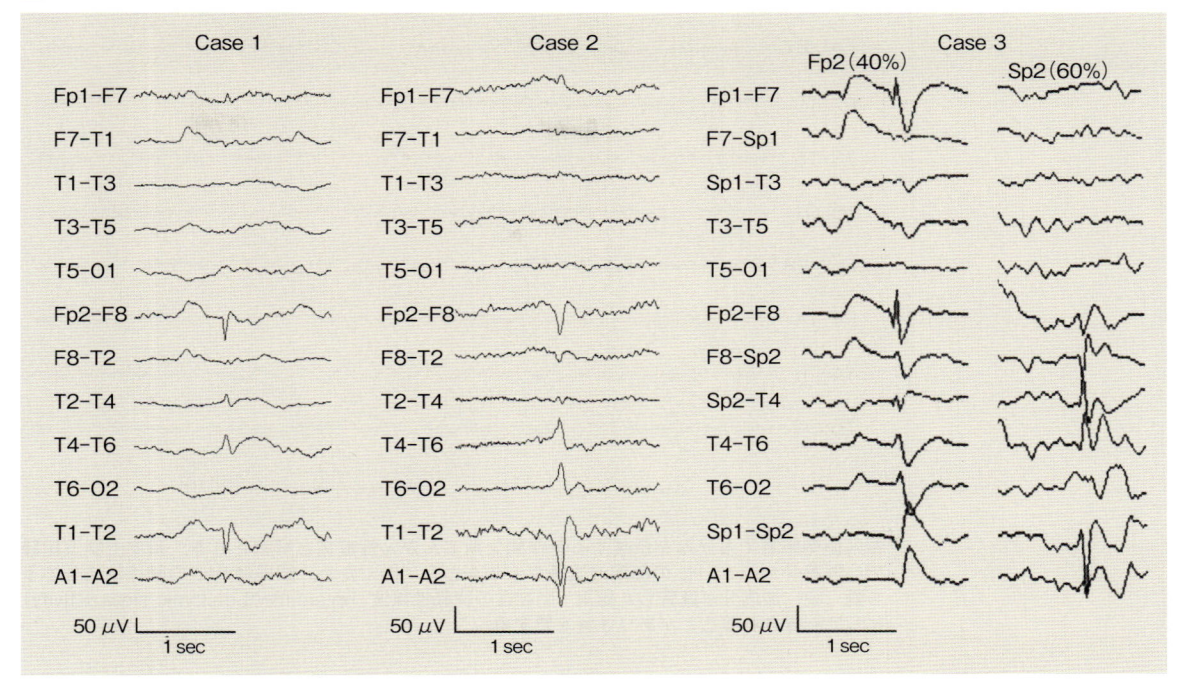

前側頭部の電極（F7/8, T1/2, Sp1/2）で最大に記録される（Case 1・2・3）. T1-T2, A1-A2 間の電位比較は，棘波が中・後側頭部（A1-A2）か前側頭部（T1-T2）いずれで最大の分布をとるかの判定に役立つ（長時間ビデオ脳波モニタリングでは A1, A2 は乳様突起〈耳介の後ろ〉に装着）. いずれの症例でも T1-T2 の電位がより大きく，前側頭部最大と判定される. Case 3 では，前頭極部（Fp2）最大の棘波も記録された.

（松本理器ほか．側頭葉・後頭葉，2010[8]）より）

睡眠時には断片化していずれかの半球に偏在してみられることがある．若年～成人では通常，前頭部最大にみられる．棘波には通常，徐波成分が後続するため，たとえば3秒以上連続して出現する場合に定常状態としての繰り返し波形となり棘徐波複合と呼ぶ．本項では若年～成人患者でもしばしばみられる所見につき図示する．なお，全般性多棘波は若年ミオクロニーてんかん（juvenile myoclonic epilepsy：JME）や進行性ミオクローヌスてんかんでしばしばみられ，覚醒時の所見としては特異度は高い．しかし睡眠時には他の全般てんかん症候群でもみられるため，注意を要する．他の脳波所見は乳児～小児期発症のてんかん症候群に特徴的であり，詳細はここでは省略する．

部分（局在関連）てんかん

発作時脳波変化に比べて発作間欠期てんかん性放電のほうがしばしばより限局して出現するために，その電位分布の解析は最大点を知るうえで重要である．通常，てんかん焦点ないしその周囲に IED が記録される．

海馬硬化を有し特徴的な臨床症状と外科手術の著効性をもつ内側側頭葉てんかんでは，IED は通常（＞90%）焦点側の前側頭部に最大の分布を示す．一般的な国際 10-20 法の電極配置（この中では F7, F8 が通常最大電位を示す）に加えて，蝶形骨電極ないし T1 / T2 電極（外耳口と外眼角間の後方の三等分点から 1 cm 上方）の追加が，前側頭部のてんかん性放電を反映しやすい．

> **Memo**
> **てんかん患者での脳波検査は，spike 探しだけではない．デルタ徐波の局在も重要**
> てんかん発作を臨床的に疑う場合は，もちろんてんかん性放電（棘波，鋭波）を探して判読する．だが部分発作疑いの場合は，本文にもあるように1回目の脳波検査ではてんかん性放電がなく，まして覚醒脳波ではそのようなことが多い．しかしながら，デルタ帯域の不規則徐波が局在性に出現する場合．後方視的研究では，発作焦点に一致する場合が多く，発作時脳波所見と同等に臨床的意義は高い．spike（棘波）探しだけが，てんかんを疑った場合の脳波所見の標的ではない．

4 右半球の側頭部間欠性律動性デルタ波（TIRDA）（27歳女性）

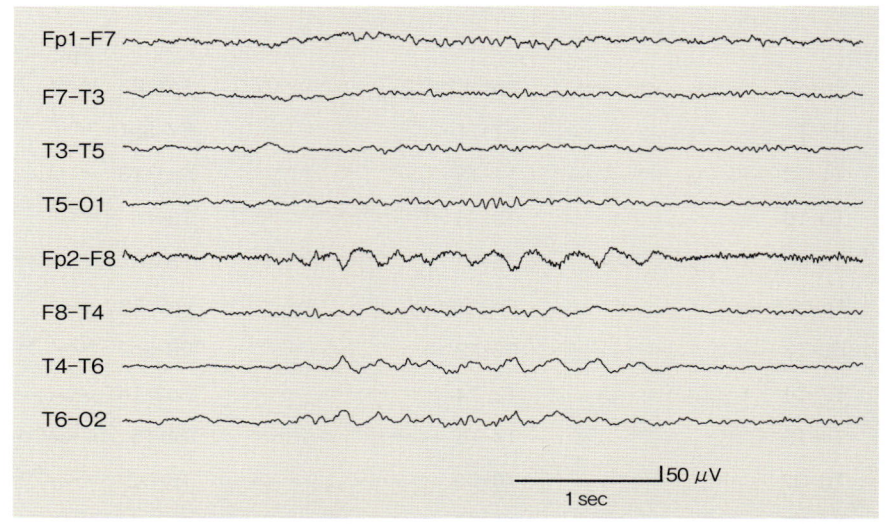

右内側側頭葉てんかんを示唆する発作間欠期てんかん性放電と解釈される．頭皮上脳波記録では頭蓋骨が約15 Hzの高周波遮断フィルタとして働くため，限局性IEDの棘徐波成分のうち棘（鋭）波成分が減衰した結果，局在性の律動性徐波（intermittent rhythmic slow activity）として記録されることがあり注意を要する．

IEDは片側に限局してみられることが多いが，両側性にみられることもしばしば経験する（14～42％）[5]（**3** Case 1, Case 2）．同側の前頭極部に最大のてんかん性放電を認めることもあり，内側側頭葉から前頭極部への伝播，内側側頭葉における電気的双極子が前後方向に向き上眼窩裂を介して前頭極部に分布することが推定されている（**3** Case 3）[6]．また，側頭部に徐波を認めることも多く，特に側頭部の間欠性律動性デルタ波（temporal intermittent rhythmic delta activity：TIRDA）については（内側）側頭葉てんかんとの関連が示唆される[7]（**4**）．不規則徐波（デルタ帯域）もてんかん焦点の側方性あるいは局在性を示唆する情報として重要である．

一方，外側側頭葉てんかんすなわち新皮質側頭葉てんかんでは，内側側頭葉てんかん（T1，T2ないしF7，F8最大）と異なり，発作間欠期の棘波・鋭波は中側頭部（T3，T4最大）にみられることが多い．

新皮質てんかんのうち前頭葉・外側側頭葉てんかんでは通常，焦点およびその近傍にIEDが記録されるが，後頭葉てんかんなど後大脳半球由来の部分てんかんでは，焦点近傍にてんかん性放電を認めるものは約半数にとどまる（**5**）．後者では，皮質間結合を介して伝播した棘波が側頭部や前頭部に記録されることがあり，注意を要する（**6**）[8]．

発作時脳波変化

通常のルーチン脳波では発作は記録できないことが多いが，発作分類，てんかんの病型診断や部分てんかんの術前評価目的に長時間ビデオ脳波モニタリングを行う場合は，抗てんかん薬の減薬や断眠を行い発作を誘発して発作時脳波変化（ictal EEG pattern）を記録する．また，てんかん重積（けいれん

Memo

TIRDAとFIRDA：似て非なるもの？

TIRDAは，spike and wave complexのspikeの振幅が減衰したいわゆるaborted spike and wave complexの可能性が高い所見である．一方，FIRDA（frontal intermittent rhythmic delta activity）は，前頭部中心に認める律動的な間欠的デルタ徐波を称する．aborted spike and wave complexよりも，むしろ上部脳幹・間脳・視床正中部の病変，前頭部の皮質および皮質下灰白質の異常，脳圧亢進，代謝性脳症や軽度の非特異的なび漫性脳機能低下を示唆することが多い．

5 右頭頂葉てんかん（限局性皮質形成異常，28歳男性）の発作間欠期てんかん性放電

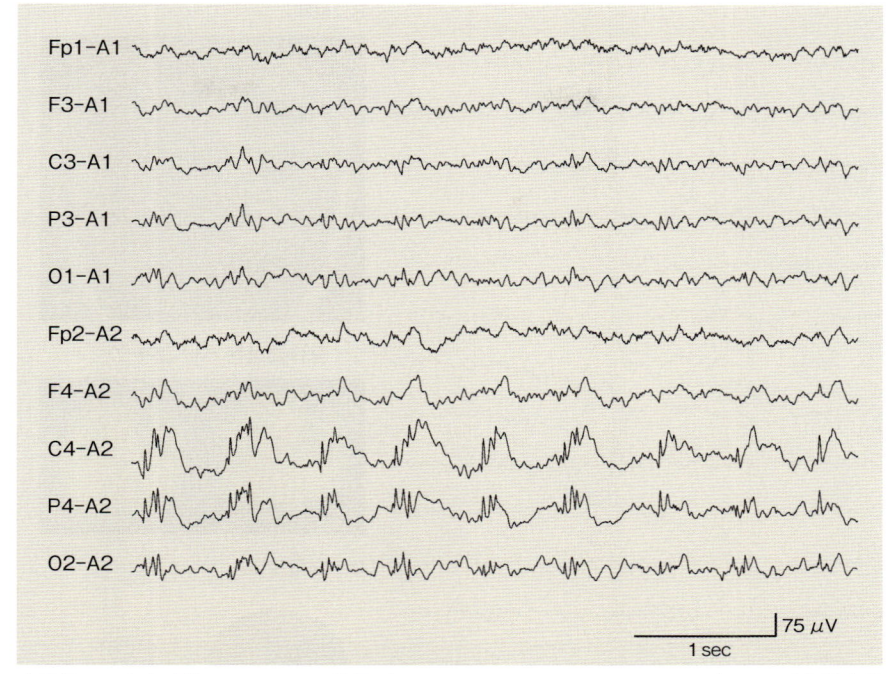

本記録のような連続してみられる放電（continuous epileptiform discharge）は，限局性皮質形成異常に特徴的なパターンとみなされ，発作間欠期てんかん性放電でありながらも病因と焦点分布に関して特異度が高い所見（red spike）である．

性および非けいれん性）患者のルーチン脳波記録においてもしばしば発作時脳波変化が記録される．

全般てんかん

全般てんかんにおいては，棘徐波複合が持続（小児欠神てんかん）する場合（すなわち発作間欠期の脳波パターンの持続が長くなったもの）や，最初に全般性に脳波が平坦化（脱同期化）してその後低振幅速波，そして高振幅の律動性放電が後続する場合が多い（強直発作，強直間代発作）．

部分（局在関連）てんかん

部分てんかん患者の発作時脳波変化の特徴として，波形（周波数および振幅）に進展性（evolution）があることがあげられる．

■内側側頭葉てんかん

たとえば，内側側頭葉てんかんでは側頭部に限局したθ帯域（5～7 Hz）の律動性放電から始まることが多いが，時間が経つにつれて，周波数（通常は遅くなる）や振幅（通常は高振幅）が変化し，また領域も広がる（一側→両側側頭部）．時にはθ帯域（5～7 Hz）の律動性放電が半球性に出現することもある．側頭部の5 Hz以上の律動性放電が，臨床症状上の発作開始時（initial focal）から，あるいはより広範な脳波変化を経て，30秒以内までに（delayed

> **Memo**
>
> **内側側頭葉てんかんのてんかん手術で，脳内電極記録を省略できる画期的な基準の確立（1989～1990年）**
>
> この引用論文（Risinger MW, et al[9]）が発表される前までは，ほぼすべての（内側）側頭葉てんかんでは手術前に脳内電極が留置されていた．本論文では，頭皮上脳波所見，FDG-PET，脳内電極の所見を系統的に比較して，脳内電極記録を省略できる画期的な基準が提唱された．ちなみに翌年の1990年に冠状断のMRI検査で，一側の海馬硬化を明瞭に診断できるようになり，この基準は急速に確立された．

6 周産期の脳虚血による右後頭葉てんかん症例（23歳女性）の発作間欠期てんかん性放電

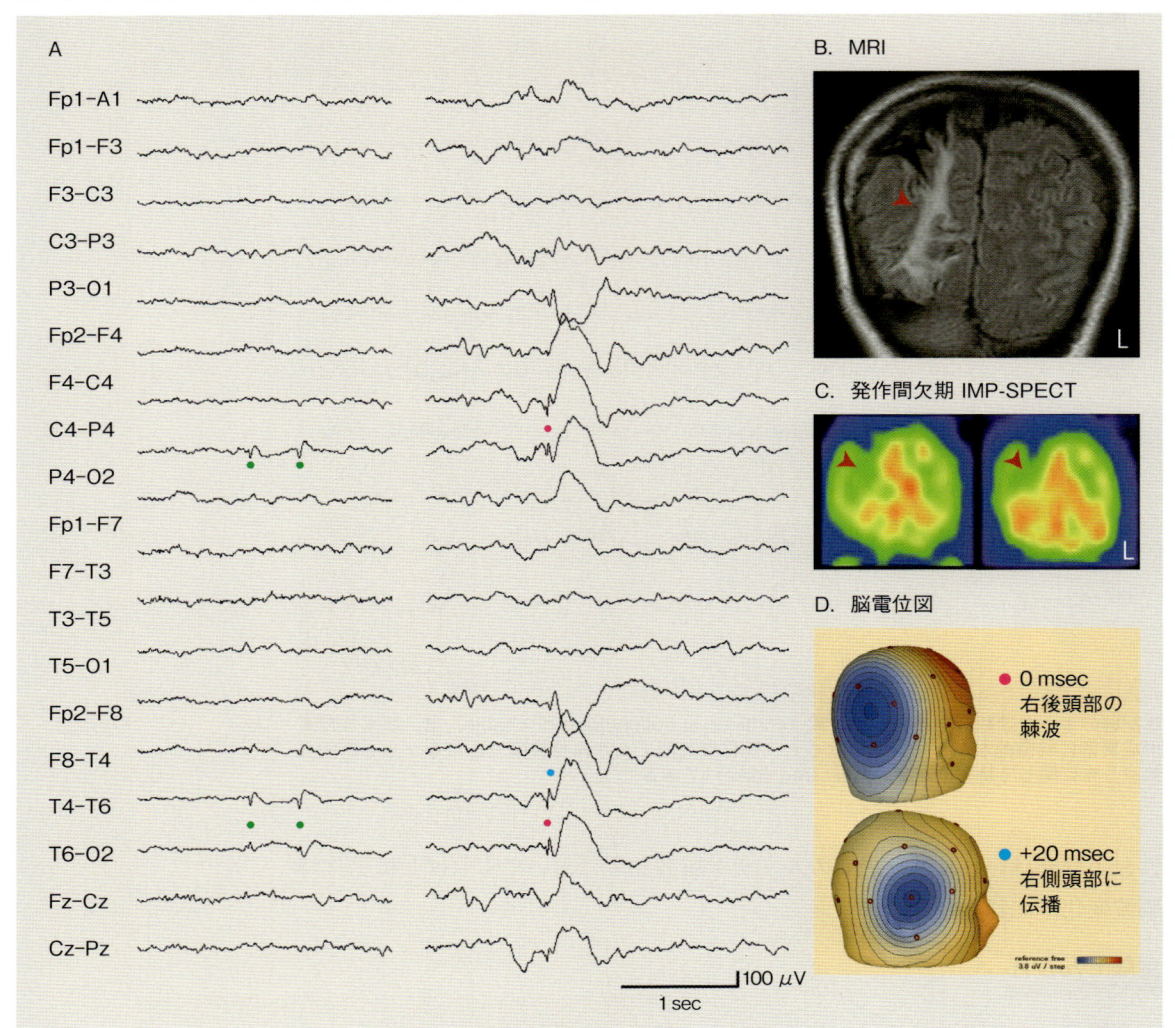

A
Fp1-A1
Fp1-F3
F3-C3
C3-P3
P3-O1
Fp2-F4
F4-C4
C4-P4
P4-O2
Fp1-F7
F7-T3
T3-T5
T5-O1
Fp2-F8
F8-T4
T4-T6
T6-O2
Fz-Cz
Cz-Pz

1 sec 100 μV

B. MRI

C. 発作間欠期 IMP-SPECT

D. 脳電位図
● 0 msec 右後頭部の棘波
● +20 msec 右側頭部に伝播

右後頭部（T6, O2）に棘波を認めた（Aの●）．右後頭部の棘波（A・Dの●）の約20 msec後に棘波が右側頭部（A・Dの●）に記録されることがあり，右後頭葉の焦点から皮質間結合を介して右側頭葉に伝播した棘波が記録されたと考えられる（脳電位図参照）．発作時症状は，前兆を伴わない手の自動症と意識減損であり，伝播先の側頭葉の症状と考えられる．

（松本理器ほか．側頭葉・後頭葉，2010[8])より）

focal）みられた場合は，同側の内側側頭葉のてんかん焦点を高率に示す（82%）（**7**)[9]．

内側側頭葉での発作時発射の電気的双極子の向きにより，時に頭蓋頂部を中心に焦点と反対側の傍矢状部にθ帯域の律動性放電が出現するパターンや，前述したように発作時発射が前頭極部に出現するパターンもみられる[10]．

■ 新皮質てんかん

内側側頭葉てんかん以外のいわゆる新皮質てんかん（neocortical epilepsy, extratemporal lobe epilepsy）では，頭皮上脳波による発作時焦点の局在の精度は残念ながら内側側頭葉てんかんほど高くない．内側側頭葉てんかんにおいては，海馬は発作時脳波変化の起始点であり，かつ容易に「増幅器」の役

7 右内側側頭葉てんかんの典型的発作時脳波変化（44歳女性）

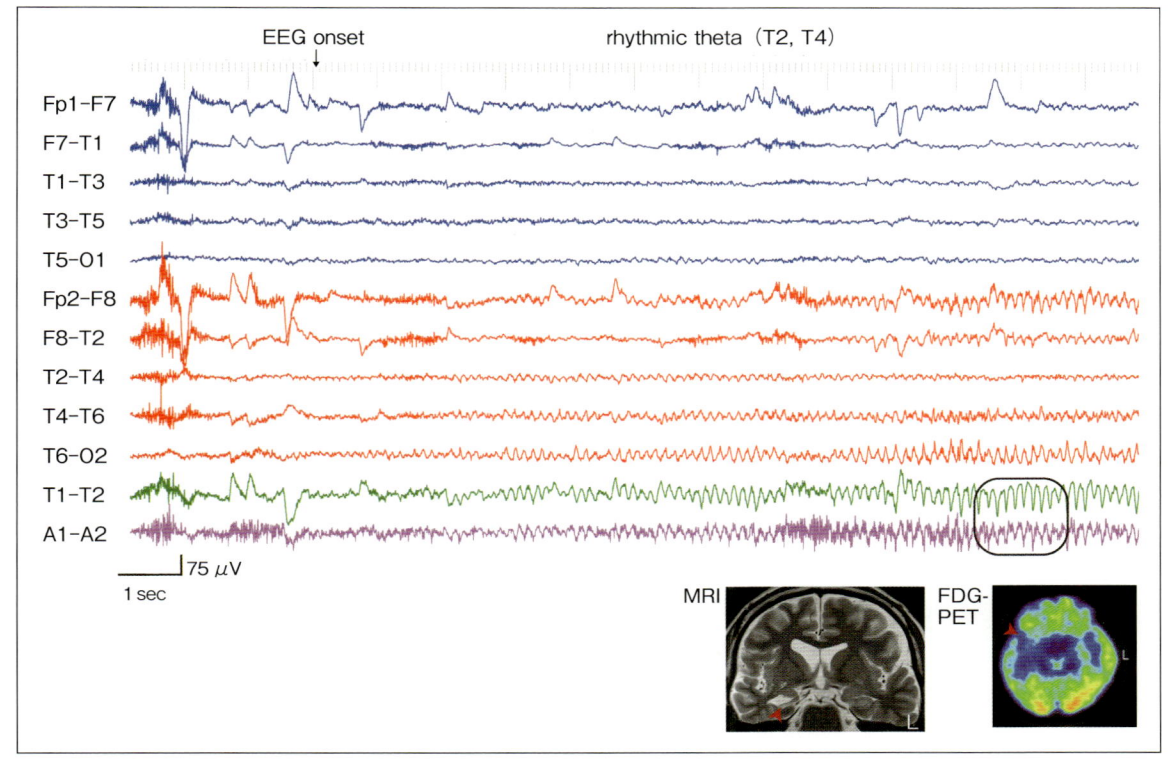

θ帯域（7 Hz）の律動性放電が右側頭部（T2，T4を最大）に発作開始時から出現．発作時脳波変化は周波数・振幅が進展（evolve）することが特徴で，本例では次第に高振幅化かつ低周波数化して進展している．発作時発射の分布は前側頭部＞中・後側頭部（□□囲み部分）であることに注目．

（松本理器ほか．側頭葉・後頭葉，2010[8]より）

割を果たすため，発作時脳波変化が側頭部に限局する．一方，新皮質てんかんにおいては，①発作開始時の脳波変化は脱同期化（低振幅速波）から始まる場合が多いため頭皮上脳波でとらえにくい，②画像病変などの「増幅器」に相当する構造物がない場合は，いったん出現した発作発射が脳葉内・脳葉間の皮質間結合を介して伝播しやすい，③てんかん焦点が必ずしも脳表に位置せず脳溝の深部あるいは大脳半球穹窿部（convexity）以外に存在しうるため，頭皮上脳波で発作発射がみられる時期には，すでにかなり広がった領域ないし焦点とは離れた領域に伝播したてんかん性放電が記録されることが多い[8]．

■てんかん重積

てんかん重積患者においては，必ずしもけいれん性重積が持続するとは限らず，意識障害が遷延化している場合は，非けいれん性重積状態の鑑別に脳波でのモニタリングが重要となってくる．重積患者では脳波検査を行うことで，①全般発作と部分発作の鑑別，②非けいれん性てんかん重積状態の診断，③心因性非てんかん発作（重積）との鑑別，が可能となる．

②に関しては，てんかん焦点の局在により意識減損の度合いは多様となるため，脳波記録が診断に必須である．てんかん重積は，慢性てんかんの重積

状態のみならず，急性症候性発作の重篤状態の可能性もあり，脳波に加えて，その原因となった疾患・要因の検索に，血液検査（特に電解質，血糖，肝腎機能，薬物中毒検査）と頭部 CT・MRI による画像検査が重要となる．部分発作の重積の場合は，発作焦点の大脳皮質が拡散強調画像で淡く高信号になり，また同領域の動脈が MRA で過剰描出となる場合が多く，頭部 MRI 撮像は焦点の同定にも有用となりえる．

一方，③に関しては，尿失禁，咬舌，息こらえなどが認められることがあり，人工呼吸器が装着された症例もある．一方，詐病や仮病とは異なることが，co-medical staff にさえいまだに誤解されていることが少なくない．③が疑われる場合は，脳波を可能な限り持続モニターして，「発作」中にてんかん性放電がないことを確認し，臨床症状と併せて総合診断することが望まれる．

てんかん性放電と見間違えやすい正常波形・正常亜型

脳波の判読の際，発作間欠期のてんかん性放電と類似するが，てんかん原性との関連が確立されていない正常亜型や正常波形が知られている．残念ながら診療の現場でも発作間欠期てんかん性放電と誤って判読されることが経験され，正確なてんかんの診断には，これらの正常波形・正常亜型のパターン認識が肝要となる．

正常波形・正常亜型を把握する

■小鋭棘波（SSS，BETS）

小鋭棘波（small sharp spikes〈SSS〉，benign epileptiform transients of sleep〈BETS〉）は成人の 25％にみられる．主として側頭部に分布するが，広範囲あるいは両側に分布することも多い（8-A，赤丸●）．波形は持続で 50 msec，振幅で基準導出での $50\mu V$ を超えない．睡眠 I 期にみられ，形状は単相あるいは二相性を呈するが，後続徐波はないか伴っていても小さい．

■14 & 6 Hz 陽性棘波

14 & 6 Hz 陽性棘波（14 & 6 Hz positive spike discharges）は主に若年層に多く，12〜20 歳までの 20〜60％にみられる．主として入眠〜軽睡眠期にみられ，後側頭部（T5，T6）に陽性の極性で認める．14 Hz あるいは 6 Hz いずれかの周波数のみを呈してもよい（8-B；14 Hz のみがみられる）．

■ウィケット棘波

ウィケット棘波（wicket spike）は 30 歳以降に出現する（0.9％）．通常は軽睡眠期，まれに覚醒時にみられる側頭部の μ 波様（6〜11 Hz）の陰性櫛状波形を呈する．単発ないし連続して片側ないし両側の側頭部に分布する（8-C）．

■精神運動発作異型

精神運動発作異型（psychomotor variant；rhythmic midtemporal discharges〈RMTDs〉）は，思春期以降の 0.5％にみられる．安静覚醒時あるいは軽睡眠

Memo

6 Hz の律動性脳波活動には要注意

6 Hz の律動性徐波に棘波様成分が混ざる脳波活動には，正常亜型が多い．本文で紹介した 14 & 6 Hz 陽性棘波，psychomotor variant 以外に，ファントム棘・徐波（phantom spike and wave）が知られている．6 Hz の律動性徐波に小さな棘波様成分が伴うもので，FOLD と WHAM パターンが知られている．FOLD は，両側の後頭部（occipital）優位に入眠時（drowsiness）に低振幅（low amplitude）で女性（female）に多くみられ，WHAM は覚醒時（wake）に高振幅（high amplitude），両側の前頭部最大（anterior）に男性（male）で多くみられる．FOLD は正常亜型とみなされるが，WHAM はてんかん発作を有する患者に多いと報告されている．

8 てんかん性放電と見間違えてはいけない正常脳波・筋活動，正常亜型，アーチファクト

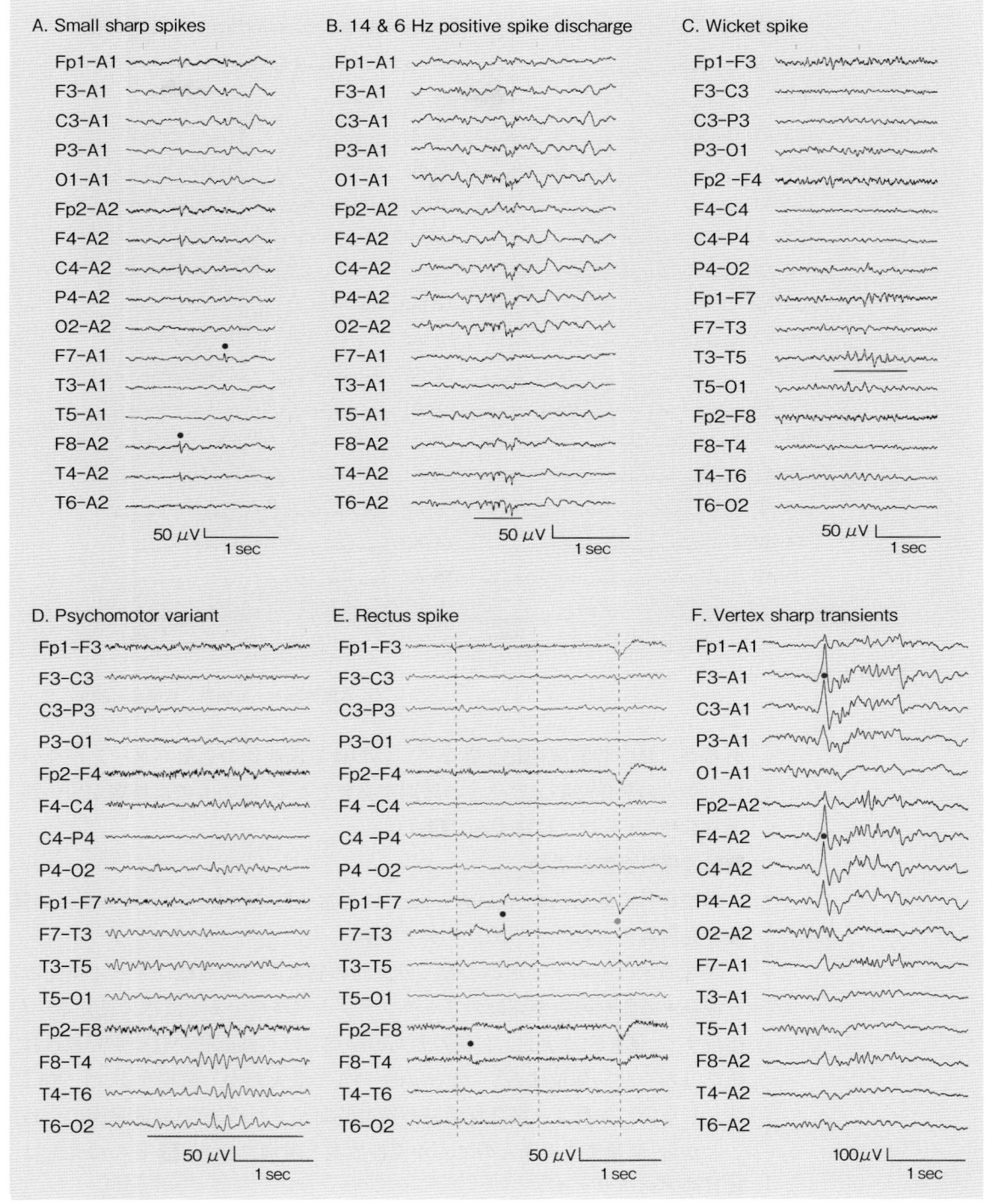

A. Small sharp spikes

B. 14 & 6 Hz positive spike discharge

C. Wicket spike

D. Psychomotor variant

E. Rectus spike

F. Vertex sharp transients

説明は本文参照．　　　　　　　　　　　　　　　　　　　　　　　　　　　　　　　　　　（次頁につづく）

のときに，特に中側頭部（T3，T4）を中心に出現する 5〜7 Hz の θ 波の群発で，時に波形の頂上が平坦化したり，notch 状に尖った成分がしばしば重畳する．片側あるいは両側性に独立してみられ，起始と終了はいずれも緩徐で

8 てんかん性放電と見間違えてはいけない正常脳波・筋活動，正常亜型，アーチファクト（つづき）

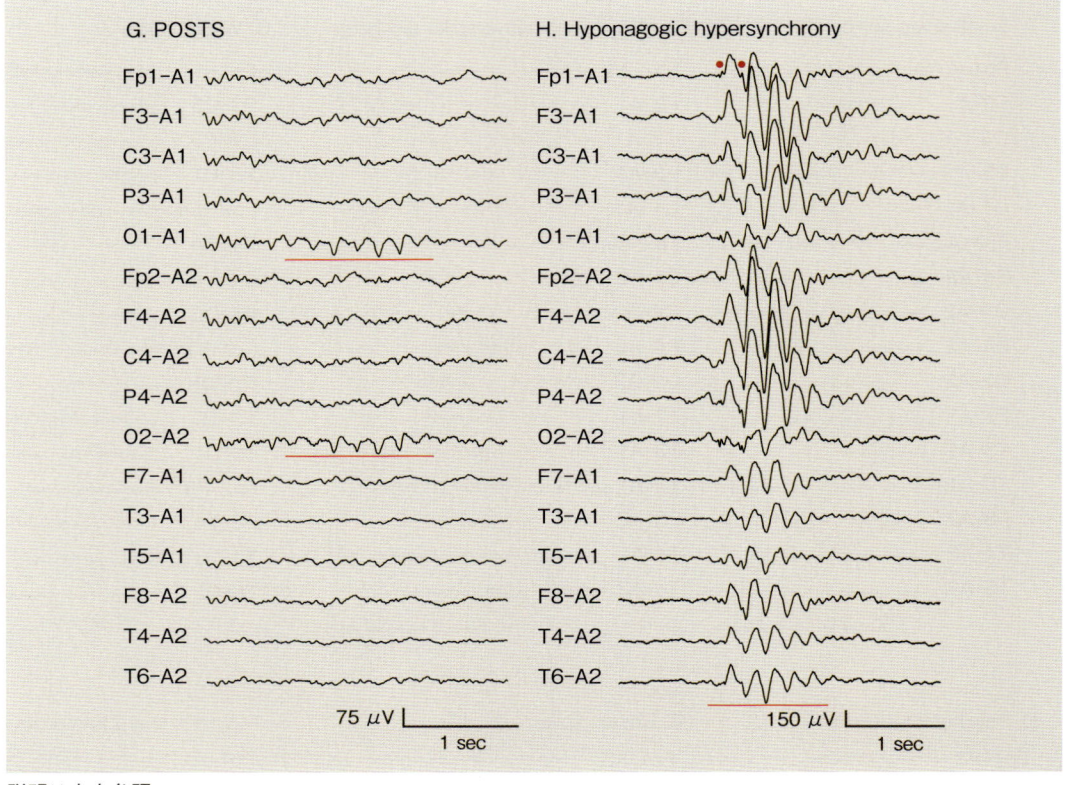

G. POSTS　　　　　　　　　　　H. Hyponagogic hypersynchrony

説明は本文参照．

（松本理器ほか．側頭葉・後頭葉，2010[8]）より）

あるが，発作時脳波変化と異なり，いわゆる周波数の進展パターンがない．てんかんの発作時脳波変化との鑑別が必要となる．図のものは持続が短いが，通常数秒〜1分ほど持続する（8-D）．

■棘波様外直筋筋活動

棘波様外直筋筋活動（rectus spike）は正常亜型ではないが，前側頭部の棘波と見間違えられるアーチファクトである．

眼球のすばやい水平運動の際，外直筋の筋電図（棘波様に尖って見える）と後続する眼球の水平運動のアーチファクト（後続する徐波様に見える）が出現する（8-E；赤丸●．右側の赤丸の時点では左外直筋の収縮が記録され，眼球は左へ共同偏位する）．分布（F7，F8で最大だが，隣接するT3，T4に波及しない），先行する棘波様活動の持続時間がきわめて短い（筋電図のため）ことから，側頭葉てんかんのてんかん性放電と鑑別できる．8-Eの緑丸●は，瞬目のアーチファクト．

■頭蓋頂一過性鋭波

頭蓋頂一過性鋭波（vertex sharp transients）は，小児〜若年者にみられ，特に10歳前半では，高振幅で尖っていて，連続・反復・群発することがある．軽睡眠期を中心にCz最大にみられることが特徴で，てんかん性放電との鑑別点となる（8-F）．時に断片化してC3かC4に偏在化することがあるが，

通常一側でなく両側に一様に揺らぐことが中心部の部分てんかん由来のてんかん性放電との鑑別点となる．

■睡眠時後頭部陽性鋭一過波

睡眠時後頭部陽性鋭一過波（positive occipital sharp transients of sleep：POSTS）は，軽睡眠期に，後頭部に陽性の尖った波として出現する（8-G）．

■入眠時過同期

入眠時過同期（hypnagogic hypersynchrony〈入眠期全般性徐波群発〉）は10歳までの小児では，入眠期に中心頭頂部優位に全般性に3〜6 Hzの高振幅徐波が律動的に出現する．時に小さな棘波様のnotch（赤丸●）が律動波の間にみられることがあり注意を要する（8-H）．

（松本理器，池田昭夫）

文献

1) Pedley T, et al. Seizures and epilepsy. In：Ebersole JS, et al (editors). Current Practice of Clinical Electroencephalography. Philadelphia：Lippincott Williams & Wilkins；2003, pp.506-587.
2) 池田昭夫．ヒトの大脳機能局在概説─機能局在研究の大航海時代．*Clinical Neuroscience* 2010；28（10）：1096-1103.
3) Salinsky M, et al. Effectiveness of multiple EEGs in supporting the diagnosis of epilepsy：An operational curve. *Epilepsia* 1987；28（4）：331-334.
4) King MA, et al. Epileptology of the first-seizure presentation：A clinical, electroencephalographic, and magnetic resonance imaging study of 300 consecutive patients. *Lancet* 1998；352（9133）：1007-1011.
5) Najm IM, et al. Mesial temporal lobe sclerosis. In：Lüders HO, et al (editors). Epilepsy Surgery. 2nd edition. Philadelphia：Lippincott Williams & Wilkins；2001, pp.95-104.
6) Mikuni N, et al. Frontopolar ictal epileptiform discharges on scalp electroencephalogram in temporal lobe epilepsy. *J Clin Neurophysiol* 1997；14（6）：507-512.
7) Di Gennaro G, et al. Localizing significance of temporal intermittent rhythmic delta activity（TIRDA）in drug-resistant focal epilepsy. *Clin Neurophysiol* 2003；114（1）：70-78.
8) 松本理器，池田昭夫．側頭葉・後頭葉てんかんの脳波．斉藤延人（編），ビジュアル脳神経外科2，側頭葉・後頭葉．東京：メジカルビュー社；2010, pp.86-93.
9) Risinger MW, et al. Ictal localization of temporal lobe seizures with scalp/sphenoidal recordings. *Neurology* 1989；39（10）：1288-1293.
10) 松本理器，池田昭夫．神経内科疾患と脳波1．てんかん発作．臨床脳波 2004；46（7）：442-449.

Further reading

- 柳澤信夫, 柴崎浩. 臨床神経生理学．東京：医学書院；2008.
  必要十分事項が簡潔に記載されている．臨床脳波の記録と判読の章は必読．基礎〜研究レベルの臨床神経生理学を幅広く学べる書である．

- 日本臨床神経生理学会認定委員会（編）．モノグラフ　臨床脳波を基礎から学ぶ人のために．東京：日本臨床神経生理学会；2008.
  各分野の専門家による脳波のモノグラフ集で，多岐にわたる領域をカバーしており，初学者に役立つ．

- Schomer DL, Lopes da Silvia F (editors). Niedermeyer's Electroencephalography：Basic Principles, Clinical Applications, and Related Fields. Philadelphia：Lippincott Williams & Wilkins；2011.
  最新の脳波の成書として薦められる．

III. 検査
硬膜下電極記録

> **Point**
> - 硬膜下電極記録は，手術で頭蓋内に留置した電極を用いて頭蓋内の皮質脳波記録を行う方法である．
> - 頭蓋内脳波記録に用いられる電極には帯状硬膜下電極，格子状硬膜下電極，深部電極がある．
> - 硬膜下電極記録では頭蓋骨や皮膚の影響を受けないため，頭皮脳波の5〜10倍の大きさの脳波が記録できる．
> - 硬膜下電極記録の最大の目的は，長時間ビデオ脳波記録を行いてんかんの発作起始部を同定することにある．
> - 術中硬膜下電極記録では短時間の間欠期スパイクに基づいた判定を行うため，焦点診断の有用性は限られている．
> - 硬膜下電極は，脳機能マッピングの作成，てんかんネットワークの解明，BMIへの応用などさまざまな分野への応用が可能である．

硬膜下電極記録とは

　てんかんの診断，治療には頭皮電極から導出した頭皮脳波記録が日常用いられている．一方で外科治療を前提とした焦点診断では，頭蓋内から記録した，より正確な皮質脳波が用いられる．

　皮質脳波記録には，硬膜下つまり脳表に留置した硬膜下電極記録（subdural electrode recording）と，脳内に穿刺した電極を用いた深部電極記録がある（**1**）．両者とも手術による電極留置が必要なことから侵襲的（焦点）診断検査と呼ばれる[1,2]．

頭皮脳波と硬膜下電極記録脳波の特徴

　硬膜下電極記録脳波の最大の利点は，頭皮や骨による伝導率の低下の影響がないため頭皮脳波の5〜10倍の振幅の脳波が記録できることである．したがって，発作時の体動によるアーチファクトの影響を無視できる記録が可能となる．また，頭皮脳波では発作開始から時間が経過しかつ多くの部位に伝搬した状態の脳波を記録しているのに比べて，より早期の発作起始部位を確認できる利点がある．皮質脳波では，頭皮脳波よりも高周波数でより sharp な波形が記録されることも特徴である．

　欠点としては，侵襲的診断であることに加えて記録部位の容積が小さく，脳全体をカバーできないことである．したがって術前検査で電極留置部位を正確に判定することが必要となる．また，小児や長時間記録に耐えられない

1 さまざまな頭蓋内電極

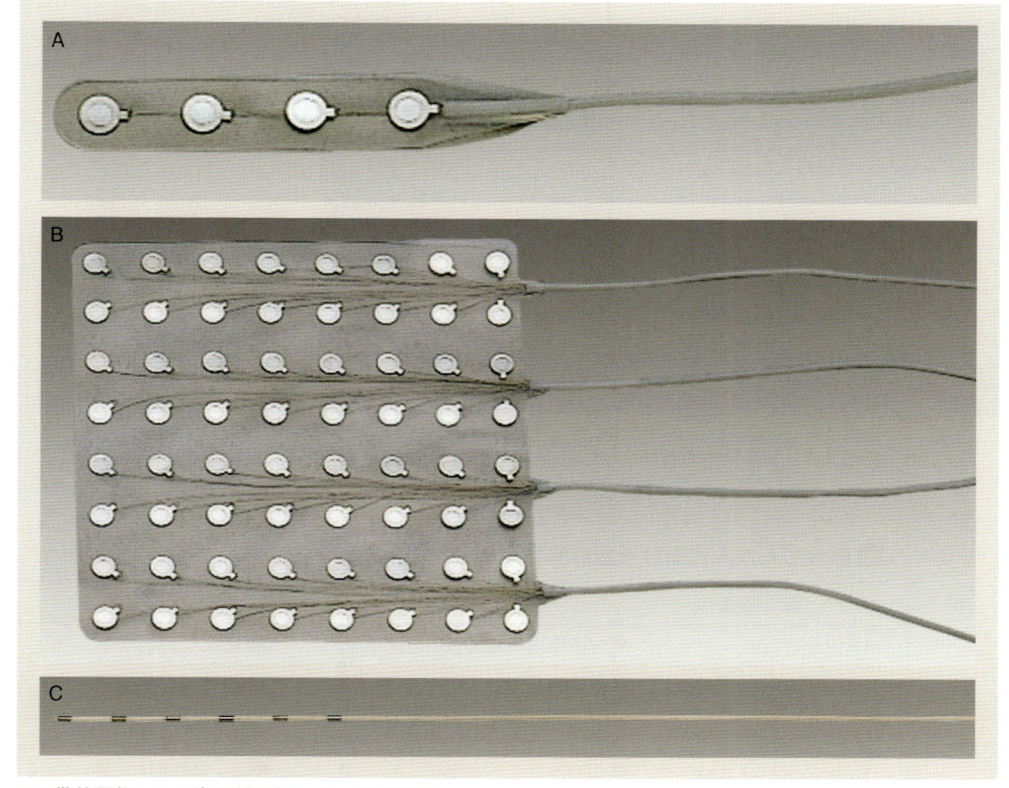

A：帯状電極，B：格子状電極，C：深部電極.

（アドテックメディカルインストルメント社）

2 頭皮脳波と頭蓋内脳波の比較

頭皮脳波	長所	・脳全体をカバーできる ・非侵襲的である（乳幼児にも可能）
	短所	・発作開始から時間が経過しかつ多くの部位に伝播した状態を記録している ・時間分解能が悪い ・発作時のアーチファクトの混入が多い
頭蓋内脳波	長所	・頭皮や骨の影響がない頭皮脳波の5〜10倍の大きさの脳波が記録できる ・発作起始部をより正確に同定できる ・脳機能マッピングも可能である
	短所	・侵襲的で，脳出血や感染の危険性がある ・記録部位の容積が小さい

患者への適応は困難なことにも留意しなければならない（**2**）[1,2].

硬膜下電極の特徴

硬膜下電極には帯状電極と格子状電極がある．帯状電極（**1**-A）は内側側頭葉，大脳間裂面の記録に有効であり，格子状電極（**1**-B）は大脳外側焦点の焦点検出に用いられる．格子状電極を電気刺激することで脳機能マッ

Memo
硬膜下電極の素材は生体適合性の高いプラチナが用いられている．本邦ではユニークメディカル社（東京，日本）とアドテック社（日本光電工業株式会社（東京，日本）が輸入，販売代理店）の製品を保険診療可能な医療材料として使用することができる．

3 両側側頭葉内側への硬膜下電極留置術

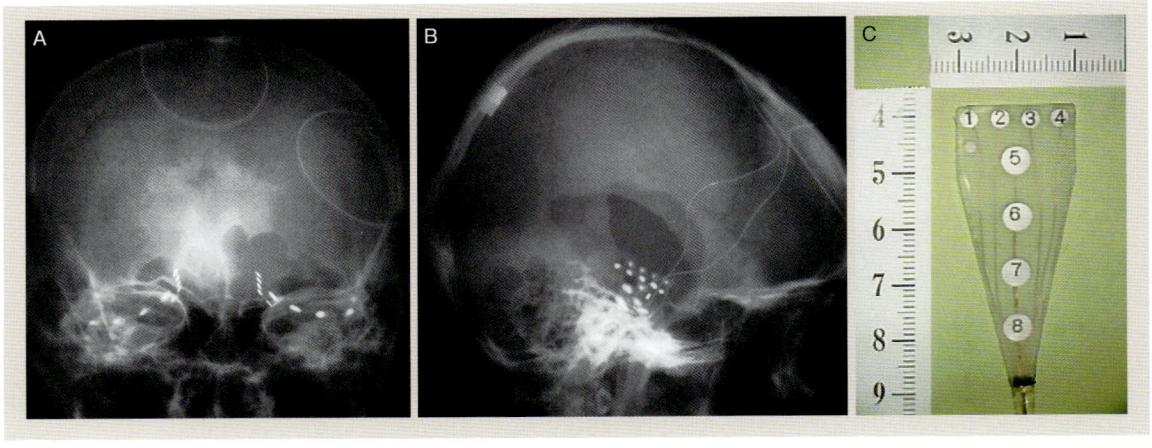

単純X線写真．A：正面，B：側面，C：側頭葉内側電極．

（C：ユニークメディカル社）

4 部分てんかんにおける脳の異常領域

脳の領域	定義	検査法
•irritative zone	間欠期脳波異常部位	脳波
•ictal onset zone	発作起始部	脳波
•epileptogenic lesion	てんかんに関連した構造異常部位	MRI，CT，病理組織
•symptomatic zone	発作の症状を示す部位	脳波，発作徴候，神経症状
•functional deficit zone	発作間欠期の症状を示す部位	神経心理学テスト，PET，SPECT
•epileptogenic zone	てんかん原性領域（切除で発作消失）	不明

（Lüders HO. Epilepsy Surgery, 1992 [4] より）

Key words
てんかん原性領域

外科治療の切除域の定義を，てんかん発作を起こしかつ切除で発作が止まる領域と考えると，この領域はLüdersが提唱したてんかん原性領域（epileptogenic zone）[4,5] に他ならないが，てんかん原性領域は単一の検査で決定することができない概念的な存在である．Lüdersは部分てんかんにおける脳の異常領域を6つに分類している．これらの領域がほぼ一致する場合には，焦点の診断は比較的容易であるが，これらの領域は必ず一致するわけではない（[4]）．

ピング[3] を行うこともできる．また用途に応じてさまざまな形の硬膜下電極が考案されている（[3]-C）．

深部電極記録（[1]-C）と硬膜下電極記録を比較すると，前者は内側側頭葉てんかんの焦点検出率が良好であるという報告がある反面，後者は脳出血などの手術合併症が少なく安全性の面で優れている[1,2]．

硬膜下電極を用いた頭蓋内脳波記録（慢性記録）

硬膜下電極記録には，手術で留置した電極で長時間ビデオ脳波記録を行う慢性記録[1] と，術中に行う急性記録[2] とがある．

慢性記録では長時間の間欠期脳波記録を検討することができるが，最も重要なことは発作起始部位の確認である[4,5]．手術ではてんかん原性領域を切除することを目的とするが，通常は発作起始部位の診断と切除が発作消失に重要と考えられている．

Column

発作起始部のコンピュータ解析

デジタル脳波型の導入および記録媒体容量の増大により，てんかん焦点を同定するための多くの診断法が可能となっている．

1) ictal DC (direct current) shift（発作時緩電位変動）：脳電位はさまざまな周波数をもつ電位変動の総和で，速い周波数の交流脳電位，遅い変動の直流脳電位から構成されている．脳の直流電位は基礎成分の定常電位と，直流電位の変化分である緩電位変動に分類され，大きな時定数を用いることで緩電位変動は記録可能となる．この緩電位変動は，発作焦点部位の神経細胞に生じる持続性の突発性脱分極に相当すると考えられ，てんかん焦点同定に有用とされている[6]．

2) HFO (high frequency oscillation)（高周波律動）：人で記録されるHFOには記憶，認知，感覚に関連した生理的HFOと病的HFOがあり，病的HFOはてんかん原性に関連し population spikes の burst を反映していると考えられている．周波数からは ripple（80〜250 Hz）と fast wave（250 Hz以上）に分類される．部分てんかんの皮質脳波で検出される 200 Hz以上の間欠期 HFO は活動電位の過剰同期を反映していて，てんかん原性領域のマーカーとなりうる．また，部分てんかんで発作起始時に記録された 70 Hz以上の HFO の切除によって，良好な手術成績が得られたと報告されている[7-10]．

3) very low frequency oscillation (VLFO)：Ren ら[11]は，硬膜下電極を留置して焦点診断を施行した3名の患者で，臨床発作の始まる8分から22分前に40〜120秒の長い interpeak interval を有する周期性の緩徐な陰性電位変動を同定し，てんかん原性領域および発作予測に有用であることを報告している．

5 側頭葉てんかん患者の硬膜下電極上の発作時脳波

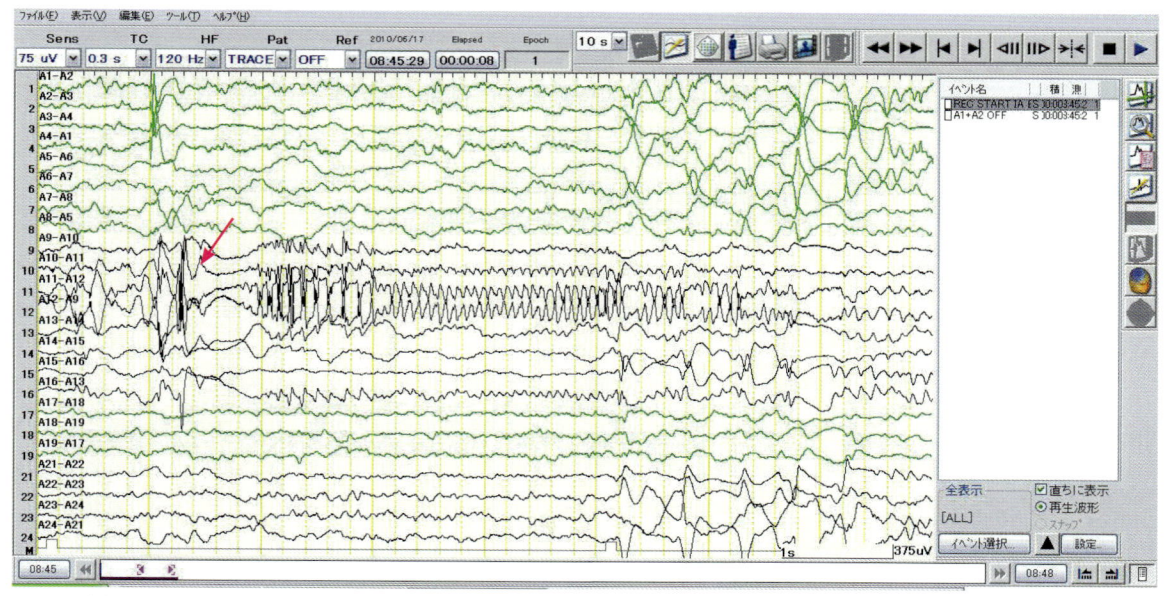

1〜8：左側頭葉内側電極，9〜16：右側頭葉内側電極，17〜19：左側頭葉外側電極，21〜24：右側頭葉外側電極．→：右側頭葉内側からの発作起始が確認できる．

（EEG-1200 日本光電工業株式会社）

内側側頭葉てんかん

内側側頭葉てんかんの大多数の症例では海馬扁桃体が発作焦点であるため，発作時の側方性（左か右かあるいは手術適応がないか）の決定が重要となる（**3**, **5**）．発作が一側の側頭葉内側に限局していて，かつ画像所見が一致している場合の手術成績は良好である．しかし，発作が両側独立して出

6 右大脳半球に留置した格子状電極

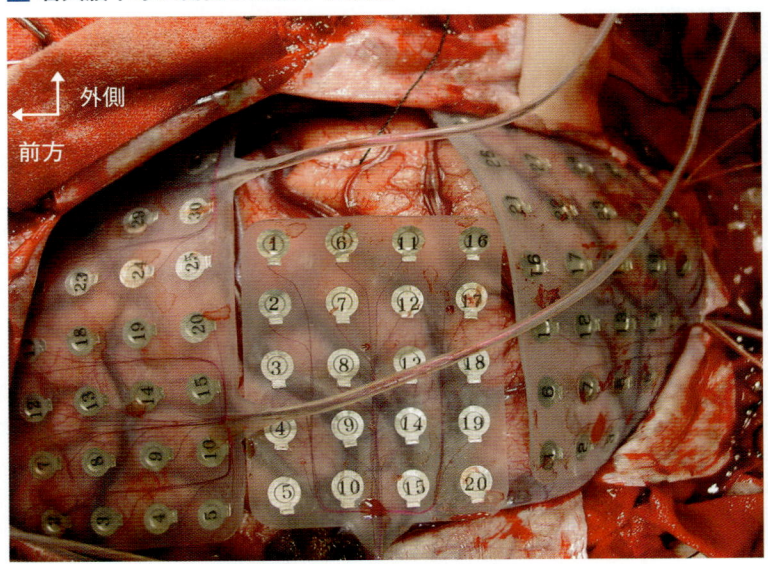

40極電極×2と20極電極×1の計100極の電極が留置されている.

現する症例や，左右の側頭葉内側でほぼ同時の発作起始が生じる症例も存在する．その場合には間欠期脳波の所見や画像所見などと併せて手術適応や手術部位を決定する必要がある．

側頭葉外てんかん（新皮質てんかん）

多チャネルの格子状電極を用いることで，発作焦点の詳細な解析が可能となる（**6**）．しかし発作はミリセカンド単位の現象であるため，しばしば短時間に多くの電極に発作波が伝播する（**7**）．その場合には発作起始部の同定は困難で，視覚的な判断のみならず，コンピュータを用いた多チャネルの解析が必要となる（**8**）．また発作時緩電位変動（ictal DC〈direct current〉shift）[6]や，発作時および間欠期の高周波律動（HFO；p.119 **Column** 参照）の解析が発作焦点同定に有用であることが報告されている[7-10]．最近では，臨床発作出現以前のかなり前から低周波律動が出現することも報告されている[11]．

硬膜下電極を用いた術中頭蓋内脳波記録（急性記録）

急性記録では，頭蓋内留置電極術という手術を回避できることが最大の利点で，脳出血や髄膜炎などの手術合併症を減じることができる．また，脳のさまざまな部位で脳波を測定することが可能であり，焦点切除後に再度，皮質脳波記録を行うこともできる．

短所は，短時間の記録であるため焦点診断に最も重要な発作時脳波記録ができず，間欠期脳波記録での判断になることである．また麻酔薬の影響を強く受けるため，焦点診断の有用性は限られている[12]．

Memo
電極留置術後にCTとMRI撮影を行うことで，脳表に留置した電極の正確な位置を3-D MRIモデル上で検討することができる．治療域の決定や脳機能部位を解明する場合には，電極の正確な位置が重要になる（**8**）．

7 発作時脳波（6の患者）

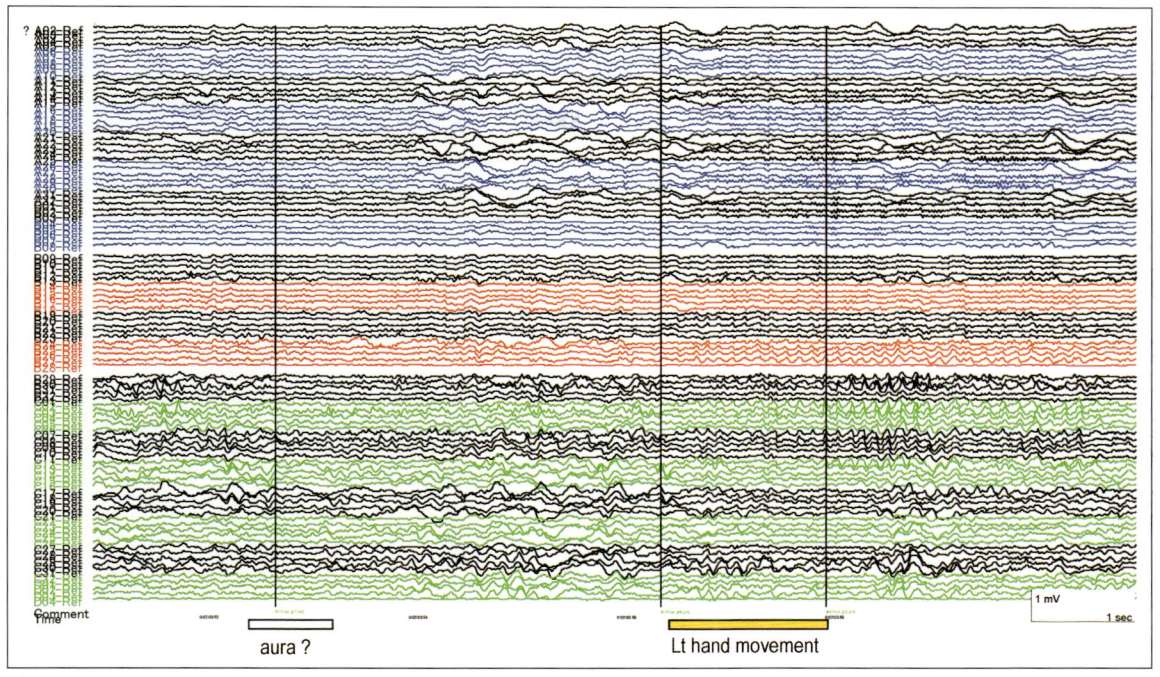

aura ? Lt hand movement

ビデオ脳波同時記録を行い，前兆と左上肢の痙攣開始部位が記載されているが，発作起始部位の視覚的判定は困難である．

8 発作起始部位のコンピュータ解析

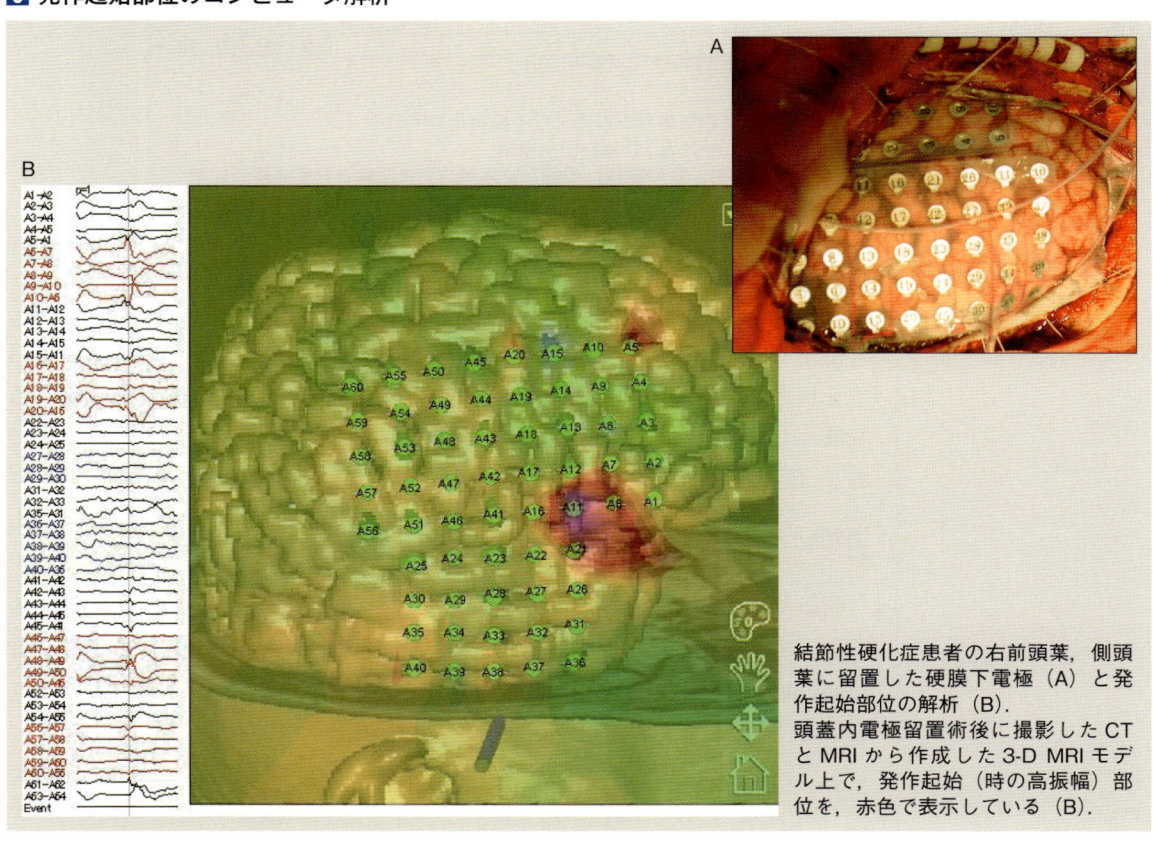

結節性硬化症患者の右前頭葉，側頭葉に留置した硬膜下電極（A）と発作起始部位の解析（B）．
頭蓋内電極留置術後に撮影したCTとMRIから作成した3-D MRIモデル上で，発作起始（時の高振幅）部位を，赤色で表示している（B）．

9 皮質形成異常患者の術中脳波

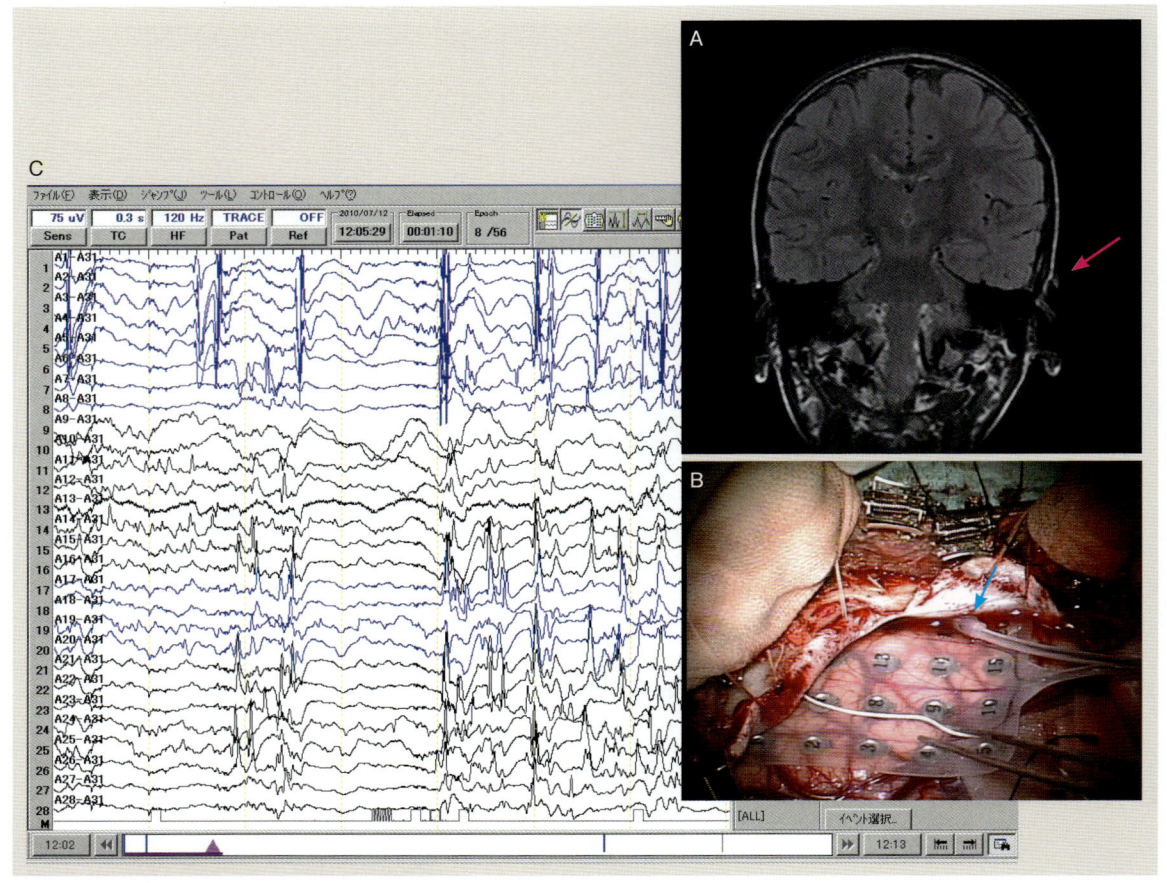

左側頭葉の皮質形成異常.
A：MRI FLAIR 画像．矢印（→）の部分の皮質白質境界が対側より不鮮明化している．
B：左側頭葉に留置した 8 極側頭葉内側電極（→）と 20 極格子状電極．
C：側頭葉内側（1～8 の電極）および外側（9～28 の電極）で激しいスパイクが記録されている．

脳表記録

術中の間欠期スパイクはてんかん焦点診断の目安であるが，スパイクすべてを焦点とすることには否定的な意見が多い．現在てんかん焦点を反映する脳波として考えられているのは，脳形成異常にみられる持続するスパイクであり（9），切除術後の発作消失は良好な手術成績の目安となる[5,13,14]．

海馬脳波

側頭葉てんかんの手術では下角開放後に，海馬白板からの脳波を記録することができる（10）．術中海馬脳波は，海馬切断範囲の同定[15]や海馬 MST（multiple subpial transection）[16]の効果判定に有用であるという報告がなされている．

10 外側切除後の側頭葉てんかん患者の術中海馬脳波記録

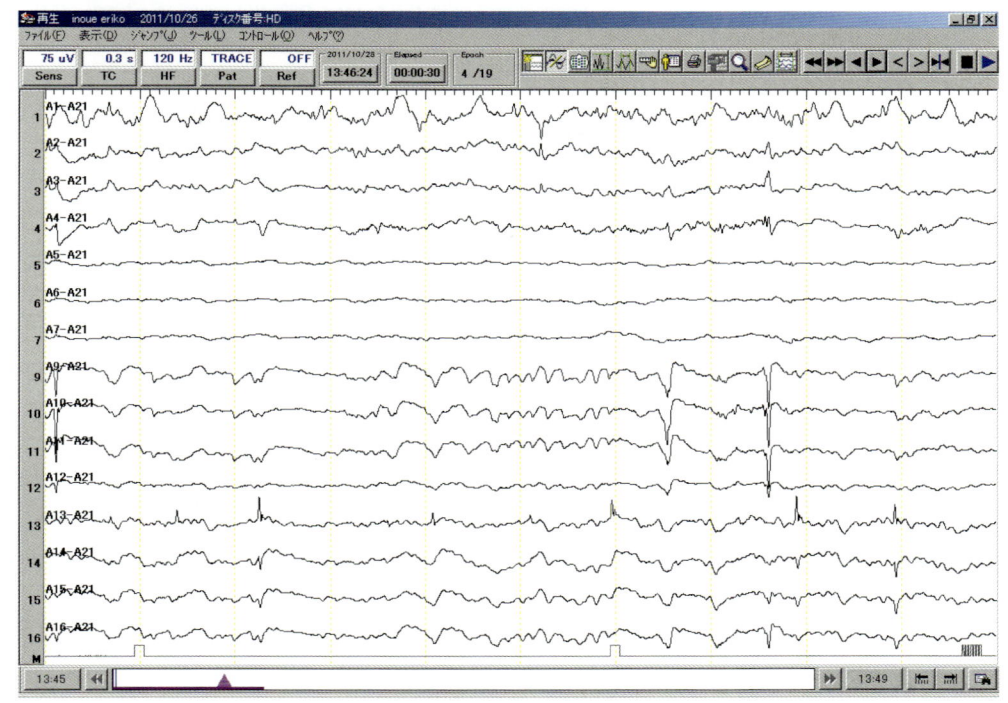

1～7：側頭葉内側電極，9～12：海馬頭電極，13～16：海馬後半電極．
海馬頭から激しいスパイクが記録されている．

硬膜下電極の応用

　硬膜下電極はてんかん原性領域の同定以外にも，安全な手術のための脳機能マッピング作成[3]に有用であり，てんかんネットワークの解明にも寄与している．さらに最近では，brain-machine interface（BMI）[17]への応用が試みられていて，脳機能の解明や新しい治療法への応用が期待されている．

（前原健寿）

文献

1) Spencer SS, et al. Intracranial electrodes. In：Engel J Jr, et al（editors）. Epilepsy：A Comprehensive Textbook. Philadelphia：Lippincott-Raven；1997, pp.1719-1747.
2) Chatrian GE, Quesney LF. Intraoperative electrocorticography. In：Engel J Jr, et al（editors）. Epilepsy：A Comprehensive Textbook. Philadelphia：Lippincott-Raven；1997, pp.1749-1766.
3) 星田徹, 榊寿右. 硬膜下電極刺激による脳機能マッピング. 脳神経外科 2003；31：811-819.
4) Lüders HO, Awad I. Conceptual considerations. In：Lüders HO（editor）. Epilepsy Surgery. New York：Raven Press；1992, pp.51-62.
5) 金澤恭子ほか. てんかんに対する電気生理学的アプローチの新知見—検査と治療. Brain Nerve 2011；63：355-364.
6) Ikeda A, et al. Focal ictal direct current shifts in human epilepsy as studied by subdural and scalp recording. Brain 1999；122：827-838.
7) Ochi A, et al. Dynamic changes of ictal high-frequency oscillations in neocortical epilepsy：Using multiple band frequency analysis. Epilepsia 2007；48：286-296.

8) Jacobs J, et al. Interictal high-frequency oscillations (80-500 Hz) are an indicator of seizure onset areas independent of spikes in the human epileptic brain. *Epilepsia* 2008；49：1893-1907.
9) Jacobs J, et al. High-frequency electroencephalographic oscillations correlate with outcome of epilepsy surgery. *Ann Neurol* 2010；67：209-220.
10) Bragin A, et al. Further evidence that pathologic high-frequency oscillations are bursts of population spikes derived from recordings of identified cells in dentate gyrus. *Epilepsia* 2011；52：45-52.
11) Ren L, et al. Ictal very low frequency oscillation in human epilepsy patients. *Ann Neurol* 2011；69：201-206.
12) Tripathi M, et al. Intra-operative electrocorticography in lesional epilepsy. *Epilepsy Res* 2010；89：133-141.
13) Sullivan LR, et al. Cortical dysplasia：Zones of epileptogenesis. *Am J Electroneurodiagnostic Technol* 2005；45：49-60.
14) Ferrier CH, et al. Electrocorticographic discharge patterns in glioneuronal tumors and focal cortical dysplasia. *Epilepsia* 2006；47：1477-1486.
15) McKhann GM 2nd, et al. Intraoperative hippocampal electrocorticography to predict the extent of hippocampal resection in temporal lobe epilepsy surgery. *J Neurosurg* 2000；93：44-52.
16) Shimizu H, et al. Hippocampal transection for treatment of left temporal lobe epilepsy with preservation of verbal memory. *J Clin Neurosci* 2006；13：322-328.
17) Yanagisawa T, et al. Real-time control of a prosthetic hand using human electrocorticography signals. *J Neurosurg* 2011；114：1715-1722.

Further reading

- Lüders HO (editor). Textbook of Epilepsy Surgery. UK：Informa Healthcare；2008.
  SECTION 6：The Irritative Zone. pp.501-594.
  SECTION 7：The Ictal Onset Zone. pp.595-708.
  SECTION 14：Surgical Techniques for Placement of Intracranial Electrodes. pp.921-960.
  頭蓋内電極，間欠期脳波，発作起始についての詳細な知識が得られる

III. 検査

脳磁図

> **Point**
> - 脳磁図（MEG）は神経細胞の発生する磁界を計測する検査法で，脳波にきわめて近いが，頭蓋骨の影響を受けないために診断性能が格段に優れている．
> - 波形や「等磁界マップ」（isofield contour map）を観察するだけでも，脳波ではわからない情報を得ることができる．
> - MEGの最大の特長は発作間欠期棘波などの電流源の局在を正確に推定できることである．発作焦点の局在・広がりがわかれば，外科治療の適応の判断におおいに役立つ．
> - 発作間欠期棘波の電流源が必ずしも発作焦点には一致しないことに注意して，診断結果を解釈しなくてはならない．

MEGによるてんかんの診断

　脳磁図（magnetoencephalography：MEG）は大脳の神経細胞が発生する磁界を測定する検査法で，神経細胞が発生する電位を測定する脳波に近い検査法である．しかし，頭蓋骨の与える影響は両者でまったく異なる．頭蓋骨の透磁率は真空と変わらず，磁気に関しては頭蓋骨はないのに等しい．一方，頭蓋骨の電気抵抗は大変高く，脳表に発生している電位分布がわずかに漏れているにすぎない．その結果として，MEGは脳波に比べて大変に高い診断力をもっているのだが，機器が高価で普及が遅れているため，その有用性が広く受け入れられているとは言い難いのが現状である．なお，測定・解析については日本臨床神経生理学会の作成したガイドラインがある[1]．

測定装置 **1**

　自発脳磁界は100 fT程度の振幅であり，地磁気の約1億分の1という大変に微弱な信号である．そのため測定には特殊なシステムが必要である．磁気シールドルームは外寸で4.5×3.5×3.4 m程度の部屋で，銅によるrfシールド1層とミューメタルと呼ばれる特殊合金による磁気シールド2層によってシールドされる．その内部に脳磁計が設置されるが，磁束をとらえるための検出コイル・磁気信号を増幅するSQUIDが内部に配置されている．メーカーによってセンサー数・検出コイルの形態が異なる．検出コイルとSQUIDは超伝導状態にする必要があるため液体ヘリウムに浸されるが，液体ヘリウムは−269℃という超低温なので，全体がデュワーと呼ばれる真空断熱容器に収められている．その他に，信号をコンピュータに取り込む電子回路やコンピュータなどでシステムは構成される．

Key words

SQUID

超伝導量子干渉素子（superconducting quantum interference device）のこと．ニオブを用いた半導体で，超伝導状態で動作させ，量子単位のきわめて微弱な磁束を検出する．MEGの心臓部である．装置を液体ヘリウム内に浸して約4Kまで冷却するので，一筋縄では動作しない．

Key words

超伝導

水銀やニオブなどのいくつかの金属は超低温に冷却すると，それまでとは異なった物性を示す．これを超伝導と呼ぶ．ニオブであれば約9K（−264℃）に冷却すると超伝導となるが，実際には液体ヘリウムで約4K（−269℃）に冷却する．超伝導状態の現象として，電気抵抗が0になることが有名だが，マイスナー効果，トンネル効果，ジョセフソン効果などの興味深い現象もあり，MEGの計測にはこちらが利用されている．

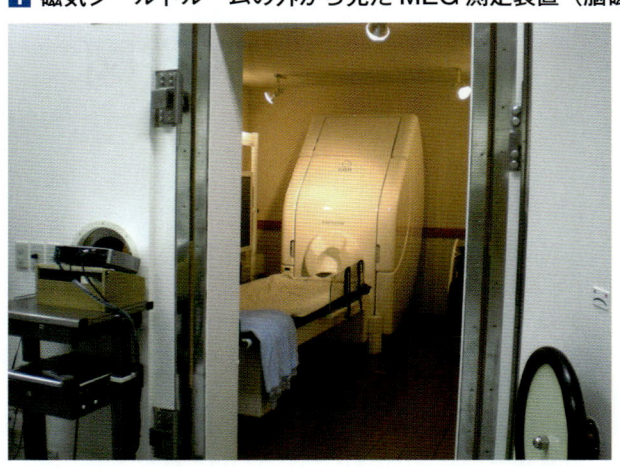

1 磁気シールドルームの外から見た MEG 測定装置（脳磁計）

　検査にあたっては，磁気ノイズに注意しなければならない．時計や携帯電話などの金属物ははずす必要があるのはもちろんであるが，マスカラのような化粧品にも鉄粉が含まれており，注意が必要である．開頭術を受けたことがある患者では，皮下にドリルの小さな破片（鉄粉）が残っていることがあり，消磁と呼ばれる処置を行う必要がある．しかし，近年ではノイズを除去する技術も進歩しており，条件つきではあるが迷走神経刺激装置を埋め込んだ患者でも検査が可能となっている[2]．

波形の観察での診断

　磁気信号の特徴で重要なことは，距離の影響である．磁気信号は距離の2乗に反比例して減衰する．信号源の比較的近くのセンサーではある程度の磁気信号を測定できても，少し離れてくると背景活動の信号に埋もれて，ほとんど観察されなくなる．この特徴から，単純な波形の観察からでも，脳波より多くの病態を理解できる．

　2は29歳男性の検査結果である．発作型は全身痙攣で，脳波上両側前頭部優位の棘徐波が認められているため，前頭葉てんかんと診断されていた．ところが MEG を検査すると，前頭部からではなく，両側側頭部に波形が観察される．磁気信号の性質から，電流源が前頭葉にあるとは考えられない．等磁界マップ（isofield contour map）を作成してダイポール（dipole）推定を行うと，左右ともダイポールは上側頭回に求められ，上前方を向いていることが確認される．聴覚誘発電位では両側側頭葉の聴覚野に同時に反応が現れると，頭頂または前頭の正中に電位のピークが認められる．それと同様のメカニズムで両側前頭部優位の棘徐波が認められたわけであるが，これを脳波だけで診断することは難しい．

　3は12歳女児の検査結果である．7歳時に強直発作で発症したが，9歳時から発作型が多様になり，同時に学校の成績が低下していった．脳波では左優位の棘波が多発しているが，このような症例では右半球がどのようになっ

2 全般てんかんの 29 歳男性の脳波と MEG 波形

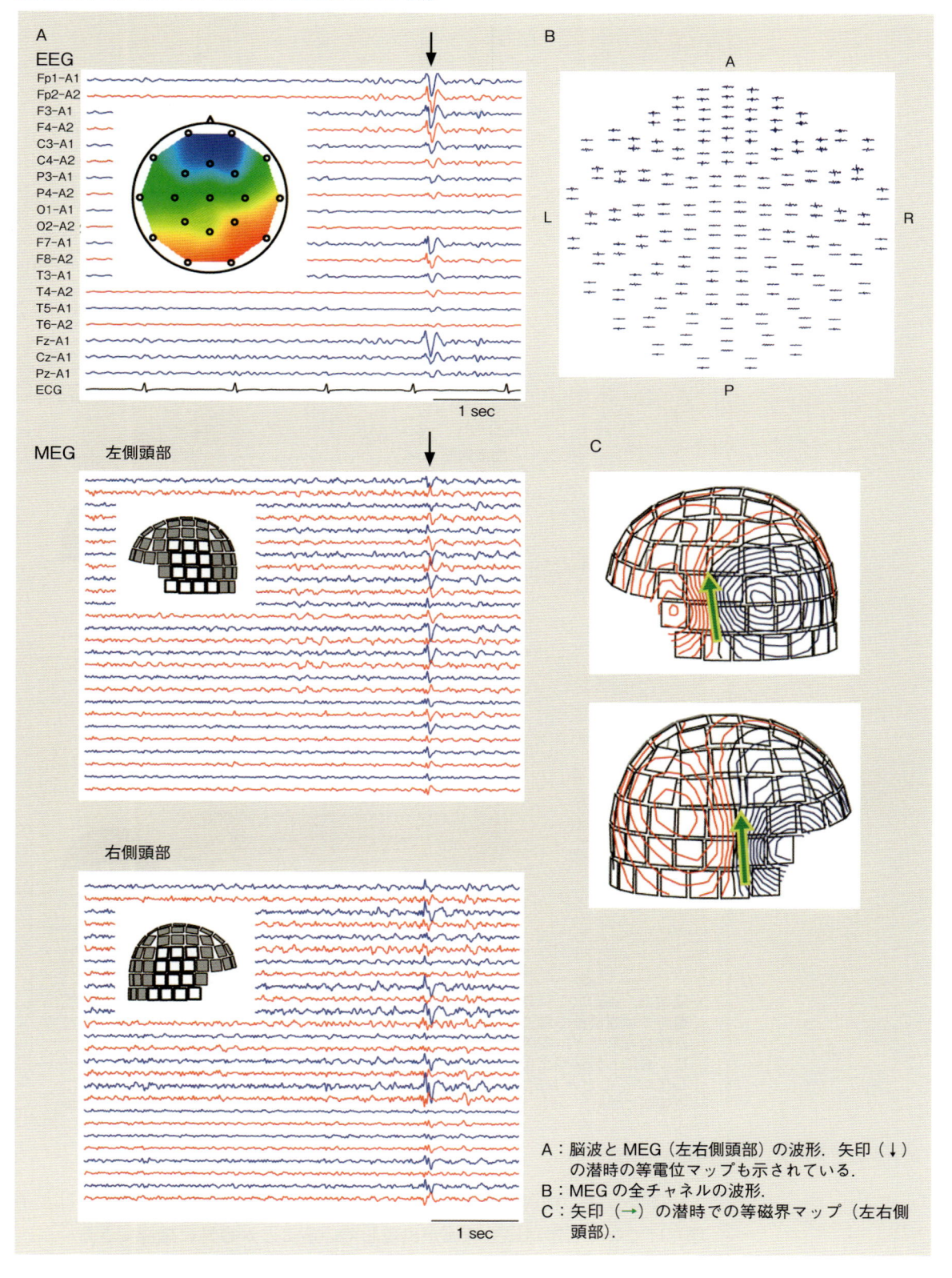

A：脳波と MEG（左右側頭部）の波形．矢印（↓）の潜時の等電位マップも示されている．
B：MEG の全チャネルの波形．
C：矢印（→）の潜時での等磁界マップ（左右側頭部）．

3 12歳女児の脳波とMEG波形

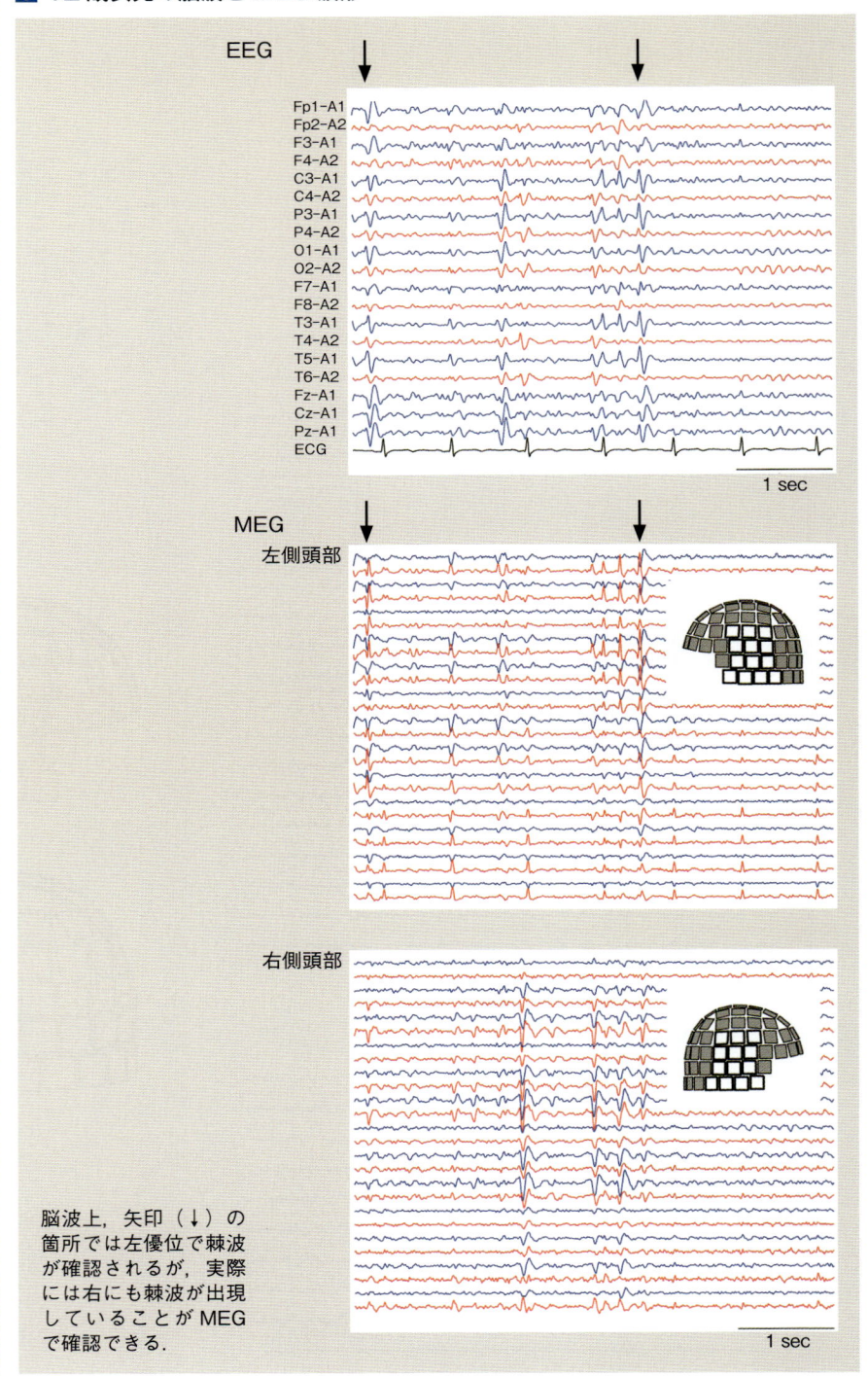

脳波上，矢印（↓）の箇所では左優位で棘波が確認されるが，実際には右にも棘波が出現していることがMEGで確認できる.

ているかは深く検討されずにすまされてしまうことが多い．MEGでは左半球だけでなく右半球にも棘波が出現していることが容易に確認できる．

　4は側頭葉てんかんの40歳女性の検査結果である．31歳時から動作停止・意識減損の複雑部分発作がみられる．脳波では決定的な棘波は認められない

4 側頭葉てんかんの 40 歳女性の脳波と MEG 波形

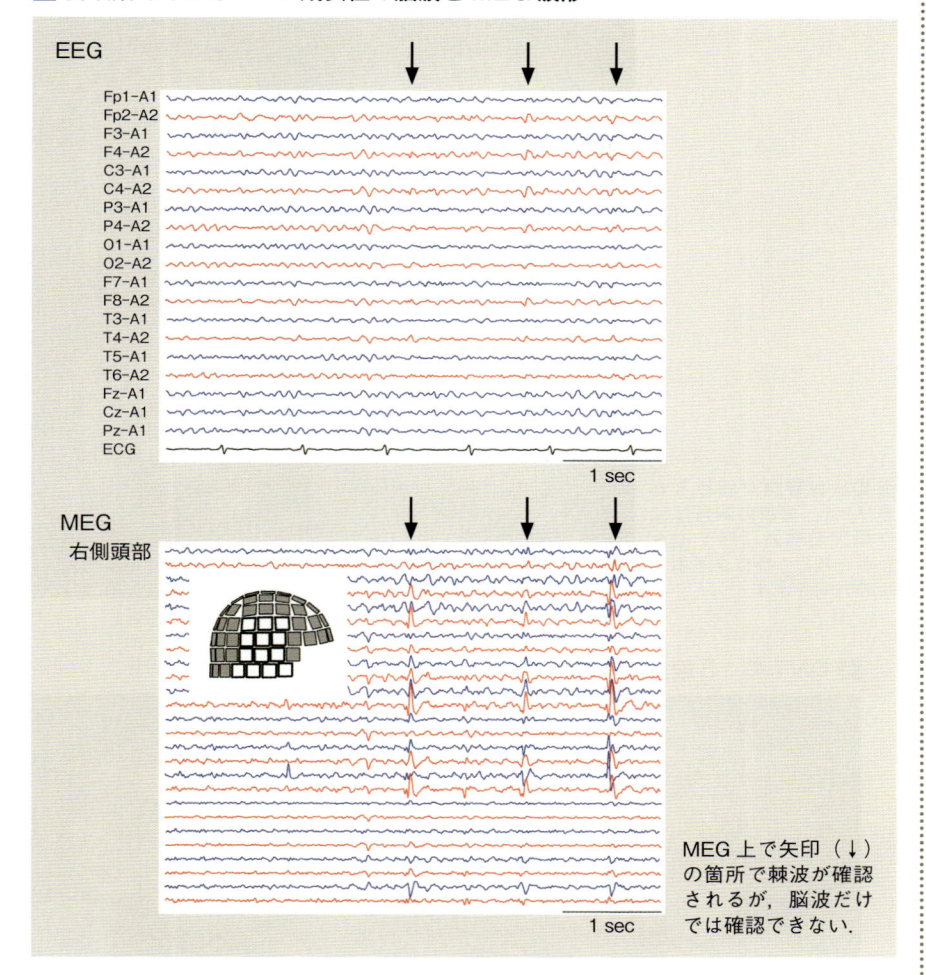

MEG 上で矢印（↓）の箇所で棘波が確認されるが，脳波だけでは確認できない．

が，MEG では棘波が多発していることが確認できる．理論的には脳波で検出できない信号はないはずであるが，背景脳波と区別できるかという問題とは別であり，現実的には MEG のほうが検出率が高い．

ダイポールの局在での診断

　棘波に対するダイポールの分布する領域は発作焦点の領域であると考えるのが当然であり，実際そのような場合も多い．**5** は全身痙攣で発症した 18 歳男性の検査結果である．MRI で右側頭葉に海綿状血管腫が発見された．ダイポールは海綿状血管腫に近接した側頭葉に密なクラスターを形成している．このような症例では単純にダイポールの分布する領域が発作焦点の領域と考えてよいだろう．なお，ダイポールの局在だけでなく，方向からも情報が得られる．大脳皮質の細胞配列の関係で，ダイポールの方向は，その電流源の大脳皮質に垂直になる．この症例ではダイポールはほぼ前後方向を向いているので，電流源は上下方向に走行している脳溝内にあることがわかる．腫瘍のすぐ後方に，側頭葉底面から始まり上下方向に走行している脳溝が認

Key words

スパイクマッピング

発作間欠期棘波(interictal spike)の電流源をダイポールで近似して，その局在を推定し，てんかん原性領域を画像化する手法．スパイクの立ち上がり潜時を対象とし，多くのスパイクを解析することで，画像化することが経験的に行われているが，完全に確立されてはいない[5]．そのため，解析者によって結果(画像)が異なってくることがある．

5 海綿状血管腫の18歳男性のスパイクマッピング

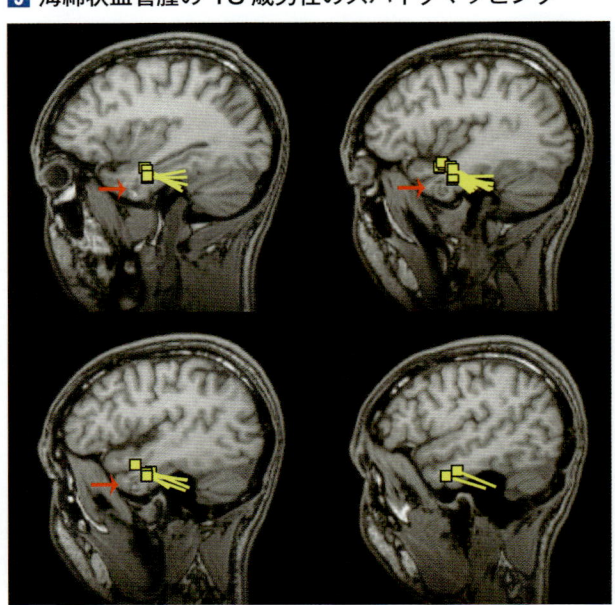

海綿状血管腫が認められる（→）．黄色の四角は発作間欠期棘波に対するダイポールで，棒はダイポールの方向を示す．

6 DNTの13歳女児のスパイクマッピング

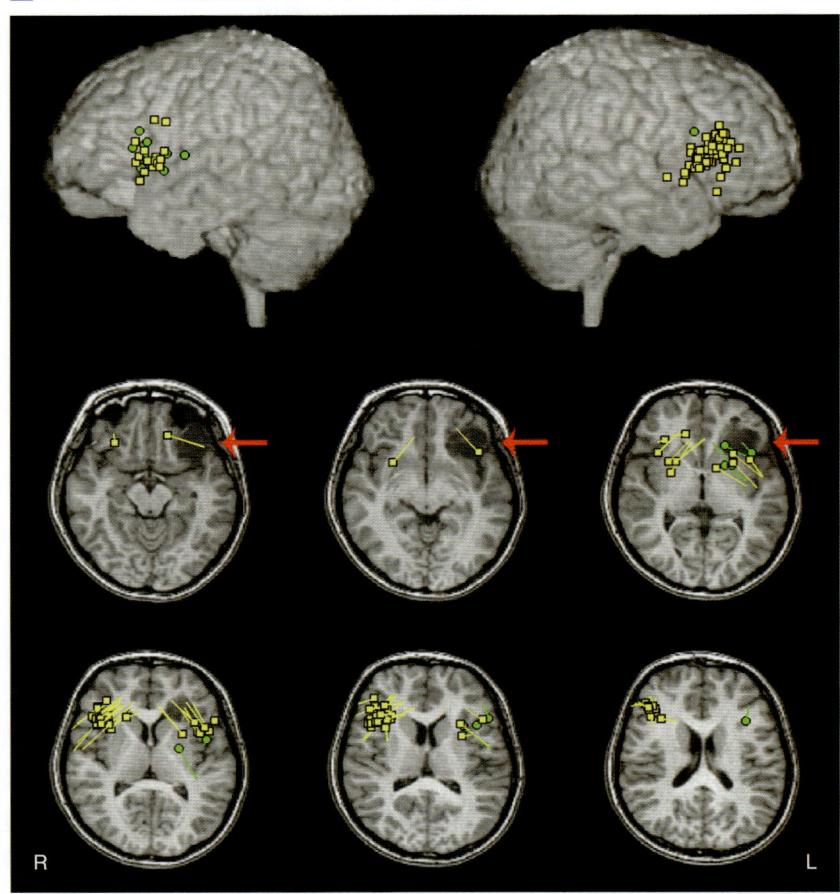

DNTが認められる（→）．黄色の四角はGoF（信頼性の指標）が90％以上，緑の丸はGoFが80～90％のダイポール．

7 視床下部過誤腫の 9 歳女児のスパイクマッピング

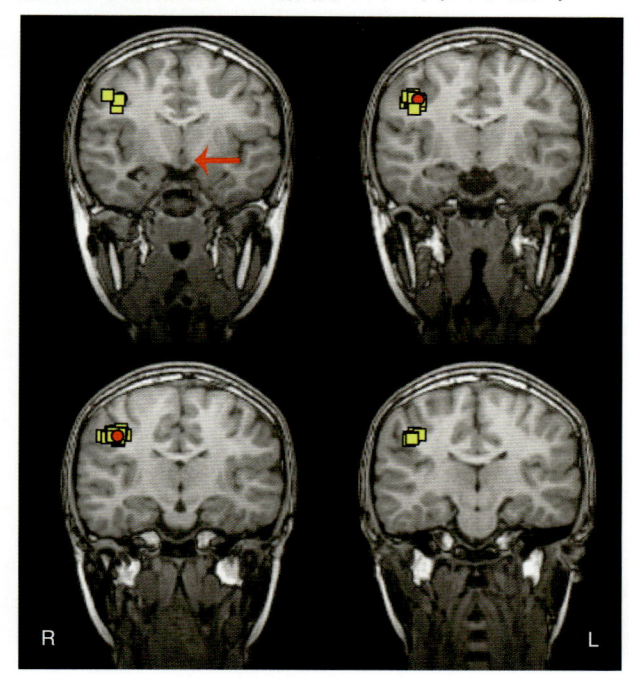

視床下部過誤腫が認められる（→）．赤色の丸は体性感覚誘発磁界のダイポール．

められ，主にこの脳溝に面する大脳皮質が棘波の電流源であると推定される．

ところが，素直に「ダイポールの分布する領域＝発作焦点の領域」と解釈してはいけない症例が少なからずある．これを熟知しないと，MEG をてんかんの診療に役立てることが難しくなる．

6 は dysembryoplastic neuroepithelial tumor（DNT）の 13 歳女児の検査結果である．11 歳時に意識が減損し，意味不明な行動をとる複雑部分発作で発症した．当初，脳波で棘波は右前頭部に認められていたが，MRI で DNT が左前頭葉に指摘された．MEG を検査すると，棘波は右前頭部だけでなく左前頭部にも認められることが確認された（数は右優位）．ダイポールは左前頭葉では DNT 周辺に分布するが，右前頭葉ではちょうど対称的な部位に分布する．これは鏡像焦点（mirror focus）と呼ばれる現象である．手術で左前頭葉の DNT が切除されると，右前頭部の棘波も消失した．鏡像焦点は前頭葉てんかんや内側側頭葉てんかんでみられることが多いが，真の焦点とは異なることを理解する必要がある．

7 は視床下部過誤腫の 9 歳女児の検査結果である．6 歳時に強直発作で発症．その後は笑い発作を呈し，MRI にて視床下部過誤腫を認めた．棘波のダイポールは右運動感覚野に密なクラスターを形成し，左手を機械刺激した体性感覚誘発磁界のダイポールの局在と完全に一致した．このように，手の運動感覚野に臨床的意義をもたないダイポールはしばしばみられる．臨床的意義をもたないダイポールは運動感覚野の他にも，上側頭回（聴覚野）・海馬・前頭葉底面にみられることがあり，これらの部位にダイポールが分布した場

Column

電流源解析

　測定された信号から電流源がどのように分布しているかを推定することを電流源解析という．電流源をモデル化して推定を始めることになるが，MEGの分野で最初に用いられた方法は電流源を電流双極子（ダイポール）で近似する方法である．ダイポールは近接した2点に正と負の電荷が存在し，その間に定常的な電流が流れているというモデルで，大きさをもたない電流源である．大脳皮質に並列に配列した大規模の神経細胞の樹状突起に興奮性後シナプス電位が同期して発生したときの電気的状態のモデルとしては理想的なもので，たとえば体性感覚誘発磁界のような誘発反応では信頼性が高い．てんかんの焦点検索としても発作間欠期棘波に対してダイポール解析が用いられてきたが，発作間欠期棘波の電流源は3～6 cm^{2}程度の広さをもつと報告されており，大きさをもたない電流源でのモデル化には無理があった．広がっている電流源に対して強引にダイポール解析をすると，ダイポールは本来の電流源よりもだいぶ深い部位に求められてしまうからである．

　これに対して空間フィルターと呼ばれる解析法が近年普及し始めている．空間フィルターにはアダプティブフィルターという手法も含まれるが，アダプティブフィルターは測定されたデータを説明しようとしているわけではなく，測定したデータから自己中心的にデータをひねり出しているものである．空間的に限局しやすいという特徴に魅せられて利用している研究者が多いのが現状であるが，科学的な手法とはいえない．

　それに対して，ノンアダプティブフィルターは測定したデータを説明しており，計算手法も比較的無理が少ない．空間解像度が悪いと批判する研究者はいるが，少なくともてんかんの解析には問題ない範囲と考える．ノンアダプティブフィルターのなかで最も代表的なL2ノルム空間フィルターでは，MRIなどのデータを利用して多数の電流源を等間隔に設定し，そこに発生した電流の総和で測定したデータが説明できるように，各電流源での電流値を計算する[4]．設定する電流源の数は3,000個以上になり，センサー数（筆者の使用しているシステムでは306チャネル）を超えるため，計算上は解が不定になるが，「電流値の総和が最小になるように」という条件を付ければ，解が一意的に決定できる．この条件に妥当性があるかという疑問は投げかけられているが，磁界信号は距離の2乗に反比例して減衰するので，測定したデータに対して最も可能性が高い解を求めているといえる．L2ノルム空間フィルターは電流源が広がっていても限局していても適用可能であり，電流密度を定量的に表示できるという長所ももっている．一方，深い部位に電流源がある場合（内側側頭葉てんかんで海馬などの内側構造に電流源がある場合など）に外側の浅い部位に電流源があるという解が導かれる，という短所がある．

傍シルヴィウス裂症候群の19歳女性の検査結果

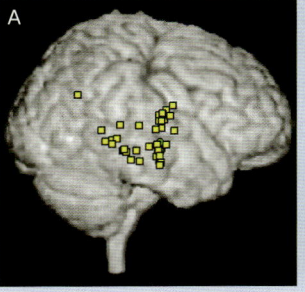

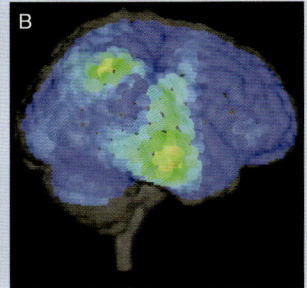

生下時から左足の内反足があり，13歳から左手がしびれ，その後意識を失う発作が出現．MRIで傍シルヴィウス裂症候群が確認された．Aはダイポール解析の結果で，BはL2ノルム解析の結果である．まったく同じデータを用いた画像化なのであるが，ダイポール解析では上側頭回と下側頭回のダイポールのクラスターは同じ程度に見えるのに対し，L2ノルム解析では下側頭回の電流密度のほうが強いことが示されている．また，側頭葉後方の連合野に同時に電流が伝播していることも示されている．L2ノルム解析は定量的な画像化であること，電流源が広がっていても対応できることが優れている．

合は注意が必要である．

　8はウェスト症候群の2歳女児の検査結果である．生後3か月に部分発作で発症．4か月でシリーズ形成性の強直発作が出現し，脳波上もヒプサリズミア（hypsarrythmia）が出現したためウェスト症候群と診断された．その後2回の副腎皮質刺激ホルモン（adrenocorticotropic hormone：ACTH）療法を受けている．脳波上は不規則な棘波が多発しており，ダイポールは両側の角回・縁上回を中心とした側頭葉・頭頂葉・前頭葉に広範に分布する．ACTH療法を受けているようなウェスト症候群では，このような分布パターンが多

8 ウェスト症候群の2歳女児のスパイクマッピング

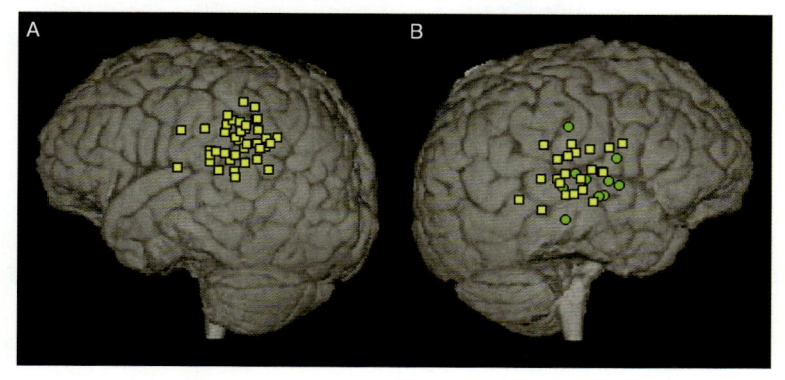

くみられるが，原因は不明である．このような分布パターンのときは，角回・縁上回付近に焦点があるわけではなく，脳全体がてんかん性脳症のような状態になっていることを意味しているにすぎないと考えている．また，脳梁離断などの治療後にこのような分布パターンではなくなり，焦点が顕在化してくる症例も報告されている[3]．

（金子　裕）

文献

1) 日本臨床神経生理学会脳磁図ガイドライン作成委員会．臨床脳磁図検査解析指針．臨床神経生理学 2005；33：69-86．
2) Taulu S, et al. Applications of the signal space separation method. *IEEE Trans Sign Proc* 2005；9：3359-3372.
3) Nakayama T, et al. Repeat magnetoencephalography and surgeries to eliminate atonic seizures of non-lesional frontal lobe epilepsy. *Epilepsy Res* 2009；84：263-267.
4) Hämäläinen MS, Ilmoniemi RJ. Interpreting magnetic fields of the brain：Minimum norm estimates. *Med Biol Eng Comput* 1994；32：35-42.
5) 金子裕，高倉公朋．MEGによるてんかんの検査．脳と神経 1992；44：307-321.

III. 検査
PET, SPECT

Point
- 保険収載されているてんかんの核医学診断は，脳血流 SPECT および外科的治療が考慮される部分てんかん患者に対する ^{18}F-FDG PET と ^{123}I-iomazenil SPECT である．
- ^{18}F-FDG PET は発作間欠期に行い，てんかん焦点およびその周囲の代謝低下を検出する．内側側頭葉てんかんでは高い診断能を有するが，側頭葉外てんかんでは診断能は低下する．
- ^{123}I-iomazenil SPECT はてんかん焦点を集積低下として検出する．^{18}F-FDG PET や脳血流 SPECT よりも焦点に限局した低下を示す傾向にある．
- 脳血流 SPECT は発作間欠期では焦点およびその周囲の血流低下を示すが診断能は低い．発作時ではてんかん焦点で高血流を示し，高い診断能を示す．
- 焦点診断には，統計画像解析手法の併用が望ましい．

^{18}F-FDG PET

てんかん焦点の糖代謝

Memo
大脳皮質の糖代謝の評価においては，てんかん発作の有無の他にも静脈投与後の脳賦活の有無も画像評価には大きな問題となる．特に運動刺激では賦活が大きく，静脈投与後は安静・静止が必ず守られなければいけない．投与後，早期ほど取り込みへの影響は大きく，最低 20 分程度，視覚刺激・聴覚刺激のない暗い静かな部屋で，安静・静止することにより賦活による画像への影響を抑えることができる．

　大脳皮質における発作焦点は発作間欠期には周囲大脳皮質よりも低代謝となっている[1]．発作間欠期におけるてんかん焦点での糖代謝の低下の主因は，神経細胞の脱落とグリオーシスによる代謝低下と考えられている[2]．発作期および発作周辺期には，てんかん焦点の神経活動の活発化に伴い代謝は増加する．増加の持続時間はさまざまであるが，その後，発作後抑制により，焦点周囲から代謝の低下が起こり，やがては焦点の代謝も低下する．^{18}F-FDG PET（^{18}F-fluorodeoxyglucose positron emission tomography）検査では ^{18}F-FDG の取り込みが静脈投与後 20～30 分と長期にわたるため，発作時のみの検査はほぼ不可能である．このことから発作間欠期 ^{18}F-FDG PET 検査においては，焦点に相当する糖代謝低下領域を検索することとなる．静脈投与から 20～30 分の間に発作が起こってしまった場合，発作のタイミングによって脳内の糖代謝分布にはさまざまな影響が現れ，画像の解釈は困難となる．検査時は FDG 投与後，発作が起きていないか確認することが必要で，脳波によるモニタリングを行うことが望ましい．

　また，発作直後でも発作後抑制による糖代謝低下や，てんかん活動の伝播による発作焦点以外の領域の代謝増加などさまざまな修飾因子が加わり，焦点診断が困難となることが多い．このため，発作間欠期検査は発作後 24 時間以上たってから行われるべきである．

　また通常，^{18}F-FDG PET の代謝低下領域は焦点領域よりも広範囲であり，焦点側の決定はできても焦点範囲を正確に決定することはできないことが多

1 内側側頭葉てんかんの ¹⁸F-FDG PET

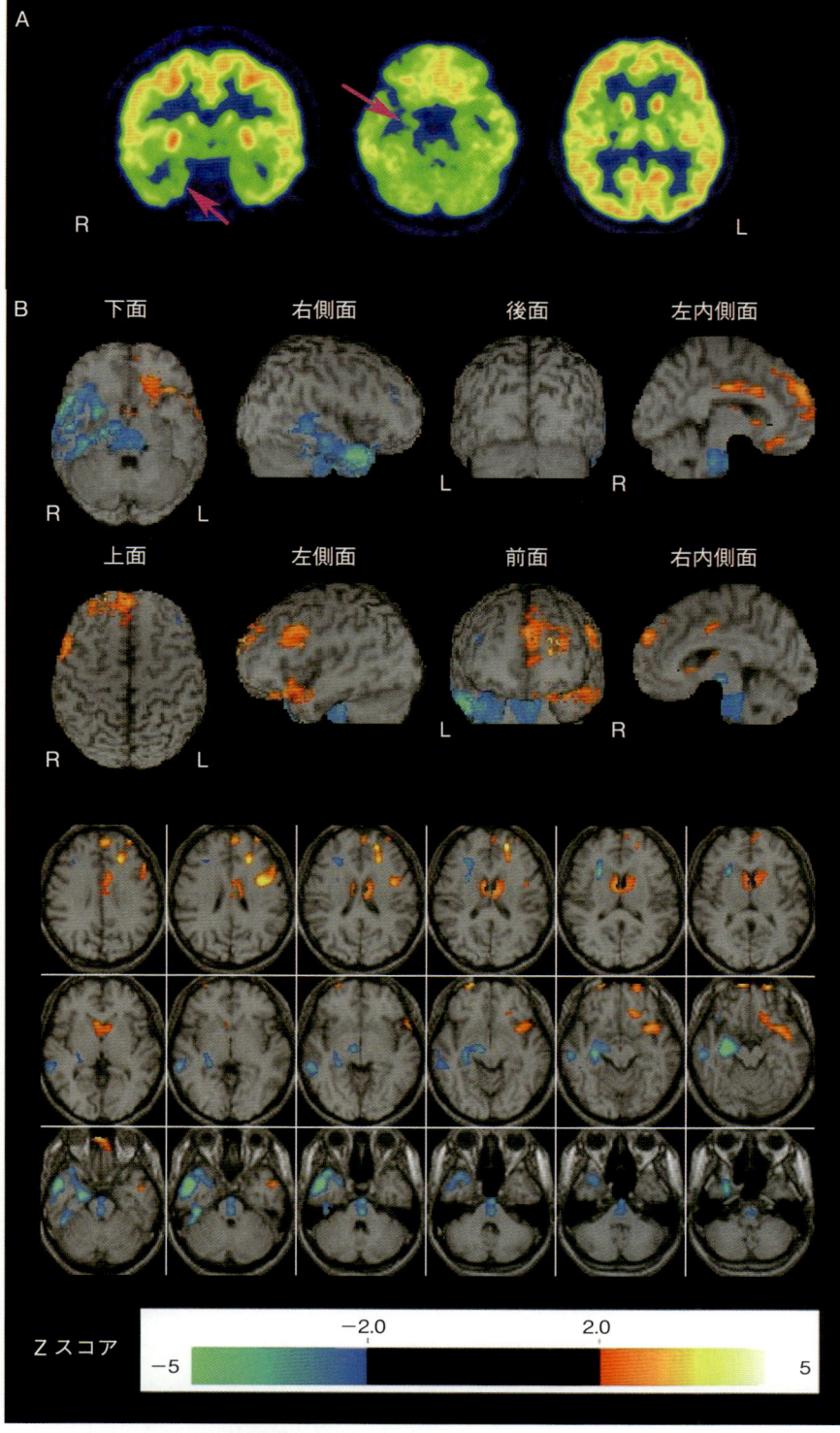

15歳女性，3年前からの複雑部分発作．
A：¹⁸F-FDG PET では右内側側頭部に糖代謝低下を認める（→）．
B：eZIS による統計画像解析では，Z スコアの寒色系スケールで示す有意の糖代謝低下が右内側側頭部のみならず右側頭葉外側の新皮質や右前頭葉皮質にまで及んでいることがわかる．

Memo

PET の画像評価において重要な点として減弱補正の問題があげられる．減弱補正画像とエミッション収集画像の数 mm のズレでもアーチファクトとして比較的大きな左右差を生じることがある．数 mm の体動は撮像時，目視にてとらえることは困難で，画像での確認を行う必要がある．PET／CT においては CT の解像度が良いため比較的ズレの有無の確認は容易なので，注意深く画像を確認すれば判断は可能である．アーチファクトが疑われる場合には，減弱補正を行っていない再構成画像で，実際に所見があるのかどうかを確認する必要がある．

Memo

内側側頭葉における発作焦点が ^{18}F-FDG PET 検査において発作間欠期にもかかわらず高集積を呈した，という報告がまれにあり，原因として潜在性の発作（まれに頭皮上脳波でもとらえられない発作もある）が静脈投与時期の近くで起こっていたと考えられている．この場合，側性の判定を逆に間違えるということが起こり得る．また，内側側頭葉てんかんは両側性である場合や，他領域の大脳皮質の発作焦点に合併していることもあり，臨床情報と併せ，他検査と総合評価を行うことが重要である．

Keywords

統計画像解析ソフトウェア

統計画像解析ソフトウェアは，eZIS や iSSP，および SISCOM という名称で放射性医薬品メーカーから無償で研究目的において提供されている．画像統計解析結果は偽陽性および偽陰性の所見も含む可能性が常にあるので，元の SPECT 画像と比較して評価しなければならない．

Keywords

Z スコア

各ボクセルに対して，（健常者群平均ボクセル値－個人のボクセル値）/ 健常者群標準偏差の式で算出される．各領域において健常者の平均値から何標準偏差分偏位しているかを示す．

い．これは，電気生理学的異常が焦点領域を含め広範囲にわたっており，増幅・同調機構による抑制がその広範囲な低代謝領域に隠されているためと考えられる．

内側側頭葉てんかんでの診断能

^{18}F-FDG PET を受ける患者の 60〜80％は一側性の内側側頭葉てんかんである．内側側頭葉てんかんの診断に関しては，元来，症状，脳波からも診断が可能なことが多く，MRI での有所見率も高い．また ^{18}F-FDG PET による側性の決定に関しても正診率が高く，85〜90％で側性が明らかで，焦点を限局することは比較的容易であることがわかっている[2]．内側側頭葉てんかんでは，典型的には患側海馬領域を中心に糖代謝低下が認められる（**1**）．さらに患側側頭葉全体が萎縮している例も多いことから，外側部の側頭葉新皮質の糖代謝低下を伴う場合が多い．付随する所見として，扁桃体，海馬傍回や同側視床の糖代謝低下がよく知られている．前頭葉をはじめとし，他の大脳皮質に伝播などに伴うと考えられる代謝低下を呈することも多く，前頭葉てんかんなどとまぎらわしい所見を呈する場合もある．

外側側頭葉（側頭葉新皮質）てんかんおよび側頭葉外てんかん

内側側頭葉以外の領域に発作焦点をもつ外側側頭葉（側頭葉新皮質）てんかんおよび側頭葉外てんかんにおいては，^{18}F-FDG PET では潜在性発作や発作波の伝播などにより解釈が難しいことがある．このため診断精度，感度は低いことが知られており，感度は 45〜60％と報告されている[3]．非侵襲的な検査で発作焦点を限定することは困難な場合が多く，最終的に侵襲性のある頭蓋内電極の留置がほぼ必須となる．発作間欠期 ^{18}F-FDG PET 検査では焦点領域だけでなく，焦点と離れた発作波の伝播領域でも糖代謝の低下が起こることがある．

^{18}F-FDG PET 検査は頭蓋内電極を留置する場所を絞り込むために重要な検査といえるが，伝播領域に頭蓋内電極を置いた場合には，頭蓋内モニタリングでも発作の発火点自体をとらえ損なうことがある．手術に際しては多角的に焦点を検索することが重要である．

統計画像解析手法の応用

発作間欠期 ^{18}F-FDG PET 検査の画像に関して診断精度を上げるために，統計学的手法の利用が勧められる．従来，形態変化をきたしているてんかん患者の脳に標準化を行うことは望ましくないとされてきたが，ソフトウェアの進歩により変形や萎縮を伴った脳の解剖学的標準化も可能となっている[4]．統計画像解析の手法の一つである eZIS（easy Z-score Imaging System）[5] は，健常者群との比較により，Z スコア画像を作成し，MRI 画像に重畳することにより，統計学的に有意な糖代謝低下部位の分布を明らかにすることで焦点診断に役立つ．特に，目視でとらえることの難しいシルヴィウス裂周囲など

2 SISCOM 解析の手順

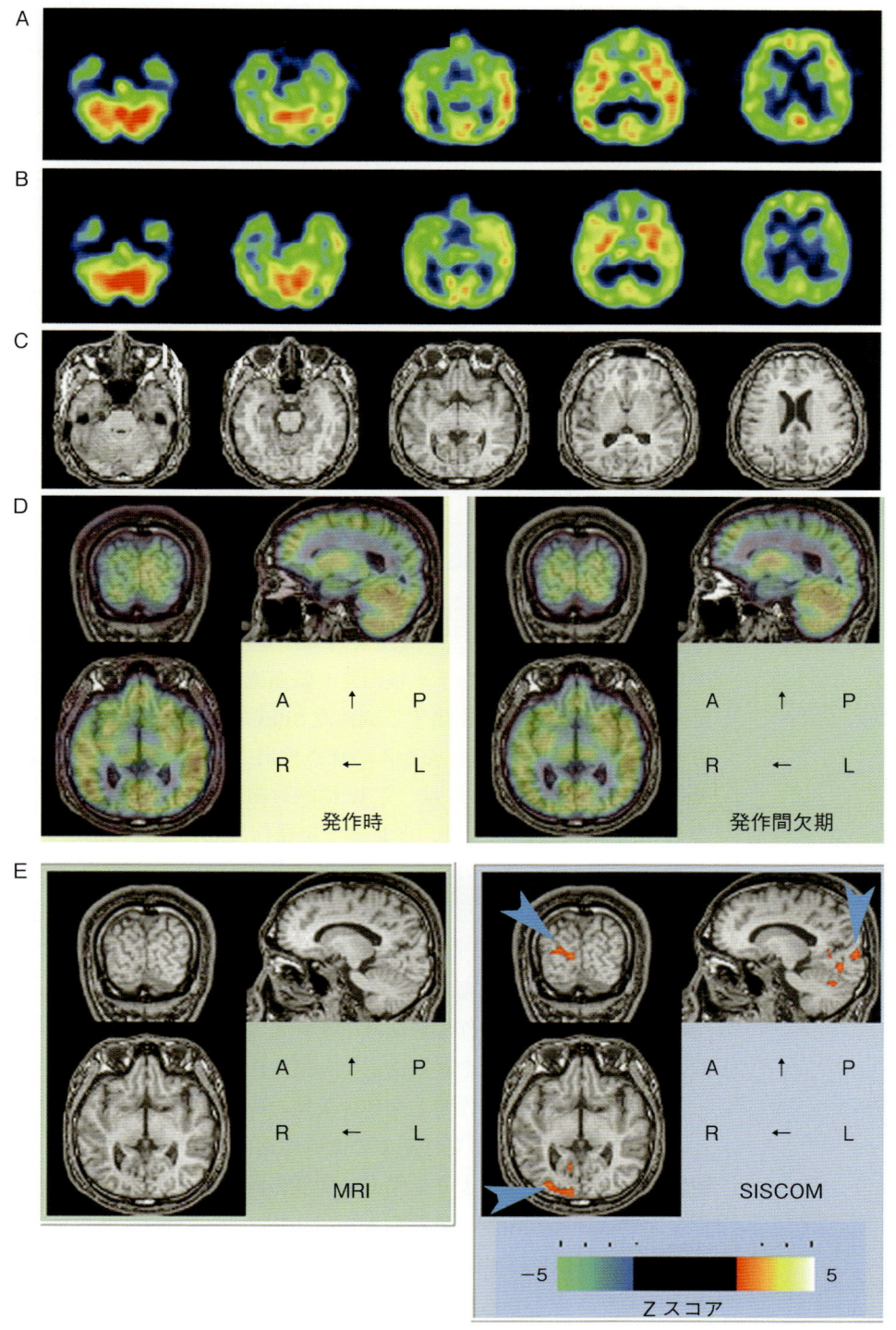

A
B
C
D

発作時 / 発作間欠期

E

MRI / SISCOM

Zスコア −5 〜 5

A：発作間欠期SPECT，B：発作時SPECT，C：MRI，D：SPECT-MRI co-registration，E：MRIとSISCOM結果．
発作間欠期（interictal）と発作時（ictal）の脳血流SPECTを患者脳のMRI上に位置登録する（co-registration）．その後，発作時から発作間欠期のSPECT像を差し引く．差し引いた画像で正の値を示す2標準偏差以上（Zスコアで2以上）の領域を患者脳MRIに重畳することによりてんかん焦点を診断する．
27歳男性，後頭葉てんかん症例において右後頭葉に統計学上，有意の血流増加がみられている（▶）．SPECT画像の視覚評価では焦点診断は困難である．

> **Column**
>
> ### 発作時SPECTで用いるトレーサ
>
> 病棟で放射性医薬品の投与が可能な諸外国に比べ，わが国では放射性医薬品の投与は管理区域内で行われなければならず，この制約が発作時の脳血流SPECTの施行を困難としている．発作時の脳血流SPECTには，^{99m}Tc-HMPAO（technetium-99m hexamethylpropyleneamine oxime）や^{99m}Tc-ECD（technetium-99m ethyl cysteinate dimer）が用いられる．
> その理由は，脳内分布が静注後1〜2分で決定し，以後長時間保たれるため，てんかん発作中に静注さえ可能であれば，発作後に撮像したとしても発作期の脳血流を画像化することができるためである．この特徴により，てんかん発作中にSPECT装置内に患者が固定される必要はなく，検査の自由度が高い．わが国で市販されている^{99m}Tc-HMPAOは標識操作後，その標識率が徐々に低下するため30分以内に投与しなければならないという制約があるが，^{99m}Tc-ECDは標識操作後も長時間，標識率が高く安定しているため発作時検査に適している．

の解剖学的に複雑な構造の中の小さな糖代謝低下域においてはZスコア画像の併用が診断に有用な場合が多い．

脳血流SPECT

内側側頭葉てんかんにおける発作間欠期脳血流SPECTのてんかん焦点検出率は50％前後と低い[6]．側頭葉外てんかんではさらに低く，発作間欠期における焦点での血流低下を検出する脳血流SPECTの有用性は低い．一方，発作時での血流増加を検出する脳血流SPECTの焦点検出率は50％を超え有用性が高いが，側頭葉外てんかんの焦点検出率は側頭葉てんかんよりも低い．発作時の脳血流SPECTには，^{99m}Tc標識製剤が用いられる．ただし，発作時のSPECT検査においては，トレーサを発作開始後，可及的すみやかに投与することが，特に発作の短い側頭葉外てんかんにおいて焦点の決定に重要である．発作時にトレーサを上肢から静脈内投与したとしても，脳に到達するまでに20秒近くかかるため，発作時脳血流SPECTはほとんどの場合で，発作起源領域と伝播領域両方の脳血流増加をとらえることになる．また，伝播領域の脳血流増加が発作起源領域のそれよりも大きい場合には，発作起源部位の誤診につながるおそれがあることにも注意しなければならない．

従来は，てんかん発作時と発作間欠期の画像を並べて視覚的に比較することにより，焦点における発作期での血流増加部位を推定していた．最近では，画像処理技術の進歩により，両方の画像の減算を行い，さらに統計学的に有意な血流増加部位のみを患者脳MRI上に表示するsubtraction ictal SPECT co-registered to MRI（SISCOM）[7,8]が実用化されている（**2**，**3**）．この手法の導入により，てんかん焦点とその伝播部位の血流変化を鋭敏かつ客観的にとらえることが可能となった．SISCOMにおける発作期に最も血流増加を示した領域と，てんかん手術における焦点切除領域が一致した場合には，良好な術後成績を期待しうる[8]．

3 脳血流 SPECT の SISCOM 解析が有用な前頭葉てんかん

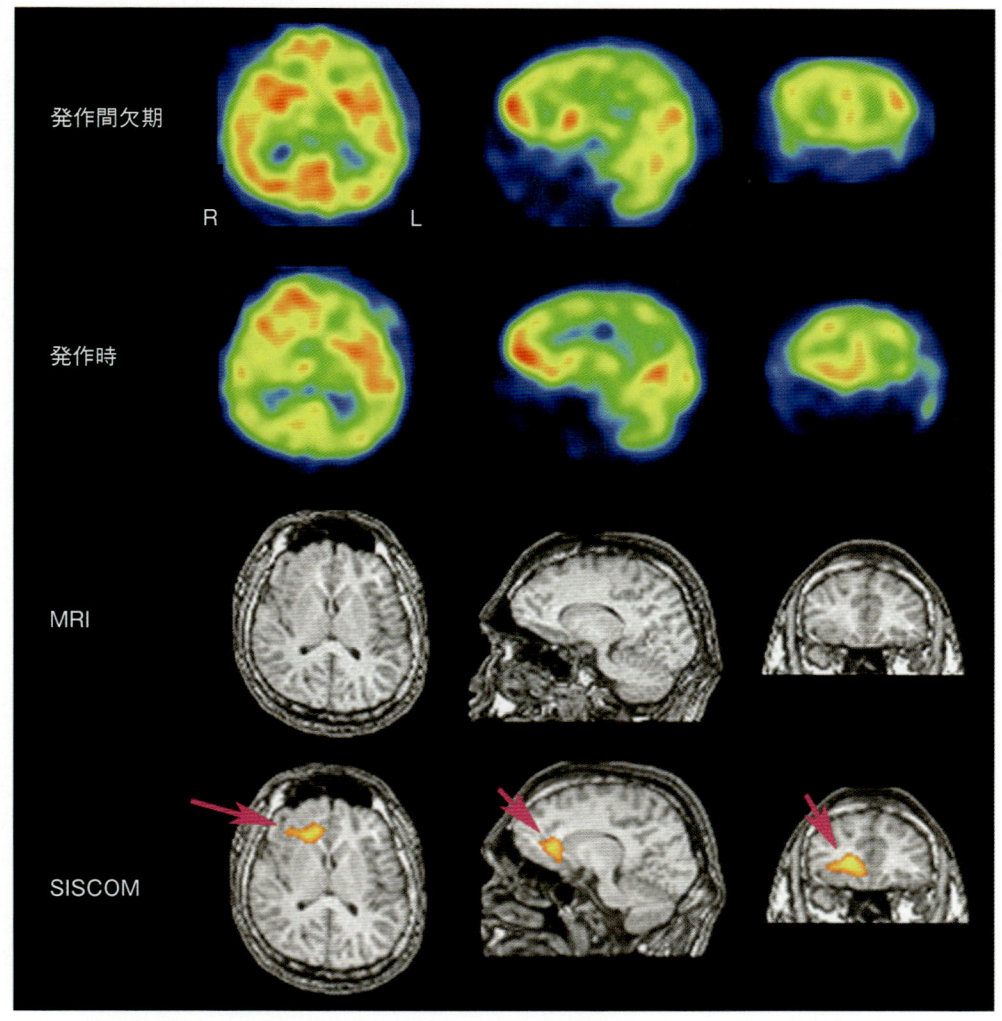

発作間欠期

発作時

MRI

SISCOM

23歳男性の前頭葉てんかん症例において，発作時に右前頭葉底部において有意の血流増加が SISCOM 解析により得られている（→）．発作間欠期の発作時の脳血流 SPECT の視覚評価よりも診断は容易である．同部の焦点切除により複雑部分発作および二次性全般化は完全に消失した．

神経伝達機能イメージング

　PET，SPECT を用いたてんかん焦点検索法には，神経伝達物質や受容体の脳内分布の異常から焦点を推定する方法がある．神経伝達機能イメージング法の中でこの焦点推定において最も臨床活用されているのは，中枢性ベンゾジアゼピン受容体イメージングである．中枢性ベンゾジアゼピン受容体は主に神経細胞に分布し，ガンマアミノ酪酸（γ-aminobutyric acid：GABA）A 受容体および Cl イオンチャネルと共役する複合体を構成して GABA 作動神経系の抑制性神経伝達に関与する．GABA／中枢性ベンゾジアゼピン受容体は，α・β・γ など5つのサブユニット蛋白で構成されており，α サブユニット上に存在する中枢性ベンゾジアゼピン受容体は，β サブユニット上に存

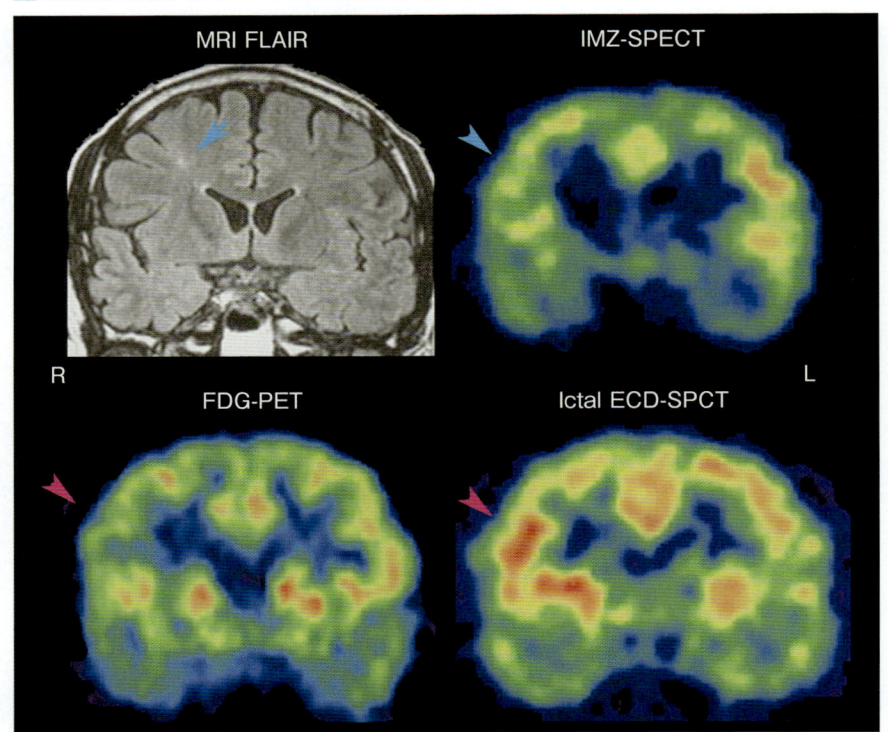

4 前頭葉てんかんの ^{123}I-iomazenil SPECT

32歳女性の単純部分発作を示す前頭葉てんかん症例．MRIではFLAIR画像にて，右前頭葉白質に点状の高信号領域がみられる（▶）．^{123}I-iomazenil（IMZ）SPECTや^{18}F-FDG PETでは，右前頭葉皮質に集積低下がみられる．発作時の脳血流SPECTでは，右前頭葉に血流増加がみられる（▶）．焦点切除術が行われ，病理学上，微小形成不全（microdysgenesis）と診断された．

在するGABA受容体の作用を増強させる．その結果，Clイオンの細胞内流入が促進され，細胞膜は過分極状態となって神経活動が抑制される．てんかん焦点領域では中枢性ベンゾジアゼピン受容体数の減少が報告されており，てんかん脳における抑制系の障害を示す変化と考えられている（**4**）．

　中枢性ベンゾジアゼピン受容体イメージング薬剤（^{11}C-flumazenilまたは^{18}F-flumazenil）の開発によりPET検査による脳内中枢性ベンゾジアゼピン受容体分布の画像化が可能となりその有用性が報告されている．SPECTでは，^{123}I-iomazenilが，中枢性ベンゾジアゼピン受容体イメージング製剤として，外科的治療が考慮される部分てんかん患者におけるてんかん焦点の診断に対して保険が適用されている．中枢性ベンゾジアゼピン受容体分布像で観察される低集積領域はFDG-PETで認められる低代謝領域より狭く限局する傾向があり，てんかん焦点の局在診断には中枢性ベンゾジアゼピン受容体分布像のほうが優れるとされている[9]．中枢性ベンゾジアゼピン受容体PET・SPECTの短所としては，その分布がベンゾジアゼピン系薬，バルビツール酸系薬といった抗てんかん薬により修飾を受けやすいことである．

〔松田博史，今林悦子〕

文献

1) Chugani HT, et al. Positron emission tomography study of human brain functional development. *Ann Neurol* 1987 ; 22 : 487-497.
2) Engel J Jr, et al. Pathological findings underlying focal temporal lobe hypometabolism in partial epilepsy. *Ann Neurol* 1982 ; 12 : 518-528.
3) Swartz BE, et al. Neuroimaging in patients with seizures of probable frontal lobe origin. *Eplepsia* 1989 ; 30 : 547-558.
4) Signorini M, et al. Rapid assessment of regional cerebral metabolic abnormalities in single subjects with quantitative and nonquantitative [^{18}F]-FDG PET : A clinical validation of statistical parametric mapping. *Neuroimage* 1999 ; 9 : 63-80.
5) Matsuda H, et al. Automated discrimination between very early Alzheimer disease and controls using an easy Z-score imaging system for multicenter brain perfusion single-photon emission tomography. *AJNR Am J Neuroradiol* 2007 ; 28 : 731-736.
6) Spencer SS. The relative contributions of MRI, SPECT, and PET imaging in epilepsy. *Epilepsia* 1994 ; 35 (Suppl 6) : S72-S89.
7) O'Brien TJ, et al. Subtraction SPECT co-registered to MRI improves postictal SPECT localization of seizure foci. *Neurology* 1999 ; 52 : 137-146.
8) Matsuda H, et al. Contribution of subtraction ictal SPECT coregistered to MRI to epilepsy surgery : A multicenter study. *Ann Nucl Med* 2009 ; 23 : 283-291.
9) Tanaka F, et al. Presurgical identification of epileptic foci with iodine-123 iomazenil SPET : Comparison with brain perfusion SPET and FDG PET. *Eur J Nucl Med* 1997 ; 24 : 27-34.

MRI

> **Point**
> - MRI 検査を用いたてんかんの焦点検索ではわずかな異常所見を逃さぬよう，「適切なプロトコルでの撮像」と「注意深い読影」が必要となる．
> - 上記を達成するには発症年齢，発作徴候と疑われる焦点部位，などの臨床情報が非常に重要である．
> - てんかん症例における MRI 検査のプロトコル例を提示する．

てんかん症例における MRI 検査の意義

　てんかん症例における MRI 検査の意義は，てんかんの原因（てんかん焦点）の検索，外科手術の適応の有無の判断，外科手術前のシミュレーション，術後フォローなどがある．本項では特に重要と思われるてんかんの焦点検索に的を絞り，神経放射線診断医の立場から記述させて頂くことにする．

　一般にてんかん発作が全般発作の場合は原因を特定できない真性てんかんが多く，外科治療の対象になりにくいが，部分発作の場合は器質性原因が特定できるもの（症候性てんかん）の比率が高く，外科治療の対象になりうるので画像診断の重要性が高い[1]．しかし，てんかんの原因となりうる疾患は非常に多岐にわたるため，たとえ部分発作といえども MRI のみでのてんかん焦点の検索には限界がある．たとえば微小形成不全（microdysgenesis）などは確実な異常所見に乏しく，MRI での描出が困難なことも多い．限局性皮質異形成（focal cortical dysplasia：FCD）などでも小さい病変では MRI での異常所見がわずかであり，発見が困難なこともしばしば経験される（後述の **3** を参照）．

　このため，てんかん症例における MRI 検査ではわずかな異常所見を逃さぬようにするため，「適切なプロトコルでの撮像」と「注意深い読影」が必要となる．

　日本は世界の主要先進国と比べて人口あたりの MRI の設置台数が飛び抜けて多く[2]，日本には「全ヨーロッパと同じ台数の MRI が存在する」といわれている[3]．その一方で，人口あたりの放射線科医の数は主要先進国の中では最少クラスである[4]．MRI 設置病院における放射線科医の勤務状況の調査では，常勤あるいは非常勤の放射線科医が勤務する施設は全国平均で約 52％であり[5]，数字上は約半数近くの MRI 設置病院で放射線科医不在のまま MRI 撮影が行われていることになる．また放射線科医の中でも，神経放

■1 3T装置におけるてんかん症例の撮像プロトコル例（ルーチンのみ）

種類	方向	テクニック	厚さ / gap	TR (msec)	TE (msec)	TI (msec)	matrix	加算
① 3D-T1WI	矢状断	MPRAGE	0.8 mm / gapless	1,800	2.26	800	320*288	1
② T2WI	軸位断	TSE	3 mm / interleave	5,000	81	―	512*336	2
③ FLAIR	冠状断	TSE	3 mm / interleave	12,000	94	2,700	320*202	1
④ STIR	冠状断	STIR	3 mm / interleave	5,000	80 / 10	230	448*284	1
⑤ FLAIR	軸位断	TSE	3 mm / interleave	12,000	94	2,700	320*196	1
⑥ T1WI	軸位断	SE	3 mm / interleave	600	9.4	―	256*179	1

TR：繰り返し時間，TE：エコー時間，TI：反転時間．

射線診断が専門の診断医はさらに少ないと思われる．もしてんかん症例におけるMRI検査のプロトコルの設定で困っている施設があれば，後述するプロトコル例を参考にして頂ければありがたい．

さらに，てんかんの紹介患者で「頭部MRI検査で異常なし」と他院で診断されている場合でも，念のため他院で撮像されたMRIの画像を実際に確認してみることを強く推奨する．他院でのMRIが適切なプロトコルで撮像されていない場合，体動などによるアーチファクトが目立つ場合，1.0 T（テスラ）未満の低磁場装置で撮像されている場合，などでは1.0 T以上のMRI装置を用いた適切なプロトコルでの再検査が望ましい．特に軸位断像しか撮像されていない場合は海馬や側頭葉の評価が不十分な場合があり，注意が必要である．

てんかん症例におけるMRI検査のプロトコル例

国立精神・神経医療研究センター病院放射線診療部における，てんかん症例（あるいはてんかん疑い症例）のMRI検査のプロトコル例を3T装置の場合と1.5 T装置の場合に分けて以下に示す．なお1.0 T装置の場合も1.5 T装置のプロトコルに準じる．

3T装置の場合

3T装置におけるてんかん症例の撮像プロトコル例を■1に示す．いずれの撮像も全脳をカバーするように撮像する．成人の場合，撮像枚数は①の矢状断像で約200枚，②⑤⑥の軸位断像で約35枚，③④の冠状断像で約40枚程度となり，合計の撮像時間は機種にもよるが20～25分程度である．小児では頭が小さいためfield of view（FOV）を適宜絞って撮像する．また小児など静止困難な患者では主治医立ち会いで鎮静下での撮像を行うが，途中で覚醒してしまい検査が中止になる場合もある．①→⑥の順番で撮影し，とりあえず①～③までが撮像できればある程度の情報を得られると考えられる．

③④の冠状断像は海馬の大きさや層構造を鮮明に描出するため，いずれ

Keywords

MPRAGE
Magnetization Prepared Rapid Gradient Echoの略．3Dでの超高速スキャンに用いられるグラディエントエコー系の撮像シーケンス．皮質白質境界の鮮明な画像が得られ，3Dで撮像することで任意の断面の再構成画像が得られる．GE社製のMRI装置ではFSPGR（fastSPGR）を用いるとMPRAGEとほぼ同様の画像が得られる．

point
「MRI異常なし」はくせもの

2 冠状断像の角度設定の方法

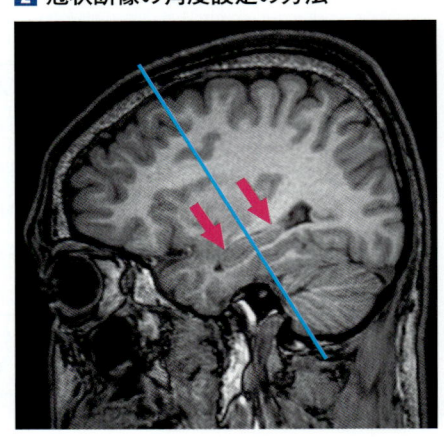

3D-T1WI 矢状断像の傍正中部のスライスにおいて海馬体部を同定し（➡），これに垂直となるように斜めの冠状断像（―）を設定する．

Keywords

STIR

short-TI inversion recovery の略．短い TI（反転時間）を用いた inversion recovery（反転回復）法で，通常は骨軟部領域において脂肪抑制画像を得るために用いられる．脳神経の領域では T2 強調あるいはプロトン密度強調の STIR を用いることで，TSE 法の T2WI よりも皮質白質境界が強調された画像が得られる．てんかん領域では海馬の層構造をチェックするため，TSE 法の T2WI よりは STIR 冠状断像を用いるべきである．

も海馬に垂直な斜めの冠状断像を撮像する．① 3D-T1WI 矢状断像を位置決めに使用し（**2**），冠状断像の角度を設定するとよい．④ STIR 冠状断像は TE（エコー時間）を短くする（10 msec 程度）と皮質白質境界がより強調される反面，側頭葉内側部が内頸動脈の flow によるアーチファクトのため見えにくくなる．海馬や扁桃体など側頭葉内側部をより詳しく見たい症例では，TE を長め（80 msec 程度）に設定して撮像する．撮影後には ① 3D-T1WI 矢状断像の海馬に垂直な冠状断像（3 mm スライス）を再構成し追加する．必要に応じて軸位断像の再構成画像も追加する．

この他にもオプションとして以下のような検査を加える．また，腫瘍や血管奇形などが疑われており造影剤の使用が禁忌ではない場合は，必要に応じて造影も追加する．

- MR アンギオグラフィ（MRA）：意識消失発作のとき．念のため動脈硬化やもやもや病などによる内頸動脈狭窄あるいは閉塞の可能性がないか確認する．
- 拡散強調像（DWI）：脳腫瘍や脳炎などが疑われるとき．腫瘍の細胞密度や脳炎の程度を推測する．
- 磁化率強調像（SWI）（または T2*WI）：海綿状血管腫や脳挫傷が疑われるとき，古い出血に伴うヘモジデリン沈着を微量でも鋭敏に描出できる．

1.5 T 装置の場合

1.5 T 装置におけるてんかん症例の撮像プロトコル例を，側頭葉の焦点が疑われる場合（**3**）と，側頭葉以外の焦点が疑われる場合（**4**）に分けて表に示す．焦点が明確でない場合も **4** に準ずる．1.5 T 装置の場合，合計の撮像時間を 20～25 分程度で設定するため，撮像できる枚数が制限される．撮像枚数は ① の矢状断像で約 140 枚，②⑤⑥ の軸位断像および ③④ の冠状断像はいずれも約 20 枚程度となる．この枚数では ① の矢状断像および ②⑤⑥ の軸位断像では全脳がカバーできるが，③④ の冠状断像では全脳をカ

> **未髄鞘化の小児における撮像プロトコル**　　Column
>
> 　未髄鞘化の小児の場合は，施設によっては③FLAIR冠状断と⑤FLAIR軸位断を省略する場合がある．これは未髄鞘化の小児においてはFLAIRでの信号は髄鞘化の評価には不適切であり，脳病変の解釈に混乱を来すためとされている[6]．また3D-SPACEを用いた3D-T2WIを追加する場合もあり，これは3D-T1WIよりも皮質白質境界が見えやすいためである．新生児の場合は通常の頭部コイルではなく，膝用コイルで撮像する場合もある．

3 1.5T装置におけるてんかん症例の撮像プロトコル例（側頭葉てんかんが疑われる場合，ルーチンのみ）

種類	方向	テクニック	厚さ/gap	TR (msec)	TE (msec)	TI (msec)	matrix	加算
① 3D-T1WI	矢状断	MPRAGE	1.23 mm / gapless	1,600	2.64	800	256*208	1
② T2WI	軸位断	TSE	5 mm / 1.8 mm	3,800	95	—	512*281	1
③ FLAIR	冠状断	TSE	3 mm / 0.6 mm	12,000	94	2,500	320*202	1
④ STIR	冠状断	STIR	3 mm / 0.6 mm	4,200	80 / 10	180	512*224	1
⑤ FLAIR	軸位断	TSE	5 mm / 1.8 mm	9,000	100	2,500	256*168	1
⑥ T1WI	軸位断	SE	5 mm / 1.8 mm	580	12	—	256*201	2

4 1.5T装置におけるてんかん症例の撮像プロトコル例（側頭葉以外の焦点が疑われる場合あるいは焦点が明確でない場合，ルーチンのみ）

種類	方向	テクニック	厚さ/gap	TR (msec)	TE (msec)	TI (msec)	matrix	加算
① 3D-T1WI	矢状断	MPRAGE	1.23 mm / gapless	1,600	2.64	800	256*208	1
② T2WI	軸位断	TSE	5 mm / 1.8 mm	3,800	95	—	512*281	1
③ FLAIR	冠状断	TSE	5 mm / 1.5 mm	12,000	94	2,500	320*202	1
④ STIR	冠状断	STIR	5 mm / 1.5 mm	4,200	80 / 10	180	512*224	1
⑤ FLAIR	軸位断	TSE	5 mm / 1.8 mm	9,000	100	2,500	256*168	1
⑥ T1WI	軸位断	SE	5 mm / 1.8 mm	580	12.0	—	256*201	2

バーするのが困難である．このため冠状断像については，側頭葉てんかんが疑われる場合は側頭葉を中心に3 mmスライスで撮像する．前頭葉てんかん，後頭葉てんかん，頭頂葉てんかんが疑われる症例ではそれぞれ前頭葉，後頭葉，頭頂葉を中心に5 mmスライスで撮影する．焦点の明確でない場合は7 mmスライスでなるべく全脳をカバーするように撮影する．

　③④の冠状断像での海馬に垂直な斜めの冠状断像の撮像，④STIR冠状断像でのTEの値の使い分け，撮影後の①3D-T1WI矢状断像の海馬に垂直な冠状断像（3 mmスライス）の再構成追加，オプション撮影の追加は3T装置の場合と同様である．

3T装置と1.5T装置の使い分け

　3T装置が使用可能な施設においては，原則として3T装置で撮像することが望ましい．その理由は（1）3T装置ではFLAIRおよびSTIRの冠状断像

5 3T装置での撮像が役立った例

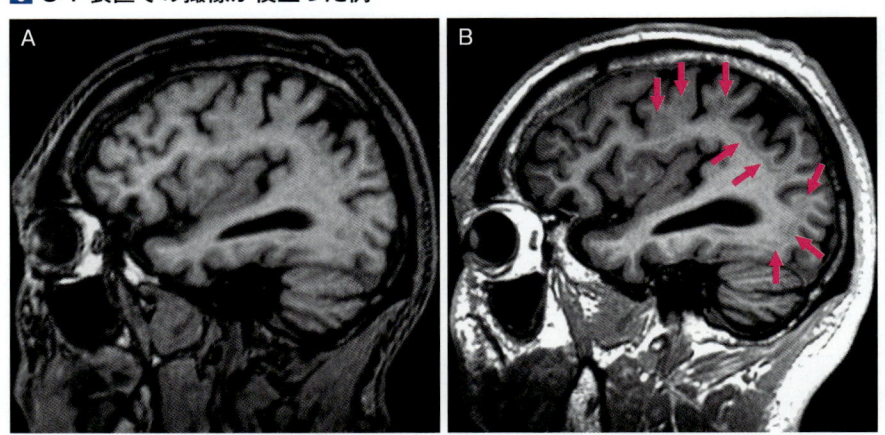

49歳男性，9歳時初発の転倒発作．抗てんかん薬を内服しているが難治に経過．
A：1.0T装置で撮影した3D-T1WIでは異常は指摘困難と思われる．
B：3T装置で撮像した3D-T1WIでは頭頂葉に皮質直下の異所性灰白質を認め，前頭葉および後頭葉にも同様の病変が疑われる（➡）．これら病変は3T装置で撮像した他の画像でも指摘困難であり（非掲載），3D-T1WIのみで指摘可能であった．

で全脳がカバーできるため見落としが少ない，（2）3T装置では画像のS/N比がよいため1.5T（あるいは1.0T）装置で指摘困難な病変を発見できる場合がまれにある（5），の2つである．

ただし，小児（特に未髄鞘化の場合）の場合には，（1）3T装置では信号ムラが強く出ることがあり病変との区別が難しい場合がある，（2）3T装置ではSE法T1WIの画質がよくないため[7]髄鞘化の判断が難しい場合がある，の2つの理由により1.5T（あるいは1.0T）装置での撮像が読影しやすい場合がある．このため施設によっては小児には3T装置を用いないこともある．

依頼科と放射線科のコミュニケーションの重要性

上述のように，てんかん症例におけるMRI検査で適切な撮像プロトコルを決定するためには，てんかん焦点の局在がどこに疑われるか，どのような病変が疑われるか，といった臨床情報がきわめて重要となる．しかし非常に残念なことに，放射線科に届く撮影依頼には「てんかん」の平仮名4文字しか書かれていない場合が散見される．電子カルテのある施設では病歴を参照できるが，電子カルテのない施設では致命的であり，適切な撮影が困難となる．不十分な臨床情報→不十分な撮影・読影→てんかん焦点発見できず→外科治療の機会の喪失，という悪循環では患者が最も損をすることになる．多忙を極める依頼科の先生方に長い病歴を書いて頂くのは非常に心苦しいが，せめて（1）発症年齢，（2）発作徴候と疑われる焦点部位，の2点だけでも書いて頂ければとてもありがたい．可能なら撮影前と読影時に他院でのMRIが閲覧できれば完璧である．

放射線科医についても自戒の意味も込め，普段から依頼科の先生方とのコミュニケーションを密にする努力を怠ってはいけない．一人でも多くのてん

Key words

S/N比
信号対雑音比（signal to noise ratio）のこと．MRIでは（信号強度の平均値）÷（ノイズの標準偏差）で表される．S/N比は理論上は装置の静磁場強度に比例するため，3T装置では1.5T装置よりもS/N比の高い画像が得やすい．

point
撮影依頼書には「発症年齢」と「疑われる焦点部位」を記載する

6 生後10日で発症したウェスト症候群（3歳男児）

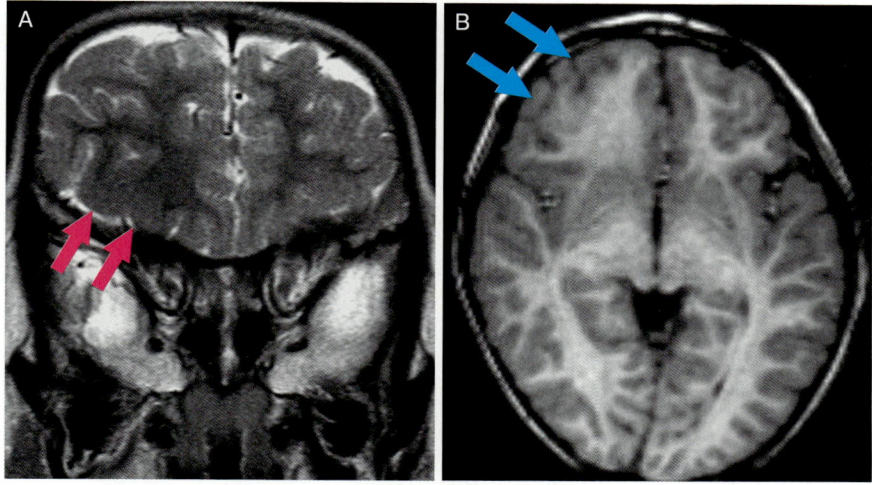

脳波より右前頭葉てんかんの疑い．1.0 T装置で撮影．
A：T2WI冠状断像では右前頭葉底部で脳回が軽度腫大している（→）．
B：3D-T1WI矢状断像の再構成軸位断像ではT2WI冠状断像と同様，右前頭葉底部で脳回が軽度腫大し（→），皮質白質境界が不鮮明に見える．
画像上はFCD type Iを疑ったが，外科手術にてFCD type IIaと確認された．このようにFCDでは，MRIでの所見がごくわずかな場合があり，焦点の局在の情報が非常に重要である．

かん患者が適切な治療を受けられるよう，なるべく素早く正確な診断を心がけなくてはならない．

てんかん症例のMRIの読影法

てんかんの原因となりうる疾患は非常に多岐にわたるため，各論については成書に譲ることとし，ここでは総論的なことを述べる．

Bronenらはてんかん症例のMRIの系統的な読影法として以下の方法を勧めている[8]．

1. 冠状断像で海馬の大きさ，信号強度の左右差を見る．
2. 内耳道を見て冠状断像の左右の傾きがないか注意する．傾きがあると海馬に左右差があるように見えやすい．
3. 側脳室周囲の異所性灰白質の有無を見る．
4. 末梢の構造を見る．脳溝の形態異常，局所的な萎縮，灰白質の肥厚，脳瘤など．
5. その他，明らかな病変を検討する．

現在では撮像の装置や技術の進歩により，上記の方法のみではやや不十分な部分もあるかもしれないが，大筋としては現在でも同様の読影法が可能と考えられる．読影の方法は十人十色と思われるが，以下に筆者が読影する際に心がけている点を述べたいと思う．

- 心を落ち着けて読影する．急いで読影すると見落としが増えやすい．

- 可能な限りモニタ読影を行う．3D-T1WIは撮像枚数が多く，フィルムをシャウカステンにかけて読影するのは困難である．モニタ読影ではカットラインの表示も容易にできる．
- 読影を始める前に可能な限り情報収集を行う．臨床情報や他院MRIの他，脳波，脳血流SPECT，FDG-PET，脳磁図（MEG）など他検査の情報も可能な限り集め，焦点が疑われる部位には特に注意を払って読影する（6）．不幸にして焦点の局在に関する情報がない状態で読影した場合，焦点の局在に関する情報が得られた後でもう一度MRI画像を見直すことも重要である．焦点の局在に関する情報がない状態での読影と，ある状態での読影では，おそらく有所見率には大きな差があると思われる．前述のように，撮影依頼には「てんかん」の平仮名4文字しか書かれていない場合（かつ電子カルテがない場合），熟練した神経放射線診断医でも正しい読影は非常に困難である．
- MRIでは粗大な石灰化でも見落とす場合がある．このためCTでの石灰化の有無も重要な所見となりうる．たとえば，結節性硬化症や先天性サイトメガロウイルス感染症などではCTでの石灰化の存在が診断に役立つ．ganglioglioma（神経節膠腫）などの脳腫瘍の鑑別にも役立つ．
- 1つの病変を見つけても安心しない．目立つ病変があると他部位への注意が散漫になりがちだが，てんかん症例では焦点となりうる複数の異常が存在する（dual pathology）ことがある[9]．
- 頭蓋外の所見（頭蓋骨，眼窩，副鼻腔，軟部組織など）にも気をつける．

（中田安浩）

文献

1) 柳下章. 神経内科疾患の画像診断. 東京：秀潤社；2011, p.526.
2) OECD Health Data 2009.
3) 中島康雄ほか. 諸外国における放射線科医の実態調査. JCR News 2007；161：12-13.
4) 日本医学放射線学会ホームページ
   http://www.radiology.jp/modules/foryoung/index.php?id=6
5) 日本医学放射線学会. MRI設置病院における放射線科医の勤務状況に関する全国調査報告. 2003.
6) Barkovich AJ. Pediatric Neuroimaging. 4th edition. Philadelphia：Lippincott Williams & Wilkins；2005.
7) Fushimi Y, et al. Gray matter-white matter contrast on spin-echo T1-weighted images at 3 T and 1.5 T：A quantitative comparison study. Eur Radiol 2007；17：2921-2925.
8) Bronen RA, et al. A systematic approach for interpreting MR images of the seizure patient. AJR Am J Roentgenol 1997；169：241-247.
9) Adachi Y, et al. White matter abnormalities in the anterior temporal lobe suggest the side of the seizure foci in temporal lobe epilepsy. Neuroradiology 2006；48：460-464.

Further reading

- 柳下章, 新井信隆. 難治性てんかんの画像と病理. 東京：秀潤社；2007.
  てんかんに関連した画像診断の各論を学びたい人にお勧め

III. 検査
NIRS検査によるてんかん焦点の診断

> **Point**
> - 近赤外線スペクトロスコピィ（NIRS）は，近赤外線を頭皮上から照射して脳内から反射してきた光成分を計測して，脳の局所血液循環を計測する検査法である．
> - NIRS装置は可搬性があり，また，頭部の動きにも追従するのでてんかん発作時に計測が可能である．
> - てんかん発作時には焦点を中心に局所脳血流が増加する．
> - てんかん発作時にNIRSを計測して血流増加を示す部位を知ることにより，焦点の診断が可能である．
> - NIRSは経時的に計測ができるので，発作の広がる状態も観察することができ，焦点診断の精度が向上する．

　薬剤で抑制できないてんかん発作は難治性てんかんとして外科的な治療が考慮されることが多くなった．このときに最も重要なのは，焦点の位置を正しく同定することである．脳波が基本的な検査手段であるが，そのほかにさまざまな診断法を駆使してより正確な焦点診断が望まれている．

焦点診断におけるNIRSの位置づけ

　焦点の部位・大きさ，切除部位の生理的機能分布などが正確に確定される必要がある．術前診断は大まかに2つのphaseに分けることができる．

　phase 1は非観血的な検査であり，MRI，CT，SPECT，脳磁図（magnetoencephalography：MEG），頭皮上脳波，蝶形骨誘導脳波などである．特に，脳波とビデオを組み合わせた持続モニタリングによって発作の様子を観察することが，最も信頼性のあるデータと考えられている．モニタリングは，3回以上の発作がとらえられるまで続けるが，通常は7～10日間を要することが多い[1]．また，われわれは術前の焦点診断に発作時SPECT[2]と近赤外線による近赤外線スペクトロスコピィ（near-infrared spectroscopy：NIRS）[3]をphase 1の一つに加えている．

　phase 1で明らかにてんかん発作であることが証明され，かつphase 1の情報だけでは焦点の同定ができない場合，あるいはphase 1の検査の間で互いに矛盾した所見が得られた場合には，観血的なphase 2に進む．頭蓋内に記録電極を留置して，ビデオ脳波持続モニタリングを行うことが主である．詳細は他項に譲る[4]*1．

> **point**
> 術前診断
> phase 1：非観血的検査
> phase 2：観血的検査

*1 本巻III.「硬膜下電極記録」（p.116-124）参照

機能画像診断

　焦点の診断は，上述のように脳波が中心であり，頭蓋内電極を用いた脳波モニタリングが最も信頼できる方法とされてきた．しかし，頭蓋内電極は電極の周囲の狭い範囲の活動しかとらえられないため，空間分解能が高い半面，電極が当たっていない部位の活動はまったくとらえることができない．このため，脳全体をカバーすることができないので，電極を適切な位置に置くことが前提となる．また，この方法は侵襲的であることが大きな欠点である．このため，侵襲がより少なく，広い範囲の俯瞰ができるマッピング法が必要とされている．

　1980年代に入って，発作間欠期にPET（positron emission tomography）で焦点が低代謝領域として観察されることが知られるようになり，てんかん診断における非侵襲マッピング法の先駆けとなった[5]．その後，同様の低代謝・低灌流がSPECTでも観察されることが知られるようになり，より一般化した．しかし，発作間欠期に低代謝を示さない症例も30％弱にみられる．一方で，発作時には焦点部位で局所脳血流が増加することが偶然にPETで証明され[6]，これを利用して発作時のSPECTがさかんに使われるようになった[7,8]*2．あるいは，この両者を組み合わせることにより，診断率が向上する．しかし，発作時SPECTは，きわめて動的な発作起始時のある一時点のみを切り取って観察するため，観察の時点を誤ると，正しい診断ができない場合がある．これに対しNIRSは，脳局所血液量の変化を非侵襲かつ経時的に観察できるマッピング法であり[9,10]，てんかん発作時のように急激に変化する血行動態の観察には最適な手法と思われる．

NIRSによる発作計測の方法

　NIRSは ■-A に示すように，半導体レーザ，受光部，コンピュータで構成されている．近赤外領域の光線を半導体レーザで発生させ，光ファイバーで頭皮上に置かれた入射プローブに導く．近赤外線は ■-B に示すように皮膚と頭蓋骨は比較的よく透過するので，そのまま乱反射を繰り返して脳組織に広がっていく．入射プローブから3cm離れた頭皮上に受光プローブを置くと，脳組織を通過してきた反射光をとらえることができる[11]．近赤外線は脳組織を通過する間にヘモグロビンで吸収されるので，反射光を計測すると脳組織内のヘモグロビン濃度の変化を知ることができる．筆者らが使用したのは780nmと820nmの2波長である．オキシヘモグロビンとデオキシヘモグロビンは，この2波長でそれぞれ異なった吸収係数をもつので，それぞれの吸光度を調べると，オキシとデオキシそれぞれのヘモグロビンの濃度変化を求めることができる．コンピュータによるモンテカルロ・シミュレーションの結果が示すところでは，プローブ間距離が3cmのとき計測できるのは ■-B のようにプローブの中点の下2cmを中心とする三日月形の組織であるとされている[12]．成人では，ちょうどこのあたりに大脳皮質があるため，

---

*2
本巻 III.「PET, SPECT」
（p.134-141）参照

point
近赤外線光はヘモグロビンで吸収される

1 NIRS装置の外観と原理

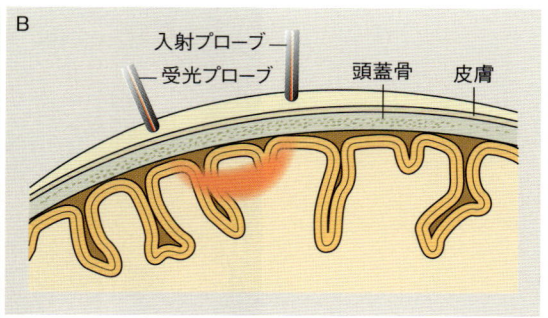

A：NIRS装置の全景．PCと近赤外線発生・受光部分，光ファイバーとプローブから成る．小型で可搬性がある．
B：近赤外線は，皮膚と頭蓋骨は比較的よく透過し，そのまま乱反射を繰り返して脳組織に広がっていく．入射プローブから3cm離れた頭皮上に受光プローブを置くと，脳組織を通過してきた反射光をとらえることができる．

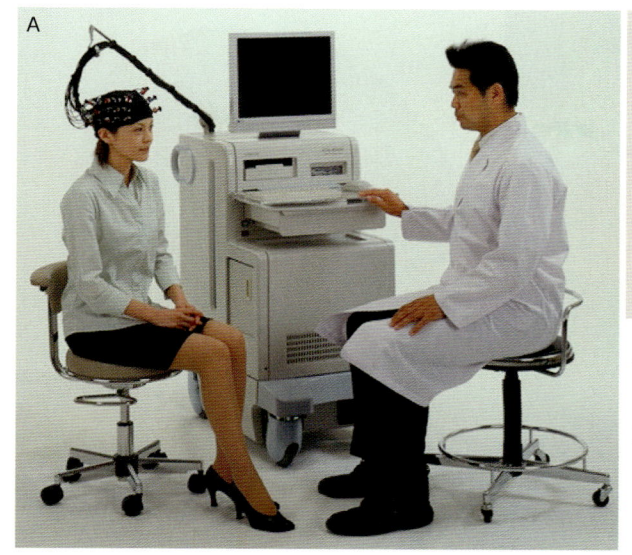

（提供：日立メディコ）

この活動を計測するのに適している．このような入射プローブと受光プローブのペアで1チャネルが構成される．筆者らはこのようなチャネル24～48個を頭皮上に格子状に配置して同時計測を行う装置を用いている[11,13]．頭部の彎曲にフィットするようなゴム薄板にプローブを取り付け，被験者頭部に固定する（ 1-A ）．

てんかんの発作中のNIRS計測は発作時SPECTと同時に行うことも可能であるが，最近では自然発作を捕捉するために，長期ビデオ脳波モニタリングの際にベッドサイドで半日程度の連続計測を行うようにしている[3]．

筆者らの経験と症例提示

筆者らは24例の難治性てんかんについて術前診断としてNIRS計測を行った．術前プロトコールのphase 1として行ったものである[14]．発作時SPECTの際にNIRSを並行して計測した症例も3例あるが，大部分はSPECTとは別にビデオ脳波長期モニタリング中に数時間にわたってNIRSを計測し，自然発作を捕捉したものである[3]．

発作時のNIRS

深部脳波モニタリング，MRI，発作時SPECTなどにより，17例は側頭葉，7例は他の新皮質に焦点が同定されている．全例においてNIRSで，発作後5～10秒で局所的な血液量の増加がみられ，増加部位は側頭葉てんかんでは焦点側の側頭葉に，側頭葉外の焦点では焦点を中心とする部位に一致して血液量の増加がみられた．

ここで症例を提示する．

② 頭頂葉てんかんの発作時記録（症例1）

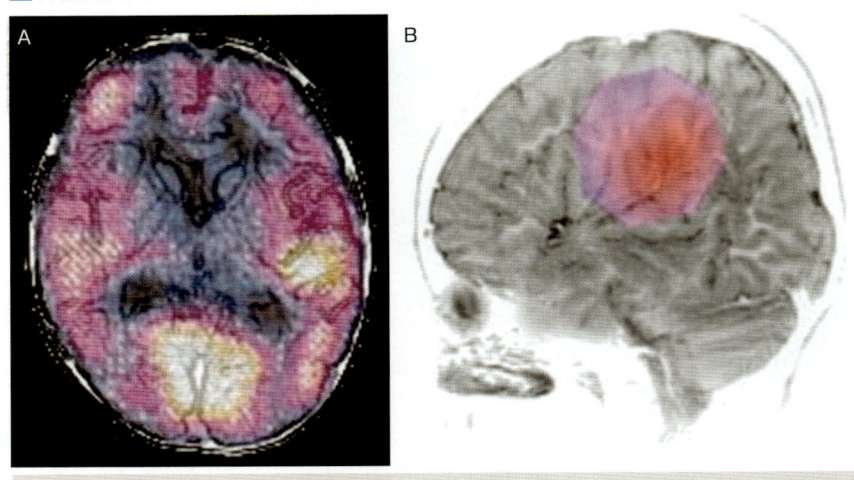

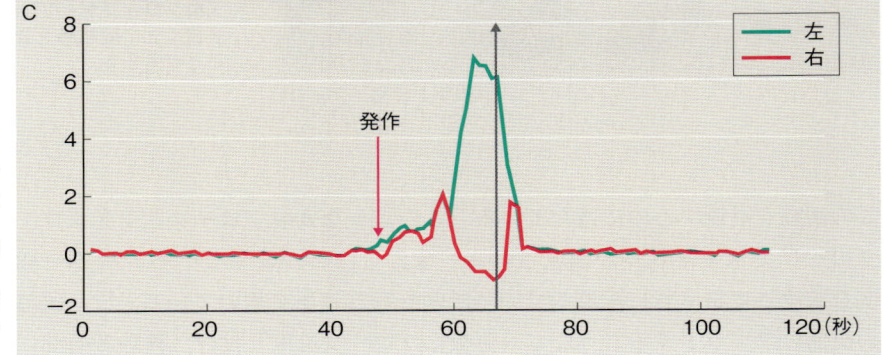

A：発作時 SPECT．
B：発作時 NIRS マップを MRI 脳表画像に重畳したもの．
C：発作時 NIRS 波形の経時変化．
↑の時点でのヘモグロビンのマップを B に示した．

症例 1

　最初の症例は8歳女児である．MRI で左頭頂葉に cortical dysplasia が認められた．右上腕にピクピクする異常感覚が出現し，次第に筋の動きが加わり近位方向に進行する．しばしば二次性全般化が認められる．難治性のため外科治療目的で筆者らの施設に紹介された．②-A は発作時 SPECT で中心溝の後方に血流増加が認められる．②-B は発作時の NIRS マッピング（②-C の63秒の時点でのマップ）である．中心後回を中心に血液量の増加が起こっている．②-C は NIRS 記録・24チャネルのうち焦点の直上と思われた点とその対称点での総ヘモグロビン値の時間経過を示す．矢印（↓）で示す発作の起始から2～3秒後には血液量増加が始まり，16秒でピークに到達している．

症例 2

　次の例は28歳男性である．少年期に発作が初発し，多くは複雑部分発作であった．次第に難治化し外科的処置を目的に筆者らの施設に紹介となった．長期ビデオ脳波モニタリングを行い，同時に NIRS を計測し，自然発作を捕

3 左側頭葉焦点例の発作時 NIRS の経時的変化（症例 2）

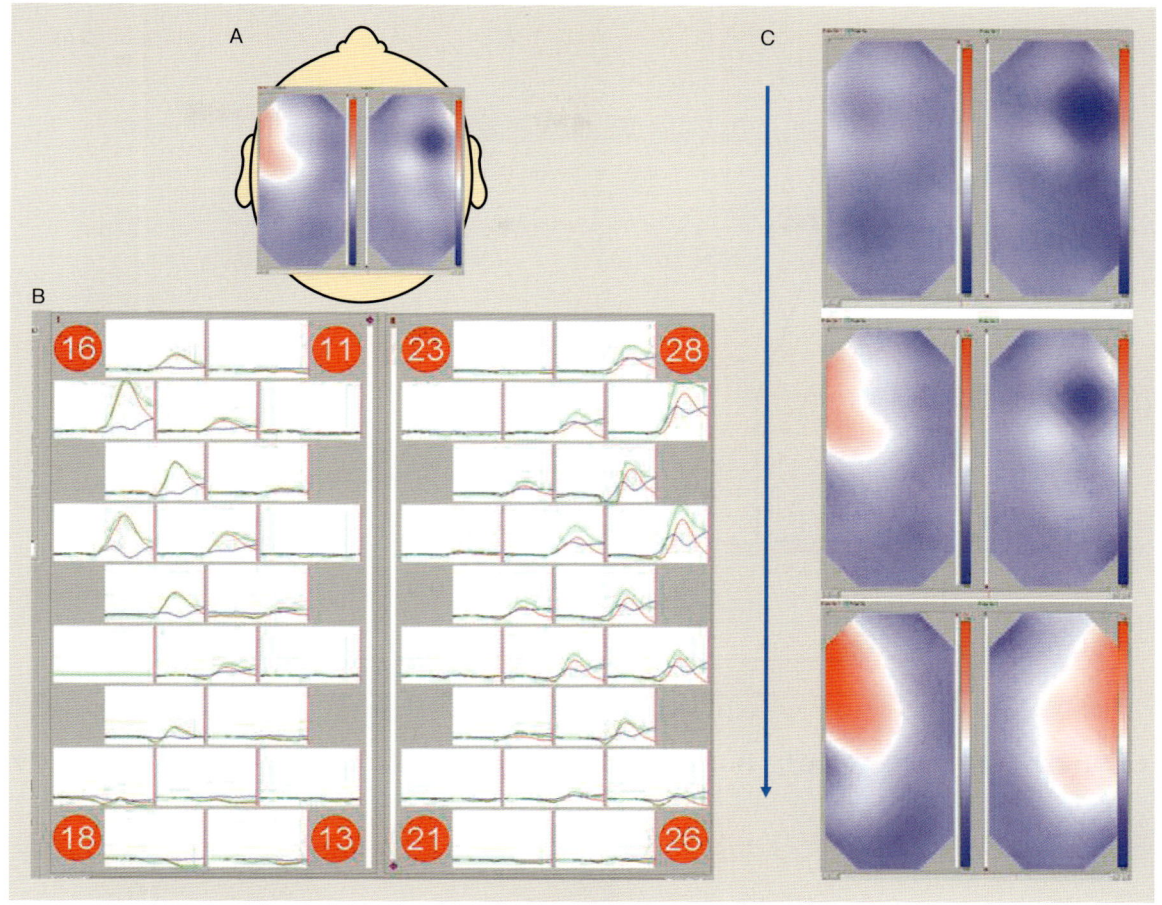

A：NIRS 波形のマップ，B：NIRS 波形，C：上から発作起始後 0 秒，15 秒，45 秒のマップ．
NIRS では発作初期に左側頭部の血液量が増加している（C 中段）ので，焦点は左と正しく診断できる．

捉した．発作波は左側頭葉から初発した．3 に NIRS の結果を示す．B が NIRS 波形で，これをマップして A に示す．C はその時間経過であり，発作起始後 0，15，45 秒のマップを示す．これを見ると，発作初期数秒で左側頭葉に血液量増加が起こり，約 15 秒の遅れで右側頭葉にも血液量増加が起こった．起始 45 秒後には両側性の血液量増加の様相を呈し，このときにはむしろ右の側頭葉のほうが広く血液量増加を示した．もし ictal SPECT の核種の打ち込みが遅れて 45 秒の時点を観察することとなった場合には，SPECT 結果は右と判断されたかもしれない．しかし，NIRS の結果をよく観察すれば，発作初期に左側頭部の血液量増加が先行していることがわかり，焦点は左と正しく判断できる．このように急速に発作活動が広がっていく動的な状態を観察するには，SPECT のような一時点での観察では誤りが生じやすいことがわかる．

4 左側頭葉てんかんの発作時深部脳波記録とNIRS記録（症例3）

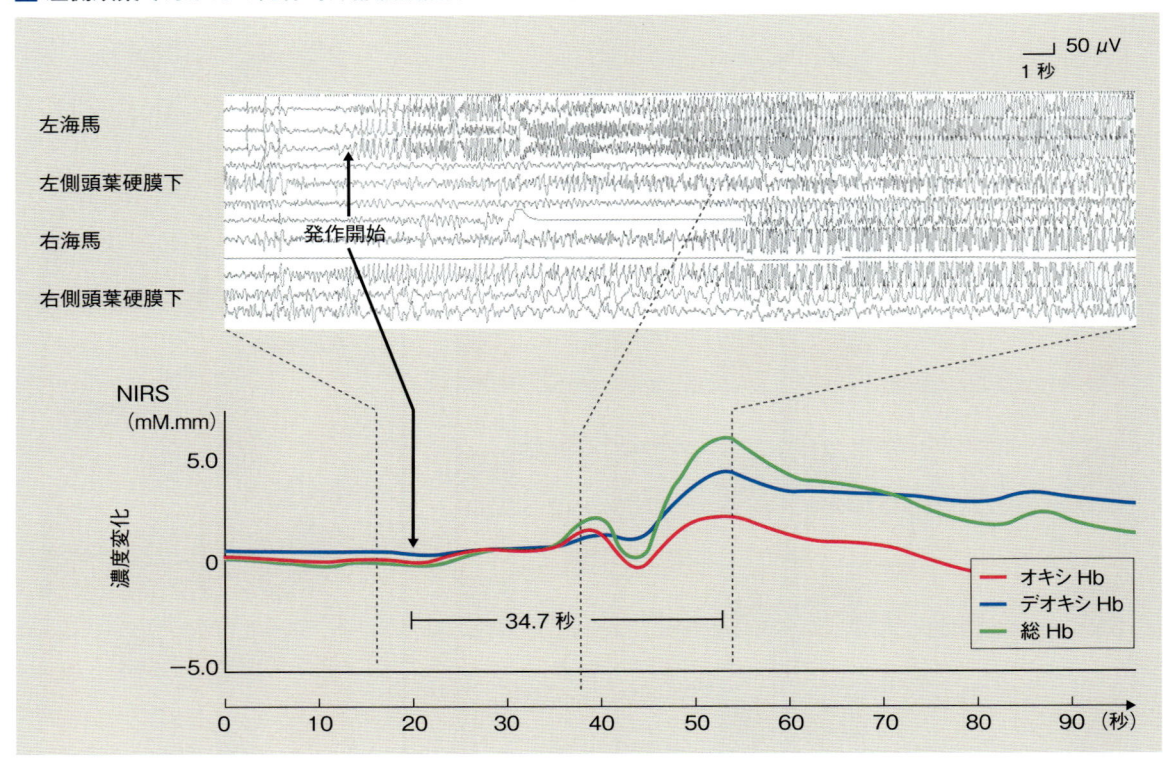

↕：発作開始．発作は左海馬から開始し，約15秒後に波及し始めNIRSで血液量の増加が始まる．発作開始からピークまで34.7秒を経過している．

症例3

次に示すのは側頭葉てんかんで紹介された21歳男性である．両側の側頭葉下面と海馬に，硬膜下電極と深部電極を設置した．4はその結果で，発作開始時の深部脳波とNIRSの経時変化を示す．矢印（↕）の時点で左海馬から発作発射が開始している．左側頭下面に置いた硬膜下電極には約15秒後に発作が波及し始めている．この頃からようやくNIRSで血液量の増加が始まり，ピークに達するまでに海馬での起始から34.7秒が経過している．この例では，側頭葉内側部に発作が限局しているときにはNIRSでは変化がなく，外側皮質に発作が波及して初めてNIRSでの変化が起こっていることが示唆されている．内側側頭葉てんかんでは，発作が実際に内側で起こった後，発作活動が外側皮質に波及してきて初めてNIRSで血液量増加として検知できることが示唆されている．

このような症例から，NIRSで焦点の側方性や部位の推察が容易となることが理解できる．

考察

本稿では脳神経外科的な立場に立ってみたてんかん焦点の診断法，特に機能画像診断法の役割について述べてきた．機能画像診断法は現在急速な勢いで発展途上にあり，さまざまな知見が相次いで報告されつつあるが，その基礎になっている局所脳血流と発作について考えてみたい．

神経活動と局所脳血流は連動するのか

一群の神経細胞が活動するとその部分の血流が増加することは，^{133}Xe（xenon）を用いた脳血流測定や動物実験で確認されている．局所脳血流の増加と神経活動との密接な関連はさらに PET で広く認められ，生理的な脳機能計測の基本となっている．さらに近年では，fMRI も神経活動に伴って引き起こされる局所脳血流の増加によるデオキシヘモグロビン濃度の低下を反映した信号を拾って，最終的には神経活動の様子を計測している．NIRS でもこの現象は認められ，NIRS による脳機能の計測を可能ならしめている．

てんかん発作のとき局所脳血流はどうなるのか

てんかん発作時に焦点を中心に局所灌流が増加することは古くから推測されてきたが，PET 検査中に偶然起こった発作を観察することで確認された[7]．先に述べた神経活動にリンクした局所脳血流の増加によるものであろう．しかし，NIRS で認められる局所ヘモグロビンの増加は言語刺激や運動など通常の生理的な神経活動に伴ってみられるヘモグロビンの増加より 5〜10 倍も大きく，その増加機序は生理的なものとは何らかの違いがあると思われる[3]．

さて，発作中の脳局所血液分布のパターンがどのようになっているかについては解明すべき点が多いが，発作時 SPECT の所見では少なくとも焦点近傍の局所血流が増加することは多数報告されている[2,7,8,15,16]．この現象は，神経活動と局所脳血流のカップリングの一つと考えられ，発作時 SPECT を用いて焦点を推測する場合の根拠となっている．

焦点診断における発作時 SPECT と NIRS の役割

以上述べたように，筆者らの経験からは NIRS により捕捉された発作起始時の脳局所血液量の変化は，焦点の部位を反映しているものと思われた．さてここで問題となるのは，NIRS は外側に面した脳表のみを計測する方法であるので，側頭葉内側面の活動そのものをとらえることは不可能なことである．

実際に側頭葉内側の発作症例 8 例と，外側皮質焦点例 4 例とで，脳波上の発作起始から NIRS のピークまでの潜時を比較してみると，**5** のように前者で 27.7 秒，後者で 11.5 秒で優位に内側側頭葉てんかんで潜時が長い．このことは発作が外側皮質に進展してきて初めて NIRS で観測できることを強く示唆している．

> **point**
> NIRS のピーク潜時は内側側頭葉焦点発作では外側より長い

5 脳波上の発作起始からNIRSでの血液量増加のピークまでの時間

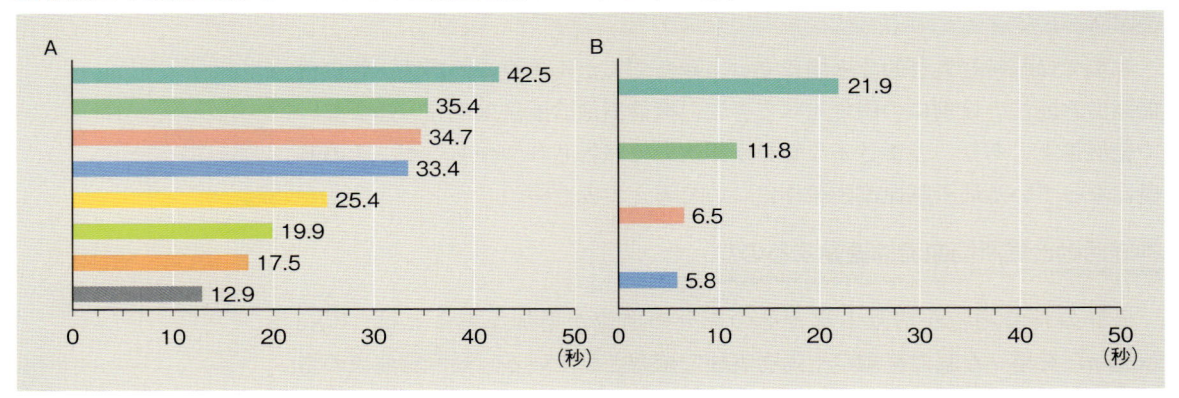

A：内側側頭葉てんかん（27.7 ± 10.3 秒）．
B：新皮質てんかん（11.5 ± 7.4 秒）．

　一方，発作時SPECTの所見では，内側側頭葉に焦点をもつ多くの例で，内側側頭葉皮質と同時に同側の外側側頭葉皮質にも灌流増加が認められている[2]．この点から，外側側頭葉を観察していても，時間的な遅れはあるものの，焦点の側方性を論ずることは可能と考えられる．

　このように大部分の症例でNIRSによるてんかん焦点の側方性あるいは，位置までが推測できる可能性が示唆された．SPECTに対するNIRSの利点は経時的に連続計測が可能である点である．発作起始時は血流動態が非常に速く大きく変化するので，一時点での観察で全体を把握することは非常に困難であり，かつ誤りを引き起こすことにもなりかねない．SPECTは発作中のある一時点での血流を観測するのに対して，NIRSでは血液量の推移を全期間にわたって観察することができる．その点で，NIRSの利用は，断面画像が得られないことや，空間分解能が低いことなどの欠点を補って余りあるものがある．特にSPECTと相補的に使用することに大きな有用性を感ずる．

（渡辺英寿）

文献

1) 真柳佳昭．側頭葉てんかんの手術—顕微鏡手術手技を用いた側頭葉切除術．脳神経外科 1986；14（6）：715-722．
2) Watanabe E, et al. Ictal SPECT in temporal and extratemporal epilepsy. *Epilepsia* 1997；38（Suppl 6）：48-53．
3) Watanabe E, et al. Non-invasive cerebral blood volume measurement during seizures using multi-channel near infrared spectroscopic topography. *J Epilepsy* 1998；11：335-340．
4) 渡辺英寿ほか．てんかん外科における頭蓋内脳波記録—側頭葉深部電極による記憶機能の評価．臨床脳波 2000；42：701-704．
5) Engel J Jr, et al. Interictal cerebral glucose metabolism in partial epilepsy and its relation to EEG changes. *Ann Neurol* 1982；12：510-517．
6) Engel J Jr, et al. Patterns of human local cerebral glucose metabolism during epileptic seizures. *Science* 1982；218：64-66．
7) Newton MR, et al. SPECT in the localization of extratemporal and temporal seizure foci. *J Neurol Neurosurg Psychiatry* 1995；59：26-30．
8) Rowe CC, et al. Localization of epileptic foci with postictal single photon emission

computed tomography. *Ann Neurol* 1989 ; 26 : 660-668.
9) Chance B, et al. Cognition-activated low-frequency modulation of light absorption in human brain. *Proc Natl Acad Sci U S A* 1993 ; 90 : 3770-3774.
10) Villringer A, et al. Near infrared spectroscopy (NIRS) : A new tool to study hemodynamic changes during activation of brain function in human adults. *Neurosci Lett* 1993 ; 154 : 101-104.
11) Maki A, et al. Spatial and temporal analysis of human motor activity using noninvasive NIR topography. *Med Phys* 1995 ; 22 : 1997-2005.
12) McCormick PW, et al. Intracerebral penetration of infrared light. Technical note. *J Neurosurg* 1992 ; 76 : 315-318.
13) Watanabe E, et al. Non-invasive functional mapping with multi-channel near infrared spectroscopic topography in humans. *Neurosci Lett* 1996 ; 205 : 41-44.
14) Watanabe E, et al. Focus diagnosis of epilepsy using near-infrared spectroscopy. *Epilepsia* 2002 ; 43 (Suppl 9) : 50-55.
15) Newton MR, et al. Ictal postictal and interictal single-photon emission tomography in the lateralization of temporal lobe epilepsy. *Eur J Nucl Med* 1994 ; 21 : 1067-1071.
16) Watanabe E, Mayanagi Y. Ictal SPECT and MEG as preoperative examinations for epilepsy surgery. Koga Y, et al (editors). Brain Topography Today. Elsevier Science BV ; 1998, pp.463-470.

拡散テンソル画像
tractography を中心に

Point
- 拡散テンソル画像（DTI）により従来の MRI では不可能であった微細な白質障害が検出可能となった．
- DTI を応用した tractrography により，生体内で神経線維を描出し，特定の白質路の障害を検討することができる．
- tractography はてんかんによる白質路障害の評価や術前プランニングに応用されている．
- 非侵襲的に繰り返し評価できる DTI, tractography は個々のてんかん患者の縦断的評価に有用である．

拡散テンソル画像（DTI）

拡散テンソル画像（diffusion tensor imaging：DTI）が拡散強調像の応用として 1994 年に Basser[1] により提唱されて以降，ヒトの脳白質路の走行やその障害が *in vivo* で評価可能となり，種々の疾患において応用が進んでいる．

DTI は，脳実質における水分子の拡散が白質線維の存在により制限されることを利用している．**1** に示すように，脳実質における水分子は，線維がない状態では球形に拡散するが，白質線維の存在により線維の方向に動きやすく，直行する方向には動きにくくなる．これを拡散異方性といい，各ボクセルの拡散を 3×3 の対称行列で表したものが拡散テンソルであり，これを対角化することにより拡散の方向分布を楕円体で近似した場合の 3 つの主方向（固有ベクトル），および 3 つの大きさ（固有値）が決定できる（**2**）．解析におけるスカラ量としては，拡散異方性の指標である fractional anisotropy（FA）や，拡散の大きさを示す apparent diffusion coefficient（ADC）または mean diffusivity（MD）が用いられる．最近では各固有値そのものを用いた解析も行われている（**3**）．

拡散テンソルは対称行列であるので，最低 6 つの情報があれば各拡散係数を求めることができる．実際の撮像では，6 軸以上の異なる方向の運動検出傾斜磁場（motion probing gradient：MPG）を印加して拡散強調像を撮像する．

tractography

拡散テンソルのデータを用い，白質をある始点から最大固有ベクトルの方向へ追跡していくことにより，神経線維の方向と一致すると考えられる線を描くことができる[2]．これにより神経解剖書のような脳の白質路を生体内で描くことが可能となった（**4**）[3]．このように最大固有ベクトルを追跡する

Keywords

ボクセル
ボクセル（voxel）とは，二次元データ画像におけるピクセル（画素）の概念を三次元に拡張した概念であり，三次元空間における正規格子単位の値を表す．CT や MRI などの画像はボクセルの集合として表現される．

拡散テンソル画像——tractographyを中心に | 159

1 自由拡散（等方性拡散）と制限拡散（異方性拡散）

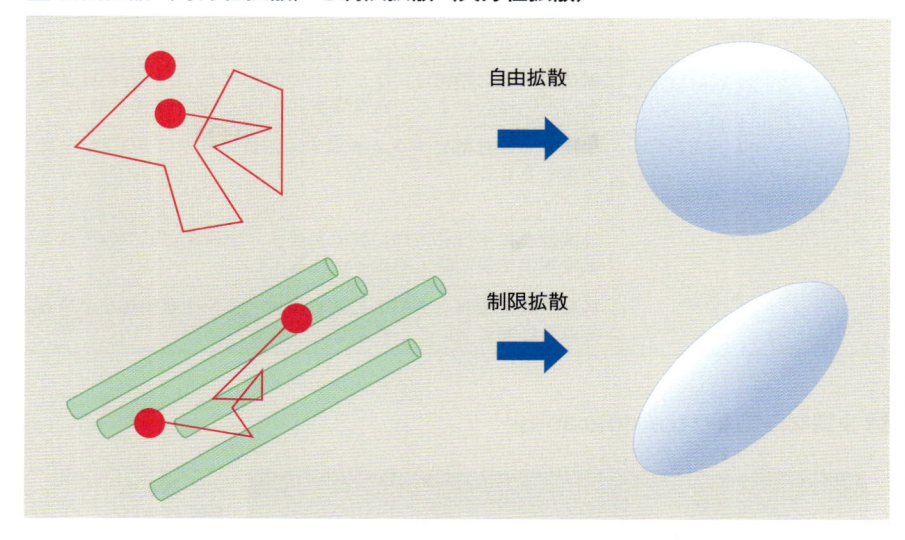

水分子の拡散運動は脳脊髄液内などではほぼ球形となるが，脳白質では神経線維などの存在により，線維の方向に動きやすく，それと直行する方向には動きにくくなる．その原因としてはミエリン，軸索膜，軸索流などの影響が考えられている．

2 拡散テンソル楕円体

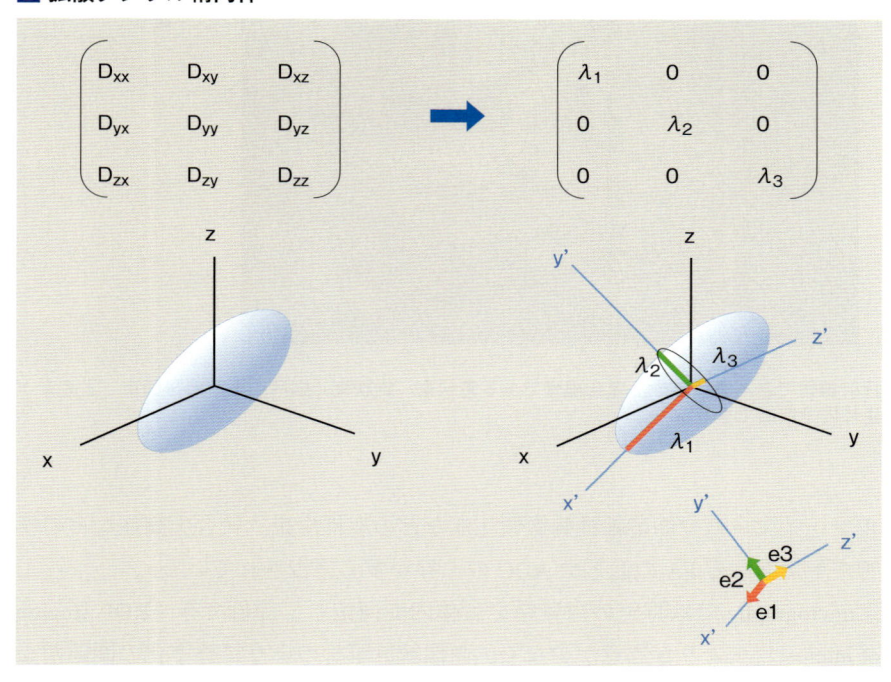

拡散は3×3の対称行列で表され，これを対角化することで楕円体の3つの主方向（固有ベクトル），および3つの大きさ（固有値）が決定できる．白質のテンソル解析においては，最大固有ベクトルであるe1は神経線維の走行に一致すると考えられている．

方法は deterministic（streamline）tractography と呼ばれる．近年では，確率分布を考慮して複数の方向にベクトルを描いていく probabilistic（distributed）tractography も用いられている（**5**）．

DTIの応用

DTIにより，従来のMRIでは検出困難であった微細な白質障害が評価できるようになった．FAやADCなどのスカラ量を用いた定量解析では，ア

3 DTIで用いられるスカラ量

	定義	説明
fractional anisotropy（FA）	$FA = \sqrt{\dfrac{3}{2} \dfrac{\Sigma(\lambda_i - ADC)^2}{\Sigma \lambda_i^2}}$	拡散異方性の指標で，0から1の値をとる．0に近いほど球形に近い拡散をする．白質障害ではFAが低下するとされる
apparent diffusion coefficient（ADC）or mean diffusivity（MD）	$ADC = \dfrac{\lambda_1 + \lambda_2 + \lambda_3}{3}$	平均化した拡散の大きさを表す．白質障害ではADCが上昇するとされる
radial diffusivity（RD）	$RD = \lambda_1$	神経線維に平行な方向の拡散を表す．虚血後などでみられる軸索損傷で値が低下するとされる
axial diffusivity（AD）	$AD = \dfrac{\lambda_2 + \lambda_3}{2}$	神経線維に垂直な方向の拡散を表す．多発性硬化症などでみられる脱髄において上昇するとされる

4 主要な白質路の tractography

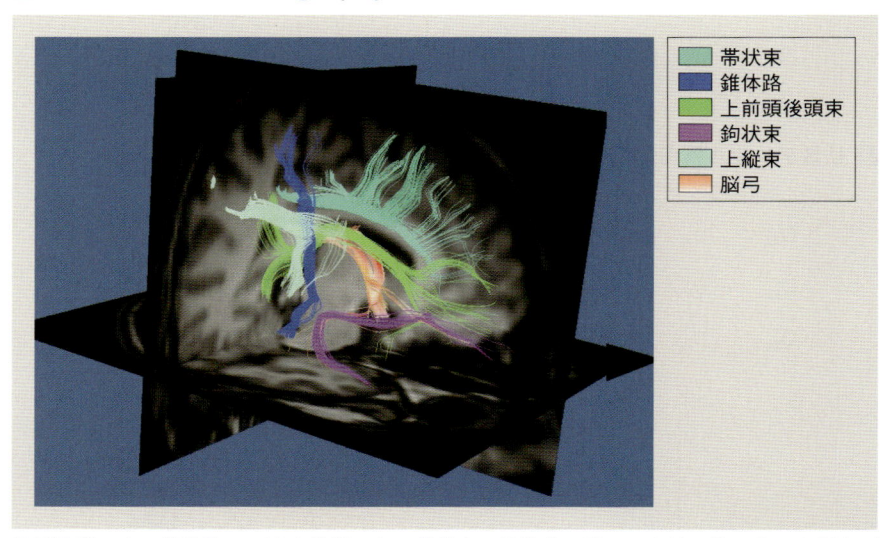

投射線維である錐体路や，連合線維である帯状束，鉤状束，脳弓，上前頭後頭束，上縦束が生体内で描出できる．

Memo

region of interest（ROI）法
既知の解剖学的知識をもとに，color map などの画像上に手動で ROI を設定し，FA や ADC を測定する．特別なソフトを必要とせず簡便であるが，恣意が入りやすく検査者間の再現性が低いという問題がある．

Memo

画像統計解析
画像解析ソフトを用いて，全脳を事前の仮説なしに探索的に評価できる．客観性に優れるが，複数の脳を標準脳に合わせこむため，位置のずれや平滑化の問題，解析に時間がかかるなどの問題もある．

ルツハイマー病や筋萎縮性側索硬化症などの変性疾患，統合失調症などの精神疾患における FA の低下や ADC の上昇が多く報告されている．

　tractography では特定の白質路を生体内で同定して評価でき，ROI（region of interest）法よりも恣意が少なく，画像統計解析のように標準化の問題がないという利点がある．deterministic tractography では，比較的太い白質路において安定した tract を描出することができる．錐体路などの重要な白質路を描出することにより，脳梗塞，脳出血，血管奇形などの血管障害や脳腫瘍などの局所病変と白質路の立体的関係を把握でき，予後予測や術前プランニングに大きな役割を果たしている．

　Maruyama らは，脳動静脈奇形に対する定位放射線治療において，tractography と治療計画用の三次元的 MRI とを合成することで，特定の白質路に照射された線量を算出し，治療後の合併症の発生との関連について検討した．錐体路近傍の脳動静脈奇形に対する治療では，放線冠と比較して内包

5 tractography の概念図

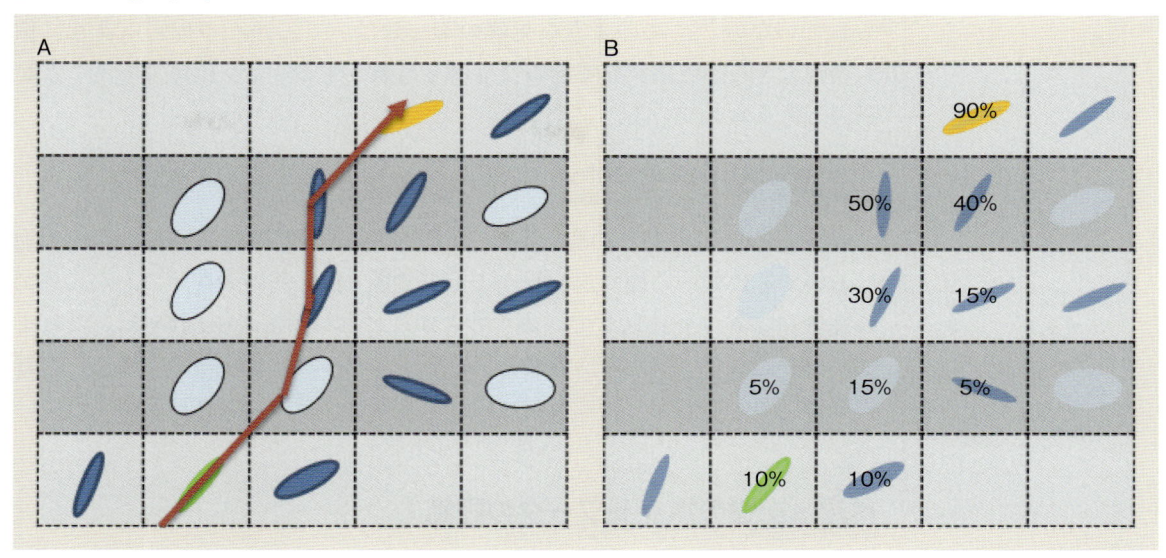

始点を緑，終点を橙とし，異方性の大きいテンソルは青，弱いテンソルは水色で表示してある．点線はボクセル境界である．
A：deterministic tractography．拡散テンソルの主軸のベクトルを追跡することにより，始点と終点との間を通る神経線維路を描出する．
B：probabilistic tractograhy．始点と終点との間に1本の線を決定せず，likelihood map を作成する．

へ20 Gy以上照射される体積が大きくなると，運動麻痺が出現するリスクが有意に高くなっていた[4]．言語に関わる線維である弓状束では，前頭葉部分よりも側頭葉部分のほうが合併症発生の耐容線量が低かった[5]．このように同じ白質路でも耐容線量に違いがある部位特異性がみられた．また，視放線近傍の脳動静脈奇形に対する治療では，8 Gy以上照射された症例においては視野障害や片頭痛の出現や改善といった症状変化がみられ，視放線に対する耐容線量は8 Gy程度と推察している[6]．さらに，Kamadaらは，tractographyとfunctional MRI（fMRI）および脳磁図を組み合わせて弓状束を描出し，覚醒下手術における白質電気刺激による白質マッピングとの対応も検討した．術前に同定されたナビゲーション上の弓状束と近接する部位で白質電気刺激を行うと言語関連症状が出現し，言語機能局在の同定にtractographyが有用であることを示した[7]．

一方，probabilistic tractography は，異方性の小さい部位でも有用とされ，大脳皮質と視床との線維連絡の描出[8]や扁桃体の核の分離[9]など生体内での詳細な解剖学的構造の評価にも利用されてきている．

てんかんとDTI

てんかんにおけるDTIでは，特に海馬硬化症を伴う側頭葉てんかん患者において，広範な白質領域のFA低下が生じることが知られている[10]．側頭葉以外の白質領域でもFA低下がみられることは，てんかんの脳実質障害が局所的なものではなく，より広範なネットワークの障害が存在することを示唆する．これは繰り返す発作による二次的な軸索変性を反映すると考えられ

ているが，罹病期間と白質障害の相関については，いまだ一致した見解は得られていない[11]．このような見解の不一致は，てんかんの病因は非常に個人差が大きく，各研究間で均質な症例を対象とすることが困難であることが原因と考えられている．

てんかんと tractography

tractography は，個々の脳において目的の線維を可視化し，かつ同一人物において非侵襲的に繰り返し行うことができ，個人差の大きいてんかん患者の評価やフォローに適している．てんかんにおける tractography は，これまで言語や記憶といった高次機能を担うネットワークに対するてんかんの影響の評価，および知覚（特に視覚）に対する術前プランニングに応用されている．

言語・記憶のネットワークの評価

薬物治療でコントロール不良なてんかんに対しては手術治療が有効だが，術後に言語障害，記憶障害が高頻度に生じる．特に優位半球側頭葉切除では言語性記銘力障害[12]，非優位半球では地誌的失見当識[13]が生じるとされる．このことは手術で切除される部位，つまりてんかんの焦点とその連絡線維に言語や記憶に関わる重要なネットワークが存在することを示唆している．

Powell ら[14]は，fMRI と tractography とを組み合わせ，側頭葉てんかん患者における言語ネットワークの変化について報告している．動詞生成課題および読解力課題において賦活される脳部位を始点として，高角度分解能拡散強調像（high angular resolution diffusion imaging：HARDI）と probabilistic tractography により tract を描出した．その結果，左側頭葉に焦点のあるてんかん患者は，右側頭葉に焦点のあるてんかん患者や健常対照群と比べ言語の左側優位性が失われ，右側での賦活および線維連絡の発達がみられた．tractography の始点として fMRI での賦活部位を用いることは，始点を決定する際の検査者間の相違や恣意を減らすことができるという利点があるが，被験者すべての賦活部位を平均化するため，患者と健常対照群の差や個人差が失われるという欠点もある[15]．しかし，この研究により，てんかんの影響により言語ネットワークが機能的，構造的に変化する可塑性を有することが示唆された．

記憶に関しては辺縁系の関与が知られており，片側の側頭葉てんかん患者では両側の脳弓や帯状束に FA の低下や ADC 上昇がみられ，海馬との連絡線維の変性が原因と考えられている[16]．Concha らは同一患者群の術前および術後に脳弓と帯状束を tractography により描出し，内側側頭葉切除術[17]，または脳梁離断術後[18]にこれらの構造の拡散異常が顕著となることを報告した．これは切除された部位と連絡する神経線維にワーラー変性が影響していることを示唆している．

Memo

辺縁系

辺縁系は脳の深部にある発生学的に古い部分であるとされる．辺縁系に属する構造物についてはいまだ研究者間で意見が分かれるが，記憶，特にエピソード記憶と関連する Papez 回路や，情動と関連する Yakovlev 回路の存在が古くから提唱されている．

> ### 交叉部での線維追跡の問題
>
> DTIに基づくtractographyの主要な問題の一つは，交叉部における線維走行方向推定のエラーである．DTIは1つのボクセルに1つのテンソルを仮定しているため，パーシャルボリューム効果により交叉部での線維の追跡にエラーが生じる．これを解決するために，高角度分解能拡散強調画像（HARDI）により詳細な拡散情報を得て，テンソルモデルによらない解析を行う手法がある．
>
> Q-space法は，モデルそのものを必要としないノンパラメトリックな手法であり，正規分布に従わない生体内での水分子の動きをより正確に評価できるが，撮像時間の長さや，FAやADCのような簡便な定量パラメータがないなどの問題もある．diffusion kurtosis imaging（DKI）は，解析に正規分布からの尖度（kurtosis）を利用することで撮像時間が短縮でき，臨床応用が期待されている．

6 Meyer's loop

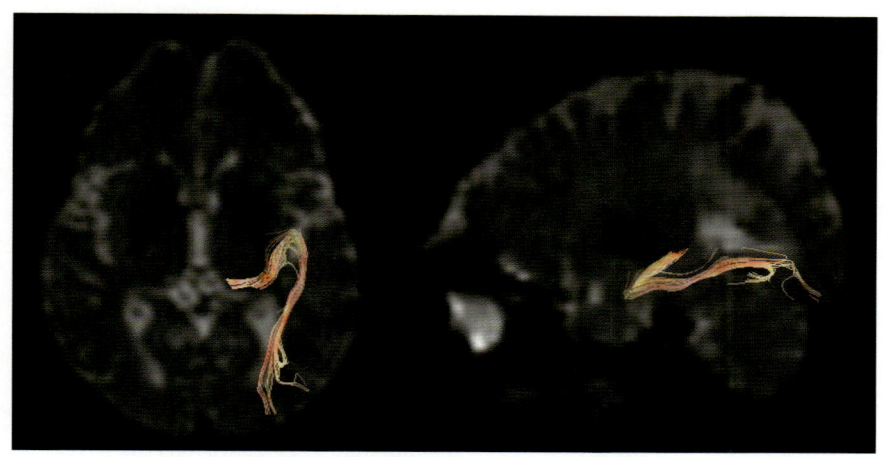

視覚路は，外側膝状体から後頭葉一次視覚野に至るまでに視放線を形成し，側頭葉を前後に走行する．視放線のうち対側視野上半部の情報を伝達する線維は，側脳室下角を迂回するように側頭葉前外方から後方へと走行する．この側頭葉前方での彎曲部を Meyer's loop と呼び，この部分の損傷により対側上部同名性四分盲が生じる．Meyer's loop の先端が側頭葉前部のどの位置に存在するかについては個人差が大きく，tractography による同定が重要となる．

視覚路に対する術前プランニング

海馬硬化症に対する側頭葉切除術で切除される前部側頭葉には，視放線の一部である Meyer's loop が存在する（ 6 ）．Meyer's loop が損傷されると対側上部視野に同名性四分盲が生じ，患者の機能予後に大きな障害をもたらす．Meyer's loop の先端が側頭葉前部のどの位置に存在するかについては個人差が大きく，従来の MRI では描出不可能であったが，Taoka ら[19]は14名の側頭葉切除術後患者において deterministic tractography によって Meyer's loop を可視化し，Meyer's loop の損傷の程度が術後の視野障害の範囲と一致することを示した．Nilsson ら[20]は，7名の側頭葉てんかん患者において deterministic tractography を用いて視放線を描出し，Meyer's loop の先端と側頭極および側脳室下角との距離を測定した．側頭葉切除術後に視野障害を生じた患者では，視野障害を生じなかった患者よりも Meyer's loop 先端と側脳

室下角との距離が短く，Meyer's loop と側脳室下角との距離が術後の視野障害の指標となるとしている．

てんかんにおける tractography の将来的な応用としては，てんかんの焦点と関わる神経線維を同定し，必要最低限の切除部位を決定することが期待される．

DTI に基づく tractography の問題点

DTI は 1 つのボクセルに 1 つのテンソルを仮定しているが，実際のボクセルサイズは 2～3 mm³ であるため，1 つのボクセルには数千の軸索が含まれることとなる．特に 1 つのボクセル内に交叉線維がある場合，正確な線維の追跡は困難となる．また，脳白質での水分子の拡散に正規分布を仮定しているが，実際の拡散は正規分布に従わない．このような交叉部位での線維追跡の問題を解決するためさまざまな手法が開発されつつある．錐体路や脳梁，帯状束のような比較的太く異方性の大きい線維では，従来の手法で比較的信頼性の高い線維を描出することができるため，これらの線維を対象とする場合には大きな問題にならないと考えられるが，解剖学的に交叉が予想される部位では注意が必要である．

まとめ

DTI および tractography の普及により，てんかん患者の神経線維連絡について微細な障害の検出や評価が可能となり，高次機能障害の詳細な検討や術前プランニングに応用されている．tractography には上述の問題点が存在するが，生体内で白質路を描出できる唯一の方法であり，非侵襲的に繰り返し行えるという特性を生かし，てんかん患者の術前術後の白質路障害の評価や可塑性の検討に役立つと考えられる．

（早川弥生，青木茂樹）

文献

1) Basser PJ, et al. Estimation of the effective self-diffusion tensor from the NMR spin echo. *J Magn Reson B* 1994；103：247-254.
2) Mori S, et al. Three-dimensional tracking of axonal projections in the brain by magnetic resonance imaging. *Ann Neurol* 1999；45：265-269.
3) 青木茂樹ほか．Tractography と大脳機能局在．*Clinical Neuroscience* 2010；28（10）：1111-1114.
4) Maruyama K, et al. Tolerance of pyramidal tract to gamma knife radiosurgery based on diffusion-tensor tractography. *Int J Radiat Oncol Biol Phys* 2008；70（5）：1330-1335.
5) Maruyama K, et al. Arcuate fasciculus tractography integrated into Gamma Knife surgery. *J Neurosurg* 2009；111（3）：520-526.
6) Maruyama K, et al. Optic radiation tractography integrated into simulated treatment planning for Gamma Knife surgery. *J Neurosurg* 2007；107（4）：721-726.
7) Kamada K, et al. Visualization of the frontotemporal language fibers by tractography combined with functional magnetic resonance imaging and magnetoencephalography. *J Neurosurg* 2007；106（1）：90-98.
8) Behrens TE, et al. Non-invasive mapping of connections between human thalamus and cortex using diffusion imaging. *Nat Neurosci* 2003；6（7）：750-757.

9) Saygin ZM, et al. Connectivity-based segmentation of human amygdala nuclei using probabilistic tractography. *Neuroimage* 2011 ; 56 (3) : 1353-1361.
10) Concha L, et al. White-matter diffusion abnormalities in temporal-lobe epilepsy with and without mesial temporal sclerosis. *J Neurol Neurosurg Psychiatry* 2009 ; 80 : 312-319.
11) Gross DW. Diffusion tensor imaging in temporal lobe epilepsy. *Epilepsia* 2011 ; 52(Suppl 4) : 32-34.
12) Ivnik RJ, et al. Effects of anterior temporal lobectomy on cognitive function. *J Clin Psychol* 1987 ; 43 : 128-137.
13) Spiers HJ, et al. Unilateral temporal lobectomy patients show lateralized topographical and episodic memory deficits in a virtual town. *Brain* 2001 ; 124 : 2476-2489.
14) Powell HW, et al. Abnormalities of language networks in temporal lobe epilepsy. *Neuroimage* 2007 ; 36 (1) : 209-221.
15) Ciccarelli O, et al. Diffusion-based tractography in neurological disorders : Concepts, applications, and future developments. *Lancet Neurol* 2008 ; 7 (8) : 715-727.
16) Concha L, et al. Bilateral limbic diffusion abnormalities in unilateral temporal lobe epilepsy. *Ann Neurol* 2005 ; 57 : 188-196.
17) Concha L, et al. Bilateral white matter diffusion changes persist after epilepsy surgery. *Epilepsia* 2007 ; 48 (5) : 931-940.
18) Concha L, et al. Diffusion tensor imaging of time-dependent axonal and myelin degradation after corpus callosotomy in epilepsy patients. *Neuroimage* 2006 ; 32 (3) : 1090-1099.
19) Taoka T, et al. Diffusion tensor imaging in cases with visual field defect after anterior temporal lobectomy. *AJNR Am J Neuroradiol* 2005 ; 26 (4) : 797-803.
20) Nilsson D, et al. Intersubject variability in the anterior extent of the optic radiation assessed by tractography. *Epilepsy Res* 2007 ; 77 (1) : 11-16.

Ⅳ. 治療

IV. 治療

てんかん治療総論

Point
- てんかんは common disease であり，幅広い年齢層の患者が治療対象となるため，多くのてんかんを専門としない医師も携わる必要がある．
- てんかんの薬物治療においては，発作型と症候群の正確な診断に基づき，薬剤を選択することが重要である．
- 一般臨床医へのてんかん診療指針として，2010年に日本神経学会を中心とした「てんかん治療ガイドライン2010」が編集された．
- 新規抗てんかん薬は従来薬よりも多彩な作用機序をもち，副作用が比較的少ないという点で優れている．
- てんかん外科領域においては，手術で治療可能なてんかん（surgically remediable epilepsy）の早期診断と治療が重要である．

てんかん治療の現状

　てんかんは，本邦では約100万人（人口の約0.8〜1.0％）の患者がいるといわれており，年間の発症頻度は10万人に対して30〜50人と有病率の高い common disease である．神経疾患の中でも，てんかんは治療法が確立されており，薬物療法にて70％程度は軽快する．

　また，てんかん患者は新生児から高齢者までの広い年齢層に分布し，抗てんかん薬を服薬しながら社会生活を送る人が増えており，てんかんの正しい診断と治療は患者自身の社会生活のみならず社会全体にも大きな影響を及ぼす．しかしながら，現在でもてんかんに対する偏見や誤解が根強く，てんかん患者が病気を隠して社会生活を営む状況を臨床の場では多く経験する．多くのてんかん患者においては，発作自体は頻度が多くないが，てんかんであることによる精神的負担は常につきまとう．自動車運転の禁止，雇用機会の喪失，自己評価の低下，記憶力への影響，他人からの評価などは，きわめて重大な問題であり，発作そのもの以上に精神的苦痛を与えうる．医療者はてんかんに関して正しい情報を伝える努力と，患者の心理的側面への配慮を怠ってはならない．てんかん患者やその家族に対する教育活動は日本てんかん協会が積極的に行っており，かなり実績を上げている．

　また，近年の疫学調査によれば，てんかん発症率は小児よりも高齢者で高いことが明らかになっており[1]，今後も続くことが予測される超高齢化社会において，高齢者てんかんの患者数の増加は必至であり，その管理も非常に重要な課題である．しかし，現実にはてんかん診療に携わる医師数は減少し

Memo

日本てんかん協会
日本てんかん協会（別名「波の会」）は，「小児てんかんの子どもをもつ親の会」と「てんかんの患者を守る会」を前身として，1981年から社団法人として認可されている．てんかんに関する情報を提供する患者のための団体であり，てんかんに対する社会的理解の促進，てんかんに悩む人たちの社会援護活動，てんかん施策の充実をめざした調査研究や全国的運動などを展開している．16歳以上で目的を理解し賛同する人は誰でも入会でき，会員はてんかん患者，家族，支援者，医療職（看護師，医師など），介護職などてんかんに関わるさまざまなメンバーから構成される．また，47都道府県すべてに協会支部があり，学習会や交流会などいろいろな活動を，計画・運営・支援している．

ており，小児期発症のてんかん患者が成人後も神経内科や精神科に引き継ぎができず，小児科で治療継続をする患者は20～30％いること，すなわちcarry-overの問題として深刻化している．

てんかん患者が増加する中で，てんかんを診療できる医師が減少することが将来，社会問題となる可能性もある．このため，てんかん診療にはてんかんを専門とする医師だけでは不十分であり，てんかんを専門としない多くの科の医師が携わる必要がある．難治性てんかんの診療は，てんかん専門医が中心となり行い，薬物治療や外科治療により発作がコントロールされた症例は，一般医師が積極的に診療することがてんかん診療の裾野を広げることに繋がると考える．これらの現状を背景に2010年に，後述する「てんかん治療ガイドライン2010」[2]が一般医の指針として編集された．

てんかん治療の種類

てんかんの治療法は，大きく内科的治療と外科的治療に分けられる．内科的治療には抗てんかん薬による薬物療法，主に小児てんかんに対するACTH療法やステロイド治療，ケトン食療法，TRH療法，ガンマグロブリン療法が含まれる[*1]．外科的治療には切除療法，遮断外科（脳梁離断術，軟膜下皮質多切術），迷走神経刺激療法，てんかん焦点刺激療法が含まれる[*2]．発作誘発要因（**1**）が明らかなてんかん発作においては，日常生活の中でこれらをなるべく避けるように患者に正しく教育することも基本的かつ重要であり，怠薬を含めた誘発因子を減らす生活管理指導も重要な治療の一つである．

近年のてんかん治療の進歩は著しく，特に新規抗てんかん薬とてんかん外科が効果を上げている．アメリカでは脳刺激療法（brain pacemaker）の治験も進められており，その効果が期待される．大脳抑制系を刺激してGABA受容体（γ-aminobutyric acid receptor）などを賦活させることにより，てんかん発作を抑制することを目標としている治療法である．研究レベルでは，反復経頭蓋磁気刺激（repetitive transcranial magnetic stimulation：rTMS）を用いて大脳皮質の興奮性を変化させ治療に応用する試みが行われている．また，てんかん診療も遺伝子研究の目覚ましい進展を認めており，家族性てんかんでの責任遺伝子の解明や薬物代謝酵素に関わる遺伝子多型の理解などにより，将来的には遺伝情報に基づいたてんかんの個別化治療が期待される．

てんかん治療ガイドライン

本邦のてんかん治療のガイドラインとしては，2002年に日本神経学会の「てんかん治療ガイドライン作成小委員会」（委員長：金沢医科大学神経内科 廣瀬源二郎教授，現・名誉教授）により「てんかん治療ガイドライン2002」が初めて公表された．その後，本邦で新規抗てんかん薬が4種類承認され，てんかん外科治療の目覚ましい進展や脳・神経刺激療法など，この10年間でてんかん診療には大きな変化がみられていた．こういう背景の中で，2007年7月の日本神経学会理事会において，他の治療ガイドライン（脳卒中，認

[*1]
小児てんかんの治療は
IV.「小児てんかんと治療」
(p.243-250) 参照

[*2]
外科治療については
IV.「外科治療」(p.269-277) 参照

1 主な発作誘発要因

- 体温上昇
- 感染症
- ストレス，疲労
- 睡眠不足
- 情緒的刺激（驚き・怒り・不安など）
- 月経
- 季節の変わり目
- 飲酒
- 薬剤
- 読書
- 将棋
- テレビゲームなど

日本てんかん学会のてんかんガイドライン

Column

　現段階では日本には，日本神経学会の「てんかん治療ガイドライン2010」と日本てんかん学会のガイドラインがある．日本てんかん学会のガイドラインとしては，日本てんかん学会診療ガイドライン作成委員会により，「成人てんかんの薬物治療ガイドライン」および「小児てんかん包括的治療ガイドライン」が2005年に作成された．以後，各テーマ別に詳細に作成され，「てんかん研究」に掲載されている（②）．

　内容は，「てんかん治療ガイドライン2010」がてんかんを専門としない一般医を対象としているのに対して，日本てんかん学会の各ガイドラインはてんかん専門医レベルを対象としており，日本てんかん学会のウェブサイト*からもダウンロード可能である．また，てんかん専門医をめざすには必須の内容でもある．これら2つの学会のガイドラインは読者の必要に応じて相補的に利用できるものであると考えられる．

* http://square.umin.ac.jp/jes/epilepsy-detail/guideline.html

② 日本てんかん学会のガイドライン

- てんかんの診断ガイドライン
- ウエスト症候群の診断・治療ガイドライン
- 光感受性てんかんの診断・治療ガイドライン
- 内側側頭葉てんかんの診断と手術適応に関するガイドライン
- 成人てんかんの精神医学的合併症に関する診断・治療ガイドライン
- 心因性発作ガイドライン
- 小児てんかんの包括的治療ガイドライン
- 小児てんかんの薬物治療終結のガイドライン
- 成人てんかんにおける薬物治療ガイドライン
- 成人てんかんの薬物治療終結のガイドライン
- 高齢者のてんかんの治療ガイドライン
- てんかんを持つ妊娠可能年齢の女性に対する治療ガイドライン
- 新規抗てんかん薬を用いたてんかんの薬物治療ガイドライン
- てんかん外科の適応に関する指針
- 新皮質てんかんの外科治療ガイドライン
- 迷走神経刺激療法と刺激装置植込術に関するガイドライン
- 成人の初発けいれん発作に対するガイドライン

③ 「てんかん治療ガイドライン2010」[2)] におけるエビデンスレベルおよび推奨グレードの定義

エビデンスレベル	内容（エビデンスのタイプ）
エビデンスレベルⅠ	RCTもしくはRCTのメタアナリシス
エビデンスレベルⅡ	よくデザインされた比較研究もしくは準実験的研究
エビデンスレベルⅢ	よくデザインされた非実験的記述研究（比較・相関・症例研究）
エビデンスレベルⅣ	専門家の報告・意見・経験

推奨のグレード	推奨内容
グレードA	行うように強く勧められる（少なくとも1つのエビデンスレベルⅠの結果）
グレードB	行うように勧められる（少なくとも1つのエビデンスレベルⅡの結果）
グレードC	行うことを考慮してもよいが十分な科学的根拠がない
グレードD	行わないように勧められる

知症，パーキンソン病，多発性硬化症）とともに「てんかん治療ガイドライン2002」を改訂することが決定された．そして，2010年には日本神経学会を中心に，関連3学会（日本てんかん学会，日本神経治療学会，日本小児神経学会）の協力を得て，「てんかん治療ガイドライン」が出版された．23名から成る「てんかん治療ガイドライン作成委員会」には，神経内科，精神神経科，小児科，脳神経外科および臨床神経生理関係の医師が携わった．そして，最後に学会ホームページで「てんかん治療ガイドライン2010（案）」を

公開し，学会の会員からの多数のパブリックコメントを集め，その意見をさらにガイドラインに最大限反映させた．

■「てんかん治療ガイドライン2010」の特徴

このガイドラインの特徴は，①わかりやすい内容にすること（わかりやすさと応用のしやすさ）をコンセプトとし，②クリニカルクエスチョン（clinical question：CQ）と回答という形式で，③読者が探しているCQ（目的）に容易に到達でき，④推奨・推奨グレード（A～D），解説および文献（エビデンスレベルⅠ～Ⅳ），検索式を簡潔，明確に示している（**3**）．具体的には，18項目（てんかんの診断・分類，検査，薬物療法，新規抗てんかん薬，副作用，てんかん重積状態，てんかん外科治療，刺激療法，女性（妊娠），精神症状，急性症候性発作，遺伝，患者へのアドバイス・情報提供など）（**4**）および85のCQの構成から成り，CQと回答は1～2ページに収まる程度を原則とした．

ただし小児てんかんに関しては，すべてを取り上げることは不可能であり，代表的な症候群のみをCQとして取り上げている．たとえば，「小児・思春期のてんかん治療とは」では，①特発性部分てんかんに対する第一選択薬は何か，②小児欠神てんかんに対する第一選択薬は何か，③Lennox-Gastaut症候群に対する第一選択薬は何か，④若年ミオクロニーてんかんに対する第一選択薬は何か，⑤覚醒時大発作てんかんに対する第一選択薬は何か，に焦点を当てた．てんかん外科治療に関しては，外科治療対象，副作用を含めて詳細に記載している．「てんかんの刺激療法」では迷走神経刺激療法が2010年1月にわが国でも承認されたのでCQとして取り上げた．このガイドラインは，てんかん専門医だけではなく，てんかん診療に携わる一般臨床医の治療指針となることをコンセプトとした．さらに，学生にはてんかんの理解が容易となること，加えて患者にも役立つような内容となるよう心がけた．

てんかん薬物療法の従来からの原則は，発作型に合った第一選択薬の単剤療法（monotherapy），すなわち十分量の抗てんかん薬を，少ない種類で維持することであり，このガイドラインでもこの原則を踏襲している．しかしながら，本邦での新規抗てんかん薬は，付加的治療薬としての承認であるため，既存の抗てんかん薬に新規抗てんかん薬を付加する，いわゆる合理的多剤療法（rational polytherapy）も推奨している．

なお，第一選択薬とは，新規発症てんかんに対して最初に選択する薬剤であり，てんかん発作抑制効果および副作用を総合的に考慮して推奨される抗てんかん薬である．一方，第二選択薬とは，第一選択薬の効果が十分でないとき，もしくは副作用のため継続が困難なときに使用する薬剤とした．

ガイドラインは，決して統一的治療法を示したものではなく，同一疾患であっても，最適治療は患者ごとに異なり，また医師の経験・考え方により治療内容も異なってくる．ガイドラインは，あくまでも医師が治療法を決定するうえでの参考となるように，個々の治療薬や非薬物的治療の現状での評価を，根拠をもとに提示したものであり，臨床医が適切かつ妥当なてんかん診療を行うための判断を支援する目的で，現時点での医学的知見に基づいて作

4「てんかん治療ガイドライン2010」[2]の項目

1. てんかんの診断・分類，鑑別（REM睡眠行動異常症を含む）
2. てんかん診療のための検査
3. 成人てんかんの薬物療法（高齢発症てんかんを含む）
4. 小児・思春期のてんかんと治療
5. 難治てんかんの薬物療法
6. てんかん症候群別の治療ガイド
7. 抗てんかん薬の副作用
8. てんかん重積状態
9. てんかん外科治療
10. てんかんの刺激療法
11. てんかん治療の終結
12. 薬物濃度モニター
13. てんかんと女性（妊娠）
14. 心因性発作の診断
15. てんかんの精神症状
16. 急性症候性発作
17. てんかんの遺伝と遺伝子診断
18. てんかん患者へのアドバイスと情報提供

5 てんかん治療の進め方

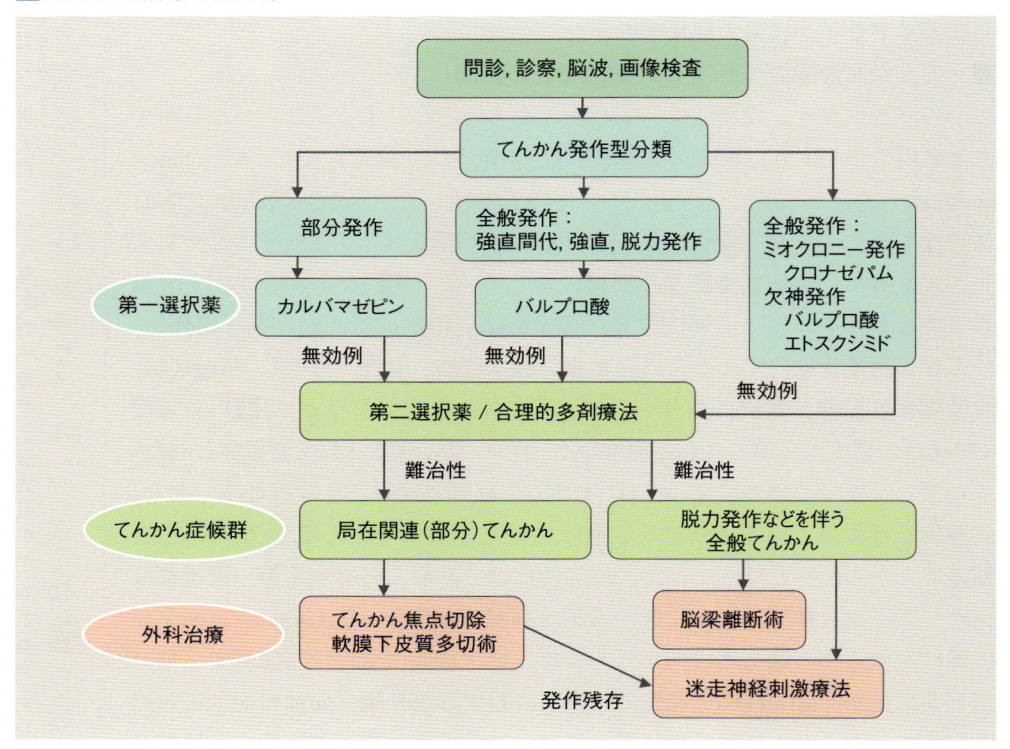

[フローチャート: 問診, 診察, 脳波, 画像検査 → てんかん発作型分類

- 部分発作 → 第一選択薬: カルバマゼピン → 無効例
- 全般発作: 強直間代, 強直, 脱力発作 → バルプロ酸 → 無効例
- 全般発作: ミオクロニー発作 クロナゼパム 欠神発作 バルプロ酸 エトスクシミド → 無効例

→ 第二選択薬/合理的多剤療法

難治性の場合: てんかん症候群
- 局在関連(部分)てんかん → 外科治療: てんかん焦点切除 軟膜下皮質多切術 → 発作残存 → 迷走神経刺激療法
- 脱力発作などを伴う全般てんかん → 脳梁離断術 → 迷走神経刺激療法]

成している.

てんかん治療の実際 (5)

急性の脳損傷, 代謝性要因, 炎症, 中毒, 薬剤性などによる, 原因・誘因が明らかな急性症候性発作(provoked seizure)の再発率は3〜10％程度と低く, 原因・誘因を避けることにより経過観察も可能なケースが多い. しかし実際の臨床の現場では, しばしば誘因がはっきりしない初回発作を経験する. 誘因のないてんかん発作(unprovoked seizure)の再発率は30〜50％と高く, 各々の症例に応じて治療開始を検討することとなる. 一般的には, 原因不明な初回発作の場合, ミオクロニー発作や欠神発作などのように発作頻度の多いものを除いて, 治療開始は慎重に行う. 2回目の発作があれば, その後の再発率が高くなるため, 治療を開始する. しかしながら, 神経学的異常や脳波異常を伴う場合, 画像で構造的異常を伴う場合, 初回発作が部分発作である場合や家族歴を有する場合においては再発リスクが高いと考え, 治療導入を積極的に検討する. また, 65歳以上の高齢発症のてんかん発作においては, 初回発作後の再発率が66〜90％と高いことから, 初回発作であっても治療導入を検討する.

新規抗てんかん薬をはじめ, てんかん治療の選択肢は増えているが, 治療効果は診断の確かさによる部分が大きいため, 発作型とてんかん症候群の正確な診断が前提となる. 治療がうまくいかないときは, 「てんかんの診断は

そもそも正しいか？」「てんかんとして，発作型・症候群の診断は正しいか？」と診断に立ち戻る必要がある．また，薬物治療による寛解率は，てんかん症候群で異なり，特発性部分てんかん（良性ローランドてんかんなど）ではほぼ100％，特発性全般てんかん（若年欠神てんかん，若年性ミオクロニーてんかんなど）80％，症候性部分てんかん（側頭葉てんかん，前頭葉てんかんなど）50〜60％，潜因性全般てんかん（レンノックス症候群，ウェスト症候群など）20％といわれている．

てんかんは慢性疾患であり，外来通院は長期にわたることが予測される．治療導入の際には，精神障害者保健福祉手帳や通院医療費の自己負担を軽減できる自立支援医療の申請など，社会的資源についても患者に説明しておく*3．近年，抗てんかん薬の胎児に対する催奇形性や将来的な児の言語面での認知機能に対する影響など新たな知見が得られており，妊娠可能な女性に対するてんかん治療戦略は変わりつつある*4．また，高齢者のてんかん治療においては，抗てんかん薬による治療反応性が高いため，長期投与への忍容性と安全性を重視し，認知機能に悪影響を及ぼさない薬剤を選択する必要がある*5 (**6**)．

てんかん治療の目標は，てんかん発作の消失と治療に伴う副作用を発現させないことである．また，主治医が考えている以上に，患者は発作間欠期の眠気やうつ症状，体重の変動などの副作用に関心が高いことを忘れてはならない．治療継続中は発作の状況だけではなく，副作用にも十分留意することが必要である．

一般的には発作が2〜5年以上抑制されていれば，脳波所見や患者の社会的状況（進学，就労，運転の有無，結婚や妊娠など）と併せて薬物の減量や中止を検討する．

てんかん症候群によって，重症度や予後が異なるため，正しい診断が大前提となる．たとえば，後頭部に突発波をもつ小児てんかんのうち，早期発症型であるパナイトポーラス（Panayiotopoulos）症候群は脳波異常が続いていても，発作活動期である1〜2年が過ぎれば自然寛解が期待される．同様に，中心・側頭部に棘波をもつ良性小児てんかんでは，ほとんどの症例で神経学的異常を伴わず，発作は16歳までに消失することが期待されるため，これらの症候群においては時期をみて積極的な減薬・休薬を行う．

若年性ミオクロニーてんかんの多くは薬物効果が高いが，抗てんかん薬の中止によって発作が出現する可能性が高い．このため，長期にわたって発作が抑制されていても，減薬を検討する際には患者に十分な説明が必要である．

抗てんかん薬を中止した後も発作の再発がなければ，治療の終結となるが，一定期間は定期診察や脳波によるフォローが必要である．

新規抗てんかん薬

現段階ではてんかん治療の基本は抗てんかん薬の内服治療である．その歴史は第一世代抗てんかん薬として1850年代のブロマイドから始まり，1912

*3
本巻 IV.「行政援助」(p.302-308) 参照

*4
本巻 IV.「てんかんと妊娠」(p.290-296) 参照

*5
本巻 II.「高齢発症てんかん患者診察のポイント」(p.80-87)，IV.「成人の薬物療法—総論」(p.177-187) 参照

6 抗てんかん薬選択を左右する因子

- 発作型（部分発作／全般発作／不明）
- てんかん症候群
- 年齢・性別
- 併存疾患・併存薬
- 抗てんかん薬の効果と副作用
- ガイドラインでの位置づけ
- 費用
- 保険適用

7 アメリカてんかん学会による新規抗てんかん薬の適応

抗てんかん薬	成人部分てんかん併用	部分てんかん単剤	特発性全般てんかん	レンノックス症候群	小児部分てんかん
ガバペンチン (gabapentin)	あり	なし	なし	なし	あり
ラモトリギン (lamotrigine)	あり	あり	なし	あり	あり
トピラマート (topiramate)	あり	あり	あり（強直性間代性発作のみ）	あり	あり
tiagabine	あり	なし	なし	なし	なし
oxcarbazepine	あり	あり	なし	なし	なし
レベチラセタム (levetiracetam)	あり	なし	なし	なし	なし
ゾニサミド (zonisamide)	あり	なし	なし	なし	なし

(French, JA, et al. Efficacy and tolerability of the new antiepileptic drugs, II : Treatment of refractory epilepsy : Report of the TTA and QSS Subcommittees of the American Academy of Neurology and the American Epilepsy Society. *Epilepsia* 2004 ; 45 : 410-423)

年のフェノバルビタール（PB），1938年から1993年までに開発された第二世代抗てんかん薬としてフェニトイン（PHT），バルプロ酸（VAP）などがあり，1993年までに使用可能な抗てんかん薬は約10種類であった．2000年にクロバザム（CLB）が発売されてからは本邦では新薬の導入がなく，新薬の承認が海外に比べて著しく遅れていたが，第三世代として，2006年のガバペンチン（GBP），2007年のトピラマート（TPM），2008年のラモトリギン（LTG），2010年のレベチラセタム（LEV）が承認され，約20種類が使用可能となった．また今後も，本邦では小児と成人の難治性部分てんかんに効果が期待される，oxcarbazepine（OXC；2012年現在国内未承認），レンノックス・ガストー症候群に対するrufinamide（2012年現在国内未承認）やドラヴェ症候群に対するstiripentol（2012年現在国内未承認）の導入が期待されている（7）．

　これら新規抗てんかん薬は従来薬と異なる作用機序をもつこと，スペクトラムが広い，薬剤相互作用の少ないことなどから期待されているが，本邦では単剤使用が承認されておらず，合理的多剤療法での使用に限られている．今後，欧米のように新規抗てんかん薬の単剤使用が承認されることが強く望まれる．抗てんかん薬の選択肢が増えており，発作に適した，個々の患者の状況に適した薬剤の選択が必要となる．副作用の面からは，抗てんかん薬は長期服用するケースが多いため，できるだけ副作用が少なく治療継続率の高い，患者に合った薬剤選択も重要となる．

　一般的に，てんかん発作のコントロール率は単剤療法で約70％，2剤以上の多剤併用療法で約15％，手術療法で約5％，残る約10％はコントロール困難な難治性てんかんといわれている．これら難治性てんかんに対する新規抗てんかん薬を付加することでの発作減少率は20～50％，発作寛解率は10％程度といわれている．

　海外の主要なガイドラインでは，新規抗てんかん薬の登場後も部分発作にはカルバマゼピン（CBZ），全般発作にはVPAが第一選択薬に位置づけられ

ている．新規抗てんかん薬に関して，イギリスにおける大規模な6年間にわたる前向き非盲検試験（Standard and New Antiepileptic Drugs〈SANAD〉study）が2007年に報告されている．SANAD試験は2部に分かれており，第1部では，部分てんかんの1,721例をCBZ，GBP，LTG，OXC，TPMの5群に無作為に割り付けて，発作抑制効果や，抗てんかん薬の中断率などを比較している．12か月間の発作寛解率はLTGとCBZはほぼ同等であったが，治療継続率はLTGはCBZより優れており，LTGは部分発作に対してはCBZの代替治療薬となり得ると高い評価を得ている[3]．

第2部では，全般てんかんと未決定てんかんをもつ716例についてVPA，LTGおよびTPMの3群間で単剤治療の効果を比較し，効果と継続率においてVPAが最も優れていた．新規抗てんかん薬の時代になっても，VPAが全般発作に対する第一選択薬と結論づけられた[4]．

このように，新規抗てんかん薬が従来薬と比して，発作抑制効果の点で上回るわけではないが，忍容性の面で特に優れており，長期投与が多いてんかん診療においては，新規抗てんかん薬をうまく取り入れていくことも必要であろう．

実際の臨床においては，まず発作型に合った適切な従来薬による単剤治療を試み，十分量を使用する．難治例といわれている症例の中には，不十分な抗てんかん薬の多剤併用例も散見されるため注意が必要である．最初の十分量の単剤治療の効果が不十分な際には，新薬の付加あるいは他の従来薬を試みる．新薬の選択においては，発作型や症候群などのてんかん診断に基づいて，新薬の特徴と個別の患者の状態を考え検討することとなる．

てんかん外科の位置づけ

また，難治性てんかんに対してのてんかん外科が高解像度MRIや多チャネルデジタル脳波計などによる焦点診断技術の進歩に伴い目覚ましい進展を遂げている．従来は難治性てんかんにおいて，多剤併用療法を行ってもコントロールが困難な重症例での最後の手段としてのてんかん外科と考えられていた．現在では，てんかん焦点の診断技術の発達と外科的治療経験が積まれてきており，手術で治療可能なてんかん（Surgically remediable epilepsy）[8][5]に対してはより積極的に手術を検討すべきであるという考えに変わってきている．特に，海馬硬化症による内側側頭葉てんかん，切除可能な限局構造病変による部分てんかん，大脳半球切除で治療可能な乳幼児のてんかんと成人てんかんでは外科治療を積極的に検討する．難治性の内側側頭葉てんかんにおいては，外科適応があれば薬物治療よりも発作消失率が高いことが知られており[5]，2～3種類の抗てんかん薬で発作が残るようであれば，早期にてんかん外科を検討すべきである．

2010年7月に承認された，迷走神経刺激療法の効果と安全性はこれまでの開頭による外科手術と薬物療法の中間的位置づけとなる緩和的治療である＊6．左胸部に埋め込んだペースメーカーのような装置が左頸部の迷走神経を刺激し発作の軽減を図る装置である．難治性部分てんかんに対しては装

＊6
本巻IV.「迷走神経刺激療法」（p.278-282）参照

8 手術で治療可能なてんかん

- 2～3種類の抗てんかん薬で発作が消失しない
- 発作の予後が不良であることが知られている
- 病態生理が理解されている
- 手術予後が良好である

<u>Surgery is not a last resort.（手術は最後の手段ではない）</u>
- 海馬硬化症による内側側頭葉てんかん
- 切除可能な限局構造病変による部分てんかん
- 大脳半球切除で治療可能な乳幼児のてんかん

（Wiebe S, et al. *N Engl J Med* 2001[5] より）

着後3か月で3割，1年後以降で4割の発作減少率である．発作型やてんかん症候群に関係なく，ある程度の発作抑制効果が期待でき，開頭によるてんかん外科手術の適応とならない難治性てんかんや開頭によるてんかん外科手術の効果が不十分な症例などが良い適応である．

合併症への対応

てんかん患者は，多くの合併障害を抱えている．特に内科的，外科的治療に抵抗性である難治性てんかん患者の抱える問題は大きく，身体面や精神面，発達，進学，就労，運転などの多くの場面に影響を与える．特に小児期発症のてんかん診療においては，てんかんに合併する機能障害への対応も求められ，知的退行，心理機能障害，言語障害や運動障害に対しては，理学療法や作業・言語療法などのリハビリテーションの計画や，臨床心理士やソーシャルワーカーによる支援など包括的な医療が必要となる．

成人発症てんかんにおいても精神面では，抑うつや不安症状の合併が多く，これらがQOLに大きく影響することが知られている[*7]．抗てんかん薬が精神面に影響することも多々あり，治療者はてんかん発作の抑制ばかりに重点を置きがちだが，十分に精神面への配慮を行い，精神面への良い影響が期待される薬剤を選択するよう努め，必要に応じて精神科へのコンサルテーションやソーシャルワーカーとの連携などを行い，てんかん患者のQOLの改善に努めるべきである．

（正崎泰作，辻　貞俊）

[*7] 本巻II.「てんかんの精神症状」(p.97-101), IV.「成人の薬物療法―総論」(p.183) 参照

文献

1) Hauser WA. Seizure disorders: The changes with age. *Epilepsia* 1992; 33 (Suppl 4): S6-S14.
2) 日本神経学会（監修），てんかん治療ガイドライン作成委員会（編）．てんかん治療ガイドライン 2010. 東京：医学書院；2010, pp.1-154.
3) Marson AG, et al. The SANAD study of effectiveness of carbamazepine, gabapentin, lamotrigine, oxcarbazepine, or topiramate for treatment of partial epilepsy: An unblinded randomised controlled trial. *Lancet* 2007; 369: 1000-1015.
4) Marson AG, et al. The SANAD study of effectiveness of valproate, lamotrigine, or topiramate for generalised and unclassifiable epilepsy: An unblinded randomised controlled trial. *Lancet* 2007; 369: 1016-1026.
5) Wiebe S, et al. A randomized, controlled trial of surgery for temporal-lobe epilepsy. *N Engl J Med* 2001; 345: 311-318.

IV. 治療
薬物治療
成人の薬物療法
総論

> **Point**
> - 抗てんかん薬による薬物療法は成人てんかん治療の中心であり，抗てんかん薬により70％の患者は発作寛解状態となる．
> - 非誘発性の発作の薬物療法は一般に2回以上の発作後に開始するが，神経学的異常，脳波異常ないしてんかんの家族歴陽性例では，再発率が高いため孤発発作でも治療開始を考慮する．
> - 抗てんかん薬の選択には，かつて①正確な発作分類・症候群分類がもっぱら重視されていた．多様な薬物選択が可能となった現在は，②併存疾患（内科疾患，精神症状の有無など），③併用薬（抗てんかん薬同士の相互作用，てんかん発作閾値を下げる薬剤の有無）の3基軸を考慮しての治療薬選択が重要である．最初は単剤治療から行う．
> - 新規抗てんかん薬のガバペンチン（GBP），ラモトリギン（LTG），トピラマート（TPM），レベチラセタム（LEV）は，副作用・他剤との相互作用が少なく，多彩な作用機序を有し，多剤併用での最適な治療が可能となった．ただし，新規薬の一部には従来薬（既存薬）以上に精神症状・自傷行為の副作用の危険もあり注意を要する．一方，従来薬の長所として，単剤で使用可能なこと，使用経験が豊富なこと，比較的安価なこと，があげられる．
> - 最低2年以上の発作消失後に抗てんかん薬の減量を考慮するが，発作の再発が患者の社会的地位を失わせる可能性もあり，減量には患者本人や家族への十分な説明と理解・同意が必要である．

てんかんは有病率約0.4～0.8％と頻度の高い神経疾患である．小児期発症例のみならず，成人後に発症する例も多く，また近年では高齢発症例も増加傾向にある．小児期発症例が成人後に治療継続を必要とする「キャリーオーバー」も多い．抗てんかん薬による薬物療法はてんかん治療の中心であり，抗てんかん薬により70％の患者は寛解状態となる．てんかんは治療効果が高く，よく奏効する神経疾患の一つであり，近年の新規抗てんかん薬の出現により，治療の選択肢もさらに増加した．成人てんかん患者の薬物療法についての理解は，神経内科領域における最重要事項の一つである．

本項では総論として，国際抗てんかん連盟（International League Against Epilepsy：ILAE）による「てんかん発作型分類」，2010年10月に日本神経学会から出版された「てんかん治療ガイドライン2010」[1]の内容を中心に，成人てんかんの薬物療法について述べる．

薬物選択における原則——3基軸

薬物療法を考えるうえで，まず正確に発作型を診断（発作分類）すること

Key words
キャリーオーバー患者
小児期にてんかんを発症し，成人後も小児科，小児神経科で治療を受けている患者のこと．

1 国際抗てんかん連盟（ILAE）治療ガイドラインによる単剤治療開始時の抗てんかん薬（アルファベット順）

発作型・てんかん症候群	レベルA	レベルB	レベルC	レベルD
部分発作				
成人	CBZ, PHT	VPA	GBP, LTG, OXC, PB, TPM, VGB	CZP, PRM
小児	OXC	なし	CBZ, PB, PHT, TPM, VPA	LTG, VGB
高齢者	GBP, LTG	なし	CBZ	TPM, VPA
全般性強直性間代性発作				
成人	なし	なし	CBZ, LTG, OXC, PB, PHT, TPM, VPA	GBP, VGB
小児	なし	なし	CBZ, PB, PHT, TPM, VPA	OXC
小児の欠神発作	なし	なし	ESM, LTG, VPA	
若年性ミオクロニーてんかん	なし	なし	なし	CZP, LEV, LTG, TPM, VPA, ZNS
中心・側頭部に棘波をもつ良性小児てんかん	なし	なし	CBZ, VPA	GBP, ST

エビデンスレベル：無作為化比較対照試験（randomized controlled trial：RCT）で確認された単剤治療開始薬としての効果．推奨は A〜C．
レベルA：有効性が確立されている，レベルB：有効性はほぼ確実，レベルC：有効である可能性が高い，レベルD：有効な可能性がある．
若年性ミオクロニーてんかんは RCT が行われていないためレベル D のみとなっているが，VPA が著効を示す．
OXC（oxcarbazepine）と VGB（vigabatrin）は本邦では 2012 年現在未承認．

(Glauser T, et al. *Epilepsia* 2006[2]より)

2 英国の NICE ガイドラインによる発作型に対する薬剤選択（アルファベット順）

発作型	第一選択薬	第二選択薬	考慮し得る薬	避けるべき薬
全般性強直性間代性発作	CBZ, LTG, TPM, VPA	CLB, LEV, OXC, ZNS	AZM, CZP, PB, PHT, PRM	VGB, TGB
欠神発作	ESM, LTG, VPA	CLB, CZP, TPM		CBZ, GBP, OXC, TGB, VGB
ミオクロニー発作	VPA	CLB, CZP, LTG, LEV, piracetam, TPM	ZNS	CBZ, GBP, OXC, TGB, VGB
強直性発作	LTG, VPA	CLB, CZP, LEV, ZNS	AZM, PB, PHT, PRM	CBZ, OXC
脱力発作	LTG, VPA	CLB, CZP, TPM, LEV	AZM, PB, PRM	CBZ, OXC, PHT
部分発作±二次性全般化	CBZ, LTG, OXC, TPM, VPA, ZNS	CLB, GBP, LEV, PHT, TGB	AZM, CZP, PB, PRM	

OXC, TGB（tiagabine），VGB は本邦では 2012 年現在未承認．

(http://www.nice.org.uk/nicemedia/live/10954/29529/29529.pdf より)

が重要である．発作型を全般発作と部分発作に分類し，その発作型に応じた薬物選択が重要である[2]（**1**，**2**）．詳細は，本書の別項を参照されたい[*1]．

抗てんかん薬の選択に際して，かつては①正確な発作分類・症候群分類が特に重要視されていた．多様な薬剤選択が可能となった現在，①に加えて，②併存疾患（内科的疾患の合併の有無，精神症状の有無など），③併用薬（相互作用，発作閾値を下げる薬剤の有無）の3基軸を考慮して治療薬選択を行

*1 本巻 IV.「薬物治療」各論（p.177-268）参照

3 抗てんかん薬選択時に重要な3基軸

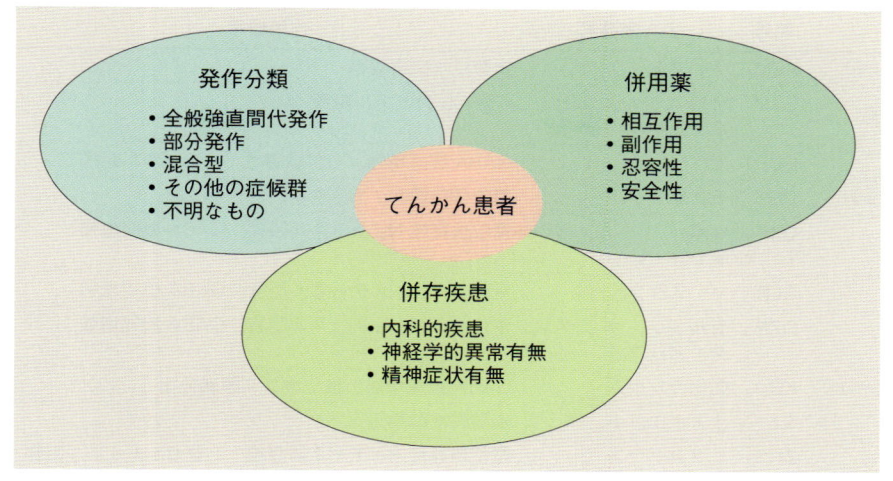

発作分類
- 全般強直間代発作
- 部分発作
- 混合型
- その他の症候群
- 不明なもの

併用薬
- 相互作用
- 副作用
- 忍容性
- 安全性

てんかん患者

併存疾患
- 内科的疾患
- 神経学的異常有無
- 精神症状有無

（Ortho-McNeil Neurologics, Inc, 2007 より）

うことが重要である（**3**）．

治療開始時期と予後

初回発作後5年以内の再発率は約35％であるが，2回目の発作後1年以内の再発率は73％となる[3]．そのため一般にてんかんは，2回以上の発作後に治療を開始する．しかし，孤発発作でも，神経学的異常，脳波異常ないしてんかんの家族歴陽性の症例では，再発率が高いため治療開始を考慮する．また高齢者は初回発作後の再発率が高く（66〜90％），初回発作後に治療を開始することが多い[4]．

初回発作，再発1回目，再発5回目での治療開始の間で，その後2年までは発作抑制率に若干の差はあるが，長期的にみると差はない[5]．

本邦で使用可能な抗てんかん薬

現在本邦で使用可能な抗てんかん薬の一覧を示す（**4**）．2005年以前から使用されている第一世代薬と，2006年以降に認可された，第二世代薬のガバペンチン（GBP，ガバペン®），ラモトリギン（LTG，ラミクタール®），トピラマート（TPM，トピナ®），レベチラセタム（LEV，イーケプラ®）とがある．本邦は諸外国と比較して，新規抗てんかん薬の導入は10年以上遅れていたが，近年ようやく使用可能となった．

難治部分発作に対する各種新規薬の併用療法では，LEV，TPM，LTGの順で高い有効性がみられた[6]（**5**）．治療脱落率はGBP，LTG，LEVの順で低く，TPMでは高かった[6]（**6**）．すなわちGBPは，他剤と比較すると効果は低めであるが，安全性が高く，高齢者などで使用しやすい．TPMは，発作抑制効果は高いが，精神症状などの副作用に十分注意して使用する必要がある．

> **Memo**
> **腎代謝の抗てんかん薬**
> 新規抗てんかん薬の中で，GBP，LEVは腎代謝薬（TPM，LTGは肝腎代謝薬）である．使用開始前には血中クレアチニン値やクレアチニンクリアランスの測定が不可欠であり，それに応じて使用量を決める．慢性腎不全患者への使用は原則禁忌と考えたほうがよい．

> **Memo**
> **今後期待される本邦未承認薬**
> 欧米では使用されているものの2012年現在本邦未承認の抗てんかん薬として，felbamate，tiagabine，oxcarbazepine，プレガバリンがある．プレガバリン（リリカ®）は現在本邦では，慢性疼痛治療薬としてのみ使用可能である（同じくGABA機能増強作用を有するGBPは抗てんかん薬，慢性疼痛治療薬の両者として使用可能である）．

4 本邦で承認されている抗てんかん薬一覧

薬剤名	略号	主な商品名	作用機序
アセタゾラミド（acetazolamide）	AZM	ダイアモックス	炭酸脱水酵素阻害
エトスクシミド（ethosuximide）	ESM	ザロンチン，エピレオプチマル	T型Caチャネル阻害
ガバペンチン（gabapentin）	GBP	ガバペン	GABA機能増強，電位依存性Caチャネル阻害
カルバマゼピン（carbamazepine）	CBZ	テグレトール	電位依存性Naチャネル阻害
クロナゼパム（clonazepam）	CZP	リボトリール，ランドセン	電位依存性Naチャネル阻害，GABA機能増強
クロバザム（clobazam）	CLB	マイスタン	電位依存性Naチャネル阻害，GABA機能増強
ジアゼパム（diazepam）	DZP	セルシン，ホリゾン，ダイアップ	電位依存性Naチャネル阻害，GABA機能増強
臭化カリウム（potassium bromide）	KBr	臭化カリウム	GABA機能増強，後シナプス膜過分極
スルチアム（sultiame）	ST	オスポロット	炭酸脱水酵素阻害
ゾニサミド（zonisamide）	ZNS	エクセグラン	電位依存性Naチャネル阻害，T型Caチャネル阻害
トピラマート（topiramate）	TPM	トピナ	電位依存性Naチャネル阻害，GABA機能増強，グルタミン酸遊離・受容体阻害，炭酸脱水酵素阻害，電位依存性Caチャネル阻害
ニトラゼパム（nitrazepam）	NZP	ベンザリン	電位依存性Naチャネル阻害，GABA機能増強
バルプロ酸ナトリウム（sodium valproate）	VPA	デパケン，セレニカR	GABA機能増強，グルタミン酸遊離・受容体阻害
フェニトイン（phenytoin）	PHT	アレビアチン，ヒダントール	電位依存性Naチャネル阻害，電位依存性Caチャネル阻害
フェノバルビタール（phenobarbital）	PB	フェノバール，ノーベルバール	電位依存性Naチャネル阻害，GABA機能増強，電位依存性Caチャネル阻害
プリミドン（primidone）	PRM	プリミドン	電位依存性Naチャネル阻害，GABA機能増強，電位依存性Caチャネル阻害
ラモトリギン（lamotrigine）	LTG	ラミクタール	電位依存性Naチャネル阻害，グルタミン酸遊離・受容体阻害，電位依存性Caチャネル阻害
レベチラセタム（levetiracetam）	LEV	イーケプラ	シナプス小胞蛋白SV2Aに結合しシナプス小胞放出減少

Key words

ピロリドン誘導体薬

新規抗てんかん薬LEVをはじめ，次世代抗てんかん薬のbrivaracetam（2012年現在国内未承認），seletracetam（2012年現在国内未承認），抗ミオクローヌス薬のピラセタム（ミオカーム®）は，いずれもピロリドン誘導体薬である．LEVはシナプス小胞蛋白2A（synaptic vesicle protein 2A：SV2A）と特異的に結合して発作を抑制するという，これまでの抗てんかん薬にない作用機序を呈し，他剤との相互作用も少ない．

　新規薬使用に際して，①新規薬は従来薬に比較して精神症状・自傷行為の副作用の危険があること[7]，②従来薬はすべて肝代謝であったが，新規薬では腎代謝薬（GBP，LEV）があること，には注意する．

　一方従来薬使用の利点としては，現時点で単剤使用が可能なこと，使用経験が豊富であること，比較的安価であること，があげられる．

抗てんかん薬の用量調整

　成人てんかんの薬物療法では，最初は単剤治療を行う．最初の単剤治療で50％以上の患者で発作が寛解する．添付文書にある開始量またはそれ以下の少量で開始し，その後漸増する．発作が抑制されていれば，脳波異常がみられてもそれ以上の増量は必要ではない．また発作が抑制されていれば，抗てんかん薬の血中濃度が有効血中濃度以下でも増量は必ずしも必要ではない．必要最小限の用量で発作を抑制し，副作用を減らすことが理想的である．ただし，2011（平成23）年末の段階では，本邦では新規抗てんかん薬は併用療法のみでしか保険適用が認可されておらず，一部については現在単剤療法

主な副作用	代謝	成人半減期（時間）
知覚異常，頻尿・多尿，精神症状，皮疹，代謝性アシドーシス	腎	10～15
皮疹，汎血球減少，眠気，行動異常	肝	40～60
めまい，運動失調，眠気，ミオクローヌス	腎	6～9
皮疹，肝障害，汎血球減少，複視，眼振	肝	10～26
眠気，失調，行動異常，流涎	肝	26～49
眠気，失調，行動異常，流涎	肝	17～49
眠気，ふらつき，精神症状	肝	32～41
眠気，ふらつき，皮疹	腎	10～13日
腎不全，眠気，ふらつき，皮疹，知覚異常，白血球減少	腎	6～8
食欲不振，精神症状，眠気，代謝性アシドーシス，尿路結石	肝	50～63
食欲不振，精神症状，眠気，代謝性アシドーシス，尿路結石，体重減少	肝腎	20～30
眠気，ふらつき，精神症状，口渇	肝	24～31
肝障害，振戦，アンモニアの増加，パーキンソン症状，体重増加，脱毛	肝	10～19，徐放剤 12～26
皮疹，肝障害，複視，眼振，運動失調，小脳萎縮，歯肉増殖	肝	低濃度時 7～42，高濃度時 20～70
皮疹，肝障害，汎血球減少，めまい，骨粗鬆症	肝	79～117
皮疹，肝障害，汎血球減少，めまい，骨粗鬆症	肝	5～12
皮疹，肝障害，汎血球減少，眠気，めまい	肝腎	30～40，VPA 併用時 30～48，PB・PRM・PHT・CBZ 併用時 12～15
眠気，行動異常	腎	6～8

の治験が本邦でも進行中である．

新規発症部分てんかんの選択薬

部分てんかんによる諸部分発作に対しては，カルバマゼピン（CBZ，テグレトール®）が第一選択薬として推奨される[8]．CBZで効果が乏しい場合，第二選択薬としてフェニトイン（PHT，アレビアチン®など），ゾニサミド（ZNS，エクセグラン®），バルプロ酸（VPA，デパケン®など）を選択する．新規抗てんかん薬の中では，LTG，LEV，TPMが推奨されるが，本邦では他剤との併用下でのみ使用が認可されている（単剤で処方できない）．また発作が抑制されている患者では，新規抗てんかん薬など他剤への切り替えは，従来薬での副作用などがなければ基本的には推奨されない．

新規発症全般てんかんの選択薬

諸全般発作に対しては，VPAが第一選択薬として推奨される．第二選択薬として欠神発作にエトスクシミド（ESM，ザロンチン®など），ミオクロ

Key words

DIHS（薬剤性過敏症症候群）

薬剤性過敏症症候群（drug-induced hypersensitivity syndrome：DIHS）は，薬剤アレルギーがヒトヘルペスウイルス 6 型（human herpes virus 6：HHV-6）再活性化によって引き起こされる，複合した特異な重症薬疹である．その原因の最たるものとして，抗てんかん薬，特にCBZ，PHT，PB，ZNSなどの従来薬があげられる．新規薬でのDIHSはまれであり，過去にDIHSの既往のあるてんかん患者に対しては，新規薬の使用が望ましい．また，PHT，CBZなどの従来薬で懸念されていた催不整脈性も，新規薬では低い．

*2
CBZ, LTG, GBP, VGB（vigabatrin/2012年現在国内未承認）はミオクロニー発作・皮質ミオクローヌスを悪化させ得るため，通常は使用しない，あるいは十分な注意を要する．GBPは上市後12％の患者でミオクローヌス出現がみられ，また良性成人型家族性ミオクローヌスてんかん（benign adult familial myoclonus epilepsy：BAFME）へのGBP使用により全身性ミオクローヌス出現，興奮・混迷状態となった報告もある[9]．

*3
2011（平成23）年10月に米国FDAがクロバザムをレンノックス・ガストー症候群に対して併用療法として認可
クロバザムは比較的古い薬剤で欧州での経験は長く，本邦でも2001（平成13）年に認可された．しかし今まで米国で認可されていなかったために最近の臨床研究の情報は乏しかった．本剤の代謝体のデスメチル-クロバザムも抗てんかん効果を示す薬剤であり，プリミドン（PRM）がフェノバルビタールに代謝されて両者が効果を示すのに類似する．今後の検討が期待される．

> **Memo**
> **PME患者へのPHT使用は避ける**
> 北欧の大規模研究では進行性ミオクローヌスてんかん症候群（progressive myoclonus epilepsy：PME）の代表的疾患であるウンフェルリヒト・ルントボルク病では，PHTの使用により発作は抑制するものの生命予後が悪化した[10]．本邦で多い歯状核赤核淡蒼球ルイ体萎縮（dentato-rubro-pallido-luysian atrophy：DRPLA）をはじめとする本邦のPMEに対する研究はないが，PHTは小脳失調および長期使用では小脳萎縮をきたすため，一般的には長期の使用を控えるほうが現実的な選択である．

5 新規抗てんかん薬の効果の比較（海外データ）

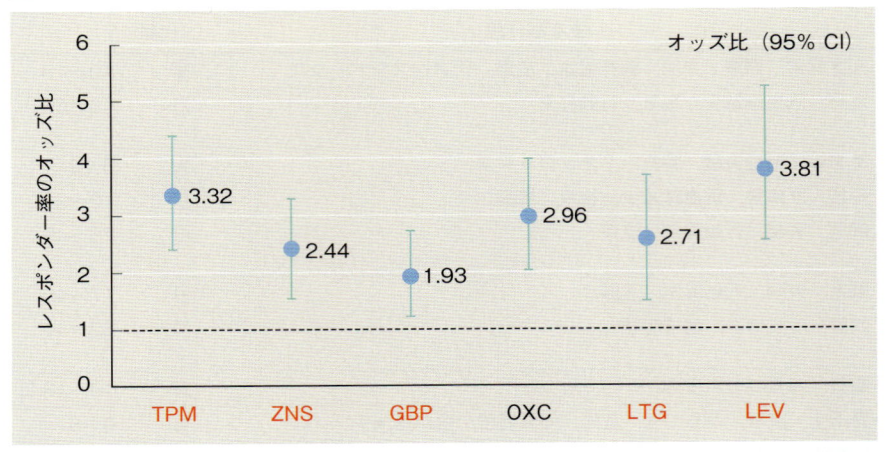

難治部分発作に対する各種新規抗てんかん薬の併用療法によるプラセボ対照比較試験をCochrane Groupが解析した成績．
赤字の抗てんかん薬は本邦承認済．

（Hitiris N, et al. *Curr Opin Neurol* 2006[6] より）

ニー発作にクロナゼパム（CZP，リボトリール®など），強直性間代性発作にフェノバルビタール（PB，フェノバール®など）がそれぞれ推奨される．新規抗てんかん薬の中では，強直性間代性発作にはVPAに次いでLTG，TPM，LEVが推奨される[8]．

一方，成人全般発作の治療に際して，注意すべき点がいくつかある．CBZ，GBPはミオクロニー発作や欠神発作を増悪させることがあり*2，またベンゾジアゼピン系薬はレンノックス・ガストー症候群での強直性発作を増悪させうる[11,12]*3．VPAによる全般発作の発作抑制効果は高いが，妊娠に伴う諸問題（催奇形性上昇，新生児の知能指数〈IQ〉低下）には注意を要する[13-15]．

薬物療法の効果判定と継続期間

薬物療法の効果は，抗てんかん薬により発作が軽減・抑制できたかで判定する．新規発症てんかん患者では基本的には発作消失を目指す．抗てんかん薬投与下で発作再発がみられた場合，適切な薬剤選択か，適切な投与量か（血中濃度測定により），また患者の内服コンプライアンスや生活リズムに問題はないかなどを確認し，それでも治療効果不十分の場合，次の治療薬を考慮する．発作抑制のマイナス因子として，過労，睡眠不足，怠薬は重要な3大因子である．

単剤療法と多剤併用療法の比較において，1剤目で発作抑制不良な場合は，追加併用が2剤目の単剤療法よりも有効性と副作用の両面で，低いながらも有意差をもって良好であることが示された[16]．特に現在，新規抗てんかん薬の選択が可能となり，単剤療法から急速に合理的多剤併用療法の時代へ変わりつつある．

合理的多剤併用療法下でも発作が月1回以上あれば難治性てんかんと考

6 新規抗てんかん薬の治療脱落率の比較（海外データ）

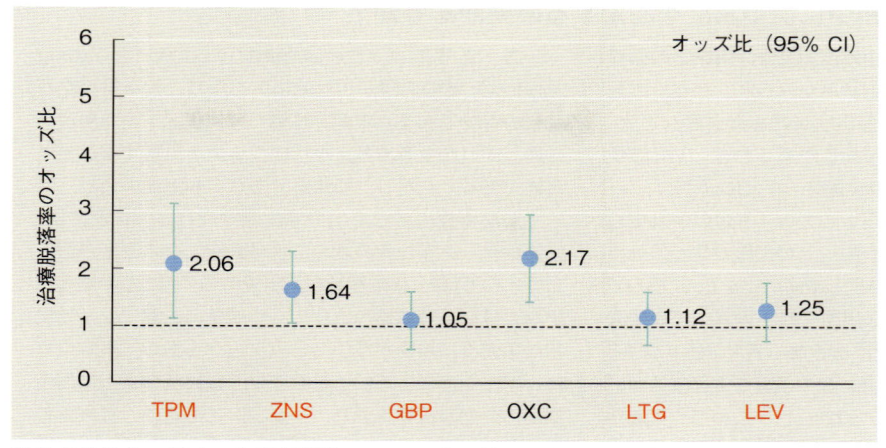

難治部分発作に対する各種新規抗てんかん薬の併用療法によるプラセボ対照比較試験をCochrane Groupが解析した成績.
赤字の抗てんかん薬は本邦承認済.

(Hitiris N, et al. *Curr Opin Neurol* 2006 [6] より)

え，部分てんかんであれば外科治療も考慮し，てんかん専門医に紹介する．

発作の加療においては，効果のみでなく副作用発現についても十分考慮する．てんかん患者のQOLに影響する因子について，患者本人およびその家族が思う主観的な健康と医療者側が思う健康には大きな格差がある．少なくとも成人においては，患者本人が主観的な健康観において重要と考えるのは，副作用がないこと（36％），うつ症状がないこと（25％）であり，記憶障害（8％）や発作頻度（2％）は健康の目安としての最大の問題点ではない[17]．一方，同様の研究が日本でもむしろ小児に対してなされたが，難治性てんかんが対象となったために，発作抑制が重視されていることも，重要な事実である[18]．

治療開始後に発作の再発がなければ同処方を継続する．2～5年以上の発作消失後に抗てんかん薬の減量を考慮する．発作の再発の予測は困難であり，各患者ごとに病態や社会的因子をふまえて，総合的に減量を検討する．症候性てんかんおよび特発性全般てんかんのうち若年ミオクロニーてんかんでは再発率が高く，注意する．発作の再発が患者の社会的地位を失わせる可能性もあり，減量には患者本人や家族への十分な説明と理解・同意が必要である．

精神症状を有する患者の選択薬

てんかん患者に精神症状がみられた場合，それが発作に関連した一過性の精神症状（発作周辺期精神症状）か，もしくは発作と関連しない精神症状かを区別する*4．発作周辺期精神症状に対しては適切な抗てんかん薬の投与による発作の抑制を行い，一方，発作と関連しない精神症状には精神疾患に準じた治療を行う．ESM，ZNS，PRM，高用量のPHT，TPMなどは副作用として急性精神病症状を惹起することがある．

GABA作動薬（バルビツール酸系薬，ベンゾジアゼピン系薬，VPA，

*4
本巻Ⅱ.「てんかんの精神症状」(p.99) 参照

新規抗てんかん薬使用中に血中濃度を測定する必要があるか？ [Column]

　一般に抗てんかん薬の血中濃度測定は，臨床上の必要性に応じて，すなわち，①副作用がみられたとき，②発作抑制効果がないとき，③服用状況確認が必要なとき，④他の薬剤との相互作用の可能性があるとき，⑤妊娠予定，妊娠中，肝障害・腎障害合併時，などに行う．

　従来薬では"therapeutic window（有効血中濃度）"と"toxic window（中毒域値）"との間隔が狭く，低用量からの増量時に中毒症状を呈しやすい．また，CBZでは自己酵素誘導作用により服用開始約1ヵ月後に血中濃度低下がみられる．PHTではある血中濃度（通常は18 μg/mL 程度）以上から急激に血中濃度が上昇するという「非線形の」体内動態がみられる．（すなわち，半減期は通常15〜20時間であるが，高濃度では60時間など非常に長くなる．本剤の半減期の記載値に大きな幅があるのは，このためである．）これらの薬理学的特徴を理解して，血中濃度測定による投与量設定が必要である．

　一方，新規薬は"therapeutic window"と"toxic window"との間隔が相対的に広くなり，投与量設定が比較的容易である．年齢，体格，発作状況，副作用状況に応じて，血中濃度測定なしに投与量を設定することが可能である．ただし，新規薬であっても上述の通り，臨床上の必要性に応じて血中濃度測定を行う．たとえば，妊娠中クリアランスの増加により大幅に血中濃度が低下しやすいLTG，また精神症状出現時のTPM血中濃度測定などは必要である．さらに，新規薬の一部では，効果と血中濃度に相関がないというデータもあり，現時点では，用法を遵守している範囲では，従来薬のように血中濃度の測定が重要視されていない．この点は，従来薬のうちではベンゾジアゼピン系薬と類似している．ベンゾジアゼピン系薬は，血中濃度よりも眠気などの副作用，効果といった臨床症状が重要視されてきた経緯がある．

7　てんかん発作閾値を下げる薬剤一覧

- アルコール・バルビツール酸系薬・ベンゾジアゼピン系薬物の離脱時
- 抗うつ薬（イミプラミン，アミトリプチリン，軽度ながらSSRI）
- 抗精神病薬（クロルプロマジンなど）
- 気管支拡張剤（アミノフィリン，テオフィリン）
- 抗菌薬（カルバペネム系抗菌薬，抗菌薬およびNSAIDsとの併用）
- 局所麻酔薬（リドカイン）
- 鎮痛薬（フェンタニル，コカイン）
- 抗腫瘍薬（ビンクリスチン，メトトレキサート）
- 筋弛緩薬（バクロフェンなど）
- 抗ヒスタミン薬
- ステロイド剤

SSRI：selective serotonin reuptake inhibitor（選択的セロトニン再取り込み阻害薬）．
（池田昭夫．わかりやすい内科学，第3版，2008[20]より）

GBP，TPM）は抗不安作用や躁状態抑制効果があり，グルタミン酸系抑制薬（LTG，LEV）は抗抑うつ作用や不安誘発作用があるため，この点も薬剤選択時には考慮する．

内科疾患合併時の選択薬

　腎機能障害および肝機能障害を合併した患者では，抗てんかん薬の肝代謝（VPA，PHT，CBZ，PB，ベンゾジアゼピン系薬），肝腎代謝（TPM，LTG），腎代謝（GBP，LEV）に応じて選択する．

　PHT，CBZでは心伝導系異常の悪化，CBZ，VPAでは低ナトリウム血症の悪化が懸念されるので，心疾患の既往や血液検査結果も薬剤選択時に考慮する．またPHT，CBZでの免疫疾患への影響，PB，ZNS，CBZでの認知機能低下，VPAによるパーキンソン症状出現の報告もある．

　低アルブミン血症患者では，PHT使用時にアルブミン結合率が低いため，

8 主な各種抗てんかん薬同士および他剤との相互作用

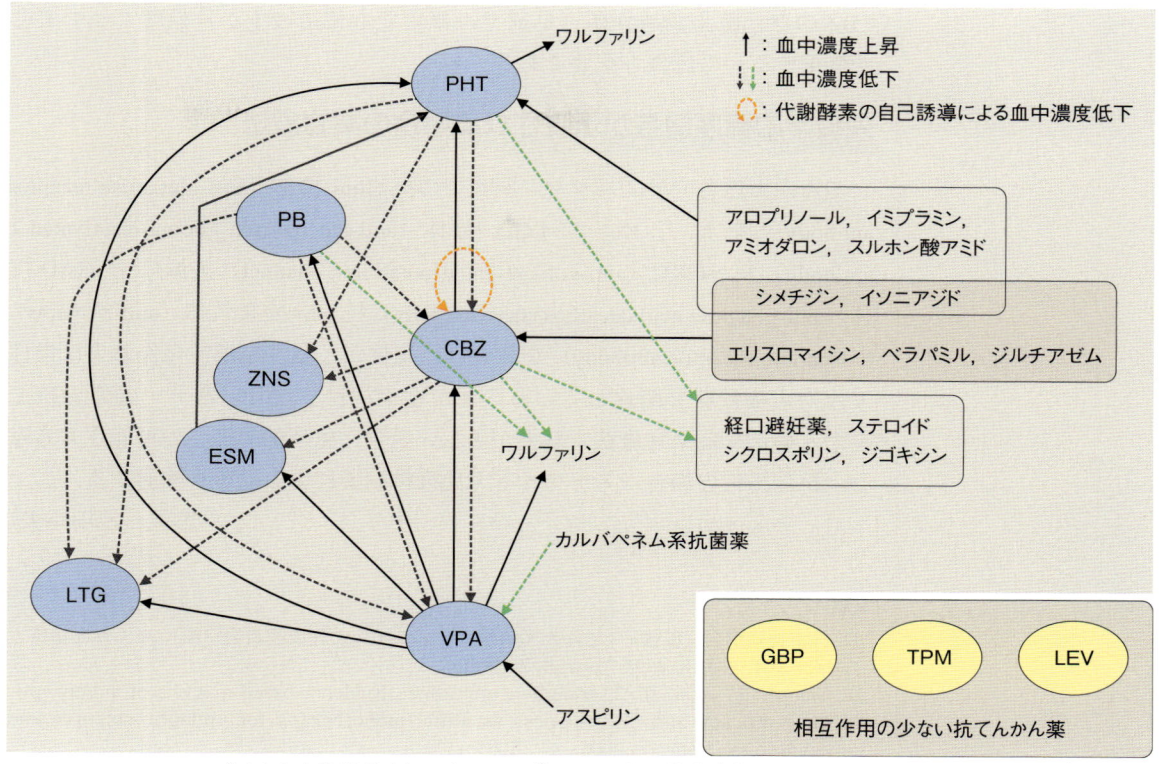

↑：血中濃度上昇
↓：血中濃度低下
○：代謝酵素の自己誘導による血中濃度低下

PHT → ワルファリン

PHTに関連：アロプリノール，イミプラミン，アミオダロン，スルホン酸アミド
CBZに関連：シメチジン，イソニアジド
CBZに関連：エリスロマイシン，ベラパミル，ジルチアゼム
CBZ → 経口避妊薬，ステロイド，シクロスポリン，ジゴキシン

CBZ → ワルファリン

VPA ← カルバペネム系抗菌薬
VPA ← アスピリン

相互作用の少ない抗てんかん薬：GBP，TPM，LEV

（てんかん治療ガイドライン2010[1]，p.39 より：佐藤岳史ほか．脳神経外科臨床指針，2002[21] を改変）

遊離型が増加して作用が増強される．全PHTが有効血中濃度内でも，遊離型は中毒域ということもあり，注意を要する．

高齢発症での選択薬

高齢者ではさまざまな原因でてんかん発作を発症する．年齢と発作型に応じた薬剤選択および投与量の調整が必要である．

合併症のない高齢者の部分発作には，CBZ，LTG，LEV，GBPの順に推奨され，合併症のある高齢者の部分発作には，LEV，LTG，GBPの順に推奨される．一方，合併症のない高齢者の全般発作には，LTG，VPA，LEV，TPMの順に推奨される[19]．高齢発症患者へは副作用が少なく忍容性が高い点で新規抗てんかん薬が多く推奨されているが，前述の通り，本邦では既存薬への併用下でのみ使用が承認されているという問題があり，今後の課題である．

てんかん患者で注意すべき併用薬

てんかん発作閾値を下げる薬剤を表に示す[20]（ 7 ）．これらの薬剤はてんかん患者での使用は可能な限り避ける．

既存抗てんかん薬では，抗てんかん薬同士ならびに他剤との相互作用が大きく，単剤療法が推奨される一因である．それらの関係を図に示す[1,21]（ 8 ）．

その他，吸収阻害薬（PHTに制酸剤，GBPに酸化マグネシウム）の存在や，CBZの自己酵素誘導作用（単剤での使用でも使用後1か月程度で血中濃度が低下する）の認識も重要である．

免疫学的機序関与が示唆される場合の薬物療法

てんかん患者でラスムッセン脳炎での抗GluR抗体（anti-glutamate receptor antibody）をはじめ，抗LGI1抗体（anti-leucine-rich glioma-inactivated 1 antibody）（抗VGKC〈anti-voltage-gated potassium channel〉抗体），抗GAD抗体（anti-glutamic acid decarboxylase antibody），抗NMDAR抗体（anti-N-methyl-D-aspartate receptor antibody）などの自己抗体が，急性症候性発作および慢性てんかん症候群と関連していることが近年注目されている[22]．通常の抗てんかん薬による薬物療法で効果が乏しい場合，免疫学的機序の可能性も考慮し，抗体陽性の場合はステロイドや免疫抑制薬による治療も検討する．

（小林勝哉，池田昭夫）

文献

1) 日本神経学会（監修），「てんかん治療ガイドライン」作成委員会（編）．てんかん治療ガイドライン2010．東京：医学書院；2010．
2) Glauser T, et al. ILAE treatment guideline：Evidence-based analysis of antiepileptic drug efficacy and effectiveness as initial monotherapy for epileptic seizures and syndromes. *Epilepsia* 2006；47：1094-1120.
3) Hauser WA, et al. Risk of recurrent seizures after two unprovoked seizures. *N Engl J Med* 1998；338：429-434.
4) Ramsay RE, et al. Diagnosing epilepsy in the elderly. *Int Rev Neurobiol* 2007；81：129-151.
5) Kwan P, Brodie MJ. Early identification of refractory epilepsy. *N Engl J Med* 2000；342：314-319.
6) Hitiris N, Brodie MJ. Modern antiepileptic drugs：Guidelines and beyond. *Curr Opin Neurol* 2006；19：175-180.
7) Andersohn F, et al. Use of antiepileptic drugs in epilepsy and the risk of self-harm or suicidal behavior. *Neurology* 2010；75：335-340.
8) Karceski S, et al. Treatment of epilepsy in adults：Expert opinion, 2005. *Epilepsy Behav* 2005；7（Suppl 1）：S1-64.
9) Striano P, et al. Life-threatening status epilepticus following gabapentin administration in a patient with benign adult familial myoclonic epilepsy. *Epilepsia* 2007；48：1995-1998.
10) Eldridge R, et al. "Baltic" myoclonus epilepsy：Hereditary disorder of childhood made worse by phenytoin. *Lancet* 1983；2：838-842.
11) Dhuna A, et al. Exacerbation of partial seizures and onset of nonepileptic myoclonus with carbamazepine. *Epilepsia* 1991；32：275-278.
12) Asconapé J, et al. Myoclonus associated with the use of gabapentin. *Epilepsia* 2000；41：479-481.
13) Harden CJ, et al. Management issues for women with epilepsy-Focus on pregnancy (an evidence-based review)：II. Teratogenesis and perinatal outcomes：Report of the Quality Standards Subcommittee and Therapeutics and Technology Subcommittee of the American Academy of Neurology and the American Epilepsy Society. *Epilepsia* 2009；50：1237-1246.
14) Harden CJ, et al. Management issues for women with epilepsy-Focus on pregnancy (an evidence-based review)：III. Vitamin K, folic acid, blood levels, and breast-feeding：Report of the Quality Standards Subcommittee and Therapeutics and Technology Subcommittee of the American Academy of Neurology and the American Epilepsy Society. *Epilepsia* 2009；50：1247-1255.

15) Meador KJ, et al. NEAD Study Group. Cognitive function at 3 years of age after fetal exposure to antiepileptic drugs. *N Engl J Med* 2009 ; 360 : 1597-1605.
16) Perucca E. An introduction to antiepileptic drugs. *Epilepsia* 2005 ; 46（Suppl 4）: 31-37.
17) Johnson EK, et al. The relative impact of anxiety, depression, and clinical seizure features on health-related quality of life in epilepsy. *Epilepsia* 2004 ; 45 : 544-550.
18) 粟屋豊ほか. てんかん患者の quality of life（QOL）に関する大規模調査—患者と主治医の認識の差異. てんかん研究 2008 ; 25 : 414-424.
19) Rowan AJ, et al. VA Cooperative Study 428 Group. New onset geriatric epilepsy : A randomized study of gabapentin, lamotrigine, and carbamazepine. *Neurology* 2005 ; 64 : 1868-1873.
20) 池田昭夫. 神経・運動器疾患；機能性疾患. 井村裕夫ほか（編）, わかりやすい内科学, 第3版. 東京：文光堂；2008, pp.826-837.
21) 佐藤岳史ほか. その他の症候と治療；てんかん. 橋本信夫（編）, 脳神経外科臨床指針. 東京：中外医学社；2002, pp.20-33.
22) Vincent A, et al. Autoantibodies associated with diseases of the CNS : New developments and future challenges. *Lancet Neurol* 2011 ; 10 : 759-772.

IV. 治療

薬物治療

抗てんかん薬の特色と相互作用

> **Point**
> - てんかん治療は薬物療法が中心であり，抗てんかん薬（AED）の副作用を最小限にして，発作を最大限に抑制する．
> - 難治性（薬剤抵抗性）てんかんでの多剤併用療法では薬物の相互作用により，その抑制作用の半減や予期せぬ副作用が出現することがある．
> - AEDの作用は発作の抑制過程を増強して，興奮過程を抑制することにある．
> - AEDの作用機序には電位依存性Na^+チャネルブロック，電位依存性Ca^{2+}チャネルブロック，GABA系賦活作用，グルタミン酸系抑制，炭酸脱水酵素阻害，シナプス小胞膜蛋白（SV2A）遊離抑制などがある．
> - 多剤併用療法では薬理作用の異なるAEDの併用が推奨される．

ニューロンの電気生理

　正常ニューロンの静止膜電位は細胞内では陰性で（分極），抑制過程ではさらに陰性になる（過分極）．興奮過程では細胞内は陽性となり，活動電位が発生する（脱分極）．イオンレベルでは，抑制過程では細胞内へのCl^-の流入と，K^+の細胞外への流出がみられる．興奮過程では細胞内へのNa^+とCa^{2+}の流入がみられ細胞内は陽性になる．ニューロンの興奮抑制伝達物質はガンマアミノ酪酸（γ-aminobutyric acid：GABA）であり，興奮神経伝達物質はグルタミン酸（glutamic acid）である．

抗てんかん薬の作用機序 (**1**, **2**)

　てんかんはニューロン活動の電気的バランスが，抑制作用を超えて興奮作用が優位となり，繰り返し起きる発作（てんかん発作）である．抗てんかん薬（antiepileptic drug：AED）の作用は発作の抑制過程を増強して，興奮過程を抑制することにある[1-3]．

　AEDの作用にはNa^+やCa^{2+}などのイオンチャネルに直接あるいは間接的に作用して発作を抑制する．またGABAやグルタミン酸など神経伝達物質の生合成や代謝，受容体の開閉のコントロールなどにより抗てんかん作用を示す（**3**）．

電位依存性Na^+チャネルブロック

　電位依存性Na^+チャネルブロックはAEDの基本的な抗てんかん作用機序

薬物治療／抗てんかん薬の特色と相互作用 | 189

1 抑制シナプスと GABA 賦活系

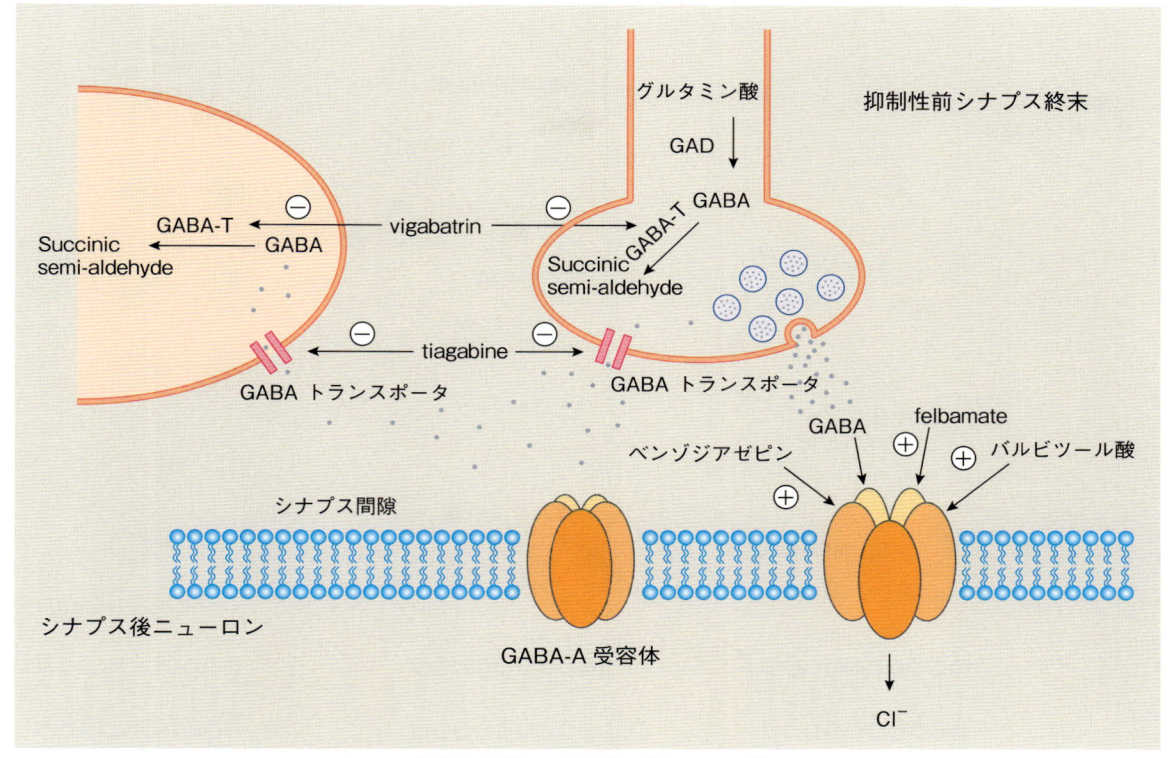

vigabatrin, tiagabine, felbamate は 2012 年現在本邦では未承認の抗てんかん薬.
⊖：抑制，⊕：活性.
GAD：グルタミン酸脱炭酸酵素，GABA-T：GABA トランスアミナーゼ.

（Rho JM, et al. *Epilepsia* 1999[1] より）

である．

その代表的薬剤はカルバマゼピン（テグレトール®），フェニトイン（アレビアチン®など），ゾニサミド（エクセグラン®），ラモトリギン（ラミクタール®），トピラマート（トピナ®）である．Na^+ チャネルの非活動状態を持続させて，ニューロンの活動状態への移行を防止して，軸索の反復発火と発作波の他への波及を抑制する．

Ca^{2+} チャネルブロック

Ca^{2+} チャネルはヒトの脳では L 型，N 型，T 型の 3 種類が知られている．静止膜状態で Ca^{2+} の細胞内流入は細胞膜の部分的脱分極をきたし，続く急速な脱分極後，活動電位の進展が促進される．T 型 Ca^{2+} チャネルをブロックする抗てんかん薬はエトスクシミド（ザロンチン®など），ゾニサミド，ラモトリギンである．これらの抗てんかん薬は Ca^{2+} の細胞内流入を抑制することにより，脱分極を抑制してニューロンの興奮を低下させる．

GABA 系賦活作用

AED の GABA 増強作用は GABA 受容体への結合やグルタミン酸から

2 興奮性シナプスとグルタミン酸系抑制

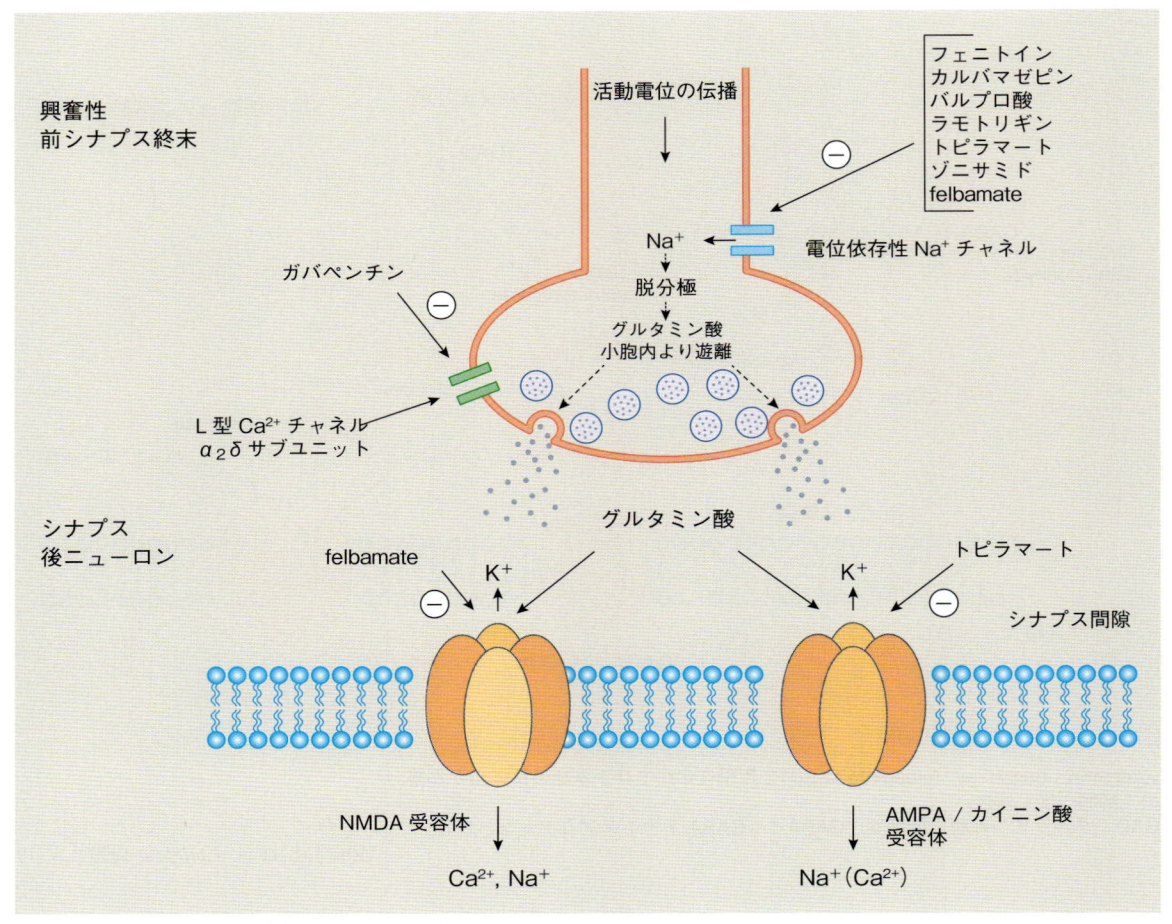

felbamate は 2012 年現在本邦では未承認の抗てんかん薬.
AMPA：α-amino-3-hydroxy-5-methyl-4-isoxazolepropionic acid, NMDA：N-methyl-D-aspartate（N-メチル-D-アスパラギン酸）.

（Rho JM, et al. *Epilepsia* 1999[1]）より）

　GABA を生成するグルタミン酸脱炭酸酵素（glutamic acid decarboxylase：GAD）を活性化することにより発作を抑制する．

■ GABA 受容体作動薬

　GABA 受容体には $GABA_A$，$GABA_B$ の 2 種類がある．GABA が $GABA_A$ 受容体に結合すると，Cl^- チャネルを介して，Cl^- の細胞内流入が促進され，細胞内は陰性が強くなり，さらに陰性化が進むことにより過分極となり，活動電位が抑制される．

　$GABA_A$ 受容体作動薬にはベンゾジアゼピン系のクロバザム（マイスタン®），クロナゼパム（リボトリール® など）やバルビツール酸系薬のフェノバルビタール（フェノバール® など），プリミドン（プリミドン®）がある．

　クロバザムは Ca^{2+} チャネルや Na^+ チャネルにも影響を与える．クロナゼパムは他のベンゾジアゼピン系薬よりも $GABA_A$ 受容体に対する親和性が強く，GABA ニューロンの作用を特異的に増強する特徴がある．また Na^+ チ

3 抗てんかん薬（AED）の主な作用機序

AED	Na+チャネル抑制	Ca2+チャネル抑制	Ca2+α2δサブユニット	GABA系賦活	グルタミン酸系抑制	炭酸脱水酵素阻害	SV2A
アセタゾラミド						○	
カルバマゼピン	○						
クロナゼパム				○			
クロバザム				○			
エトスクシミド		○					
ガバペンチン			○				
ラモトリギン	○	○					
レベチラセタム							○
フェノバルビタール				○			
フェニトイン	○						
トピラマート	○			○	○	○	
バルプロ酸	○	○		○			
ゾニサミド	○	○				○	

SV2A：シナプス小胞膜蛋白 2A.

ャネルにも影響を与える作用がある．

フェノバルビタールやプリミドンなどバルビツール酸系の薬剤はGABA$_A$のベンゾジアゼピン受容体のバルビツレート部位に結合してCl$^-$チャネルの開門時間を延長することによりCl$^-$の透過性を亢進させる．また，Ca^{2+}の流入を減少させる作用もみられる．

■シナプス間隙内のGABAの細胞内再取り込みの抑制

シナプス間隙のGABAの細胞内への再取り込みを抑制することにより，シナプス間隙のGABAの量を増やす．tiagabine（2012年現在国内未承認）はGABAトランスポータの作用を抑制することにより再取り込みを抑制する．vigabatrin（2012年現在国内未承認）はGABAトランスアミナーゼ活性を阻害することにより，GABAの異化を抑制して脳内GABA量を持続的に維持する作用がある．

■グルタミン酸脱炭酸酵素（GAD）の作用の増強

GADの活性を増強してグルタミン酸からGABAの生成を促進する作用は，バルプロ酸にみられる．

ガバペンチンにはGADの増強作用がみられるが非常に弱く，その主な作用機序はCa^{2+}チャネルのα$_2$δサブユニットに結合することが抗てんかん作用と考えられている．

グルタミン酸系抑制

グルタミン酸はグルタミン酸受容体に結合することにより，Na$^+$とCa^{2+}の細胞内流入を促進して，ニューロンの興奮を促進させる働きがある．グルタ

ミン酸系抑制抗てんかん薬にはトピラマート，felbamate（2012年現在国内未承認）がある．

グルタミン酸受容体にはα-amino-3-hydroxy-5-methyl-4-isoxazolepropionic acid（AMPA）site，kainite site，N-methyl-D-aspartate site（NMDA），glycine site，metabotropic site（代謝調節部位）の5種類が明らかになっている．AMPA部位とカイニン酸部位は受容体を介してNa^+と少量のCa^{2+}の流入を促進する．NMDA部位はチャネルを開門することにより，Na^+と大量のCa^{2+}の細胞内流入を可能にする．グリシン部位はNMDA受容体チャネルの開門を促進する．

トピラマートには，①AMPA／カイニン酸型グルタミン酸受容体の抑制作用，②電位依存性Na^+チャネル抑制作用，③電位依存性L型Ca^{2+}チャネル抑制作用，④$GABA_A$受容体機能増強作用，⑤炭酸脱水酵素阻害作用など，複数の抗てんかん作用がある．

felbamateはNMDA受容体に拮抗的に作用することにより，Na^+，Ca^{2+}の細胞内流入を抑制する．

炭酸脱水酵素阻害

炭酸脱水酵素阻害作用のあるAEDはアセタゾラミド（ダイアモックス®）である．トピラマート，ゾニサミドにも，作用は弱いが炭酸脱水酵素阻害作用がみられる．

炭酸脱水酵素を阻害して，細胞内のH^+を増加させることにより，pHは低下する．その結果，K^+は酸-塩基緩衝作用により細胞外へ移動して過分極となり，発作閾値は高くなる．

シナプス小胞膜蛋白に対する作用

シナプス小胞膜蛋白（synaptic vesicle protein 2A：SV2A）はCa^{2+}依存性神経伝達物質を小胞内から速やかに遊離することにより，その作用を有効にする．

レベチラセタムは前シナプス小胞膜蛋白のSV2Aに特異的に結合することにより，小胞内の興奮性伝達物質の放出を抑制して，てんかん発作を抑制する．

薬物の相互作用 [4-7]

AEDの相互作用には薬物動態相互作用（pharmacokinetic action）と薬理学的相互作用（pharmacodynamics action）がある．

薬物動態相互作用 (4)

薬物動態相互作用は吸収速度，体内分布，代謝，排泄速度などでみられる相互作用で，血中AED濃度の変化を伴う．

4 抗てんかん薬（AED）の相互作用

追加AED	既存AED											
	CBZ	CZP	ESM	GBP	LTG	LEV	PB	PRM	PTH	TPM	VPA	ZNS
CBZ	−	CZP ↓	ESM ↓	↔	LTG ↓	↔	一定しない	PRM ↓ PB ↑	PTH ↓↑	TPM ↓	VPA ↓	ZNS ↓
CZP	CBZ ↓	−	一定しない	一定しない	↔	↔	PB ↑↓	PRM ↑↓	一定しない	一定しない	↔	↔
ESM	↔	↔	−	↔	LTG ↓	不明	一定しない	一定しない	PHT ↑	↔	VPA ↓	不明
GBP	↔	↔	↔	−	↔	↔	↔	↔	↔	↔	↔	↔
LTG	↔	CZP ↓	↔	↔	−	↔	↔	↔	↔	TPM ↑	↔	↔
LEV	↔	↔	↔	↔	↔	−	↔	↔	↔	↔	↔	?
PB	CBZ ↓	CZP ↓	ESM ↓	↔	LTG ↓	↔	−	通常併用しない	PTH ↑↓	TPM ↓	VPA ↓	ZNS ↓
PRM	CBZ ↓	CZP ↓	ESM ↓	↔	LTG ↓	↔	通常併用しない	−	PTH ↑↓	TPM ↓	VPA ↓	ZNS ↓
PTH	CBZ ↓	CZP ↓	ESM ↓	↔	LTG ↓	↔	PB ↑	PRM ↓	−	TPM ↓	VPA ↓	ZNS ↓
TPM	↔	↔	↔	↔	LTG ↓	↔	↔	↔	PTH ↑	−	VPA ↓	↔
VPA	CBZ-E ↑	一定しない	ESM ↑	↔	LTG ↑	↔	PB ↑	PB ↑	PTH ↑↓	TPM ↓	−	?
ZNS	CBZ ↑	CZP ↓	↔	↔	↔	↔	↔	↔	一定	↔	一定しない	−

CBZ：カルバマゼピン，CZP：クロナゼパム，ESM：エトスクシミド，GBP：ガバペンチン，LTG：ラモトリギン，LEV：レベチラセタム，PB：フェノバルビタール，PRM：プリミドン，PTH：フェニトイン，TPM：トピラマート，VPA：バルプロ酸，ZNS：ゾニサミド．

■吸収と体内分布

経口投与されたAEDは，通常は障害なく吸収されるが，一部の制酸剤との併用や経鼻胃腸管栄養との同時摂取では吸収が阻害される．

■血清蛋白結合相互作用

血液中に入ったAEDの一部は血清蛋白（主としてアルブミン）と結合して，非結合型（遊離型）と平衡状態で体内に存在する．

蛋白結合相互作用は2剤の薬物を同時に投与した際に蛋白結合に競合が起きることによる．特に蛋白と90％以上結合するAEDが追加投与される際にみられる[*1]．

これらのAEDが追加投与されると蛋白結合部位での競合の結果，従来の投与されていたAEDは遊離して非結合型が増加する．非結合型は薬理学的に活性がみられることから，薬理作用発現部位の受容体で相互作用が起きると同時に肝臓での薬物代謝酵素にも影響を与える．たとえば，既存のフェニトインにバルプロ酸を追加すると蛋白結合部位での競合により，フェニトインはバルプロ酸に置換されて非結合型（遊離型）が増加する．その後，フェニトインは肝臓での代謝が亢進して血中濃度は低下する．その機序はフェニトインの代謝酵素のCYP2C9，CYP2C19が誘導される結果である．

*1
90％以上蛋白と結合するAEDはアセタゾラミド，クロバザム，フェニトイン，バルプロ酸．

5 抗てんかん薬（AED）の代謝酵素に対する影響

AED	酵素に対する作用	対象酵素
カルバマゼピン	誘導	CYP2B6, CYP2C, CYP3A, CYP1A2 epoxide hydrolase
エトスクシミド	なし	
ガバペンチン	なし	
ラモトリギン	弱い誘導作用	UGT
レベチラセタム	なし	
フェノバルビタール／プリミドン	誘導	CYP2B6, CYP2C, CYP3A UGT
フェニトイン	誘導	CYP2B6, CYP2C, CYP3A UGT epoxide hydrolase
トピラマート	弱い阻害作用 弱い誘導作用	CYP2C19 CYP3A4
バルプロ酸ナトリウム	阻害	CYP2C9 UGT epoxide hydrolase
ゾニサミド	なし	

■代謝による相互作用

　AEDは肝臓で水酸化や抱合により代謝されて，その代謝産物は腎臓から排泄される．重要な相互作用は肝臓での代謝の促進あるいは抑制である．

　AEDの代謝促進は肝臓での代謝酵素活性化の亢進による．その結果，AEDの血中濃度は低下する．酵素活性が阻害されると，薬物代謝は遅延してAEDの血中濃度の上昇をきたすことになる．

　薬物代謝に関与する酵素ではチトクロームP450系（CYP）のアイソザイムが明らかになっている．AEDの代謝に関与する主要なアイソザイムはCYP2C9，CYP2C19，CYP3A4である．これらの酵素にはAEDに対して幅広い特異性がみられ，一部のAEDは数種類の酵素により代謝される．

①酵素誘導による相互作用（5）

　多くの酵素を誘導するAEDはバルビツール酸系の薬剤（フェノバルビタール，プリミドン），フェニトイン，カルバマゼピンである．

　これらのAEDに他のAEDを追加すると誘導された酵素により，従来服用中の薬剤の代謝が促進する．たとえばカルバマゼピンにフェニトインを併用するとフェニトインによるCYP3A4酵素の誘導により，カルバマゼピンの代謝は亢進して血中濃度は低下する．

　バルプロ酸にフェノバルビタールやフェニトイン，カルバマゼピンを併用するとCYP2C9酵素が誘導されてバルプロ酸の代謝は亢進し，血中濃度は低下する[*2]．

②酵素抑制による相互作用（6）

　CYP系酵素活性抑制作用はバルプロ酸，トピラマートでみられる．

---

*2 アルコールは，フェノバルビタール代謝酵素のCYP2E1を誘導することによりフェノバルビタールの代謝を促進させる．

6 抗てんかん薬（AED）の代謝酵素と体外排泄

AED	CYP（%）	UGT（%）	腎臓（%）	その他代謝（%）	蛋白結合（%）
カルバマゼピン	75（CYP3A4, CYP2C8, CYP1A2）	15%	<5		75
エトスクシミド	70（CYP3A4）	N	<20		0
ガバペンチン	N	N			0
ラモトリギン	N	>80（UGT1A4）			55
レベチラセタム	N	N	70%	30（hydrolysis）	<10
フェノバルビタール	30（CYP2C9, CYP2C19, CYP2E1）	わずか	25%	25（N-glucosidation）	50
フェニトイン	90（CYP2C9, CYP2C19）	わずか	<5		90
トピラマート	<25	N	75%		15
バルプロ酸ナトリウム	10（CYP2C9, CYP2A6, CYP2B6）	40%	<5	35（β-oxidation）	90
ゾニサミド	50（CYP3A4）	わずか	<30	20（acetylation）	40

　フェニトインにバルプロ酸を追加投与するとバルプロ酸によるCYP2C9酵素活性の抑制により，フェニトインの血中濃度は上昇する．フェノバルビタールにバルプロ酸を追加するとCYP2C9あるいはCYP2C19の酵素活性抑制により，フェノバルビタールの代謝は抑制されて血中濃度は上昇する．カルバマゼピンにバルプロ酸を追加するとカルバマゼピンの活性型代謝産物carbamazepine-10,11-epoxideの増加がみられる．これはバルプロ酸により加水酵素（epoxide hydratase）が阻害されたことによる．

　バルプロ酸にラモトリギンを併用するとラモトリギンの血中濃度は上昇する．その理由はグルクロン酸抱合の競合による．グルクロン酸抱合にはuridine glucuronyl transferase（UGT）が代謝や非活性化に関与している．UGTには3種類のアイソザイムがあり，UGT1A9とUGT2B7はバルプロ酸の代謝に関与し，UGT1A4はラモトリギンの代謝に関与している．バルプロ酸はUGT1A4の活性を阻害することにより，ラモトリギンの血中濃度が上昇する[*3]．

薬理学的相互作用

　薬理学的相互作用（pharmacodynamics interaction）は薬物が直接，受容体に作用することによりみられる．血中濃度には変化を伴わず，薬理作用に影響する．

　薬理学的相互作用には治療上，有効な作用と有害な作用がある．
　一般には多剤併用には薬理作用の異なるAEDの併用が推奨されている．
　バルプロ酸にはGABA系賦活作用があり，ラモトリギンには電位依存性Na^+チャネルブロックとグルタミン酸遊離抑制作用，Ca^{2+}チャネルブロック作用がある．この2剤の併用により抗てんかん作用の増強が期待できるが，前述のようにバルプロ酸はラモトリギンの代謝酵素活性を抑制することか

*3 グレープフルーツジュースは，カルバマゼピンの代謝酵素CYP3A4の活性を阻害することにより，カルバマゼピンの血中濃度を上昇させる．

ら，ラモトリギンの血中濃度上昇には注意が必要である．治療効果の増強がみられる一方で，有害な中枢神経系の副作用が出現することがある．

電位依存性 Na^+ チャネルブロック作用のあるカルバマゼピンとラモトリギンの併用により，めまい，複視，運動失調など中枢神経系中毒症状がみられる．バルプロ酸とフェノバルビタールの併用で混迷状態，昏睡など急性脳症がみられることが報告されている．

また AED に抗精神病薬を併用することで有害な副作用が発現することがある．カルバマゼピンと炭酸リチウムの併用により，混迷状態，傾眠，小脳症状などの発現が報告されている．

（野沢胤美）

文献

1) Rho JM, Sankar R. The pharmacologic basis of antiepileptic drug action. *Epilepsia* 1999；40：1471-1483.
2) Shorvon SD, et al (editors). The Treatment of Epilepsy, 3rd edition. Singapore：Wiley-Blackwell Publishing；2009.
3) Meldrum BS. Update on the mechanism of action of antiepileptic drugs. *Epilepsia* 1996；37（Suppl 6）：S4-S11.
4) Patsalos PN, et al. The importance of drug interactions in epilepsy. *Epilepsia* 2002；43：365-385.
5) Patsalos PN, Perucca E. Clinically important drug interactions in epilepsy：General features and interactions between antiepileptic drugs. *Lancet Neurol* 2003；2：347-356.
6) French JA, Gidal BE. Antiepileptic drug interactions. *Epilepsia* 2000；41（Suppl 8）：S30-36.
7) Leppik IE. Issues in the treatment of Epilepsy. *Epilepsia* 2001；42（Suppl 4）：1-6.

Further reading

- Patsalos PN, et al. Antiepileptic drugs--Best practice guidelines for therapeutic drug monitoring：A position paper by the subcommission on therapeutic drug monitoring, ILAE Commission on Therapeutic Strategies. *Epilepsia* 2008；49：1239-1276.
  てんかん治療における AED の血中濃度測定の有用性に関する厳密な無作為比較試験が行われていないことより，臨床経験をもとにして AED の血中濃度を参考に治療が行われている．AED モニタリングの適応とその結果の評価法について記載されており，日常診療に参考になる．

- Patsalos PN. Phenobarbitone to gabapentin：A guide to 82 years of anti-epileptic drug pharmacokinetic interactions. *Seizure* 1994；3：163-170.
  抗てんかん薬にみられる薬物動態相互作用と薬理学的相互作用のなかで，前者の作用機序について1900年代前半から後半に開発された個々の AED について記載されている．本邦では未承認の AED 記載もみられるが，多剤併用の際に参考になる．

- Perucca E. An introduction to antiepileptic drugs. *Epilepsia* 2005；46（Suppl 4）：31-37.
  AED の作用機序と適応発作型，副作用，薬剤相互作用などについて簡潔に記載されていて AED を理解するのに参考になる．

- Perucca E, et al. Antiepileptic drugs as a cause of worsening seizure. *Epilepsia* 1998；39：5-17.
  AED の使用により発作が増悪することが報告されている．その原因として発作型の診断の間違い，ある種の発作型に禁忌の AED の使用，多剤併用時に併用 AED の相互作用に関する知識不足などがあげられている．AED の使用には正しい発作型の診断と AED の作用機序の知識の必要性が指摘されている．

薬物動態と血中濃度モニター

> **Point**
> - 発作が起こりやすい時間に抗てんかん薬が最も高濃度になるようにして治療効果を高めるために薬物動態が重要である．
> - 抗てんかん薬の使用で必要な薬理特性は，用量（初期量，維持量），増量幅，治療域の血中濃度（有効血中濃度），半減期，ピーク時間，併用薬剤との相互作用である．
> - 薬物動態に影響を与える要因には，代謝の年齢による変化，蛋白結合率，剤形，食後か食前か，相互作用，肝障害・腎障害，妊娠などがある．
> - 血中濃度は治療効果および副作用と関連があり，定常状態，服用時間，測定時間，ピーク時間，半減期を考慮することが重要である．
> - 血中濃度は，有効血中濃度のためだけではなく，副作用発現時，無効時，服用状況確認時，併用薬変更時，妊娠予定，妊娠中，肝障害，腎障害合併時などに必要である．

てんかんの薬物治療の基本は，そのてんかん症候群や発作型に最も適切な薬を，発作が起こりやすい時間に最も高濃度になるように使用することであり，後者のために薬物動態が重要である．

臨床で重要な薬物動態

抗てんかん薬の使用で必要な薬理特性とその意義[1,2]

重要なのは用量（初期量，維持量），増量幅，治療域の血中濃度（いわゆる有効血中濃度），半減期，ピーク時間であり（**1**），さらに，抗てんかん薬同士の多剤併用時あるいは抗てんかん薬以外の薬との併用時には薬物相互作用も重要である．これまでは半減期とピーク時間，薬物相互作用はあまり重要視されてこなかったが，発作が起こりやすい時間に最も高濃度になるようにするためには重要である．

> **point**
> 半減期，ピーク時間，薬物相互作用も重要

■初期量，維持量，増量幅

なるべく副作用が少なく十分な効果を上げるのに重要であり，難治てんかんとして紹介されてくる中にこれらが少ないことがしばしばある．初期量は通常は最低維持量であるが，開始時や増量時に副作用が起こりやすい薬では最低維持量の半分で開始することや増量幅を減らすなどの工夫も必要である．

不都合な現象（眠気など）が起こった場合，量が多い場合や増量幅が大きい場合は副作用の可能性が高い．副作用がみられなければ維持量の上限を超えて増量してもかまわない．

1 主な抗てんかん薬の治療域血中濃度と薬物動態（1）

一般名（略号）	維持量[*1] 成人 (mg)	維持量[*1] 小児 (mg/kg)	増量幅 成人 (mg)	増量幅 小児 (mg/kg)	治療域の血中濃度[*1] (μg/mL)	$T_{1/2}$：半減期[*2]（時）成人	$T_{1/2}$：半減期[*2]（時）小児	T_{max}：ピーク時間（時）成人	T_{max}：ピーク時間（時）小児
フェノバルビタール (PB)	30〜200	2〜7	30	1〜2	15〜40	79〜117	25〜75	5〜15	2〜4
プリミドン (PRM)	750〜2,000	10〜20	250	3〜5	5〜12	10〜15	4.5〜11	2〜4	4〜6
カルバマゼピン (CBZ)	400〜1,200	5〜25	100〜200	3〜5	5〜10	10〜26	8〜20	4〜8	3〜6
フェニトイン[*3] (PHT)	200〜300	3〜12	25〜50	1〜3	7〜20	L：7〜42 H：20〜70	L：2〜16 H：8〜30	4〜8	2〜6
ゾニサミド (ZNS)	200〜600	4〜12	100	1〜3	10〜30	50〜63	16〜36	2〜5	1〜3
バルプロ酸 (VPA)	400〜1,200	15〜50	200	5〜10	50〜100	10〜19	6〜15	1〜4	1〜3
徐放剤 (VPA-R)	400〜1,200	15〜40	200	5〜10		12〜26	6〜12	7.5〜16[*4]	
エトスクシミド (ESM)	450〜1,000	15〜40	100〜200	5〜10	50〜100	40〜60	24〜41	1〜7	1〜4
クロナゼパム (CZP)	2〜6	0.025〜0.2	0.5〜1	0.015〜0.03	0.02〜0.07	26〜49	22〜33	1〜4	1〜3
ニトラゼパム (NZP)	5〜15	0.2〜0.5	2〜5	0.1〜0.2	0.02〜0.1	24〜31		0.6〜4	
ジアゼパム (DZP)		0.1〜0.5		0.1〜0.2	0.2〜0.5	32〜41	8〜20	0.5〜1.5	0.25〜0.5
クロバザム (CLB)	10〜40	0.2〜1.0	5〜10	0.1〜0.2	未確定	17〜49	16	0.5〜2	
（N-デスメチルCLB）						36〜46[*5]	15	30〜48[*5]	
クロラゼプ酸 (CLZ)	15〜45	0.5〜2.0	7.5	0.2〜0.3	0.5〜1.9[*6]	40〜130[*6]		0.5〜2[*6]	
アセタゾラミド (AZM)	250〜750	10〜20	125〜250	3〜5	10〜14	10〜15		2〜4	
臭化カリウム (KBr)	1,500〜3,000	20〜80	200〜400	5〜10	750〜1,250	10〜13日	5〜8日		
ガバペンチン (GBP)	600〜2,400	5〜45	200〜400	5〜10		6〜9		2〜3	1〜3
トピラマート (TPM)	200〜600	4〜10	50	1〜2.5		20〜30[*7]	13〜20	1〜4	1〜3
ラモトリギン (LTG[*8])	150〜400	1〜5	25〜50	0.15〜0.3		30〜40	19〜33	1〜3.5	4〜5
VPA併用時	100〜200	1〜3	25〜50	0.15〜0.3		30〜48	45〜66	4	3〜4.5
PB, PRM, PHT, CBZ併用時	200〜400	5〜15	50〜100	0.6〜1.2		12〜15	7〜8	1〜2	1.5〜3
レベチラセタム (LEV)	1,000〜3,000	20〜60	250〜500	5〜10		6〜8	5〜7	0.5〜2	

小児では年齢が若いほどある血中濃度を得るのに必要な投与量は多く，維持量，増量幅は大きく，半減期とピーク時間は短くなる．思春期以降は成人と同様になる．

[*1] 有効なら血中濃度は低くてもよく，副作用がなければ治療域を越えて高くしてもよい．
[*2] 濃度がピークから半分に減る時間（消失半減期）であり，投与後血中濃度が半減するまでの時間は，ピーク時間＋半減期．半減期は，多剤併用の場合，相互作用で血中濃度が低下する組み合わせでは短縮，血中濃度が上昇する組み合わせでは延長（本巻付録「薬物相互作用のまとめ」〈p.347-351〉参照）．

*³ PHTはL：少量（血中濃度5μg/mL前後），H：多量（血中濃度10μg/mL以上）により半減期が異なる．
*⁴ 食後服用のピーク時間．VPA徐放剤の剤形で異なり，細粒5～10時間，錠剤7.5～16時間（デパケンR®錠はセレニカR®錠より短い）．空腹時の服用では約1.3倍遅くなる．
*⁵ クロバザムの代謝物 N-desmethylclobazam（N-DMCLB）の場合．N-DMCLBもCLBの約1/4の抗痙攣作用がある．CLB：N-DMCLB濃度比は約1：2～3，1：10前後，1：50～100の3群に分かれ，CLB：N-DMCLB濃度比が大きいと眠気が出やすい．CBZ，PHT，PB，PRMとの併用ではN-DMCLBの割合が大きくなる．N-DMCLBは徐々に上昇する．
*⁶ クロラゼプ酸の薬理動態は代謝物である N-desmethyldiazepam で示される．
*⁷ PHT，CBZとの併用時は12～15時間に短縮され，VPAとの併用でも短縮される．
*⁸ 薬疹（特にStevens-Johnson症候群）を防ぐため，LTGの初期量，増量幅，最大量は添付文書の指示に従う．
（須貝研司．小児内科 2010 [6]）より／Levy RH, et al〈eds〉．Antiepileptic Drugs, 5th ed, 2002 [3]；Wyllie E, et al〈eds〉．The Treatment of Epilepsy：Principles and Practice, 4th ed, 2006 [4]；Engel J Jr, et al〈eds〉．Epilepsy：A Comprehensive Textbook, 2nd ed, 2008 [5]）より作成）

　併用薬がある場合は，血中濃度が予想以上に高く，あるいは低くなる場合があるので，相互作用に注意して処方する．

　小児ではいずれの量も体重1kgあたりで処方するが，思春期以降はピーク時間や半減期が成人とほぼ同じくらいに遅くなるので，それでは血中濃度が高くなりすぎる．思春期以降は成人とほぼ同様の量となる．

■治療域の血中濃度
　抗てんかん薬の治療域の血中濃度（いわゆる有効血中濃度）は，多くの患者で有効で副作用が少ない範囲を示しているが，統計的なものであり，絶対的なものではない．有効な血中濃度は個人によって異なり，治療域の血中濃度より低くても有効な場合や，それより高くないと効かない場合がある．また，年齢，てんかん症候群，発作型によっても有効血中濃度は異なる．したがって，効いていれば血中濃度が低くても増やす必要はなく，副作用がなければ治療域の上限を超えて増やしてもよい．

> **point**
> 有効血中濃度は絶対的なものではない

　また，治療域の血中濃度は底値（trough level）を基に決められているが，入院中なら可能だが外来診療では底値（すなわち朝夕の服薬の直前）を測定することはほぼ不可能であり，通常はそれより高い時間に測定しているので，測定値が治療域の上限を超えても恐れなくてよい．

> **point**
> 有効血中濃度はtrough levelで作成されている

　さらに，抗てんかん薬は血液中では蛋白結合型および遊離型として存在するが，細胞膜を通過し脳の特異的受容体に作用して抗てんかん作用を有するのは遊離型である．しかし，遊離型は商業ベースでは測定できないので，一般には血中濃度は蛋白結合型と遊離型を合わせた総濃度を測定しており，総濃度の値が示されている．したがって，妊娠，低蛋白血症，肝障害，腎障害のときは血中濃度が同じでも遊離型が増加し，効果や副作用が変化する．

> **point**
> 血中濃度は蛋白結合型と遊離型を合わせた総濃度を測定

　ベンゾジアゼピン系薬剤は脳のベンゾジアゼピン受容体に結合することで抗痙攣効果を発揮するが，ベンゾジアゼピン受容体の数は人により異なるとされているので治療域の血中濃度を決定することは困難であり，このためクロバザム（CLB，マイスタン®）やニトラゼパム（NZP，ベンザリン®）の治療域の血中濃度は示されておらず，またクロナゼパム（CZP，リボトリール®，ランドセン®）では表示されている治療域の血中濃度は実際の感触よりは高く，そこまで上げると副作用が強い．

　併用薬がある場合は，相互作用で血中濃度の増減が起こり，併用薬の量を

2 血中濃度の定常状態

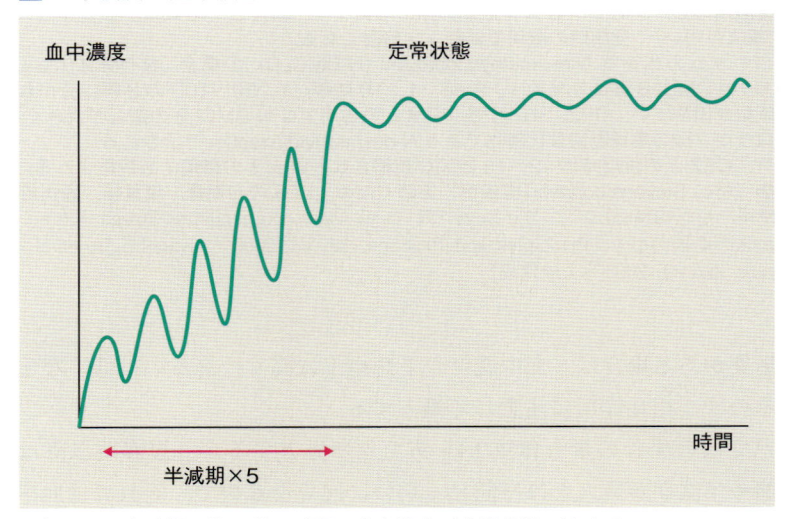

一般には，半減期の約5倍の時間で血中濃度が定常状態に達する．
（須貝研司．Clinical Neuroscience 2011[2) より）

変えると他の薬の血中濃度も変化する．抗てんかん薬同士に限らず，抗生物質や降圧薬でも起こる[*1]．

■ **半減期（$T_{1/2}$）**

消失半減期であるが，薬がどのくらい長く効くかの目安であり，何回の分服にするかを決める基準となる．フェノバルビタール（PB，フェノバール®など）のように半減期が著しく長いものは1日1回でもよいが，ガバペンチン（GBP，ガバペン®）のように短いものは1日3回必要となる．ピーク時間と合わせて，発作が起こりやすい時間に血中濃度を高くするのに重要である．

また，薬の開始・増量時の効果判定と血中濃度測定は定常状態で行うが，定常状態に達する時間は半減期の5倍とされているので，定常状態までの時間を推定するのにも重要である（**2**）．半減期が短い薬は1週間でも判定できるが，半減期が長いものは1週間では判定できず，2週間以降に判定する．したがって，増量間隔を決めるのにも半減期は重要であり，半減期が短いものは1週間ごとに増量可能であるが，長いものの増量は2週間あるいはそれ以上待つ必要がある．

減量・中止時には半減期の5倍でほぼ97％除去されるので，減量・中止時の影響がいつから出てくるかの目安にもなる．

■ **ピーク時間（T_{max}）**

のんでからどのくらい早く効くかの目安であり，たとえば，午前中の早くに発作が起こる場合はCLB（30分～2時間）やレベチラセタム（LEV，イーケプラ®）（1.3時間）のように早くピークに達する薬を朝に用い，明け方の発作がある場合はPB（5～15時間）やバルプロ酸（VPA）の徐放剤（7.5～16時間）のようにピーク時間が長いものを夜に用いる．ただし，VPA徐放剤でも，デパケンR®は7.5～10時間，セレニカR®は13～16時間で異なる．

[*1] 本巻付録「薬物相互作用のまとめ」（p.347-351）参照

point
半減期の5倍で，開始時には定常状態に達し，中止時には97％除去される

服用してから血中濃度が半減する時間はピーク時間＋半減期であるので，発作型やてんかん症候群による薬剤選択をしたうえで，発作が起こりやすい時間に血中濃度を高くするためにピーク時間と半減期を考慮する．

眠気やふらつきなどの不都合な現象が副作用か否かの判断の根拠にもなり，ピーク時間の頃に起こるなら副作用の可能性が高い．

薬物動態に影響を与える要因[7]

■抗てんかん薬の代謝の年齢による変化

小児では抗てんかん薬の代謝が年齢によって変化する．薬の代謝は乳幼児期には最も速く，成人の3～4倍にもなり，新生児期を除くと，年齢が若いほどある血中濃度を得るのに必要な体重1kgあたりの投与量は多く，半減期とピーク時間は短くなる．思春期以降はほぼ成人と同様になる．このため，年齢が若いほど分服回数が多くなり，定常状態に至る時間が短く，減量・中止時に体内から除去される時間も短くなる．ただし，若年ほど個人間の変動も大きいので，血中濃度や効果，副作用をチェックする必要がある．小学生以降では薬の代謝が徐々に遅くなるため，体重が増えて体重1kgあたりの薬の量は減少しても血中濃度はあまり下がらないので，体重増加に応じた薬の増量を頻回に行う必要はない．

一方，高齢者では薬物代謝が低下し，半減期は長くなるので，通常量では血中濃度が上がりすぎ，副作用が起こる恐れがあり，低用量にする必要がある．さらにピーク時間も遅くなるので，量やのむ時間を考慮する必要がある．

■蛋白結合率（ **3** ）

血中濃度はその薬剤の蛋白結合型と遊離型を合わせた総濃度を測定しているが，抗てんかん作用を示すのは遊離型であるので，蛋白結合率が高い抗てんかん薬では低蛋白血症が起こる病態で遊離型が増え，効果と副作用が増強する．遊離型が多くなれば一見血中濃度が高くなくても痙攣が抑制され，あるいは副作用が発現しうる．また，蛋白結合率は抗てんかん薬の母乳への移行に最も大きく影響する（後述）．

■剤形

フェニトイン（PHT，アレビアチン®，ヒダントール®）の血中濃度は錠剤＞10倍散＞錠剤粉砕の順なので，剤形変更時は痙攣の悪化と副作用に注意する．VPAのピーク時間は，シロップ＜細粒＜錠剤＜徐放剤の順に遅くなる．ただし，VPA徐放剤の錠剤では，デパケンR®は7.5～10時間，セレニカR®は13～16時間で異なる．

■食後か食前か

一般には，食後に比して食前のほうがピーク時間は早く，血中濃度の上昇も大きいが，半減期は短くなる．しかし，VPA徐放剤ではピーク時間は食前は食後より1.3倍遅くなる．

■相互作用

抗てんかん薬同士の相互作用だけでなく，抗てんかん薬以外の薬によって

> **point**
> 薬物代謝は小児では若年ほど速く，思春期以降は成人と同様になる．高齢者は遅くなる

3 主な抗てんかん薬の薬物動態（2）

一般名（略号）	蛋白結合率 %	主な代謝部位	腎障害時の調節	肝障害時の調節	母の血中濃度に対する母乳中濃度%	母の血中濃度に対する母乳乳児の血中濃度%	血中濃度測定の意義
PB	40〜55	肝 50〜80% 腎 20〜50%	少し減量	不要〜少し減量	40〜60	数十〜>100[*1]	有用
PRM	10〜20	肝 60〜70% 腎 30〜40%	少し減量	—	40〜96	数十[*1]	有用
CBZ	75〜85	肝	不要	減量	17〜69	少量	有用
PHT	87〜93	肝	不要	不要〜少し減量	6〜69	少量	是非必要
ZNS	<50〜55	肝>70% 腎<30%	減量	減量	84〜102	—	ある程度有用
VPA	80〜93	肝大部分 腎 1〜3%	不要	不要〜少し減量	1〜10	4〜12	有用
ESM	0〜<10	肝 80〜90% 腎 10〜20%	不要	減量	77〜100	30〜50	有用
CZP	80〜90	肝	不要	減量	少量	極少量	限定的
NZP	86	肝	不要	不要	少量	極少量	限定的
DZP	96〜99	肝	不要	減量	10〜50	極少量	限定的
CLB	85	肝	不要	減量	36	極少量	限定的
CLZ	96〜98	肝	不要	減量	15〜50	極少量	限定的
AZM	90〜95	腎	（減量）	不要	—	—	—
KBr	0	腎	（減量）	不要	—	—	—
GBP	0	腎	減量	不要	73〜140	少量	ある程度有用
TPM	15	肝 20〜50% 腎 50〜80%	減量	減量	88〜121	10〜20	ある程度有用
LTG	55	肝大部分	不要	減量	47〜77	25	ある程度有用
LEV	0	肝 27% 腎 66%	減量	不要	70〜140	—	限定的

[*1] 母乳乳児に鎮静や行動異常を生じる恐れあり，要注意．
—：不明．

（須貝研司．Clinical Neuroscience 2011[2]）を一部改変／Levy RH, et al〈eds〉. Antiepileptic Drugs, 5th ed, 2002[3]；Wyllie E, et al〈eds〉. The Treatment of Epilepsy：Principles and Practice, 4th ed, 2006[4]；Engel J Jr, et al〈eds〉. Epilepsy：A Comprehensive Textbook, 2nd ed, 2008[5]より作成）

も血中濃度が上昇あるいは低下する．また，抗てんかん薬が抗てんかん薬以外の薬の血中濃度に及ぼす影響にも注意する[*1]．

抗てんかん薬同士では，半減期は相互作用で血中濃度が低下する組み合わせでは短縮し，上昇する組み合わせでは延長する．

■非直線的な血中濃度の上昇

血中濃度は投与量に対し直線的に増加するが，PHTは対数増加をする（4）．血中濃度が5 μg/mL前後まではほぼ直線的に増加するがなかなか上昇せず，それ以降は対数的に急上昇するので，増量幅に注意を要する．これに対応するには，多めで開始し，血中濃度が上昇したら増量幅を小さくする．

カルバマゼピン（CBZ，テグレトール®）の血中濃度は，開始後数日間は

> **point**
> フェニトインの血中濃度は対数増加，カルバマゼピンの血中濃度は自己誘導で低下

4 フェニトインの血中濃度

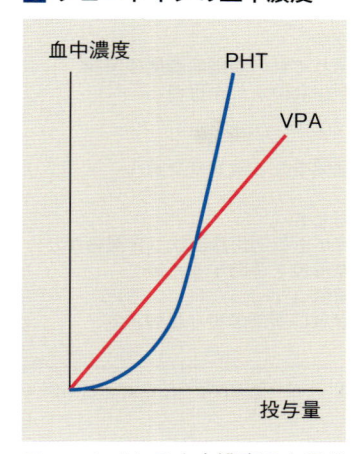

フェニトインの血中濃度の上昇は非直線的で対数増加する．血中濃度が 5 μg/mL 前後まではほぼ直線的に増加するがなかなか上昇せず，それ以降は対数的に急上昇する．
（須貝研司．*Clinical Neuroscience* 2011[2]）より）

5 カルバマゼピンの血中濃度

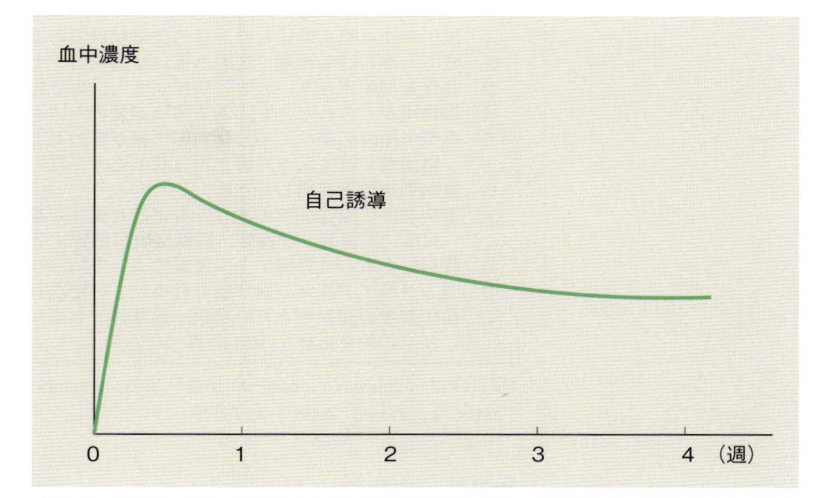

カルバマゼピンの血中濃度の上昇は非直線的であり，開始後 3～4 日（成人 10 日以内）は急に上昇するが，以後，代謝酵素の自己誘導により徐々に下降し，2～6 週間で定常状態になる．
（須貝研司．*Clinical Neuroscience* 2011[2]）より）

急に上昇し（小児で 3～4 日，成人で 7～10 日くらいまで），代謝酵素の自己誘導が起こり血中濃度は徐々に下降し，2～6 週間で定常状態になる（5）．開始，増量時に眠気などが出やすいが，小児で 3～4 日，成人で 7～10 日待てば改善するので，あらかじめ患者に伝えておく．あるいは開始量や増量幅を減らせば防げる．開始，増量時に有効でも 1 か月前後で痙攣が悪化する場合は自己誘導による血中濃度低下のためであることが多く，増量すればよい．

■主な代謝部位とその病的状態（3）

抗てんかん薬は腎または肝あるいは両者で代謝される．肝機能や腎機能の低下があると，抗てんかん薬の代謝（蛋白結合率，血中濃度，半減期）が変化し，血中濃度が上昇して中毒の危険が増すので，投与量の減量を考慮すべき場合がある．腎障害時にはゾニサミド（ZNS，エクセグラン®），GBP，トピラマート（TPM，トピナ®），LEV，肝障害時には CBZ，エトスクシミド（ESM，ザロンチン®，エピレオプチマル®），ベンゾジアゼピン系薬剤，TPM，ラモトリギン（LTG，ラミクタール®）の調節を要する．

■妊娠[8]

一般には，妊娠すると血中濃度は低下する．特に PHT，PB，CBZ，VPA，LTG では大幅に低下する．PHT，PB，CBZ，VPA は蛋白結合型が減少し，総血中濃度（結合型＋遊離型）は，39～56％減少する．遊離型は PHT，PB，CBZ では 11～50％減少するが，VPA では 22％増加する．血中濃度の低下は，PHT，PB では妊娠の第 1 三半期に，CBZ は妊娠第 3 三半期に最も起こり，VPA は妊娠全期を通じて低下する．LTG はクリアランスが 89～330％も増加し，血中濃度が著明に低下して発作を起こす恐れがある．

point
肝障害，腎障害時は投与量を調節すべき薬がある

point
妊娠により血中濃度が大幅に変化する薬がある

6 抗てんかん薬の血中濃度モニターを行うべき状況

1. 抗てんかん薬を開始したときの定常状態での濃度の確認
2. 抗てんかん薬を増量，変更あるいは追加したときのそれぞれの薬剤の濃度の確認
3. 発作を抑制できないとき，効果が乏しいのは投与量が少ないためか否か
4. 副作用がみられたとき，ある薬が過量のためか否か
5. 多剤併用時の薬剤の相互作用の影響が疑われるとき
   　　併用薬（抗てんかん薬または抗てんかん薬以外）開始または量を変更時
6. 薬剤の剤形を変更したとき
7. 血中濃度に変化を与えそうな身体的な変化が起こったとき
   　　妊娠，肝障害，腎障害，薬剤吸収に影響する可能性がある消化器症状（胃潰瘍など）
8. 妊娠前あるいは妊娠中で，痙攣のコントロールと催奇形性を予防するため
9. コンプライアンス不良が疑われるときの服薬状況の確認
10. 血中濃度の変動が大きい薬剤，治療域と中毒域の間が狭い薬剤の投与量の決定
    　　非直線的な上昇を示す PHT など

（須貝研司．*Clinical Neuroscience* 2011[2]）より／Johannessen SI, et al. Epilepsy：A Comprehensive Textbook, 2nd ed. 2008[9]）より作成）

■母乳への移行

授乳している女性では乳児への影響を考慮する必要がある（ **3** ）．ただし，母乳中の濃度と，母乳摂取乳児の血中濃度は必ずしも平行しない（ **3** ）．母の抗てんかん薬の母乳への移行には蛋白結合率が最も大きく影響し，PHT，CBZ，VPA など蛋白結合率が高いものは母乳への移行は無視しうるが，蛋白結合率が著しく低い ESM，PRM は母乳への移行が大きく，また PB は，移行は中程度だが半減期が長いため（特に新生児では薬物代謝が遅い），母乳の新生児や乳児にその影響（鎮静，行動異常，離脱症状など）が出て，児の治療や母の薬の減量・変更を要することがある．ZNS，LEV は母乳への移行が大きいが，乳児の血中濃度に対する影響はわかっていない．

血中濃度モニター[9]

血中濃度の意義

一般には，薬剤の血中濃度は治療効果および副作用と関連がある（用量反応関係）ので，血中濃度測定は臨床上有益である．ただし，上述したように，ベンゾジアゼピン系薬剤は血中濃度があまりあてにならないなど，血中濃度測定の有用度は薬剤により異なる（ **6** ）．

繰り返しになるが，いわゆる「有効血中濃度」と呼ばれるものは，その範囲の濃度では多くの患者で副作用が少なくて発作抑制効果があるという血中濃度の範囲（治療域の血中濃度）を示しており，すべての患者にあてはまるわけではない．また，底値（trough level）を基に決められている．したがって，「有効血中濃度」以下でも発作が抑制されていれば投与量を増やす必要はなく，逆に副作用がなければ「有効血中濃度」より高くまで増量してもよい．

いつ，どんな場合に検査すべきか

血中濃度のモニターは，目的もなくただ定期的に行うのではない．有効血中濃度のためだけではなく， **6** のような場合に行い，特に副作用がみられた

とき，発作抑制効果がないとき，服用状況確認が必要なとき，併用薬を変更したとき，妊娠予定，妊娠中，肝障害，腎障害合併時などの場合に必要である．

測定時期と時間[2]

定常状態，服用時間，測定時間，ピーク時間，半減期を考慮することが重要である．

■測定時期

定常状態に至るまでは血中濃度は変化するので，半減期の5倍以上たってから測定する．ただし，**CBZ**は例外で，服用開始後，小児で3〜4日，成人で7〜10日して最も高い血中濃度になり，代謝酵素の自己誘導により濃度が徐々に低下して2〜6週後に定常状態になるので，濃度測定は投与開始後1か月以上してから行うのが望ましい（**5**）．

> **point**
> 血中濃度は定常状態で測定

■測定時間

血中濃度の変化を比較するには決まった時間に測定することが望ましい．しかし，入院では可能でも，外来では困難である．ある一点で測定した血中濃度が1日の変動の中で高い時点を示しているのか低い時点を示しているのかは，服薬時間と検査時間，個々の薬の半減期とピーク時間を考慮して解釈することが必要である．そのため，服薬時間と検査時間を明記することが重要である．

実際には困難であるが，治療効果を検討するためには底値（trough level）が有用で，それには次の薬をのむ直前が望ましく，一方，副作用を検討するにはピーク値が有用で，それには個々の薬のピーク時間か副作用発現時に測定する．

> **point**
> 血中濃度測定時には，服用時間と測定時間を記載する

〈須貝研司〉

文献

1) Bourgeois BFD. Pharmacokinetics and pharmacodynamics of antiepileptic drugs. In：Wyllie E, et al（editors）. The Treatment of Epilepsy：Principles and Practice. 4th edition. Philadelphia：Lippincott Williams & Wilkins；2006, pp.655-664.
2) 須貝研司. 薬物動態と血中濃度モニター. *Clinical Neuroscience* 2011；29：42-47.
3) Levy RH, et al（editors）. Antiepileptic Drugs. 5th edition. Philadelphia：Lippincott Williams & Wilkins；2002.
4) Wyllie E, et al（editors）. The Treatment of Epilepsy：Principles and Practice. 4th edition. Philadelphia：Lippincott Williams & Wilkins；2006.
5) Engel J Jr, et al（editors）. Epilepsy：A Comprehensive Textbook. 2nd edition. Vol 2. Philadelphia：Wolters Kluwer / Lippincott Williams & Wilkins；2008.
6) 須貝研司. 抗てんかん薬. 小児内科 2010；42：139-146.
7) Johannessen SI, Patsalos PN. Laboratory monitoring of antiepileptic drugs. In：Levy RH, et al（editors）. Antiepileptic Drugs, 5th edition. Philadelphia：Lippincott Williams & Wilkins；2002, pp.103-111.
8) Foldvary-Schaefer N. Treatment of epilepsy during pregnancy. In：Wyllie E, et al（editors）. The Treatment of Epilepsy：Principles and Practice. 4th edition. Philadelphia：Lippincott Williams & Wilkins；2006, pp.705-718.
9) Johannessen SI, et al. Therapeutic drug monitoring. In：Engel J Jr, et al（editors）. Epilepsy：A Comprehensive Textbook. 2nd edition. Philadelphia：Wolters Kluwer / Lippincott Williams & Wilkins；2008. pp.1171-1183.

IV. 治療
薬物治療

薬剤感受性と遺伝子多型

Point
- 薬剤の吸収・分布・作用・代謝・排泄に関わる遺伝子多型（polymorphism）は，薬剤感受性の一つの要因である．
- 薬物代謝酵素遺伝子多型は，抗てんかん薬の血中濃度規定に寄与するため，治療反応性や副作用発現といった薬剤感受性に大きく関わる．
- 薬物トランスポータおよび抗てんかん薬のターゲット蛋白における遺伝子多型と抗てんかん薬感受性との関連は現時点で明確ではない．
- ヒト白血球抗原遺伝子多型は，重篤薬疹の発現に強い相関を示す．

抗てんかん薬感受性と遺伝子多型

抗てんかん薬（antiepileptic drug：AED）による薬物療法は，てんかんの発作抑制を目指す最も有用な治療手段である一方，約30％の患者は，十分な治療効果が得られない．その原因の一つとして薬剤感受性，すなわち，同一薬剤を同一用量・用法で服用しても，治療反応性は一様ではなく，個体間で著しく異なることがあげられる．また，治療反応性のみならず副作用発現の有無・副作用の程度に関しても個々人の薬剤感受性が大きく関わっている[1]．この薬剤感受性に対する個体差は古くから知られてきたが，当時はその原因を明らかにする手段が確立されていなかったため，「特異体質」をもったまれなケースとして扱われてきた．その後，薬物代謝活性の遺伝的な個体差が薬剤感受性に大きく関与していることが明らかとなった．

AED感受性に影響する遺伝的要因を **1** に示した[2]．生体内に投与されたAEDは，消化管で吸収され，標的臓器である脳（中枢神経系）へ分布し薬理効果を発揮する．また，多くのAEDは肝臓で代謝され，腎臓で排泄といった経路をたどる．このすべての過程における個人差に遺伝的因子の影響が示唆される一方で，副作用における中枢神経系以外の作用に対しては，この経路以外の遺伝的因子が作用している可能性が取りざたされている[1,2]．

近年の薬理遺伝学の発展により，遺伝的な多型性（遺伝子多型〈polymorphism〉）がこれら遺伝的因子に大きな影響をもつことが明白となり，治療反応性や副作用を予測するバイオマーカーとしての有用性からもさかんに研究がなされてきた．これまでに遺伝子多型が報告され，AED感受性における遺伝的因子に関わる可能性のある遺伝子を **2** に示した．主にAEDの吸収から排泄経路上に存在する薬物代謝酵素と薬物トランスポータの遺伝子

Memo

遺伝子多型（polymorphism）

複数の対立遺伝子が，突然変異と自然選択との平衡で期待される以上の頻度で共存する場合と定義される．一般に0.01以上の頻度の複数の対立遺伝子が存在していることを指す．一塩基置換による一塩基多型（single nucleotide polymorphism：SNP）や種々の縦列反復配列によるマイクロサテライト（CAやCAGによるショートタンデムリピート）多型，10から数十塩基の単位配列の繰り返しによるVNTR（variable number of tandem repeat），数kb以上の単位配列の重複・欠損によるコピー数多型（copy number variation：CNV）などがある．遺伝子多型が，蛋白質機能の低下や機能欠如，異常蛋白質の発現，発現量の変化などにつながる場合もあり，たとえば，薬物代謝酵素は，酵素活性の低下や欠如，非定型酵素や異常酵素の産生と遺伝子多型との関連が明らかになりつつある．

1 抗てんかん薬の吸収・分布・作用・代謝・排泄に関与する遺伝子

	服薬	吸収	分布	作用	代謝	排泄
抗てんかん薬の吸収～排泄の過程に関与する遺伝子		MDR1	MDR1	SCN1A	CYPs	OCTN
		MRP2	MRP2	CHRNA4	UGT	etc
		OCTN	etc	etc	GST	
		etc			etc	

CYPs は薬物代謝酵素チトクローム P450 各種分子種を含む遺伝子群を示す．生体内に投与された AED は，消化管で吸収され，血液脳関門（blood-brain barrier：BBB）を介して，標的臓器である脳（中枢神経系）へ分布し薬理効果を発揮する．また，多くの AED は肝臓で代謝され，腎臓で排泄といった経路をたどる．このすべての過程における個人差に，遺伝的因子の影響が示唆される．

（Löscher W, et al. *Epilepsia* 2009[2])より作成）

2 遺伝子多型が報告されている遺伝子一覧——抗てんかん薬に関与する遺伝子

	代謝酵素	AED に関与する遺伝子
薬物代謝酵素	・チトクローム P450	CYP1A1, CYP1A2, CYP3A4 / 5, CYP4A1, CYP2B1, CYP2B2, CYP2B4, CYP2A6, CYP2C8, CYP2C9, CYP2C10, CYP2C19, CYP2D6, CYP2E1, CYP4B1
	・UDP-グルクロン酸転移酵素	UGT1A1, UGT2B1, UGT2B7
	・ミクロソームエポキシド加水分解酵素	EPHX1
	・グルタチオン-S-転移酵素	GSTT1, GSTM1, GSTA1, GSTP1
薬物トランスポータ	・ABC トランスポータ	MDR1（ABCB1），MRP2（ABCC2）
	・有機カチオントランスポータ	OCTN2
	・システム L アミノ酸トランスポータ	LNAA
抗てんかん薬のターゲット蛋白	・電位依存性ナトリウムイオンチャネル	SCN1A
	・（ニコチン性アセチルコリン受容体）	（CHRNA4）
移植適合性抗原	・ヒト白血球抗体	HLA-A, HLA-B, HLA-C, HLA-DQ

多型と AED 感受性との多数の研究成果が報告されている．本稿では AED の吸収～排泄までの経路に沿って，関連する遺伝子多型と AED 感受性について概説したい．

薬物トランスポータ

AED を基質とする薬物トランスポータ遺伝子を 3 に示した[1]．AED 治療反応性との関連では，*MDR1* によりコードされる P 糖蛋白（P-gp）の脳内での過剰発現により，フェニトイン（PHT）の効果が減弱することなどが報告されている[3]．また，難治側頭葉てんかん患者の外科切除組織から通常の 10 倍以上の P-gp の発現がみられることが報告されている[3]．*MDR1* 遺伝子

3 AEDを基質とする薬物トランスポータ

抗てんかん薬	薬物トランスポータ遺伝子
カルバマゼピン	MDR1, MRP2
バルプロ酸	MRP2
ガバペンチン	MDR1, LNAA, OCTN1
フェノバルビタール	MDR1
フェニトイン	MDR1, MRP2, RLIP76?
ジアゼパム	MDR1
プリミドン	MDR1
トピラマート	MDR1
レベチラセタム	MDR1

MDR1：multidrug resistance protein 1, MRP2：multidrug resistance-associated protein 2, LNAA：large neutral amino acid transporter, RLIP76：ra1-interacting protein 1, OCTN1：organic cation transporter 1.
(Kaneko S, et al. *Expert Rev Clin Pharmacol* 2008[1]より一部改変)

Key words

薬物トランスポータ
小腸から血液中への薬物の吸収過程や血液脳関門（BBB）での薬物の分布過程，幹細胞や腎臓近位尿細管での薬物排泄過程に関与する膜貫通蛋白質であり，薬物の血中濃度や標的部位（脳内）での濃度を規定することが示唆されている．AEDを基質とする薬物トランスポータ遺伝子としては，MDR1（ABCB1），MRP2（ABCC2）などがある（3）．

多型とAED治療抵抗性との関連は，Siddiquiらにより初めて報告された[4]．その後の研究において，MDR1遺伝子多型とAED治療抵抗性との関連は明確ではなく，研究デザインにより異なる結果が得られ，そのコンセンサスは得られていない[5-7]．日本人を対象とした報告では，個々の遺伝子多型ではなく，ハプロタイプとの関連が示された[5]．一方，近年のメタアナリシスでは，MDR1遺伝子多型とAED治療抵抗性との関連性は認められていない[6,7]．しかしながら，AED治療抵抗性の定義や対象としたてんかん症候群，AEDの選択肢，遺伝子多型の人種差などの扱いをどうするかが，今後MDR1遺伝子多型の臨床的意義を明確にするうえで重要であるといえる．また近年，有機カチオントランスポータOCTN1のL503F変異保有者ではガバペンチンの腎クリアランスが有意に減少することが報告されており[8]，今後の展開が期待される．

AEDのターゲット蛋白をコードする遺伝子

主なAEDの作用機序は，イオンチャネルの阻害であり，カルバマゼピン（CBZ），バルプロ酸（VPA），ラモトリギン（LTG），PHTといったAEDは，電位依存性ナトリウムチャネル（$Na_v1.1$）阻害により抗てんかん作用を発揮する．このターゲット蛋白である$Na_v1.1$の$α_1$サブユニットをコードする遺伝子*SCN1A*において，スプライシングに重要なイントロン部位にある遺伝子多型 IVS5-91 G＞Aと治療反応性との関連が報告されている[9,10]．Tateらにより報告されたイギリス人を対象とした研究では，発作抑制に至るCBZとPHTの用量と遺伝子多型との間に相関がみられ，A／Aの遺伝子型の保因者は，それ以外（A／GおよびG／G）の遺伝子型よりも多い服薬量が必要であった[9]．一方，本邦のNakagawaらのグループはCBZ治療抵抗性

4 AED代謝に関わる薬物代謝酵素および代謝経路

抗てんかん薬	薬物代謝酵素	主な代謝経路
カルバマゼピン	CYP3A4/5, CYP2D6, CYP2C8, EPHX1	酸化
エトスクシミド	CYP3A4	酸化
バルプロ酸	CYP2D6, CYP2C9, CYP2C19, CYP1A2, CYP2B1, CYP2B2, CYP2B4, CYP2E1, CYP4B1, UGT2B1	酸化（>50％）and グルクロン酸抱合（30～40％）
ガバペンチン	―	腎排泄
フェノバルビタール	CYP3A4, CYP2D6, CYP2C9, CYP2C19, CYP2B1, CYP4A1	酸化＋N-グルコシド化（75％）and 腎排泄（25％）
フェニトイン	CYP3A4, CYP2C8, CYP2C9, CYP2C10, CYP2C19	酸化
トピラマート	CYP2C19	酸化（20～60％）and 腎排泄（40～80％）
レベチラセタム	Hydrolase	腎排泄（65％）and 加水分解（35％）
ラモトリギン	UGT1A4, UGT2B7	グルクロン酸抱合
ゾニサミド	CYP3A4, CYP2D6	酸化＋還元＋N-アセチル化（>50％）and 腎排泄（30％）
クロバザム	CYP3A4	酸化

（Kaneko S, et al. *Expert Rev Clin Pharmacol* 2008[1] より一部改変）

群において，A／Aの遺伝子型の頻度が有意に高いことを報告しているが，CBZの血中濃度や維持投与量に違いはみられていない[10]．

また，夜間前頭葉てんかんの責任遺伝子の一つであるニコチン性アセチルコリン受容体のα$_4$サブユニットをコードする *CHRNA4* の変異により，CBZに対する治療反応性が異なることが報告されている．筆者らのグループによるモデル動物を用いた解析からもCBZに対するヒト同様の感受性が観察され，今後，その生物学的な機序についての解明が期待される[11]．また，その他AEDのターゲット遺伝子多型とAED感受性についても，臨床的にどの程度影響があるのか具体的には不明瞭な点も多く，さらなる研究の進展と情報の蓄積が望まれる．

薬物代謝酵素

AED代謝に関わる薬物代謝酵素および代謝経路を 4 に示す[1]．チトクロームP450（CYP）は，多くのAEDの代謝に関わるがその遺伝子多型により酵素活性が異なり，AEDの血中濃度に影響を与える．したがって，これらの遺伝子多型は，AEDの治療効果や副作用発現の遺伝的予測因子として，重要な意味をもつ．一方で，人種差により遺伝子多型の多様性も大きく異なることや1つのAEDの代謝の複数の薬物代謝経路が存在することなどから，AED感受性と遺伝子多型との関連を明らかにすることが難しい．

CYP3A4／5は，最も多くの薬物代謝に関与しており，肝臓での発現量を著しく低下させる遺伝子多型である *CYP3A5*3* が見つかっている．日本人の

Keywords

チトクロームP450
AEDをはじめとした約65％の医薬品を代謝する薬物代謝酵素群であり，そのアミノ酸相同性の違いからCYP1A1〜CYP27C1までの分子種がある．

5 AEDにより誘発された薬疹感受性遺伝子多型

薬疹の原因となった抗てんかん薬	薬疹	薬疹関連遺伝子多型	人種
カルバマゼピン	SJS / TEN	HLA-B*1502, HLA-C*0801, HLA-A*1101, HLA-DRB1*1201	Han-Chinese
	HSS	Motilin（rs289432）	Han-Chinese
	MPE	HLA-A*3101	Han-Chinese
	SJS / TEN	HLA-B*1502	Southeast Asian
	SJS	HLA-B*B44	Caucasian
	SJS	HLA-B*1502	Thai
	SJS	HLA-B*1511, HLA-B*1518, HLA-B*5901, HLA-C*0704	Japanese
ラモトリギン	DIHS / TEN	HLA-B*37	Caucasian
カルバマゼピン / フェニトイン / ラモトリギン	SJS / TEN / DIHS	HLA-B*1520	Han-Chinese
フェニトイン	SJS	HLA-B*1502	Thai
フェニトイン	MPE	CYP2C9*3	Korean

SJS：スティーブンス・ジョンソン症候群，TEN：中毒性表皮壊死融解症，DIHS：薬剤性過敏症症候群，MPE：紅斑丘疹型発疹．

（吉田秀一ほか．医学のあゆみ 2010 [18]）より一部改変）

Key words

poor metabolizer / extensive metabolizer

「代謝欠損者」（poor metabolizer：PM）は，先天的に特定の薬物代謝活性がないあるいは極端に低下し，薬物の代謝・排泄が遅延する．したがって，多量の薬物が体内に滞留することになり，副作用を引き起こす原因となり得る．PMの要因としては，薬物代謝酵素遺伝子の塩基置換や欠失・挿入による変異型薬物代謝酵素機能低下（消失）が考えられる．「代謝正常者」は extensive metabolizer（EM）という．

約50％が*3のホモ型保有者（CYP3A5*3/*3）であり，CYP3A5により代謝されるCBZのクリアランスは，CYP3A5*3により日本人の約8％が影響されるが，臨床的な影響は少ない[12]．一方，韓国人のCYP3A5*3ホモ型では他の遺伝子型に比べてCBZのクリアランスが29％減少すると報告されており，人種差も含めた検討が必要であろう[13]．

CYP2C9は，CYP2C9*2および*3といった酵素活性の低下を引き起こす遺伝子多型が見つかっており，日本人では約7％がCYP2C9*2あるいは*3をヘテロでもつ extensive metabolizer（EM）であり，ホモ型である poor metabolizer（PM；代謝欠損者）はほとんど存在しない（1％以下）．ヘテロ型EMの患者に通常の投与量のAEDを投与すると有効血中濃度を超え，副作用を示す可能性がある．実際，CYP2C9は，PHTの主要代謝酵素であり，ヘテロ型EM患者は，代謝能の高い患者よりPHTの最大投与量が13％と少なく，PHT中毒とCYP2C9遺伝子型との関係を示唆する症例も多数報告されている[2,9]．また，フェノバルビタール（PB）のクリアランスは，ヘテロ型EMで48％低下し，CYP2C9遺伝子型とPBの忍容性との関連が示唆されている[2]．

CYP2C19は，不活性化を示す遺伝子変異CYP2C19*2，*3が同定されている．CYP2C19*2あるいは*3をホモ型で有している人（CYP2C19*2/*2，*2/*3，*3/*3）は，代謝能がないPMであり，日本人の約20％を占める．クロバザム（CLB）は，CYP3Aによって活性代謝物のN-デスメチル体（N-CLB）に変換され，その後，CYP2C19により不活化される．そのため，CYP2C19のPMでは有意にN-CLBの血中濃度と血中濃度／投与量比（C／

D比）が上昇し，副作用発現率も高い傾向にある[14]．また，ゾニサミド（ZNS）のクリアランスがCYP2C19のPMで30％低下し，発熱や発汗減少といったZNS特有の副作用発現に関係する[15]．

CYP以外の薬物代謝酵素では，LTGの主要代謝酵素であるUDP-グルクロン酸転移酵素 *UGT2B7* の遺伝子多型が血中濃度−投与量比の個体間変動の一要因となり得ること[15]やグルタチオン−S−転移酵素 *GSTM1*，*GSTT1* の遺伝子多型がCBZやVPAの投与による肝機能検査値上昇の個人差に関与することが示唆されている[16,17]．

重篤薬疹感受性遺伝子

AEDにより誘発されるスティーブンス・ジョンソン症候群（Stevens-Johnson syndrome：SJS）や中毒性表皮壊死融解（toxic epidermal necrolysis：TEN）などの重篤な副作用は，ヒト白血球抗原（human leukocyte antigen：HLA）遺伝子多型との関連が報告されている（⑤）[18]．

最初の報告は，Chenらによって，*HLA-B*1502* 多型がCBZにより誘発されたSJS／TEN発症の非常に強いリスク因子であることが見出され，その後PHTおよびLTGにより誘発されたSJS／TEN・薬剤性過敏症症候群（drug-induced hypersensitivity syndrome：DIHS）との関連も示された[18]．アメリカにおいて，CBZの添付文書には，*HLA*1520* とSJS／TENとの関連が記載され，アジア系アメリカ人への投薬時の注意喚起がなされている．しかしながら，この *HLA-B*1502* の保有率は，香港（Han-chinese）で＞15％，台湾（Han-chinese）で10％と高い頻度であるが，Caucasianと日本人では1％未満と低く，また，Caucasianと日本人においては，SJS／TENと *HLA-B*1502* との関連はみられていない[18,19]．一方で，CBZにより誘発された日本人のSJSの症例から10倍以上の相対危険度のリスクアリル *HLA-B*1511*，*HLA-B*1518*，*HLA-B*5901*，*HLA-C*0704* が見出されている[19,20]．

Han-chineseにおいては *HLA-B*1502* のほかに，CBZによるSJS／TEN発症のリスク因子と *HLA-C*0801*，*HLA-A*1101*，*HLA-DRB1*1202* が，CBZによるDIHSのリスク因子として，MHC-class II領域motilin遺伝子多型，MHC-class III領域のHSP70遺伝子座の *HSPA1A + 1911 C＞G*，*HSPA1A + 438 C＞T*，*HSPA1L + 2437 T＞C* が報告されている[18]．将来的には，これら遺伝子多型がSJS／TEN発症予測の重要なバイオマーカーとして，発症率の減少に寄与する時代も遠くないと思われる．

今後の展望

AEDのように治療域が狭く，重篤な副作用発現の可能性のある薬剤において，薬剤感受性と遺伝子多型との関連を明確にすることは，事前の治療効果や副作用を予測するうえで重要である．しかしながら，すべての患者に対して最適な治療方針を導くまでの研究成果には至っていないのが現状である．今後の薬理遺伝学的研究のさらなる進展により，遺伝子多型と薬剤感受

Keywords
スティーブンス・ジョンソン症候群（SJS）
高熱（38℃以上）を伴って，発疹・発赤，やけどのような水ぶくれなどの激しい症状が，比較的短期間に全身の皮膚，口，目の粘膜に現れ，その多くはAEDを含む医薬品が原因と考えられる．発症メカニズムについては，医薬品などにより生じた免疫・アレルギー反応によるものと考えられる．

Keywords
中毒性表皮壊死融解（TEN）
全身が広範囲にわたり赤くなり，全身の10％以上にやけどのような水ぶくれ，皮膚のはがれ，ただれが認められ，高熱（38℃以上），皮膚や口にできるぶつぶつ，目が赤くなるなどの症状を伴う重症の皮膚障害である．SJS同様，その多くはAEDを含む一部の医薬品が原因と考えられる．発症メカニズムについては，医薬品などにより生じた免疫・アレルギー反応によるものと考えられ，TENの症例の多くがSJSの進展型と考えられる．

Keywords
ヒト白血球抗原（HLA）
移植適合性抗原をコードする遺伝子であり，免疫アレルギー反応が原因と考えられる各種難治性疾患の原因遺伝子として，各種 *HLA* 遺伝子が報告されている．重症薬疹では，特にHLA class I の遺伝子 *HLA-B* の遺伝子多型との関連が相次いで報告されている．

性との関連がより明確になり，治療開始前の AED 治療効果予測や副作用発現予測により，より理想的な薬物治療が展開されることを期待したい．

（兼子　直，吉田秀一，猿渡淳二）

文献

1) Kaneko S, et al. Development of individualized medicine for epilepsy based on genetic information. *Expert Rev Clin Pharmacol* 2008；1：661-681.
2) Löscher W, et al. The clinical impact of pharmacogenetics on the treatment of epilepsy. *Epilepsia* 2009；50：1-23.
3) Löscher W, Potschka H. Drug resistance in brain diseases and the role of drug efflux transporters. *Nat Rev Neurosci* 2005；6：591-602.
4) Siddiqui A, et al. Association of multidrug resistance in epilepsy with a polymorphism in the drug-transporter gene ABCB1. *N Engl J Med* 2003；348：1442-1448.
5) Seo T, et al. ABCB1 polymorphisms influence the response to antiepileptic drugs in Japanese epilepsy patients. *Pharmacogenomics* 2006；7：551-561.
6) Nurmohamed L, et al. Predisposition to epilepsy--does the ABCB1 gene play a role? *Epilepsia* 2010；51：1882-1885.
7) Bournissen FG, et al. Polymorphism of the MDR1 / ABCB1 C3435T drug-transporter and resistance to anticonvulsant drugs：A meta-analysis. *Epilepsia* 2009；50：898-903.
8) Urban TJ, et al. Effects of genetic variation in the novel organic cation transporter, OCTN1, on the renal clearance of gabapentin. *Clin Pharmacol Ther* 2008；83：416-421.
9) Tate SK, et al. Genetic predictors of the maximum doses patients receive during clinical use of the anti-epileptic drugs carbamazepine and phenytoin. *Proc Natl Acad Sci U S A* 2005；102：5507-5512.
10) Abe T, et al. Association between SCN1A polymorphism and carbamazepine-resistant epilepsy. *Br J Clin Pharmacol* 2008；66：304-307.
11) Zhu G, et al. Rats harboring S284L Chrna4 mutation show attenuation of synaptic and extrasynaptic GABAergic transmission and exhibit the nocturnal frontal lobe epilepsy phenotype. *J Neurosci* 2008；28：12465-12476.
12) Seo T, et al. Effect of CYP3A5*3 on carbamazepine pharmacokinetics in Japanese patients with epilepsy. *Clin Pharmacol Ther* 2006；79：509-510.
13) Park PW, et al. Effect of CYP3A5*3 genotype on serum carbamazepine concentrations at steady-state in Korean epileptic patients. *J Clin Pharm Ther* 2009；34：569-574.
14) Seo T, et al. Impact of CYP2C19 polymorphisms on the efficacy of clobazam therapy. *Pharmacogenomics* 2008；9：527-537.
15) 猿渡淳二．臨床薬理学的側面からみた新薬の特徴．兼子直（編），てんかんの薬物療法―新たな治療薬の導入後．東京：新興医学出版；2010, pp.20-31.
16) Ueda K, et al. Glutathione S-transferase M1 null genotype as a risk factor for carbamazepine-induced mild hepatotoxicity. *Pharmacogenomics* 2007；8：435-442.
17) Fukushima Y, et al. Glutathione-S-transferase (GST) M1 null genotype and combined GSTM1 and GSTT1 null genotypes are risk factors for increased serum gamma-glutamyltransferase in valproic acid-treated patients. *Clin Chim Acta* 2008；389：98-102.
18) 吉田秀一ほか．遺伝情報に基づいたてんかんの個別化医療．医学のあゆみ 2010；232：951-955.
19) Kaniwa N, et al. HLA-B*1511 is a risk factor for carbamazepine-induced Stevens-Johnson syndrome and toxic epidermal necrolysis in Japanese patients. *Epilepsia* 2010；51：2461-2465.
20) Ikeda H, et al. HLA class I markers in Japanese patients with carbamazepine-induced cutaneous adverse reactions. *Epilepsia* 2010；51：297-300.

IV. 治療
薬物治療
従来の治療薬

> **Point**
> - てんかんの薬物治療の基本は，単剤治療である．
> - 単剤治療の基本は，現段階では従来薬である．
> - 第一選択薬は，部分てんかんであればカルバマゼピン（CBZ），全般てんかん・未決定てんかんにはバルプロ酸（VPA）である（**1**）．
> - 従来薬は，その有効性と副作用において新規抗てんかん薬に劣るわけではない．
> - 従来薬の使い方の基本をマスターすることがてんかん治療の基本である．

従来薬と新規抗てんかん薬との関係

　てんかんの薬物治療は単剤治療で開始することを原則としている．国内でも4種類の新規抗てんかん薬（新規薬）を選択できるようになり，薬物治療における選択肢が増えたことは歓迎すべきであるが，国内における新規薬の保険適応が追加投与であり単剤投与を認めていない．したがって，薬物治療の基本は第一選択薬が従来薬である．部分てんかんでカルバマゼピン（carbamazepine：CBZ）を，全般てんかん・未決定てんかんではバルプロ酸（valproate：VPA）を基準薬として前方視的無作為試験で新規薬との効果を比較した英国SANAD（Standard and New Antiepileptic Drugs）study [1,2]では，1年以上の発作抑制率はいずれも従来薬が新規薬より高く，中断率も新規薬と比較して同等か低い結果であった．特に無効を理由にした中断率はCBZが最も低かった．従来薬と新規薬とは有効性に差があるわけではない．新規薬は代謝や作用機序が従来薬と異なり，忍容性が高くて適応範囲が広いという利点を特徴としているが，一様に高価であり，医療経済学的にも患者負担の面でも従来薬を第一選択薬とすべきである．

　本稿では「てんかん治療ガイドライン2010」[3]をふまえて，成人てんかんに対する従来薬の使い方に関して解説する．他の薬剤の略記は，フェニトイン（phenytoin：PHT），フェノバルビタール（phenobarbital：PB），プリミドン（primidone：PRM），エトスクシミド（ethosuximide：ESM），クロナゼパム（clonazepam：CZP），クロバザム（clobazam：CLB），ゾニサミド（zonisamide：ZNS）．

従来薬単剤治療の意義

　単剤治療では，薬剤相互作用を考慮する必要がなく，薬物の体内動態を予

1 従来薬の選択

	部分てんかん	推奨度	全般てんかん		推奨度
第一選択薬	CBZ	A	VPA		B
第二選択薬	PHT, ZNS > VPA	A	欠神発作 ミオクロニー発作 強直間代発作	ESM CZP PB > CLB, PHT	B
			症候性全般てんかん	CZP, ZNS	B

測して血中濃度測定により至適服用量を決定しやすい．この点でも血中濃度測定がほぼ確立している従来薬のほうが管理しやすいという利点を有している．単剤治療であれば，副作用の予測もたてやすく，催奇形性や合併症との関係での薬剤選択の面からも単剤治療が薬物治療の基本である．

Kwanらの報告[4]では470例の未治療患者に行った単剤治療（CBZ，VPA，あるいはラモトリギン）により47％が発作消失し，第二選択薬への変更でさらに13％が発作消失した．3番目の単剤治療では1％のみしか発作消失はなく，2剤併用でも3％のみ発作消失したが，さらに3剤を併用しても発作消失はなく，全体での発作消失は64％にとどまった．これは，最初の薬剤選択と治療反応性の評価が重要であり，難治性の可能性も初期段階で予測可能であることを示唆している．また催奇形性の問題でも初回投与時から薬剤選択の配慮とカウンセリングを行うべきである（**Memo** 参照）．

従来薬の使い方の基本（1）

ガイドラインでは[3,5]，部分てんかんにはCBZを，全般てんかんにはVPAを第一選択薬として推奨している．もし部分てんかんか全般てんかんであるか決定できない場合は，CBZを選ぶと欠神発作やミオクロニー発作を増悪させる危険があるため，VPAが推奨される．全般てんかんの第二選択薬として，欠神発作にはESM，ミオクロニー発作にはCZP，大発作にはPBがあげられるが，CLB，PHTも候補となりうる．症候性全般てんかんにはCZP，ZNSも考慮する．部分てんかんの第二選択薬は，PHT，ZNSであり，VPAも候補となりうるとされている．部分発作を有する480例の二重盲検試験で二次性全般化発作が主な患者ではCBZとVPAの有効性に有意な差はなかったが，複雑部分発作が主な患者ではCBZのほうが有意に有効であったという[6]．

単剤治療では漸増しながら治療有効濃度を確認するが，有効性がなかなか出ない場合でもすぐに変更することや追加をしないで，副作用の出現する直前まで増量して効果を確認すべきである[5]．血中濃度測定で治療域に達しなくても有効な場合はその量でとどめてよいし，治療域を超えても副作用がなければそのときの服用量を維持してもよい．患者ごとで代謝が異なるので個人差が大きいことを考慮する．また，どの薬剤でも副作用を極力抑えるため

Memo

従来薬の催奇形性に関しては，多くの研究があり比較的よくわかっている．Kanekoら[7]によれば，日本，イタリア，カナダの983例の先天奇形の分析で，抗てんかん薬に曝露されていない場合は3.1％であるのに対して，抗てんかん薬の単剤治療での催奇形性は，高い順にPRM（14.3％），VPA（11.1％），PHT（9.1％），CBZ（5.7％），PB（5.1％）であった．催奇形性の1日あたりの投与量のカットオフ値は，CBZ 300 mg，PHT 350 mg，VPA 1,000 mg，PRM 400 mgとされている[7]．PRMは代謝産物として約1/4がPBに変化する[8]ため，PRMの血中濃度を測定する場合はPBの血中濃度も同時に測定してPBの濃度も参考にする必要がある．

2 従来薬同士の相互作用（追加薬による血中濃度の変化）

追加薬	元の抗てんかん薬						
	VPA	PB	PRM	CBZ	PHT	ZNS	CZP
VPA		↑↑	↑*1	↓*3,6	↓*2	→	
PB	↓			↓	→*4	↓	↓
PRM	↓			↓	↓		
CBZ	↓	→↑	↓*5		↑	→↓	↓
PHT	↓↓	↑→	↓*5	↓↓		↓→	↓
ZNS	↑→			→*6			
CZP		→	↑	↓	→		

血中濃度：↑上昇, ↑↑著増, ↓減少, ↓↓著減, →不変.
＊1：一過性, ＊2：一過性に減少するが不変, ＊3：総濃度は減少, 非結合型は上昇, ＊4：少し増減, 実質的には不変, ＊5：PRM→PBを促進, PRM減少, PB増加, ＊6：CBZ-epoxideは増加.
VPA：バルプロ酸, PB：フェノバルビタール, PRM：プリミドン, CBZ：カルバマゼピン, PHT：フェニトイン, ZNS ゾニサミド, CZP：クロナゼパム.
（日本神経学会〈監修〉,「てんかん治療ガイドライン」作成委員会〈編〉. てんかん治療ガイドライン2010[3], p.111より従来薬のみ引用）

3 従来薬の作用機序

作用機序	CBZ	VPA	PHT	PB	ESM	CZP
電位依存性Na$^+$チャネル阻害	○	○	○	○		
GABA濃度を上げるかGABA受容体における介在性Cl$^-$の流入促進によるGABA機能増強		○		○		○
T型Ca^{2+}チャネルのCa^{2+}イオン流入阻害					○	
グルタミン酸の遊離または受容体の阻害		○				
電位依存性Ca^{2+}チャネルの阻害			○	○		

GABA：γ-aminobutyric acid（ガンマアミノ酪酸）.
（日本神経学会〈監修〉,「てんかん治療ガイドライン」作成委員会〈編〉. てんかん治療ガイドライン2010[3], p.58を参考に作成）

に低用量で開始するとともに増量は極力ゆっくり段階的に行うことが薦められる．

　もし，第一選択薬を十分量使用しても，再発したときは次に何を選択すべきであろうか．CBZが無効な場合は，ZNS，PHT，CLB，PRM，PBのなかから副作用を加味して選択することになる．成人の場合はどれも候補になりうる．VPAが無効な場合は発作型を考慮して次の従来薬を選択する．全般性強直間代発作に対してはCBZが推奨される．欠神発作に対しては，ESMが推奨される．ミオクロニー発作ではCZP，CLBが推奨される[4]．

4 カルバマゼピン

有効性
部分てんかんに対する第一選択薬（グレードA）
全般性強直間代発作にも有効
情動安定化作用あり

治療域の血中濃度・半減期
- 血中濃度：5〜10 μg/mL
- 半減期：10〜26 時間
- 肝代謝を受ける

副作用（代表的なもの）
欠神発作やミオクロニー発作を増悪させる（エビデンスレベルIV）
- 特異体質による副作用
  皮疹，肝障害，汎血球減少，血小板減少，SJS，TEN，DIHS
- 用量依存性副作用
  複視，眼振，めまい，運動失調，眠気，嘔気，低ナトリウム血症，心伝導系障害・心不全，認知機能低下，うつ症状
- 長期服用に伴う副作用
  骨粗鬆症
- 催奇形性
  単剤治療400 mg以上で高まる

5 バルプロ酸

有効性
全般てんかんに対する第一選択薬（グレードB）
特発性部分てんかんにも有効（グレードB）
二次性全般化発作にも有効
情動安定化作用あり

治療域の血中濃度・半減期
- 血中濃度：50〜100 μg/mL
- 半減期
  非徐放剤：10〜19 時間
  徐放剤：12〜26 時間
- 肝代謝を受ける

副作用（代表的なもの）
- 特異体質による副作用
  膵炎，肝障害
- 用量依存性副作用
  血小板減少，振戦，低ナトリウム血症，アンモニアの増加，パーキンソン症候群，うつ症状
- 長期服用に伴う副作用
  体重増加，脱毛，骨粗鬆症
- 催奇形性
  単剤治療1,000 mg以上，血中濃度70 μg/mL以上で高まる

6 フェニトイン

有効性
部分てんかんに対する第二選択薬（グレードA）
全般性強直間代発作にも有効
てんかん重積状態の第二選択薬（グレードA）

治療域の血中濃度・半減期
- 血中濃度：7〜20 μg/mL
- 半減期
  低濃度：7〜42 時間
  高濃度：20〜70 時間
- 肝代謝を受ける

副作用（代表的なもの）
欠神発作やミオクロニー発作を増悪させる（エビデンスレベルIV）
- 特異体質による副作用
  皮疹，肝障害，汎血球減少，血小板減少，SJS，TEN，DIHS
- 用量依存性副作用
  複視，眼振，めまい，運動失調，眠気，末梢神経障害，心伝導系障害・心不全，固定姿勢保持困難（asterixis），急性精神病症状
- 長期服用に伴う副作用
  小脳萎縮，多毛，歯肉増殖，骨粗鬆症
- 催奇形性
  単剤治療200 mg以上で高まる

7 フェノバルビタール

有効性
全般性強直間代発作に有効（グレードB）
てんかん重積状態の第一あるいは第二選択薬のオプションの一つ（グレードA）

治療域の血中濃度・半減期
- 血中濃度：15〜25 μg/mL
- 半減期：79〜117 時間
- 肝代謝を受ける

副作用（代表的なもの）
- 特異体質による副作用
  皮疹，肝障害，汎血球減少，血小板減少，SJS，TEN，DIHS
- 用量依存性副作用
  めまい，運動失調，眠気，認知機能・精神機能低下，うつ症状
- 長期服用に伴う副作用
  骨粗鬆症
- 催奇形性
  比較的低いが，100 mg以上で高まる可能性

SJS：スチーブンス・ジョンソン症候群，TEN：toxic epidermal necrolysis（中毒性表皮壊死融解），DIHS：drug-induced hypersensitivity syndrome（薬剤性過敏症候群）．
（4〜7：日本神経学会〈監修〉，「てんかん治療ガイドライン」作成委員会〈編〉，てんかん治療ガイドライン2010[3]，p.71, 109を参考に作成，催奇形性についてはKaneko S, et al. *Epilepsy Res* 1999[7] より）

合理的多剤併用療法について

　単剤治療で発作消失が得られない場合，第二選択薬に変更する際，一時的に併用療法を行うことになり，相互作用（**2**）に関する知識が必要である．合理的併用療法では，作用機序（**3**）が異なり，副作用（**4**〜**7**）が類似しない薬剤を組み合わせる．一方で，症候性部分てんかんのコントロール不良の原因を考えると，CBZ や PHT の血中濃度が治療域まで十分に上がっていない見かけの難治や服薬直前の二次性全般化発作の抑制困難であることが多い．このような場合は，半減期の短い薬剤（CBZ, PHT）と長い薬剤（PB, PRM, ZNS など）を組み合わせることにより，半減期の短い薬剤のトラフ値（次の服薬直前の最低値）での発作発現を抑制できることがある．

〈亀山茂樹〉

文献

1) Marson AG, et al. The SANAD study of effectiveness of carbamazepine, gabapentin, lamotrigine, oxcarbazepine, or topiramate for treatment of partial epilepsy：An unblinded randomised controlled trial. *Lancet* 2007；369：1000-1015.
2) Marson AG, et al. The SANAD study of effectiveness of valproate, lamotrigine, or topiramate for generalised and unclassifiable epilepsy：An unblinded randomised controlled trial. *Lancet* 2007；369：1016-1026.
3) 日本神経学会（監修），「てんかん治療ガイドライン」作成委員会（編）．てんかん治療ガイドライン 2010．東京：医学書院；2010.
4) Kwan P, Brodie MJ. Early identification of refractory epilepsy. *N Engl J Med* 2000；342：314-319.
5) 井上有史ほか．成人てんかんにおける薬物治療ガイドライン．てんかん研究 2005；23（3）：249-253.
6) Mattson RH, et al. A comparison of valproate with carbamazepine for the treatment of complex partial seizures and secondarily generalized tonic-clonic seizures in adults. The Department of Veterans Affairs Epilepsy Cooperative Study No. 264 Group. *N Engl J Med* 1992；327：765-771.
7) Kaneko S, et al. Congenital malformations due to antiepileptic drugs. *Epilepsy Res* 1999；33：145-158.
8) Oleson OV, Dam M. The metabolic conversion of primidone（Mysoline）to phenobarbitone in patients under long-term treatment. An attempt to estimate the independent effect of primidone. *Acta Neurol Scand* 1967；43：348-356.

IV. 治療
薬物治療
ゾニサミド

> **Point**
> - ゾニサミド（ZNS）は本邦で開発された，全般てんかんから部分てんかんに有効な第二世代抗てんかん薬である．
> - 多彩な薬理活性を有し，電位依存性ナトリウムチャネル（VDSC）阻害効果が部分てんかん，T型電位依存性カルシウムチャネル（T型 VSCC）阻害効果が欠神てんかんへの機序として考えられている．
> - パーキンソン病への適応が追加されたが，その他，肥満治療，難治性不安障害，うつ病，双極性障害，統合失調症（周期性緊張病）への有効性も示唆されている．

Key words

最大電撃痙攣
抗てんかん薬を創製していく初期評価段階で用いられる，"抗痙攣作用"ゴールドスタンダードスクリーニングテストの一つである．MESはマウス角膜あるいはラット耳介に通電し，誘発される前後肢の強直性伸展痙攣（tonic convulsion）の持続時間を指標とする．レベチラセタム以外の第二世代抗てんかん薬（抗痙攣作用を有する物質）は，MES（前後肢の強直性伸展痙攣）の持続時間を短縮する．

特徴

　ゾニサミド（zonisamide〈ZNS〉，エクセグラン®）は，ドラッグデザインに基づいて開発された本邦初の抗てんかん薬（antiepileptic drug：AED）である．本邦では1989年6月，韓国で1996年6月，米国で2000年3月，欧州では2005年3月に承認され，国際的にも第二世代の抗てんかん薬として，有力視されている．部分てんかん（二次性全般化発作を含む）に加え，全般発作（欠神てんかん，ミオクロニーてんかんを含む）の幅広い抗てんかんスペクトラムを有する．また，2009年8月には，パーキンソン病治療薬として適応拡大されている．その他，本態性振戦，不安障害，難治性うつ病，双極性障害に対する有効性を示唆する臨床報告も増加傾向にある．現在，bupropion（2012年現在国内未承認）とZNSの合剤が肥満治療薬（Empatic）として臨床開発 Phase II 段階である[1-5]．

薬力学的特性

　ZNSの作用機序を **1** にまとめておく．

抗痙攣作用

　最大電撃痙攣テスト（maximal electroshock：MES）に対しては，フェニトイン（PHT）・カルバマゼピン（CBZ）以上の強力な抗痙攣作用を示し，ED50は，マウス：19.6 mg／kg，ラット：7.9 mg／kgであった．しかし，ペンチレンテトラゾール（pentylenetetrazol：PTZ）テストに対しては無効であり，これもPHT・CBZに類似していた．海馬キンドリング，扁桃核キンドリングラットに対しても，ZNSは抑制を示したことから，てんかん原性抑制効

1 ゾニサミドの作用機序

標的分子		機序	現象	標的疾病
ナトリウムチャネル				
		抑制（不活化亢進）	ナトリウム流入量の減少 神経細胞発火頻度減少 興奮性伝播抑制 発作閾値上昇	部分発作・二次性全般化発作抑制
カルシウムチャネル				
	T型	抑制（直接）	3 Hz 棘徐波複合抑制	欠神発作抑制
	L型	抑制（間接）	カルシウム流入抑制	神経保護
	N型	亢進（間接・非興奮時） 抑制（間接・興奮時）	非興奮時の抑制性神経伝達亢進 興奮時の神経伝達抑制	?
	P型	抑制（間接・興奮時）	興奮時の神経伝達抑制	?
	リアノジン受容体	抑制（間接・興奮時）	興奮時の神経伝達抑制 神経細胞死抑制	神経保護
	イノシトール受容体	抑制（間接・興奮時）	興奮時の神経伝達抑制 神経細胞死抑制	神経保護
神経伝達開口分泌				
	シンタキシン	亢進（間接・非興奮時） 抑制（間接・興奮時）	非興奮時の抑制性神経伝達亢進 興奮時の神経伝達抑制	?
	シナプトブレビン	抑制（間接・興奮時）	興奮時の神経伝達抑制	?
酵素				
	モノアミン酸化酵素（B型）	亢進（直接）	ドパミン濃度増加（分解抑制）	?
	チロシン酸化酵素	亢進（直接・発現増加）	ドパミン濃度増加（合成亢進）	抗パーキンソン効果
	炭酸脱水酵素	抑制（直接）	炭酸合成抑制 GABA受容体機能亢進 GABA受容体興奮化防止	部分発作・二次性全般化発作抑制，肥満抑制
その他				
	ラジカル	抑制（直接）	ラジカル消去作用	神経保護作用 抗パーキンソン効果
	キノン	抑制	細胞質ドパミン・DOPAキノン化抑制	神経保護 抗パーキンソン効果
	オピオイド	δ受容体亢進	錐体外路間接経路抑制	抗パーキンソン効果

果を有する可能性が示される[1,2,4,5]．

　自然発症てんかんモデル動物に対しては，DBA／2マウスの聴原性発作，自然発症てんかんラット（spontaneously epileptic rat：SER）の強直性痙攣（欠神様てんかん発作には効果が乏しい）を抑制するが，EL（epilepsy）マウスに対しては効果が乏しかった[2,4,5]．

抗てんかん作用標的分子

　他の部分てんかんに有効な抗てんかん薬同様に，sustained repetitive firing（SRF）抑制効果を有する[6]．しかし，SRF抑制効果の標的分子は，電位依

Column

ゾニサミドの化学構造

　1960年代にインドール骨格を有するセロトニン（**2**）は精神神経疾患の新たな治療標的として注目されていたが，植物成長ホルモン作用を有するindole-3-acetate（hetero auxin）に類似した作用を，1,2-benzisoxazole-3-acetate（**2**）がもつことが報告された．中枢神経系への移行が良好である1,2-benzisoxazole誘導体の化学合成が進められ，1,2-benzisoxazoleの3位への薬理作用団置換基導入が試みられ，メチレン基にsulfoneamide基を導入した誘導体群の中で，最大電撃痙攣テスト（MES）スクリーニングにおいて，強い抗痙攣作用を示した誘導体が，3-sulfamoylmethyl-1,2-benzisoxazole（一般名ゾニサミド）（**2**）である．

2 セロトニン，1,2-benzisoxazole-3-acetateおよび3-sulfamoylmethyl-1,2-benzisoxazole（ゾニサミド）の構造式

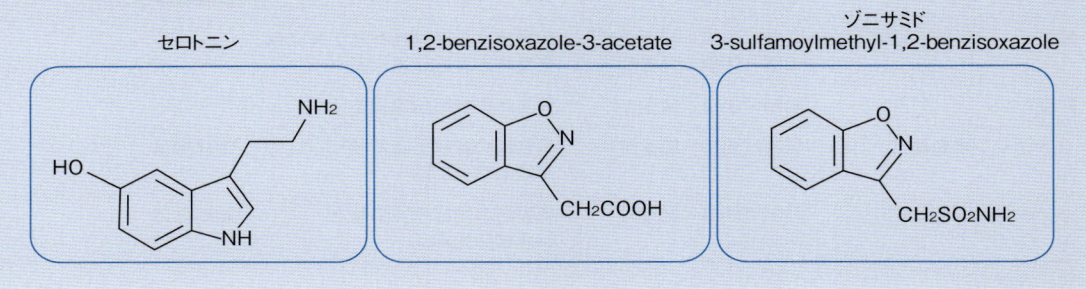

存性ナトリウムチャネル（voltage-dependent sodium channel：VDSC）阻害と考えられているが，ZNSは濃度依存性にVDSCを介したナトリウムイオンの細胞内流入を抑制する[7]．

　ZNSは神経過活動に伴う細胞内カルシウム濃度増加を抑制する．電位依存性カルシウムチャネル（voltage-sensitive calcium channel：VSCC）に対するZNSの直接阻害効果はT型VSCCのみで[8]，その他のVSCCへの阻害作用はないと考えられている[8]．しかし，神経過活動状態のP型VSCC関連性開口分泌機構を抑制し，かつ細胞内カルシウムチャネル（Ca^{2+}-induced-Ca^{2+} release：CICR）を構成する，リアノジン受容体とイノシトール受容体を抑制することが報告されている[9-11]．T型VSCCはZNSの欠神てんかんに対する主要作用機序と考えられ，CICR阻害効果は神経保護作用の機序として考えられている．同様に，神経保護作用の一つの機序として，神経細胞の過剰興奮持続状態で観察される拡延性抑圧（spreading depression）発現を抑制することも報告されている[2]．

　ZNSはGABA$_A$（γ-aminobutyric acid A：ガンマアミノ酪酸A）受容体に対する親和性は低いにもかかわらず，GABA$_A$受容体に対してアロステリックに作用することで，GABA$_A$受容体機能を亢進する可能性が指摘されている[6]．一方，亜急性投与では，GABAトランスポータ発現を減少させ，逆にグルタミン酸トランスポータ（excitatory amino-acid carrier 1：EAAC-1）発現を増加させ，相対的にシナプス間隙内のGABA濃度を増加し，グルタミン酸濃度を低下させるのではないかと考えられている[12]．

Keywords

Spreading depression
一定範囲の神経細胞群の過剰興奮持続期に，突然同期した非活動状態が生じる現象の総称である．頭痛の病態仮説の一つとして有力視されている現象でもある．神経活動の一過性非活動期であるにもかかわらず，興奮性神経伝達物質グルタミン酸の細胞外濃度は，spreading depression期間には爆発的に増大していることから，てんかん発作性神経障害の機序の一つとも考えられている．

ディベート

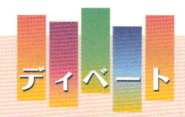

ゾニサミド（ZNS）のドパミン遊離増強は何を意味するのか？

ZNSのドパミン遊離増強作用は，ZNSの抗パーキンソン効果と副作用としての精神症状の発現機序としてよく議論される[3]．精神症状はZNS導入から比較的早期に発現することから，関与の可能性は否定できない．確かに，LTG・PHTにはドパミン増強作用はないが，少なくともVPA・CBZ・TPMはZNS同様にドパミン遊離亢進作用を有しており，議論の余地が残されている[11]．一方，抗パーキンソン作用に関しては，ZNSの抗てんかん用量は100～600 mg／日であるが，抗パーキンソン用量は25 mg／日で明らかに低用量である．この用量（濃度）では，線条体ドパミン遊離増加・MAO阻害・ドパミン合成酵素亢進は観察されない[10]．抗パーキンソン用量での薬力学的活性が見出されたものは，$δ_1$受容体のみである[10]．ZNSは$δ_1$受容体作動薬同様に，間接経路の伝達を抑制する（**3**）[2,10]．

3 錐体外路伝達に対するZNSの効果

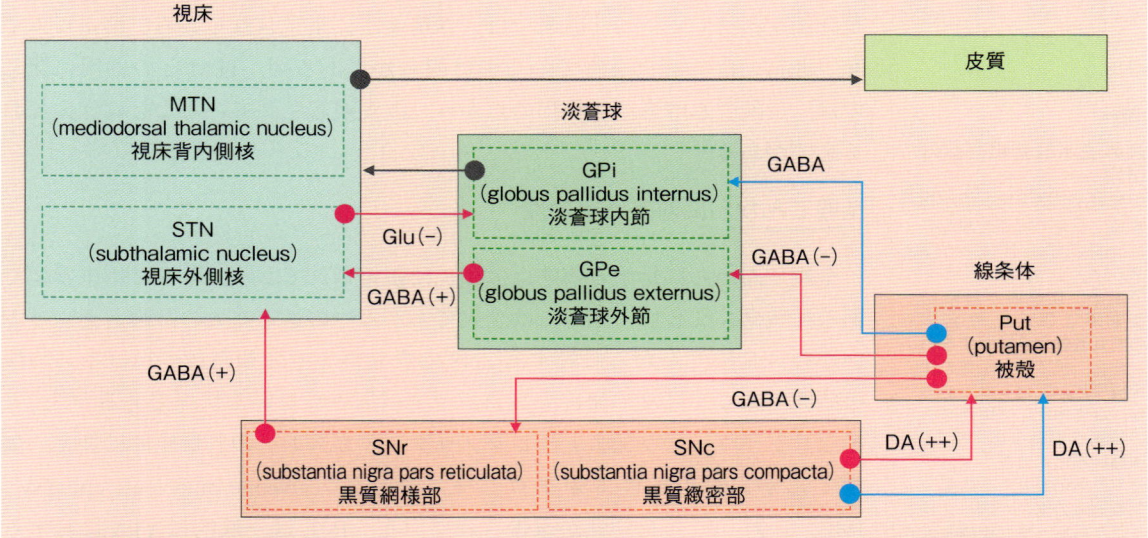

→：直接経路，→：間接経路，(++)：抗てんかん作用濃度で亢進，(+)：抗パーキンソン作用濃度で亢進，(−)：抗パーキンソン作用濃度で抑制，DA：ドパミン，Glu：グルタミン酸．

抗パーキンソン作用標的分子

抗てんかん作用を示す濃度のZNSは，モノアミン酸化酵素B（monoamine oxidase B：MAO-B）を抑制し線条体ドパミン濃度を増加する[2,3]．しかし，抗パーキンソン効果は抗てんかん作用濃度よりも低く，抗パーキンソン作用濃度では，線条体ドパミン濃度は変化がなく，むしろ錐体外路における間接経路内のδ受容体機能を亢進することが見出されている[13]．

ZNSはラジカルスカベンジャー機能を増強し[14]，ZNS自体もスカベンジャー機能を有し，ラジカルと会合し自己崩壊する[7]ことも示され，ZNSの脳保護作用機序としても重要な意味をもつ．

臨床効果

部分てんかんに対する有効性

2005年のエキスパートオピニオン[15]では，欧米での単剤適応がないにもかかわらず，単剤としてのZNSの部分てんかんに対する評価は，第一選択としては，バルプロ酸（VAP，デパケン®など）以上であり，PHT（アレビアチン®など）に迫る評価を得ている．CBZ（テグレトール®）・ラモトリギン（LTG，ラミクタール®）・トピラマート（TPM，トピナ®）抵抗性の部分てんかんへの第二選択薬としてはさらに高い評価を受け，PHT・OXC（oxcarbazepine，2012年現在国内未承認）・VPA以上の評価を得ている．併用療法では，レベチラセタム（LEV，イーケプラ®）・LTG・TPMに続く推奨評価を獲得している．欧米では，併用療法に限定されている実情からみても，非常に高い評価を得ているのは明らかであるが，TPMとの併用に関しては，炭酸脱水酵素阻害作用の点から，注意喚起されていることは覚えておく必要がある[16]．

全般てんかんに対する有効性

全般てんかんに対する適応はアジアに限定されており，欧米では未承認である．残念なことに，欧米では全般てんかんへの適応拡大の計画さえ立っていない．全般てんかんに対するZNSの有効性を示す報告は，ほぼ本邦の臨床研究であり，邦文の報告も英文総説で引用されている状況である[1,4,5]．大田原，ドラヴェ，ウェスト，レンノックス・ガストーの各症候群に加え，欠神てんかん，若年性ミオクロニーてんかん（juvenile myoclonic epilepsy：JME）に対しても有効性が報告されている．JMEは一般的にVPAに対する反応性が良好とされてはいるが，VPA耐性JMEに対する有効性が報告されており，有病率が高いJME治療という点からも注目されている[1]．

単剤投与の有効性

残念ながら，欧米では単剤投与の承認は得ていないため，大規模スタディの報告は乏しい[4,5,15]．CBZとの比較試験では，CBZ（平均投与量600 mg：発作抑制率46.6%・反応率71%）に対し，ZNS（平均投与量330 mg：発作抑制率68.4%・反応率82%）であり，脱落率も含めて同等との評価であった[4,5,15]．小児全般てんかんでも，VPA（平均投与量27.6 mg／kg／日）とZNS（7.3 mg／kg／日）で有効性は同等であった[4,5,15]．

注意すべき副作用

中枢神経系の副作用は，本邦では開発当初から，精神病様症状（特に妄想と抑うつ）の発現頻度が高いと評価されてきている．しかし，頻度としては1%以下であり，欧米では精神病様症状に関する副作用はあまり重要視され

Memo

炭酸脱水酵素阻害薬の併用

炭酸脱水酵素阻害効果を有する，現有の抗てんかん薬は，ゾニサミド，トピラマート，アセタゾラミドである．炭酸脱水酵素阻害効果はGABA$_A$受容体の興奮性転化を抑制することから，抗てんかん薬の作用機序としては有効であるが，副作用として尿路結石のリスクが高まる．事実，尿路結石によって，ゾニサミドとトピラマートの臨床開発治験の継続が危ぶまれたこともあった．炭酸脱水酵素は多くのサブタイプが同定され，発現部位は，ミトコンドリア型，形質膜内型，形質膜外型に分類されている．ゾニサミド，トピラマート，アセタゾラミドはそれぞれ異なるサブタイプ阻害効果を有していることから，これらの薬剤の併用は合理的併用療法としては有用となる可能性もあるが，同時に尿路結石発現リスクも相乗的に増大することから，併用に対しては否定的な意見が主流となっている．近年，腎臓に優位に発現している炭酸脱水酵素と中枢に優位に発現している炭酸脱水酵素に対する選択的炭酸脱水酵素阻害薬の開発も進められているが，決定打は得られていないのが実情である．

ているようにはみえない．逆に，不安障害・大うつ病性障害・双極性障害に対する有効性を示唆する臨床研究論文も散見され始め，本邦と欧米での温度差も見受けられる．

抗てんかん薬の認知機能への影響は，てんかん診療に従事する者としてはQOLの観点から注意すべき副作用である．近年，ZNSは用量依存性に認知機能を低下させる可能性が指摘されており，注意を要する[17]．

非中枢神経系の副作用としては，炭酸脱水酵素阻害作用から，尿管結石（腎結石）と乏汗症は常々注意する必要がある．結石は，本邦では1%未満とされているが，欧米では長期投与試験で1〜3.5%と報告され[18,19]注意を要する副作用である．乏汗症の頻度は本邦では不明だが，欧米では1/4,590と比較的低い頻度である[1,20]．知的障害を併存する患者における乏汗症と続発する発熱に対しては，特に注意を要する重篤な副作用とされている．

重症皮疹も，抗てんかん薬としては忘れてはならない重篤な副作用である．欧米のデータでは3/1,207と高リスクが報告されているが，本邦では0.1%未満とされている[1,4,5]．

VDSC阻害効果としては，QT延長に関しても配慮が必要である．本邦では循環器系の副作用全体で1%未満とされているが，欧米ではQT延長が1.2%とされている[1]．

体重減少（食欲不振）は，本邦では1%以上とされているが，海外では1年間の服用で3kg以上の体重減少者は35%と報告されている[4,5,15]．

（岡田元宏）

文献

1) Schulze-Bonhage A. Zonisamide in the treatment of epilepsy. *Expert Opin Pharmacother* 2010；11：115-126.
2) Okada M, Kaneko S. Different mechanisms underlying the antiepileptic and antiparkinsonian effects of zonisamide. In：Foyaca-Sibat H (editor). Novel Treatment of Epilepsy. Rijeka：InTech；2011, pp.23-36.
3) Miwa H. Zonisamide for the treatment of Parkinson's disease. *Expert Rev Neurother* 2007；7：1077-1083.
4) Seino M, Leppik I. Zonisamide. In：Engel J Jr, et al (editors). Epilepsy：A Comprehensive Textbook. Vol.2. Philadelphia：Lippincott Williams & Wilkins；2007, pp. 1695-1701.
5) Macdonald R. Zonisamide, Mechanisms of action. In：Levy RH, et al (editors). Antiepileptic Drugs. 5th edition. Philadelphia：Lippincott Williams & Wilkins；2002, pp.867-872.
6) Rock DM, et al. Blockade of sustained repetitive action potentials in cultured spinal cord neurons by zonisamide（AD 810, CI 912）, a novel anticonvulsant. *Epilepsy Res* 1989；3：138-143.
7) Leppik IE. Zonisamide：Chemistry, mechanism of action, and pharmacokinetics. *Seizure* 2004；13（Suppl 1）：S5-9；discussion S10.
8) Kito M, et al. Mechanisms of T-type calcium channel blockade by zonisamide. *Seizure* 1996；5：115-119.
9) Yoshida S, et al. Effects of zonisamide on neurotransmitter exocytosis associated with ryanodine receptors. *Epilepsy Res* 2005；67：153-162.
10) Yamamura S, et al. Effects of zonisamide on neurotransmitter release associated with inositol triphosphate receptors. *Neurosci Lett* 2009；454：91-96.
11) Okada M, et al. Exocytosis mechanism as a new targeting site for mechanisms of

action of antiepileptic drugs. *Life Sci* 2002 ; 72 : 465-473.
12) Ueda Y, et al. Effect of zonisamide on molecular regulation of glutamate and GABA transporter proteins during epileptogenesis in rats with hippocampal seizures. *Brain Res Mol Brain Res* 2003 ; 116 : 1-6.
13) Yamamura S, et al. Zonisamide enhances delta receptor-associated neurotransmitter release in striato-pallidal pathway. *Neuropharmacology* 2009 ; 57 : 322-331.
14) Asanuma M, et al. Neuroprotective effects of zonisamide target astrocyte. *Ann Neurol* 2010 ; 67 : 239-249.
15) Karceski S, et al. Treatment of epilepsy in adults : Expert opinion, 2005. *Epilepsy Behav* 2005 ; 7 (Suppl 1) : S1-64 ; quiz S65-67.
16) Bos M, Bauer J. [Anticonvulsant treatment with zonisamide added to topiramate. A preliminary treatment analysis in 19 patients]. *Nervenarzt* 2007 ; 78 : 1425-1429.
17) Park SP, et al. Long-term cognitive and mood effects of zonisamide monotherapy in epilepsy patients. *Epilepsy Behav* 2008 ; 12 : 102-108.
18) Brodie MJ. Zonisamide clinical trials : European experience. *Seizure* 2004 ; 13 (Suppl 1) : S66-70 ; discussion S71-62.
19) Leppik IE, et al. Efficacy and safety of zonisamide : Results of a multicenter study. *Epilepsy Res* 1993 ; 14 : 165-173.
20) Low PA, et al. Zonisamide and associated oligohidrosis and hyperthermia, *Epilepsy Res* 2004 ; 62 : 27-34.

IV. 治療
薬物治療

レベチラセタム

> **Point**
> - レベチラセタム（LEV）は動物実験において電撃およびペンチレンテトラゾールによる痙攣には無効であるが，キンドリングによる痙攣や遺伝性モデル動物における欠神発作および痙攣発作を抑制する．
> - LEVは，前シナプス末端内に存在するシナプス小胞蛋白SV2Aに結合し伝達物質の放出を調節することにより，抗てんかん作用を示す．
> - LEV服用時吸収は良好であり，食物の影響は受けず，1時間以内に最大血中濃度に達し，血中では遊離型として存在し，血中半減期は約7時間である．肝で代謝されることなく，ほとんどは無変化で腎より排出される．
> - LEVは他の抗てんかん薬では十分な効果の得られない部分発作に対して他薬と併用して用いる．
> - LEVは他のいずれの抗てんかん薬とも作用メカニズムが異なるため，いずれの抗てんかん薬とも併用が可能である．また，他の治療薬との相互作用は認められていない．

基礎薬理

　レベチラセタム（levetiracetam〈LEV〉，イーケプラ®）はピラセタム類似体のピロリジン誘導体として1974年に合成されたものであり，他のいずれの抗てんかん薬とも異なった化学構造を有する（**1**）．ピラセタムは抗認知症薬として開発され，後に偶然ミオクロニー発作を抑制することが発見され，現在，ミオクロニー治療薬として使用されている．LEVはピラセタムの第二世代の抗認知症薬を目指したものであったが，抗認知症効果を欠き，聴原性てんかん発作マウスの痙攣を抑制したことから，抗てんかん薬候補として研究が進められたものである．1999年に米国，2000年に欧州にて認可を受け，以来現在まで92か国において承認，市販されている．日本においても2010年9月に認可発売されている．

1 レベチラセタムの構造式

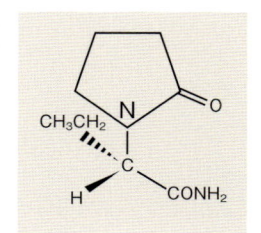

LEVの抗てんかん作用 [1-3]（**2**）

　LEVは他のいずれの抗てんかん薬とも異なり，通常の抗てんかん薬のスクリーニングに用いられる電撃およびペンチレンテトラゾール（pentylenetetrazol：PTZ）注による痙攣を抑制しない．しかしLEVは，電流パルスおよびPTZによるキンドリング形成過程を抑制し，またキンドリング完成動物における発作を抑制する．また遺伝性てんかんモデル動物におい

2 てんかんモデルに対するレベチラセタムの作用

	実験モデル				遺伝性てんかんモデル					
	誘発痙攣		キンドリング		痙攣性発作		欠神発作			
	電撃	PTZ	電撃	PTZ	SER	聴原性マウス	GAERS	WAG	Groggy	SER
LEV	−	−	＋	＋	＋	＋	＋	＋	＋	＋
最小有効量 (mg/kg)			7	36	25	7～32	5.7～170			25

電撃：電撃痙攣，PTZ：ペンチレンテトラゾールによる痙攣，SER：自然発症てんかんラット，GAERS：ストラスブール欠神てんかんラット，WAG：ワグラット，Groggy：グロッギーラット．
−：無効，＋：キンドリング形成過程の抑制，キンドリング完成後の痙攣発作の抑制，遺伝性てんかんモデル動物の痙攣または欠神発作の抑制．

て，自然発症てんかんラット（spontaneous epileptic rat：SER）および聴原性発作マウスの痙攣発作を抑制し，さらにストラスブール欠神ラット（genetic absence epileptic rat from Strasbourg：GAERS），WAG（WAGRj），グロッギーラット（Groggy rat）およびSERの欠神発作を抑制する（2）．このように，LEVはこれまでの抗てんかん薬とは異なるユニークなプロフィールを示す．

作用メカニズム（3）

現在使用可能な抗てんかん薬はイオンチャネルのうちNa$^+$チャネルを抑制する（フェニトイン，カルバマゼピン，ゾニサミド，バルプロ酸，ラモトリギンなど）あるいはCa^{2+}チャネル（エトスクシミド，ガバペンチンなど）を抑制するか，あるいは神経伝達興奮系のグルタミン酸の放出か受容体（トピラマートなど）を抑制するか，あるいは抑制系のガンマアミノ酪酸（γ-aminobutyric acid：GABA）の放出か受容体に作用しGABAの作用を増強する（バルビツール酸系薬，ベンゾジアゼピン系薬）ことにより抗てんかん作用を発現する．しかしLEVは，これらのチャネルや受容体には結合せず，作用も示さない．LEVの作用メカニズムは次の4点にある．

■シナプス小胞蛋白2A（SV2A）への結合

LEVの主要な作用点は，前シナプス神経末端内にあるシナプス小胞（顆粒）膜に存在するシナプス小胞蛋白SV2Aにある．SV2(synaptic vesicle protein 2)はシナプス小胞膜を12回貫通する蛋白であり，サブタイプとしてSV2A，SV2BおよびSV2Cの3種があり，LEVはSV2Aに特異的に結合し，SVからの神経伝達物質の放出を調節していると考えられている[4]．遺伝子操作により作成したヘテロ型SV2A（＋/−）マウスではホモにもつ野性型SV2A（＋/＋）に比べLEVによる痙攣抑制作用は1/2に減弱すること，しかしバルプロ酸の抗痙攣作用はSV2A（＋/−）マウスにおいても野性型SV2A（＋/＋）マウスと変わらないことが示されている[5]．

LEVにはこの作用の他に次の作用も認められている．

3 レベチラセタムの抗てんかん作用メカニズム

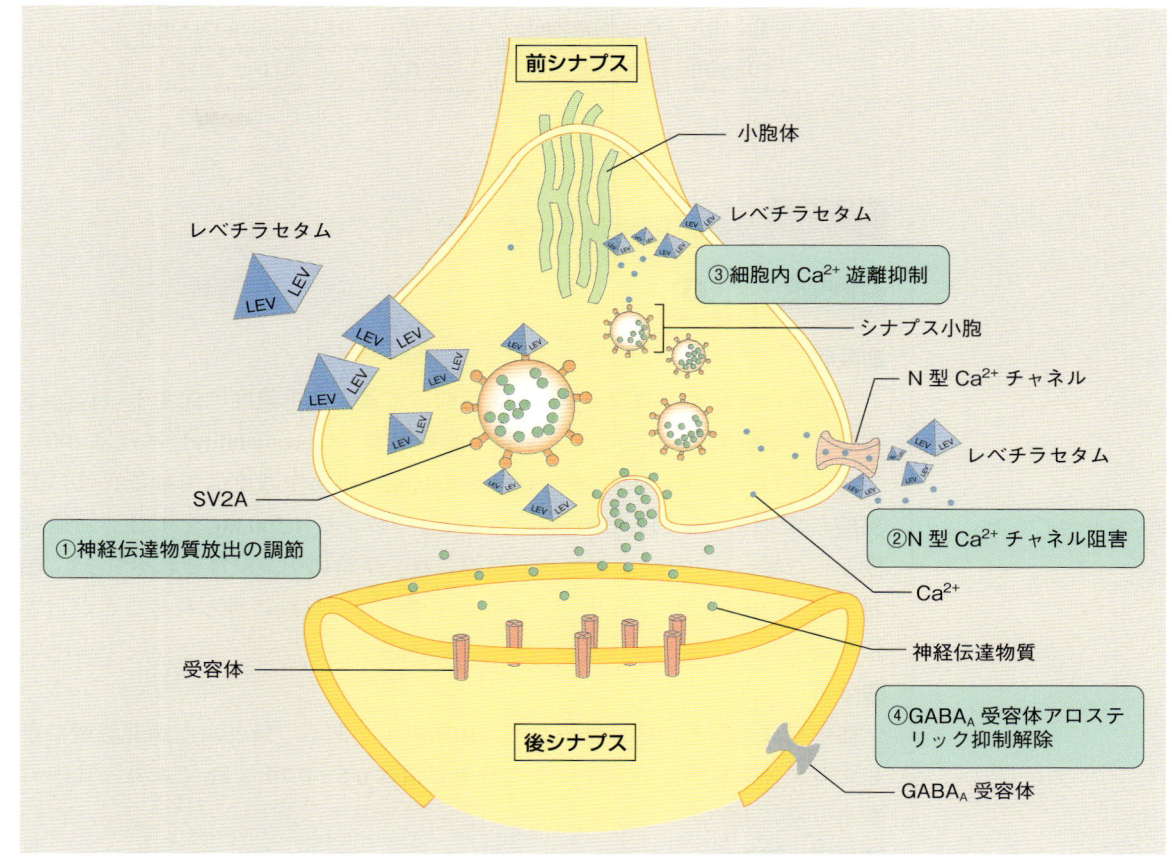

① LEV の主作用はシナプス小胞蛋白 SV2A への結合による神経伝達物質の放出調節である．さらに② N 型 Ca^{2+} チャネル阻害による Ca^{2+} 流入の抑制，③小胞体からの Ca^{2+} 遊離抑制，④後シナプスの $GABA_A$ 受容体のアロステリック抑制の解除，なども関与する．

(笹征史．Clinical Neuroscience 2011 [2]，p.105 より)

■ N 型 Ca^{2+} チャネルの抑制作用

LEV は N 型 Ca^{2+} チャネルを抑制することにより，神経末端への Ca^{2+} の流入を抑制し，神経伝達物質の過剰な放出を抑制する [6]．また，神経末端内の Ca^{2+} 貯蔵部位からの Ca^{2+} の遊離を抑制する [7]．

■ $GABA_A$ 受容体のアロステリック抑制の解除

GABA 受容体には亜鉛や β カルボリンが結合し，GABA の作用発現を常時抑制しているが，LEV はこの抑制を解除することにより，GABA の抑制作用を有効にする [8]．すなわち，LEV は負のアロステリック作用を解除する．

■ 過同期化の抑制

個々の神経細胞の脱分極シフト（depolarization shift）に続いて起こる活動電位の群発が，神経細胞集団において同期して起こる過同期化（hypersynchronization）現象がてんかん発作を引き起こすが，LEV は正常な神経伝達を抑制せず，この神経細胞集団の過同期化を抑制する [9]．

4 レベチラセタムの薬物動態

T$_{max}$ (h)	C$_{max}$ (μg/mL)	t$_{1/2}$ (h)	AUC$_{0-12h}$ (μg·h·mL)
1.1 ± 0.8	35.9 ± 3.6	7.6 ± 0.7	276 ± 29

臨床薬理

薬物動態[10-14] (4)

■吸収

内服した場合の吸収は良く，約1時間にて最大血中濃度に達する（T$_{max}$1.5時間）．食物の影響も受けず，生物学的利用率（bioavailability）はほぼ100%である．LEVの単回投与時（500～5,000 mg）の血中濃度は用量依存性に直線的に増加する．LEV 500 mg，1,000 mg，および1,500 mgを1日2回連続投与した場合，2日後に定常状態が得られ，平均血中濃度はそれぞれ35，70および94 μmol/Lであり[10]，有効血中濃度は2日後に得られることが示されている．

■分布

血中では蛋白との結合は少なく，10%以下である．ほとんどが遊離型で存在する．体内組織への見かけ上の分布容積は0.5～0.7 L/kgであり，体内の総水分量に近い．

■代謝，排泄

LEVは肝での通常の薬物代謝酵素であるチトクロームP450（CYP）による代謝を受けず，したがって酵素誘導も起こらない．血中や他の組織内で水酸化を受ける（24%）が，多くは無変化（66%）で腎から排泄される（95%）．便中への排泄は0.2～0.4%であるが，唾液中には血中の36～41%が排泄され，かつその濃度は血中濃度と平行することが知られている．代謝産物は非活性である．LEVは乳汁にも移行するが，乳児の血中濃度では低い．血中半減期は4.7～7.9時間である．

LEVは主として腎から排出されるため，腎障害を有する患者には用量調整が必要である[13]．LEV投与量はクレアチニンクリアランス（mL/分）が80以上の場合は1,000～3,000 mg/日であるが，50～80では1,000～2,000 mg/日，30～50では500～1,500 mg/日，30以下では500～1,000 mg/日，透析中であれば，500～1,000 mg/日とし透析後の補充は250 mgを基準とすることが定められている．

■相互作用

他の抗てんかん薬とLEVを併用した場合でも，相互作用がみられないのが特長である[14]．このような併用でもLEVの血中濃度に変化をきたさず，逆に併用した他の抗てんかん薬の血中濃度に変化を起こさない．またワルファリンカリウム（ワーファリン®），ジゴキシン，避妊薬などとの併用にお

いても，これらの血中濃度に変化を起こさないことが報告されている．

臨床効果

二重盲検試験

　日本における二重盲検試験の報告は2報あり，いずれも既存の抗てんかん薬により発作のコントロールが不十分な部分発作の患者について，LEV を追加投与したときの効果を12週間検討したものである[15]．週あたりの発作回数はプラセボ群に比べ1,000〜3,000 mg／日投与群では，有意（$p < 0.05$ および $p < 0.01$）な発作抑制効果が認められている．また同用量において発作回数の中央値に有意（$p < 0.05$）の抑制がみられ，また50％発作が減少した患者数（50％レスポンダー）は第1および第2（3,000 mg／日）の報告においてもプラセボに比べ有意（$p < 0.05$）に多かったことが報告されている．

　一方，海外での二重盲検試験は数多く報告されているが，Lyseng-Williamson が review においてまとめている[10]．これによると 1,000〜3,000 mg／日を使用した4編の報告をまとめた例において，発作回数の減少率は対照群よりも LEV 投与群で有意に大であった．また50％レスポンダーも LEV 投与群で有意に（$p < 0.05$）多かったと報告されている．このデータ解析では，この効果および発作回数の減少も用量依存性であることが示されている．

非二重盲検試験

　非二重盲検試験は多数あるが，そのうち発作抑制を長期間観察した報告がある．臨床試験において有効性の認められた505例について，平均2.9年（2.4〜7年以上）LEV最高3,000 mg／日を併用した報告では，3年間発作消失が維持された患者は6.6％，3年以上発作が消失した患者は18.9％と報告されている[16]．また，数種類の抗てんかん薬の併用によっても発作が十分にはコントロールできなかった難治性の部分てんかん症例にLEV（1,000〜3,000 mg／日）を追加投与して16週間観察した非二重盲検試験が多数あり，そのうち欧州，オーストラリア，アルゼンチンおよびメキシコにおける1,541例，米国の1,030例，アジア6か国の251例について検討した報告がある[10]．この報告では，週あたりの発作回数は投与前よりも48.3〜62.3％減少し，50％レスポンダーは43.6〜57.9％にみられ，かつ16.2〜20.0％の患者では発作は完全に消失したと報告されている．さらに，試験期間終了後も患者の77.0〜86.9％でLEVの服用が継続されている．

その他のてんかん発作に対する効果

　海外においてはミオクロニー発作および全般性強直性間代性発作（generalized tonic-clonic seizure：GTC）に対するLEVの効果について二重盲検試験が行われており，LEVの有効性が統計学的に証明されている[17]．しかし日本においては，これらの発作に対してLEVは適応とはなっていない．

忍容性および副作用

　日本および諸外国における二重盲検試験において，有害事象の発現率はLEV投与群とプラセボ投与群との間に有意差は認められていない[15]．LEVの主な副作用は傾眠（12.8〜30.3％）と浮動性めまい（6.9〜14.7％）であったが，日本における臨床試験では傾眠はプラセボ群5.7％，LEV群9.9〜13.9％であり，浮動性めまいはプラセボ群5.7％，LEV群5.6〜8.3％であった．しかし，国内外の試験においていずれも用量依存性はみられていない[15,18]．また，認知機能には影響しないことも明らかにされている[19]．精神状態に対する影響として海外の試験では3％以下の発現率で敵意，情緒不安定，抑うつ，激越，易刺激性，攻撃性などがあげられている．なお，妊婦に対する使用試験が少ないことから，妊娠に対するLEVの安全性は確立していない．またLEVの依存性は認められていない[15]．

臨床適用

　LEVは他の抗てんかん薬で十分な効果が認められない，二次性全般化も含む部分てんかんに対し，追加投与する併用療法として用いられる．成人患者に対し1,000 mg／日（分2）から開始し，症状に応じ2週間隔にて1,000 mg／日ずつ増量し，3,000 mg／日まで投与可能である．他のいずれの抗てんかん薬との併用も可能である．

　腎機能低下時にはクレアチニンクリアランスを参考に用量の調整が必要である．肝機能低下が軽度〜中程度の場合は用量の調整は必要ないが，重度の場合は調整が必要である．有効血漿濃度の設定はないが，国内の二重盲検試験における測定では1,000 mgおよび3,000 mg／日投与後4〜12週後において，それぞれ12.5〜12.9 μg／mL，および35.6〜37.8 μg／mLと報告されており，現在LEV血漿濃度の測定はルーチンに可能となっているので，このデータを参考にできる[15]．なお，投与を中止する場合は発作が増加するおそれがあり，漸減するようにする．

（笹　征史）

文献

1) Klitgaard H, et al. Evidence for a unique profile of levetiracetam in rodent models of seizures and epilepsy. *Eur J Pharmacol* 1998；353：191-206.
2) 笹　征史．レベチラセタム．*Clinical Neuroscience* 2011；29：104-106.
3) 笹　征史．Levetiracetamの薬理作用—そしててんかん原性抑制への期待．臨床精神薬理 2010；13：1671-1683.
4) Lynch BA, et al. The synaptic vesicle protein SV2A is binding site for the antiepileptic drug levetiracetam. *Proc Natl Acad Sci U S A* 2004；101：9861-9866.
5) Kaminski RM, et al. Proepileptic phenotype of SV2A-deficient mice is associated with reduced anticonvulsant efficacy of levetiracetam. *Epilepsia* 2009；50：1729-1740.
6) Lukyanetz EA, et al. Selective blockade of N-type calcium channels by levetiracetam. *Epilepsia* 2002；43：9-18.
7) Nagarkatti N, et al. Levetiracetam inhibits both ryanodine and IP3 receptor activated calcium induced calcium release in hippocampal neurons in culture. *Neurosci Lett* 2008；

436：289-293.
8) Rigo JM, et al. The anti-epileptic drug levetiracetam reverses the inhibition by negative allosteric modulators of neuronal GABA- and glycine- gated currents. *Br J Pharmacol* 2002；136：659-672.
9) Margineanu DG, Klitgaard H. Inhibition of neuronal hypersynchrony in vitro differentiates levetiracetam from classical antiepileptic drugs. *Pharmacol Res* 2000；42：281-285.
10) Lyseng-Williamson KA. Levetiracetam：A review of its use in epilepsy. *Drugs* 2011；71：489-514.
11) Patsalos PN. Clinical pharmacokinetics of levetiracetam. *Clin Pharmacokinet* 2004；43：707-724.
12) Setterborm S, et al. N145 試験（腎機能低下者における単回／反復投与時の薬物動態）. UCB 社内資料, 1998.
13) Baltes E, et al. N152（血液透析を受けている末期腎機能障害者における単回投与時の薬物動態）. UCB 社内資料, 1998.
14) Perucca E, et al. Effects of antiepileptic comedication on levetiracetam pharmacokinetics：A pooled analysis of data from randomized adjunctive therapy trials. *Epilepsy Res* 2003；53：47-56.
15) 八木和一ほか. 成人難治部分てんかんに対するレベチラセタム併用療法の有効性と安全性—多施設共同プラセボ対照無作為化二重盲検並行群間比較試験. てんかん研究 2010；28：3-16.
16) Ben-Menachem E, et al. Evidence for sustained efficacy of levetiracetam as ad-on epilepsy therapy. *Epilepsy Res* 2003；53：57-64.
17) Berkovic SF, et al. Placebo-controlled study of levetiracetam in idiopathic generalized epilepsy. *Neurology* 2007；69：1751-1760.
18) Zaccara G, et al. Central nervous system adverse effects of new antiepileptic drugs：A meta-analysis of placebo-controlled studies. *Seizure* 2008；17：405-421.
19) Zhou B, et al. Effects of levetiracetam as an add-on therapy on cognitive function and quality of life in patients with refractory partial seizures. *Epilepsy Behav* 2008；12：305-310.
20) Sasa M. A new frontier in epilepsy：Novel antiepileptogenic drugs. *J Pharmacol Sci* 2006；100：487-494.

トピラマート

Point
- トピラマート（TPM）は，グルタミン酸による興奮性伝達とGABAによる抑制性伝達の両者を同時に調節することにより，強力な抗てんかん作用を発現する．
- TPMは，わが国では部分発作に対する併用療法にのみ認可されているが，欧米では全般発作に対する効果や単剤での有効性も確立されている．
- TPMによる傾眠，認知機能障害，体重減少などの副作用が報告されているが，少量からの緩徐な漸増法によりこれらの出現を抑えられる．
- TPMは，てんかん以外に片頭痛，本態性振戦，肥満症，むちゃ喰い，アルコール依存症に対する効果が無作為化比較試験で証明されている．

　欧米で開発・発売された新薬が，わが国での使用を認められ発売されるまでには非常に時間がかかることが指摘されており，"drug lag"と呼ばれている．これは国内での治験や審査に時間がかかるためで，一般に欧米に比べ約2.5年の遅れがあるというデータがある．抗てんかん薬はこの傾向が顕著であり，欧米に比して約10年の遅れがある．すなわち，欧米では1990年代に認可された新規抗てんかん薬といわれる一群の薬剤がようやく2000年以降に順次認可されてきている．具体的には，ガバペンチン（ガバペン®），トピラマート（topiramate〈TPM〉，トピナ®），ラモトリギン（ラミクタール®），レベチラセタム（イーケプラ®）の4剤が含まれる．

　TPMは1995年に欧州，1996年に米国で承認され，すでに100か国以上で承認されている．わが国ではガバペンチンに引き続き，2007年7月に部分発作（二次性全般化発作を含む）に対する併用療法で用いる抗てんかん薬として承認された．欧米では全般発作に対する効果や単剤での有効性も確立されている[1]．

作用機序

　TPMの作用機序として，①電位依存性Na^+チャネルの抑制作用，②電位依存性L型Ca^{2+}チャネルの抑制作用，③AMPA（α-amino-2,3-dihydro-5-methyl-3-oxo-4-isoxazolepropanoic acid）/カイニン酸型グルタミン酸受容体機能の抑制作用，④ガンマアミノ酪酸A（γ-aminobutyric acid A：$GABA_A$）受容体機能の増強作用，さらには⑤炭酸脱水酵素阻害作用と幅広いスペクトラムがあげられている[2-6]（**1**）．

　局在関連てんかんに有効な従来薬であるカルバマゼピン（テグレトール®），

1 トピラマートの薬理学的プロファイル

	効果	標的	メカニズム
Na^+ チャネル	抑制	$Na_v1.6$	膜電位安定化
Ca^{2+} チャネル	抑制	L型チャネル	てんかん性過剰興奮に伴う神経障害抑制
グルタミン酸受容体	抑制	AMPA型受容体	興奮性神経伝達・焦点発火の抑制
アニオンチャネル	亢進	$GABA_A$ 受容体	膜電位安定化・興奮性低下
炭酸脱水酵素	抑制		細胞内炭酸イオン生成抑制による，$GABA_A$ 受容体抑制性機能の防御

（岡田元宏ほか．臨床精神薬理 2009[4] より）

　フェニトイン（アレビアチン®など），ゾニサミド（エクセグラン®）は $Na_v1.1$ と $Na_v1.2$ を分子標的として非常に速い Na^+ イオンの流入（transient current）を抑制することが知られているが，TPM は $Na_v1.6$ を分子標的として非興奮時に生じている Na^+ イオンのわずかな流入（persistent current）を抑制する（作用機序①）．これにより静止膜電位の安定化を図り，発作閾値の上昇をもたらす可能性が示唆されている[3,4]．

　Ca^{2+} イオンの細胞外から細胞内への流入には，電位依存性 Ca^{2+} チャネルとグルタミン酸受容体などのイオンチャネル内蔵型神経伝達物質受容体が関与している．欠神てんかんに対して有効なバルプロ酸（デパケン®など），ゾニサミド，エトスクシミド（ザロンチン®など）はT型電位依存性 Ca^{2+} チャネルを抑制することが知られており，カルバマゼピン，ゾニサミドはN型，P/Q型電位依存性 Ca^{2+} チャネルを介した開口分泌機構に間接的な影響を及ぼしている．TPM はこれらT型，N型，P/Q型には作用せず，L型電位依存性 Ca^{2+} チャネルを抑制することが報告されている（作用機序②）．L型はT型のように細胞内リズムには関与せず，N型，P/Q型のように開口分泌機構にも影響しない．L型を介した Ca^{2+} イオンの流入は持続時間が長い点が特徴で，TPM の神経保護作用に寄与している可能性が指摘されている．また，TPM は N-メチル-D-アスパラギン酸（N-methyl-D-aspartate：NMDA）型グルタミン酸受容体には作用しないが，AMPA／カイニン酸型グルタミン酸受容体機能の抑制が報告されている（作用機序③）．これは既存の抗てんかん薬にはない TPM 特有の薬理作用である[3,4,7]．

　Cl^- イオンなど陰イオン（アニオン）の細胞内への流入は神経細胞の興奮性を抑制する．$GABA_A$ 受容体に GABA が結合し，受容体に内蔵されている Cl^- イオンチャネルが開口することで Cl^- イオンが細胞内へ流入する．TPM は $GABA_A$ 受容体には結合せず，単独では Cl^- イオンの細胞内流入に影響しないが，GABA 存在下の Cl^- イオン流入を増強する（作用機序④）．この GABA 伝達系増強効果には炭酸脱水酵素阻害作用が関与していると考えられている（作用機序⑤）[3,4]．

　TPM は上記のように幅広いスペクトラムに作用するが，特にグルタミン酸による興奮性伝達と GABA による抑制性伝達の両者を同時に調節するこ

2 米国におけるトピラマートの効能・効果と用法・用量

単剤療法	成人（17歳以上）と小児（10～16歳） ・部分発作，全般性強直間代発作：400 mg／日（分2） 　50 mg／日で開始し，最初の4週間は1週ごとに50 mgずつ増量 　第5～6週は1週ごとに100 mgずつ増量 小児（2～10歳） ・部分発作，全般性強直間代発作：体重に応じ150～400 mg／日（分2） 　25 mg／日で開始し，5～7週間かけて体重に応じた維持量まで増量
併用療法	成人（17歳以上） ・部分発作，レンノックス・ガストー症候群：200～400 mg／日（分2） ・全般性強直間代発作：400 mg／日（分2） 　25～50 mg／日で開始し，1週ごとに25～50 mgずつ増量 小児（2～16歳） ・部分発作，全般性強直間代発作， 　レンノックス・ガストー症候群に関連した発作：5～9 mg／kg／日（分2） 　25 mg／日以下（1～3 mg／kg／日）で開始し，1～2週ごとに1～3 mg／kgずつ増量

（Physicians' Desk Reference in USA. 2009[8]）より）

とで強力な抗てんかん作用を発現する．

効能，効果

TPMは，わが国では部分発作（二次性全般化発作を含む）に対する併用療法で用いる抗てんかん薬として承認されるにとどまっている．しかし，米国においては1996年に部分発作の併用療法として承認された後，全般性強直間代発作の併用療法，レンノックス・ガストー症候群に対する併用療法，さらに部分発作もしくは全般性強直間代発作の単剤療法としても認可されている．小児（2歳以上）に対する適応も認められている[1,8]（**2**）．

2004年に発表された英国のNICE（National Institute for Health and Clinical Excellence）ガイドラインでも，全般性強直間代発作および部分発作（二次性全般化発作を含む）に対する第一選択薬とされている．また，てんかん症候群に対する薬剤選択でも全般性強直間代発作のみを呈する特発性全般てんかんや症候性局在関連てんかん，レンノックス・ガストー症候群，ドラヴェ症候群，ミオクロニー失立発作てんかんに対する第一選択薬とされている[2,9]．とりわけレンノックス・ガストー症候群，ドラヴェ症候群に対する高い有効性はわが国の多施設共同研究でも示されており，注目に値する[9]．

副作用

従来の抗てんかん薬に比べ，重篤な皮膚障害，肝障害，血液系の副作用は少ないが，認知機能障害の出現による治療脱落率が高い点が問題とされている[10,11]．ただし，海外の臨床試験で認知機能障害として報告されている副作用には，傾眠・鎮静，疲労感，不確実感といった漠然とした症状も含まれているため，これらを区別する必要がある．厳密に定義すると，TPMによる認知機能障害と考えられる副作用には，精神運動緩慢，注意障害，記憶障害，言語流暢性障害が含まれる（**3**）．このうち言語流暢性障害はTPM特有の

3 米国におけるトピラマート単剤投与による副作用

副作用	成人（16歳以上）		小児（6～16歳）	
	50 mg／日 (n=160) %	400 mg／日 (n=159) %	50 mg／日 (n=74) %	400 mg／日 (n=77) %
傾眠	10	15		
精神運動緩慢	3	5		
注意障害	7	8	7	10
記憶障害	6	11	1	3
気分障害	2	5	1	8
抑うつ	7	9	0	3
食欲低下	4	14		
体重減少	6	17	7	17

（Physicians' Desk Reference in USA. 2009[8]　より）

4 トピラマートの漸増法

	開始量	漸増速度
Rapid 漸増法	100 mg／日	1～2週間ごとに100 mgずつ増量
Slow 漸増法	50 mg／日	1～2週間ごとに50 mgずつ増量
Slower 漸増法	25 mg／日	1週間ごとに25 mgずつ増量

（八木和一．新薬と臨牀 2007[1]　より）

副作用として知られており，前頭葉前部の言語および記憶に関連する領域に作用して認知機能や作業記憶に障害が出現すると報告されている．また，抑うつなどの精神症状，気分障害，行動障害も報告されており，十分な注意が必要である[12]．最近は少量（25～50 mg／日）からの開始と緩徐な（25～50 mg／週）漸増法により，こうした中枢神経系の副作用を軽減し長期継続が可能になると報告されている[1,3,12-14]（ 4 ）．

抗てんかん薬服用に伴う体重変化として，バルプロ酸による体重増加が有名であるが，TPMでは逆に体重減少がみられることが知られている（ 3 ）．これは食欲低下によりカロリー摂取量が低下することだけでは説明できず，それ以外のメカニズムの関与が示唆されている．グルタミン酸受容体カスケードはカロリー摂取の促進に重要な役割を担っていると考えられており，TPMによるAMPA／カイニン酸型グルタミン酸受容体機能の抑制作用が関連していると考えられている[12,15]．また，TPMの炭酸脱水酵素阻害作用に基づく，発汗低下，尿路結石，代謝性アシドーシスといった副作用にも留意する必要がある．TPMと同様に炭酸脱水酵素阻害作用を有するゾニサミド，エトスクシミドと併用する際には，特に注意を要する[12]．

催奇形性については，2008年にTPM単剤を服用中の母から生まれた62例中3例（4.8％），TPMに加え他の抗てんかん薬を併用していた母から生

Memo

トピラマートの緩徐な漸増法（slow titration）

100～200 mg／週と速めの漸増より50 mg／週の緩徐な漸増を行ったほうが治療継続率は高く[13]，さらに25 mg／週のより緩徐な漸増を行ったほうが抑うつ発症の危険性を軽減できることが報告されている[14]．

Memo

抗てんかん薬による体重変化

抗てんかん薬服用に伴う体重変化として，バルプロ酸，カルバマゼピン，ガバペンチンによる体重増加とゾニサミド，トピラマートによる体重減少が知られている[2,12]．

> **AMPA／カイニン酸型グルタミン酸受容体と神経保護作用** Column
>
> AMPA受容体は細胞内のCa^{2+}イオン濃度を調節するグルタミン酸受容体である．カイニン酸の興奮性作用も媒介するため，AMPA／カイニン酸型グルタミン酸受容体とも呼ばれる．AMPA受容体はてんかん原性とも関連することが示唆されている．TPMはAMPA受容体が関わる経路を遮断することにより，細胞内への過剰なCa^{2+}イオン流入を防ぎ，神経細胞死を抑制し神経保護作用を示すと考えられている．近年，動物実験によりTPMの神経保護作用を裏づける知見が得られており，注目されている[3,4,7]．

まれた116例中13例（11.2％）に大奇形を認めたとする報告がある[15]．また，2011年3月に米国食品医薬品局（FDA）からTPMを妊娠第1三半期に服用した場合の口唇口蓋裂の有病率が他の抗てんかん薬に比して高いという結果（他の抗てんかん薬で0.38～0.55％に対し，TPMで1.4％）が発表された．妊娠可能年齢の女性患者では催奇形性に留意し，併用薬剤の種類を減らし，TPM服用量も減らす努力が必要である．しかし，他の抗てんかん薬との比較に関してはまだ結論が出ていない．

てんかん以外に対する治療効果

TPMは，てんかん以外に片頭痛，本態性振戦，肥満症，むちゃ喰い（binge-eating disorder），アルコール依存症に対する効果が無作為化比較試験で証明されている[16]．片頭痛予防薬として，TPMの有効性は確立されている．米国では2004年にバルプロ酸に引き続き，片頭痛予防薬として適応拡大の承認を得ている．片頭痛の病態の一つとして脳の過感受性があるため，TPMによる神経系の興奮抑制により予防効果が得られると考えられている．

本態性振戦に対しては，プリミドン（プリミドン®）が標準的治療薬として認められており，ガバペンチン，クロナゼパム（リボトリール®など）も有効であると考えられている．TPMに関しても，2つの二重盲検比較試験で中等度～重度の上肢を中心とした本態性振戦患者に対する効果が証明されている．

肥満症，むちゃ喰いに対する効果は，TPMによる体重減少・食欲低下の副作用を逆手に利用したものである．機序に関しては前述の通り，TPMによるAMPA／カイニン酸型グルタミン酸受容体機能の抑制作用が関連していると考えられている．また，TPMには嗜癖や渇望を抑制する作用があると考えられており，アルコール依存や薬物依存に対する効果も報告されている．

〔神　一敬，中里信和〕

文献
1) 八木和一．新規抗てんかん薬トピラマート．新薬と臨牀 2007；56：1373-1384．
2) 日本神経学会（監修），「てんかん治療ガイドライン」作成委員会（編）．てんかん治療ガイドライン2010．東京：医学書院；2010．
3) 岡田元宏．トピラマート．*Clinical Neuroscience* 2011；29：107-109．

4) 岡田元宏, 山村哲史. Topiramate の薬理作用. 臨床精神薬理 2009；12：455-462.
5) Brodie MJ, Sills GJ. Combining antiepileptic drugs--rational polytherapy? *Seizure* 2011；20：369-375.
6) Deckers CL, et al. Selection of antiepileptic drug polytherapy based on mechanisms of action：The evidence reviewed. *Epilepsia* 2000；41：1364-1374.
7) 兼本浩祐. 海外データに基づく topiramate の基礎と臨床. 臨床精神薬理 2007；10：1923-1935.
8) Topamax® (topiramate tablets and sprinkle capsules)：US prescribing information, Titusville (NJ)：(Janssen Pharmaceuticals, Inc.)：Physicians' Desk Reference in USA. 2009 (revised July 2011).
9) 小出泰道ほか. トピラマートの有効性と安全性についての多施設共同研究. てんかん研究 2011；29：3-13.
10) Hitiris N, Brodie MJ. Modern antiepileptic drugs：Guidelines and beyond. *Curr Opin Neurol* 2006；19：175-180.
11) Jette N, et al. Topiramate add-on for drug-resistant partial epilepsy. *Cochrane Database Syst Rev* 2008；3：CD001417.
12) 山内俊雄. Topiramate の副作用と投与方法について. 臨床精神薬理 2009；12：491-498.
13) Biton V, et al. Topiramate TPS-TR Study Group. Topiramate titration and tolerability. *Ann Pharmacother* 2001；35：173-179.
14) Mula M, et al. The role of titration schedule of topiramate for the development of depression in patients with epilepsy. *Epilepsia* 2009；50：1072-1076.
15) Hunt S, et al. Topiramate in pregnancy：Preliminary experience from the UK Epilepsy and Pregnancy Register. *Neurology* 2008；71：272-276.
16) 坪井貴嗣ほか. Topiramate のてんかん以外への応用. 臨床精神薬理 2009；12：479-489.

IV. 治療
薬物治療
ラモトリギン

> **Point**
> - ラモトリギンは，成人および小児の部分発作，強直性間代性発作，レンノックス・ガストー症候群に対して，併用療法の適応をもつ新規抗てんかん薬である．
> - 妊娠の可能性のある女性，高齢者にも適した抗てんかん薬である．
> - バルプロ酸との併用で血中濃度が上昇しやすく，また，皮疹の発症を予防するためにも，初期用量，漸増法を守って治療する必要がある．
> - ラモトリギンは，抗てんかん作用以外に双極性障害や精神症状を改善する作用を有する．

ラモトリギン（lamotrigine〈LTG〉，ラミクタール®）は，1990年にアイルランドで初めて成人に承認されて以来，現在まで100か国以上で併用療法または，単剤療法薬として広く使用されている．本邦では2008年10月に成人および小児の部分発作，強直性間代性発作あるいはレンノックス・ガストー症候群の全般発作に対して，他の抗てんかん薬との併用療法として承認された新規抗てんかん薬である．

作用機序

LTGの作用機序は，ナトリウムチャネルを頻度依存性，電位依存性に抑制することにより神経膜を安定化させ，グルタミン酸などの興奮性神経伝達物質のシナプス前細胞からの遊離を抑制することにより抗てんかん作用を示すと推測されている[1]．さらにN型電位依存性カルシウムチャネルの阻害作用を併せ持つことも示唆されている[2]．

薬理学的特性

LTGは線状の薬物動態を示し，健康成人では経口摂取後ほぼ完全に吸収され，約3時間で最高血中濃度に達する．半減期は25～30時間で，肝でのグルクロン酸抱合で代謝され，大部分が尿中に排泄される[3]．妊娠中にはクリアランスが上昇し血中濃度は低下する．重症の肝機能・腎機能障害時には，本剤の代謝が阻害され，あるいは排泄が遅延する場合があり，初期投与量や維持量を減量する必要がある．

薬物相互作用

LTGは肝のグルクロン酸抱合で代謝されるため，これに競合するバルプ

Column

てんかん治療のガイドライン

海外のてんかん治療のガイドラインには，2004年の英国の NICE (National Institute for Health and Clinical Excellence)[7]，2007年の SANAD (Standard and New Antiepileptic Drugs study)，2004年の米国神経学会 AAN (American Academy of Neurology and the American Epilepsy Society)，2006年国際てんかん連盟 (International League Against Epilepsy : ILAE) の他に，てんかん治療の専門医のアンケートなどによるエキスパートコンセンサスなどがある．

本邦では，日本神経学会から「てんかん治療ガイドライン2010」が出されている[8]．LTGは，新規発症の部分てんかんに推奨され，全般てんかんの強直性間代性発作と欠神発作にVPAに次いで推奨されている．また高齢発症の部分発作，全般てんかんに推奨されている．小児では欠神発作，ミオクロニー発作がVPA投与後に再発した場合，部分発作ではCBZが無効な場合に選択してよい薬剤とされている．ドラヴェ症候群においては，発作の悪化例が多く回避すべき薬剤とされている（**1**）．

1 てんかん症候群に対する選択薬

てんかん症候群	第一選択薬	第二選択薬	その他，併用など	避けるべき薬剤
特発性部分てんかん	バルプロ酸（B） カルバマゼピン（B）	スルチアム（B） ガバペンチン*（B）	フェニトイン（C） フェノバルビタール（C）	
小児欠神てんかん	バルプロ酸（B）	ラモトリギン*（B） エトスクシミド（B）		カルバマゼピン（D） フェニトイン（D）
レンノックス・ガストー症候群	バルプロ酸（C）	ラモトリギン*（B） トピラマート*（B） クロバザム（B） クロナゼパム（B）	ゾニサミド（B）	カルバマゼピン（D）
若年性ミオクロニーてんかん	バルプロ酸（B）	トピラマート*（B） ラモトリギン*（B） クロナゼパム（C）		カルバマゼピン（D） ガバペンチン（D） フェニトイン（D）
覚醒時大発作てんかん	バルプロ酸（C）	フェノバルビタール（C）		

参考：NICE Guideline quick reference guide (http://www.nice.org.uk/nicemedia/live/10954/29529/29529.pdf)[7]
括弧内のA〜Dは推奨レベルを示す．＊併用薬としてのみ健康保険適応あり．
（日本神経学会〈監修〉，「てんかん治療ガイドライン」作成委員会〈編〉．てんかん治療ガイドライン2010[8]より）

ロ酸（VPA，デパケン®など）などとの併用で，LTGのクリアランスが低下し，半減期が2倍に延長する[4]．グルクロン酸抱合を促進し酵素誘導をきたすカルバマゼピン（CBZ，テグレトール®），フェニトイン（PHT，アレビアチン®など），フェノバルビタール（PB，フェノバール®など），プリミドン（PRM，プリミドン®）などでは，LTGの血中濃度が上昇しにくくなる．また，経口避妊薬の併用でも血中濃度が低下する．

臨床効果

国内の成人の難治性てんかん176例を対象にプラセボ対照二重盲検試験において，LTGは部分発作，特に二次性全般発作に対して効果が認められた[5]．小児難治性てんかんにおけるゾニサミドを対象とした単盲検比較試験では，レンノックス・ガストー症候群の全般発作にも有効性が認められた[6]．

2 併用薬による LTG の代謝と投与量

		併用薬		
		① VPA	② ZNS, CLB, GBP, TPM, LEV, CZP, DZP	③ CBZ, PB, PHT, PRM
LTG の代謝		阻害する	どちらでもない	促進する
LTG 投与量	成人	1〜2週 1回 25 mg 隔日 3〜4週 25 mg 1日1回 5週〜 1〜2週ごと 25〜50 mg 増量 維持量 100〜200 mg / 日		1〜2週 50 mg / 日 分1 3〜4週 100 mg / 日 分2 5週〜 1〜2週ごと 100 mg 増量 維持量 200〜400 mg / 日
	小児	1〜2週 0.15 mg / kg / 日 分1 3〜4週 0.3 mg / kg / 日 分1 5週〜 1〜2週ごと 0.3 mg / kg / 日 増量 ①+③ 1〜5 mg / kg / 日 ①のみ 1〜3 mg / kg / 日 ①+② 1〜3 mg / kg / 日 (最大 200 mg / 日)		1〜2週 0.6 mg / kg / 日 分2 3〜4週 1.2 mg / kg / 日 分2 5週〜 1〜2週ごと 最大 1.2 mg / kg / 日 増量 維持量 5〜15 mg / kg / 日 (最大 400 mg / 日)

VPA：バルプロ酸，ZNS：ゾニサミド，CLB：クロバザム，GBP：ガバペンチン，TPM：トピラマート，LEV：レベチラセタム，CZP：クロナゼパム，DZP：ジアゼパム，CBZ：カルバマゼピン，PB：フェノバルビタール，PHT：フェニトイン，PRM：プリミドン．

(ラミクタール錠添付文書[12] より)

抗てんかん作用以外の作用（精神症状，認知機能に対する効果）

LTG は，認知機能に対する影響が少なく[9]，また 80 か国以上で双極性障害に対する適応が認められ*[1]，成人・小児のてんかん患者におけるうつ症状，精神症状，行動異常に対する有用性も報告されている[10,11]．

*1 本邦では，LTG は双極性障害の再発・再燃抑制で 2011 年 7 月承認が取得された．

用法，用量[12]

本邦では，ラミクタール® 小児用 2 mg，5 mg と 25 mg，100 mg 錠が販売されており，口腔内崩壊錠であるため水なしで服用可能である．皮膚障害などを避けるため，初期には緩徐漸増法が推奨されている．併用する薬剤により用量を調節する必要があり，処方時には注意を要する（2）．

副作用

国内の治験における主な副作用は，傾眠，めまい，肝機能障害，発疹であった．重大な副作用としては，スチーブンス・ジョンソン症候群や中毒性表皮壊死（toxic epidermal necrosis：TEN），再生不良性貧血，汎血球減少，無顆粒球症，肝機能障害，黄疸，無菌性髄膜炎がある（3）[13]．

LTG に伴う発疹は投与 2 か月以内がほとんどで，承認用量を超える初回用量や漸増用量，VPA 併用例，小児で危険性が高い．

Memo
TDM（therapeutic drug monitoring）
抗てんかん薬では，薬物血中濃度を測定して，治療域や中毒域を判断するが，LTG などの新規抗てんかん薬では，血中濃度と有効域の相関が得られていないことから TDM は必須ではない．しかし，VPA や他の薬剤との薬物相互作用には，十分な注意を払う必要がある（2参照）．

催奇形性

催奇形性についての英国の前方視的調査では，単剤療法における LTG の奇形発生率は 2.91% で，てんかんのない女性と同程度であり，併用療法でも

3 ラモトリギンの主な副作用

皮膚障害	6.2%
傾眠	3.4%
浮動性めまい	3.3%
てんかん・痙攣発作	2.0%
悪心・嘔吐	1.5%
倦怠感	1.1%
肝機能異常	0.8%
白血球減少	0.5%
複視	0.5%
不眠	0.4%

（兼子直ほか. 新薬と臨牀 2010[13] より）

4 母親が抗てんかん薬を服用していた小児の3歳時での知能指数の比較

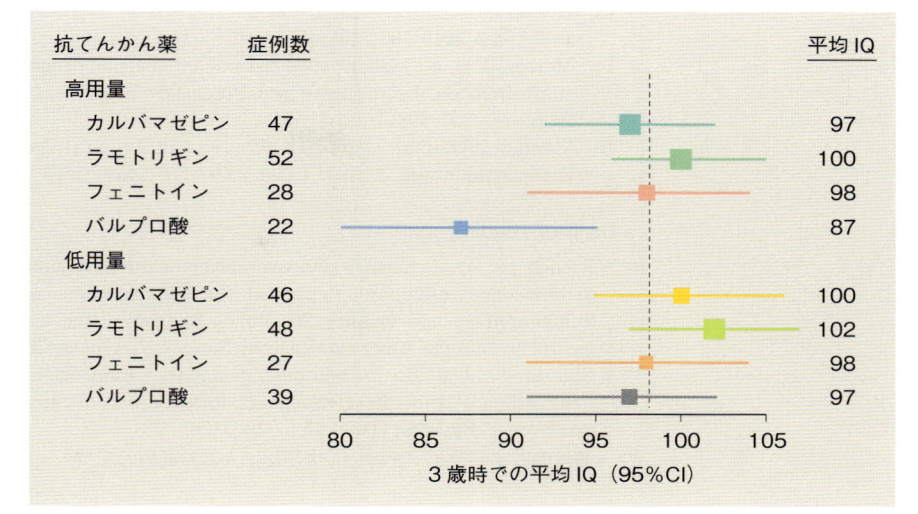

抗てんかん薬	症例数	平均IQ
高用量		
カルバマゼピン	47	97
ラモトリギン	52	100
フェニトイン	28	98
バルプロ酸	22	87
低用量		
カルバマゼピン	46	100
ラモトリギン	48	102
フェニトイン	27	98
バルプロ酸	39	97

3歳時での平均IQ（95%CI）

（Meador KL, et al. *N Engl J Med* 2009[15] より）

他の薬剤に比し低値であった．CBZとLTG併用例での大奇形発現率は0%であったが，VPAとの併用では，9.6%と高率である[14]．

　抗てんかん薬の胎児への影響について，児の3歳時の知能指数（IQ）を検討した報告では，妊娠中のLTG内服群での平均IQは100以上で，VPA高用量内服群に比し良好であった（**4**）[15]．

〈安元佐和，廣瀬伸一〉

文献

1) Leach MJ, et al. Pharmacological studies on lamotrigine, a novel potential antiepileptic drug : II. Neurochemical studies on the mechanism of action. *Epilepsia* 1986 ; 27 : 490-497.
2) Wang SJ, et al. Inhibition of N-type calcium currents by lamotrigine in rat amygdalar neurones. *Neuroreport* 1996 ; 7 : 3037-3040.
3) Biton V. Pharmacokinetics, toxicology and safety of lamotrigine in epilepsy. *Expert Opin Drug Metab Toxicol* 2006 ; 2 : 1009-1018.
4) Anderson GD, et al. Bidirectional interaction of valproate and lamotrigine in healthy subjects. *Clin Pharmacol Ther* 1996 ; 60 : 145-156.
5) 村崎光邦ほか. Lamotrigineの成人難治てんかんにおける後期第II相臨床治験—多施設間共同研究による用量比較試験. 臨床精神薬理 2008 ; 11 : 99-115.
6) 大田原俊輔ほか. ラモトリギンの難治性てんかんに対する単盲検比較試験—ゾニサミドを対象とした小児第III相比較試験. てんかん研究 2008 ; 25 : 425-440.
7) The National Institute for Health and Clinical Excellence. The epilepsies : The diagnosis and management of the epilepsies in adults and children in primary and secondary care. NICE website.（http://www.nice.org.uk/CG020NICEguideline）
8) 日本神経学会（監修），「てんかん治療ガイドライン」作成委員会（編）. てんかん治療ガイドライン 2010. 東京：医学書院；2010.
9) Pressler RM, et al. Effect of lamotrigine on cognition in children with epilepsy. *Neurology* 2006 ; 66 : 1495-1499.
10) Fakhoury TA, et al. Lamotrigine in patients with epilepsy and comorbid depressive symptoms. *Epilepsy Behav* 2007 ; 10 : 155-162.
11) McKee JR, et al. Lamotrigine as adjunctive therapy in patients with refractory epilepsy and mental retardation. *Epilepsy Behav* 2003 ; 4 : 386-394.

12) グラクソ・スミスクライン株式会社. ラミクタール錠添付文書. 2008.
13) 兼子直ほか. てんかん患者を対象としたラモトリギン錠の使用成績調査—中間解析結果. 新薬と臨牀 2010；60：431-457.
14) Morrow J, et al. Malformation risks of antiepileptic drugs in pregnancy：A prospective study from the UK Epilepsy and Pregnancy Register. *J Neurol Neurosurg Psychiatry* 2006；77：193-198.
15) Meador KJ, et al. Cognitive function at 3 years of age after fetal exposure to antiepileptic drugs. *N Engl J Med* 2009；360：1597-1605.

Further reading

- French JA, et al. Efficacy and tolerability of the new antiepileptic drugs I：Treatment of new onset epilepsy：Report of the Therapeutics and Technology Assessment Subcommittee and Quality Standards Subcommittee of the American Academy of Neurology and the American Epilepsy Society. *Neurology* 2004；62：1252-1260.
- Glauser T, et al. ILAE treatment guidelines：Evidence-based analysis of antiepileptic drug efficacy and effectiveness as initial monotherapy for epileptic seizures and syndromes. *Epilepsia* 2006；47：1094-1120.

海外のガイドラインを詳しく学びたい人にお勧めの2点

IV. 治療
薬物治療
小児てんかんと治療

> **Point**
> - 小児てんかんの治療は一般的に初回発作時には開始せず，2回目の発作以降からの開始が推奨されている．ただし，症候性要因やてんかん性脳波異常が存在する場合には初回発作から開始することも，特発性部分てんかんでは無治療も考慮される．
> - てんかん発作型診断あるいはてんかん症候群診断をもとに推奨される抗てんかん薬を選択する．
> - 焦点性発作の第一選択薬はCBZ，全般発作のそれはVPAである．また，各てんかん症候群における第一選択薬もVPAかCBZであることが多い．
> - 抗てんかん薬の選択において小児ではエビデンスレベルの高い無作為化二重盲検比較試験が乏しいため，専門医の意見を集約したエキスパート・コンセンサス（expert consensus）による選択順位が注目されている．

小児てんかんに対する治療開始時期

　一般的に初回発作時には治療開始せず，2回目の発作以降から開始することが推奨されている[1]（**1**）．全年齢では初回発作後の2年間に40～50％の症例で再発を認め，かつ再発例全体の80～90％は2年以内に再発するとされるが，小児でも同程度かやや再発しやすい程度である[2]．また，初回発作が重積発作であった場合，2回目の発作も重積発作となる可能性はより高くなるが，再発率そのものは同程度である．しかし，脳性麻痺，精神遅滞や外傷などに起因する症候性てんかんの場合や，てんかん性脳波異常を合併する場合には再発率は50％以上と高くなる．

　一方，抗てんかん薬の開始は再発率を減少させるものの，最終的にてんかん（2回以上の発作）への進展を予防できる確証は得られていない．よって，初回発作からの治療開始は，再発の可能性が減少する利益と抗てんかん薬の副作用や心理社会的な不利益とを勘案して慎重に決める必要がある[3]．

　一方，2回目の発作後2年以内に3回目の発作が出現する可能性は63％，同様に4回目の発作の可能性は72％との報告もあり[4]，2回目の発作が出現すれば治療開始することが推奨されている．しかし，予後良好な小児特発性部分てんかんで，発作の回数が少なく夜間のみに起こることが予想される場合，2回目の発作以降も治療開始せずに経過観察とすることもある[5]．

1 小児てんかんに対する治療開始時期

```
                    初回発作
                   ┌────┴────┐
                   │         │・症候性
                右記以外      │・発達遅滞, 神経学的異常
                   │         │・てんかん性脳波異常
                   │         │
                 無治療    治療開始も考慮
                   │
                2回目の発作
                   ├─────────┐
                   │         │・パナイトポーラス症候群
                右記以外      │・中心・側頭部に棘波を示す
                   │         │ 良性小児てんかん
                   │         │
                治療開始   無治療も考慮
```

てんかん発作型に基づく治療

　小児のてんかん発作型別頻度は，焦点性発作が 68％，全般発作が 23％，スパズム（攣縮）発作が 3％，不明が 5％程度とされる[6,7]．2 に主要なてんかん発作型に基づく第一選択薬，第二選択薬を提示する．

焦点性発作の治療

　焦点性発作の第一選択薬はカルバマゼピン（CBZ, テグレトール®など）であり，第二選択薬にはバルプロ酸（VPA, デパケン®など），ラモトリギン（LTG, ラミクタール®），ゾニサミド（ZNS, エクセグラン®），ガバペンチン（GBP, ガバペン®），フェニトイン（PHT, アレビアチン®など），トピラマート（TPM, トピナ®），レベチラセタム（LEV, イーケプラ®）などがあげられる．PHT は歯肉増生などの副作用のため他剤が優先される．TPM，LEV は 2012 年 3 月現在で小児未承認であるが，諸外国においては頻用されている．

全般発作の治療

　全般発作の第一選択薬は VPA であり，欠神/非定型欠神発作ではエトスクシミド（ESM, エピレオプチマル®など）も選択される．強直性間代性発作および強直性発作に対しては第二選択薬として LTG, ZNS, クロナゼパム（CZP, リボトリール®など），クロバザム（CLB, マイスタン®），フェノバ

2 てんかん発作型に基づく抗てんかん薬の選択

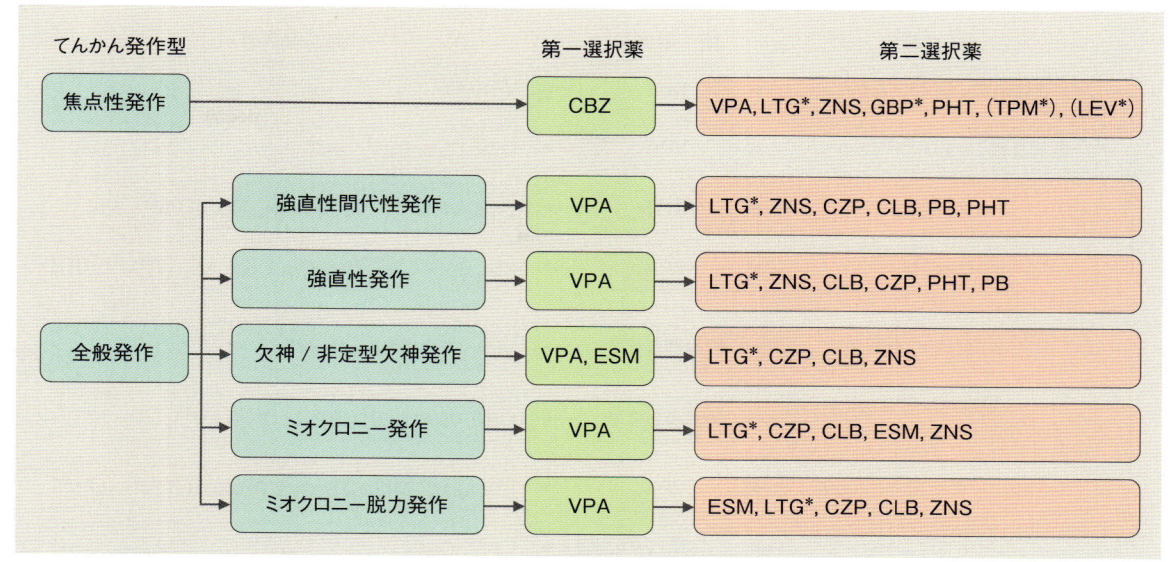

てんかん発作型		第一選択薬	第二選択薬
焦点性発作		CBZ	VPA, LTG*, ZNS, GBP*, PHT, (TPM*), (LEV*)
全般発作	強直性間代性発作	VPA	LTG*, ZNS, CZP, CLB, PB, PHT
	強直性発作	VPA	LTG*, ZNS, CLB, CZP, PHT, PB
	欠神／非定型欠神発作	VPA, ESM	LTG*, CZP, CLB, ZNS
	ミオクロニー発作	VPA	LTG*, CZP, CLB, ESM, ZNS
	ミオクロニー脱力発作	VPA	ESM, LTG*, CZP, CLB, ZNS

第二選択薬は選択順位を勘案して列挙したが、小児への未承認薬は括弧して末尾にあげた。
*は併用薬として承認．
CBZ：カルバマゼピン，VPA：バルプロ酸，LTG：ラモトリギン，ZNS：ゾニサミド，GBP：ガバペンチン，PHT：フェニトイン，TPM：トピラマート，LEV：レベチラセタム，CZP：クロナゼパム，CLB：クロバザム，PB：フェノバルビタール，ESM：エトスクシミド．

ルビタール（PB，フェノバール®など），PHTなどがあげられる．また，欠神／非定型欠神発作に対してはLTG，CZP，CLB，ZNSなど，ミオクロニー発作およびミオクロニー脱力発作に対してはLTG，CZP，CLB，ESM，ZNSなどがあげられるが，一方でこれらの発作型はCBZ，PHTで悪化しやすいことに留意する．

てんかん症候群に基づく治療

てんかん症候群は好発年齢，脳波所見，発作型などの組み合わせにより分類され，その診断は治療法の選択や予後の予測について多くの情報を与えてくれる[6]．小児てんかんのうち28％が比較的特異性の高いてんかん症候群として診断可能であったとの報告がある[7]．3に主要なてんかん症候群に基づく第一選択薬，第二選択薬を提示する．

乳児期のてんかん症候群

良性乳児（部分）てんかんにはCBZが第一選択薬である[5,8]．乳児良性ミオクロニーてんかんにはVPAが第一選択であるが，時に高用量を必要とする．ウェスト症候群にはACTH療法（adrenocorticotropic hormone therapy：副腎皮質刺激ホルモン療法）が最も有効であるが，まずはZNS，VPA，ビタミンB_6などが試みられる．ただし，潜因性ウェスト症候群では，発症1か月以内のACTH療法が知能予後を改善させるとの報告もあるので，早期の開始が必要である[9,10]．ドラヴェ症候群に対して欧米ではstiripentol（2012

3 てんかん症候群に基づく抗てんかん薬の選択

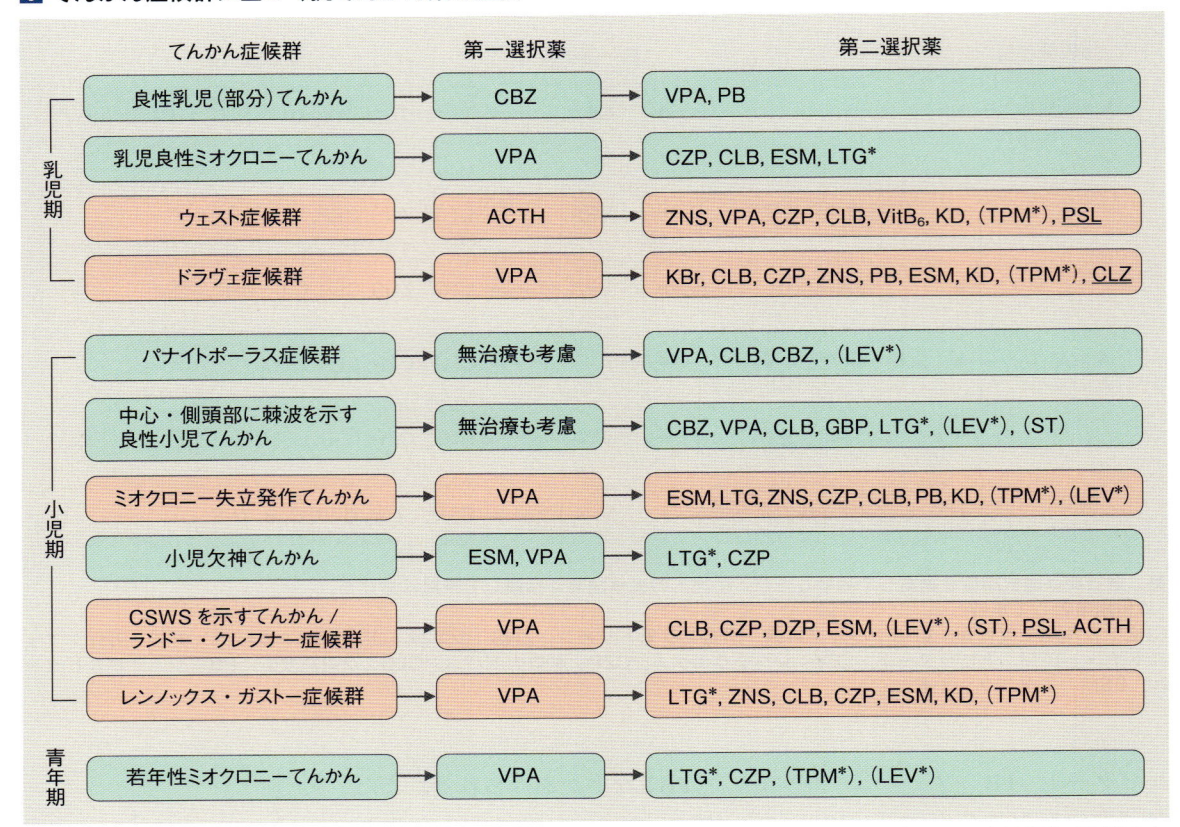

	てんかん症候群	第一選択薬	第二選択薬
乳児期	良性乳児(部分)てんかん	CBZ	VPA, PB
	乳児良性ミオクロニーてんかん	VPA	CZP, CLB, ESM, LTG*
	ウェスト症候群	ACTH	ZNS, VPA, CZP, CLB, VitB₆, KD, (TPM*), PSL
	ドラヴェ症候群	VPA	KBr, CLB, CZP, ZNS, PB, ESM, KD, (TPM*), CLZ
小児期	パナイトポーラス症候群	無治療も考慮	VPA, CLB, CBZ, , (LEV*)
	中心・側頭部に棘波を示す良性小児てんかん	無治療も考慮	CBZ, VPA, CLB, GBP, LTG*, (LEV*), (ST)
	ミオクロニー失立発作てんかん	VPA	ESM, LTG, ZNS, CZP, CLB, PB, KD, (TPM*), (LEV*)
	小児欠神てんかん	ESM, VPA	LTG*, CZP
	CSWSを示すてんかん/ランドー・クレフナー症候群	VPA	CLB, CZP, DZP, ESM, (LEV*), (ST), PSL, ACTH
	レンノックス・ガストー症候群	VPA	LTG*, ZNS, CLB, CZP, ESM, KD, (TPM*)
青年期	若年性ミオクロニーてんかん	VPA	LTG*, CZP, (TPM*), (LEV*)

第二選択薬は選択順位を勘案して列挙したが，小児への未承認薬は括弧内に示し，抗てんかん薬として未承認薬は下線をして末尾に列挙した．*は併用薬として承認．ACTHはウェスト症候群のみ承認．TPM, LEVは全般発作に未承認．赤枠（　）の症候群は小児のてんかん専門医による推奨治療．
VitB₆：ビタミンB₆，KD：ケトン食療法，PSL：プレドニゾロン，CLZ：クロラゼプ酸，ACTH：副腎皮質刺激ホルモン，ST：スルチアム，CSWS：continuous spikes-and-waves during slow-wave sleep.

> **Memo**
> **ケトン食療法とCharlie財団**
> 2歳のCharlieのてんかん発作は抗てんかん薬治療やてんかん外科治療にもかかわらず1日100回以上にも及んでいたが，Johns Hopkins大学病院でケトン食療法を開始したところ，わずか2日後に抑制された．父親はCharlie財団を設立して臨床研究や啓蒙活動を支援し，その経緯がTV放送で紹介されたことにより，ケトン食療法は再び広く知れ渡るようになった．

年現在国内未承認)が用いられているが，本邦ではまだ治験中であるのでVPA，臭化カリウム（KBr，臭化カリウム「アマゼン」®），CLB，TPM，ケトン食療法などが試みられる．

小児期のてんかん症候群

ミオクロニー失立発作てんかんにはVPAが第一選択薬であり，他にESM，LTG，ZNS，CZP，ケトン食療法などが試みられる．小児欠神てんかんにはESMないしVPAが第一選択薬であるが，ESMは強直性間代性発作には無効であることに留意する．特発性小児部分てんかんであるパナイトポーラス（Panayiotopoulos）症候群と中心・側頭部に棘波を示す良性小児てんかん（benign childhood epilepsy with centrotemporal spikes：BECTS）では，前述の通り発作の回数が少なく夜間のみにとどまれば，無治療で経過観察を考慮してもよい[5,11]．治療開始する場合はVPA，CLB，CBZなどが用いられる．徐波睡眠時に持続性棘徐波（continuous spike-and-waves during slow-wave

小児難治性てんかんに対するケトン食療法——"last resort"から"early option"へ

抗てんかん薬が無効で，てんかん外科の適応もない小児難治性てんかんに対してはケトン食療法も選択肢となる．ケトン食療法は，極端な低炭水化物と高脂質の食事により絶食に類似した状態を維持する療法であり，その起源はヒポクラテスの時代にまでさかのぼるとされる（**4**）．いまだに作用機序は明確になっていないが，難治性てんかんに対して1年後の発作消失が10%，50%以上の発作減少が40%との報告もある[15]．

従来の古典型ケトン食療法は，熱量を80%程度，脂質：炭水化物・蛋白質を4：1（重量比）とした食事を2日間程度の絶食の後に開始することから，患者とその家族のみならず医療従事者にも難解で困難な"最後の選択肢（last resort）"であった．しかし，2003年には炭水化物を1日10g程度に制限し，脂質摂取を推奨するが蛋白質は制限しない「アトキンス食変法（modified Atkins diet）」が，2005年には食品の種類をグリセミック指数50%未満のものに制限した「低グリセミック指数食療法（low-glycemic-index treatment）」が考案され，より受容しやすくなってきている．また，2008年には無作為化比較試験により有効性が再確認され，2009年には国際コンセンサス・グループより推奨事項が公表されたことにより[16]，ケトン食療法が標準化されつつある．当科（東京女子医科大学小児科）においては1968年から100例以上の患者に導入している[17]．

4 ケトン食療法の歴史

西暦	著者など	内容
黎明期以前		
紀元前 1世紀	ヒポクラテス 新約聖書	てんかんが断食により治癒した症例を記述 てんかんは祈りと断食によらなければ出て行かないと記述（諸説あり）
黎明期～発展期		
1911年 1921年	Guelpa と Marie Geyelin Woodyatt Wilder	てんかん発作に4日間の絶食が有効であることを報告 てんかん発作に20日間の絶食が有効であることを報告 絶食あるいは低炭水化物・高脂質の食事によりケトン体が生成されることを報告 てんかん発作に低炭水化物・高脂質の食事によるケトン体が有効であることを報告．「ケトン食療法（Ketogenc diet）」と命名
全盛期～衰退期		
1938年 1967年 1971年	Merrt と Putnam Huttenlocher	PHTの有効性を報告 VPAが承認 MCTケトン食療法を報告
復興期～再全盛期		
1994年 1998年 2003年 2005年 2005年 2008年 2009年	 Vining ら Kossoff ら Pfeifer と Thiele Kossoff ら Neal ら Kossoff ら	Charlie 財団の設立，TV放送によるケトン食療法の紹介（前頁 Memo 参照） 多施設共同前方視的研究の報告 アトキンス食変法（modified Atkins diet）を報告 低グリセミック指数食療法（low-glycemic-index treatment）を報告 世界45か国以上で使用されていると報告 無作為化比較試験を報告 国際コンセンサスグループによる推奨事項の公表

MCT：medium chain triglyceride（中鎖脂肪酸）．

sleep：CSWS）を示すてんかんや類縁疾患であるランドー・クレフナー症候群には，VPA，CLB，ジアゼパム（DZP，ダイアップ®など）就前投与，ESM，LEV，時にプレドニゾロンやACTH療法などが試みられる．レンノックス・ガストー症候群にはVPA，LTG，CLB，ESM，TPMやケトン食療法などが試みられるが，発作の完全な抑制は困難である．

5 日米欧のエキスパート・コンセンサスに基づく第一選択薬

年齢	性	てんかん症候群など	日本	米国	欧州
2歳		MS+GTCS, 発達遅滞	VPA*, CZP, CLB	VPA*, TPM, ZNS	VPA*
12歳	男	MS+GTCS, 精神遅滞	VPA*, CZP, CLB	VPA*, TPM, ZNS, LTG	VPA*
1歳		症候性 GTCS	VPA*, PB	TPM, LTG	VPA*
12歳		症候性 GTCS	VPA*	VPA*, LTG, TPM	VPA*
6歳		潜因性 CPS	CBZ*, ZNS	OXC*, CBZ*, LTG, LEV	CBZ*, OXC*, VPA
		CBZ が無効の場合	ZNS*, VPA	LTG, LEV, TPM	VPA
		ZNS が無効の場合	CBZ*		
		PHT が無効の場合	CBZ*, ZNS	OXC*, CBZ*, LTG, LEV, TPM	CBZ*, OXC*, VPA
6か月		結節性硬化症によるウェスト症候群	VPA*, ACTH, CZP, ZNS	VGB*, ACTH	VGB*
8か月		症候性ウェスト症候群	VPA*, ACTH, CZP, ZNS, VitB$_6$	ACTH, TPM	VGB*, ACTH, PDN
6歳		レンノックス・ガストー症候群（頻回の AsS, 時折の GTCS, aAbS）	VPA*, CZP, CLB	VPA*, TPM, LTG	VPA*
		VPA が無効の場合	CZP, CLB, ESM, NZP	TPM*, LTG	LTG*, TPM
8歳		中心・側頭部に棘波を示す良性小児てんかん	CBZ*, VPA	OXC*, CBZ*, LTG, LEV	VPA*
6歳		小児欠神てんかん（AbS のみ）	VPA*, ESM	ESM*, VPA, LTG	VGB*, ESM, LTG
		ESM が無効の場合	VPA, CZP, CLB	VPA*, LTG*	VPA, LTG
12歳		若年欠神てんかん（AbS+GTCS）	VPA*	VPA*, LTG*	VPA*, LTG
		VPA が無効の場合	ESM, CZP, CLB, PB	LTG*	LTG
15歳	男	若年性ミオクロニーてんかん	VPA*, CZP	VPA*, LTG*, TPM	VPA*, LTG
15歳	女	若年性ミオクロニーてんかん	VPA*, CZP	LTG*, TPM, VPA	LTG*, VPA
6歳		救急外来患者（発作型不明瞭, 2〜3回目）	VPA*	CBZ	VPA*

9点評価（9：きわめて適切, 8〜7：通常は適切, 6〜4：どちらともいえない, 3〜2：通常は不適切, 1：きわめて不適切）により, 平均6.5以上で第一選択薬とされ, 50％以上のてんかん専門医が"9：きわめて適切"を選択したものは*が付与されている. MS：ミオクロニー発作, GTCS：全般性強直性間代性発作, CPS：複雑部分発作, AsS：失立発作, aAbS：非定型欠神発作, AbS：定型欠神発作, NZP：ニトラゼパム, VGB：vigabatrin, PDN：プレドニゾン, VitB$_6$：ビタミンB$_6$.
（Wheless JW, et al. J Child Neurol 2005 [12]；Wheless JW, et al. Epileptic Disord 2007 [13]；小国弘量ほか. 脳と発達 2010 [14] より作成）

青年期のてんかん症候群

若年性ミオクロニーてんかんに対してはVPAが第一選択薬であるが, 妊娠可能な女子に対しては催奇形性の観点からなるべく低用量のVPAが推奨されている. 欧米ではLTG, TPM, LEVも用いられているが, 本邦では

ディベート

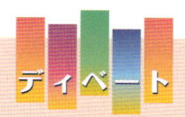

脳波の治療は正当化されるか？

　発作間欠期のてんかん性脳波異常は一般的に治療対象とみなされていないが，最近の研究結果や概念の変遷から"脳波の治療"を一概に否定できなくなりつつある．
　一つには，てんかん性脳波異常による認知機能への影響がある．従来から3Hz全般性棘徐波複合は3秒以上で認知機能へ影響するとされていたが，Aartsらは焦点性棘波においても焦点半球選択的に認知機能へ影響する一過性認知障害（transitory cognitive impairment：TCI）の存在を指摘し[18]，それ以降も同様の報告が相次いでいる．現在のところ治療が有効であるとのエビデンスレベルの高い報告はないが，覚醒開眼時にてんかん性脳波異常が頻発し認知機能障害が明確な患者においては治療が考慮されている[19]．
　もう一つには，てんかん性脳波異常の長期持続による影響である．てんかん性脳症の一型であるウェスト症候群においてはスパズム発作とともに高度のてんかん性脳波異常であるヒプサリズミアを完全に抑制する"all-or-none"治療が予後を改善するとされる[20]．また，CSWSを示すてんかんでは，CSWSの持続が認知機能を悪化させる原因であると考えられており，脳波異常に対する積極的な治療が試みられている．しかしながら，脳波の改善により得られる認知機能の改善と治療薬の副作用によるその抑制とのバランスはいまだ正確に判定することが困難であり，今後解決されるべき問題である．

LTGは単剤投与が承認されておらず，TPM，LEVも全般発作への適応は承認されていない．

エキスパート・コンセンサスに基づく治療

　小児においては無作為化二重盲検比較試験などのエビデンスレベルの高い研究は限られる．そのため最適な治療薬の選択について経験豊富な専門医の意見を集約したエキスパート・コンセンサス研究が注目されている．2005年に米国から[12]，2007年に欧州からその研究結果が報告され[13]，本邦においても2010年に同様の方法で行われた研究結果が出された[14]．5に日米欧のエキスパート・コンセンサス研究結果に基づく第一選択薬を提示する．欧米の結果では，まだ本邦では小児未承認のTPM，LEVと未発売のoxcarbazepine（OXC），vigabatrin（VGB）が第一選択薬にあげられている．

（伊藤　進，小国弘量）

Key words

てんかん性脳症

2001年の新国際分類案で提唱された新しい概念であり，2010年の分類案では「認知・行動障害に関して，てんかん性活動そのものが基礎病理（例：皮質形成異常）単独で予想されるよりも重症な障害を引き起こす原因となり，しかもこれらの障害が経時的に悪化するという概念が具体化したもの」と定義された．

文献

1) 満留昭久ほか. 小児てんかんの包括的治療ガイドライン. てんかん研究 2005；23：244-248.
2) Berg AT. Risk of recurrence after a first unprovoked seizure. *Epilepsia* 2008；49(Suppl 1)：13-18.
3) Hirtz D, et al. Practice parameter：Treatment of the child with a first unprovoked seizure：Report. *Neurology* 2003；60：166-175.
4) Shinnar S, et al. Predictors of multiple seizures in a cohort of children prospectively followed from the time of their first unprovoked seizure. *Ann Neurol* 2000；48：140-147.
5) Oguni H. Treatment of benign focal epilepsies in children：When and how should be treated. *Brain Dev* 2011；33：207-212.
6) Berg AT, et al. Revised terminology and concepts for organization of seizures and

epilepsies：Report of the ILAE Commission on Classification and Terminology, 2005-2009. *Epilepsia* 2010；51：676-685.
7) Wirrell EC, et al. Incidence and classification of new-onset epilepsy and epilepsy syndromes in children in Olmsted County, Minnesota from 1980 to 2004：A population-based study. *Epilepsy Res* 2011；95：110-118.
8) Matsufuji H, et al. Low-dose carbamazepine therapy for benign infantile convulsions. *Brain Dev* 2005；27：554-557.
9) Kivity S, et al. Long-term cognitive outcomes of a cohort of children with cryptogenic infantile spasms treated with high-dose adrenocorticotropic hormone. *Epilepsia* 2004；45：255-262.
10) 伊藤正利ほか．ウエスト症候群の診断・治療ガイドライン．てんかん研究 2006；24：68-73.
11) 平野嘉子ほか．Panayiotopoulos症候群106例の臨床・脳波学的検討．日児誌 2009；113：522-527.
12) Wheless JW, et al. Treatment of pediatric epilepsy：Expert opinion, 2005. *J Child Neurol* 2005；20（Suppl 1）：S1-56.
13) Wheless JW, et al. Treatment of pediatric epilepsy：European expert opinion, 2007. *Epileptic Disord* 2007；9：353-412.
14) 小国弘量ほか．小児てんかんの治療―Expert Consensus 研究結果の日米欧比較．脳と発達 2010；42：262-266.
15) Vining EP, et al. A multicenter study of the efficacy of the ketogenic diet. *Arch Neurol* 1998；55：1433-1437.
16) Kossoff EH, et al. Optimal clinical management of children receiving the ketogenic diet：Recommendations of the International Ketogenic Diet Study Group. *Epilepsia* 2009；50：304-317.
17) 伊藤進，小国弘量．小児難治性てんかんに対するケトン食療法―「最後の選択肢」から「早期からの選択肢」へ．*Brain and Nerve* 2011；63：393-400.
18) Aarts JH, et al. Selective cognitive impairment during focal and generalized epileptiform EEG activity. *Brain* 1984；107：293-308.
19) Binnie CD. Cognitive impairment during epileptiform discharges：Is it ever justifiable to treat the EEG? *Lancet Neurol* 2003；2：725-730.
20) Pellock JM, et al. Infantile spasms：A U.S. consensus report. *Epilepsia* 2010；51：2175-2189.

Further reading

- Roger J, et al（editors）. Epileptic Syndromes in Infancy, Childhood and Adolescence. 4th edition. Montrouge：John Libbey Eurotext；2005／井上有史（監訳）．てんかん症候群―乳幼児・小児・青年期のてんかん学．東京：中山書店；2007.
てんかん症候群について詳細に記載されておりお勧め

IV. 治療
薬物治療
難治性てんかんの薬物療法

> **Point**
> - 真の難治性てんかんかどうか，診断や治療について見直す．
> - 多剤併用にならざるをえないこともあるが，その際は異なる作用機序の薬剤を組み合わせたり薬物相互作用を考慮して処方する．
> - 外科手術の適応を検討する．

難治性てんかんの定義

　難治性てんかん（intractable epilepsy）という用語はよく用いられているが，現在のところ統一された定義はない．いくつかのガイドラインを見ると（**1**），おおむね2～3剤を適切に投与しても発作消失が得られない場合に「難治性てんかん」としている．国際抗てんかん連盟の専門委員会は，難治性てんかんの定義として「忍容性のある適切な抗てんかん薬を単剤投与あるいは併用で2剤使用しても発作消失が得られないこと」としている[1]．わが国においては，日本神経学会の「てんかん治療ガイドライン2010」では「そのてんかん症候群または発作型に対し適切とされている主な抗てんかん薬2～3種類以上の単剤あるいは多剤併用で，かつ十分量で，2年以上治療しても，発作が1年以上抑制されず日常生活に支障をきたす状態」と定義されている[2]．また，日本てんかん学会のガイドラインでは，てんかん外科適応に関する指針の中で「2種類もしくは3種類の適剤の単剤療法，または併用療法で効果がなければ」難治性てんかんと考えて手術適応を検討するとしている[3]．Kwanら[4]の報告によると，てんかんの薬物治療において最初に使用した抗てんかん薬で発作が抑制される患者は47％，2剤目あるいは3剤目で抑制されるのは13％，2剤併用になると3％まで低下する（**2**）．このことからも，2～3剤の投与で効果がないときに難治性てんかんとするのは，妥当と考えられる．

　難治性の判定期間については，2年以上を推奨するガイドラインや意見が多いが，手術適応の検討をする際など，場合によってはそれより早く判断したほうがよいこともあるので注意が必要である．

難治性てんかんに対するアプローチ

　難治性てんかんであると判断した場合，まずはそれが真の難治性てんかん

1 難治性てんかんの定義

国際抗てんかん連盟	・忍容性のある適切な抗てんかん薬を単剤投与あるいは併用で2剤使用しても発作消失が得られないこと
日本神経学会	・そのてんかん症候群または発作型に対し適切とされている主な抗てんかん薬2〜3種類以上の単剤あるいは多剤併用で,かつ十分量で,2年以上治療しても,発作が1年以上抑制されず日常生活に支障をきたす状態
日本てんかん学会	・2種類もしくは3種類の適剤の単剤療法,または併用療法で効果がないこと

2 抗てんかん薬の効果

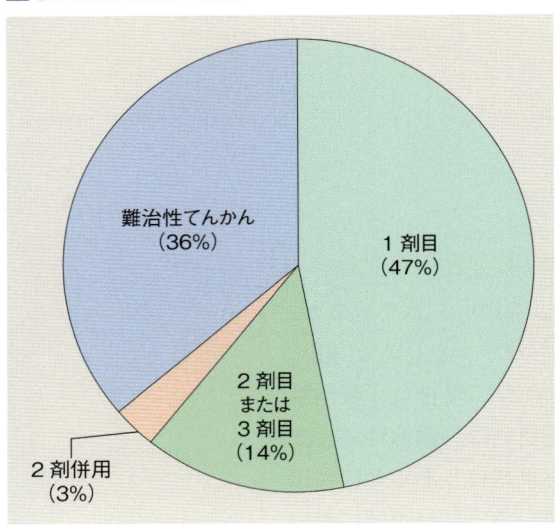

- 1剤目（47%）
- 2剤目または3剤目（14%）
- 2剤併用（3%）
- 難治性てんかん（36%）

（Kwan P. et al. *N Engl J Med* 2000[4] より作図）

3 難治性てんかんに対するアプローチ

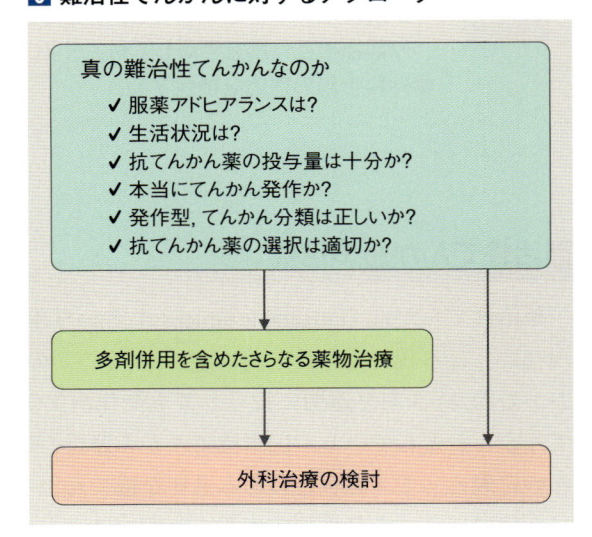

真の難治性てんかんなのか
- ✓ 服薬アドヒアランスは?
- ✓ 生活状況は?
- ✓ 抗てんかん薬の投与量は十分か?
- ✓ 本当にてんかん発作か?
- ✓ 発作型,てんかん分類は正しいか?
- ✓ 抗てんかん薬の選択は適切か?

↓
多剤併用を含めたさらなる薬物治療
↓
外科治療の検討

であるかを検討する.このプロセスを経ずに治療を進めてはならない.真の難治性てんかんと判断したならば,有効性があるとされている抗てんかん薬の中で,まだ用いていないものを十分量投与していく.場合によっては多剤併用を行うことがあるが,その際には作用機序や薬物相互作用に留意して薬剤を選択する.また,外科治療の適応の検討を行うことも重要である（**3**）.

真の難治性てんかんなのか?

■服薬アドヒアランスは?

患者が飲み忘れなく,処方通りに正しく服薬しているかを確認する.外来で難治であった患者が,入院しただけで（まだ薬剤調整を始めていないのに）発作が止まってしまうことがある.これは,自宅での服薬アドヒアランスが悪かったために見せかけの難治性てんかんとなっていたことを示している.30〜60％の患者で服薬アドヒアランスが低下しているという報告もあるので[5,6],注意したい.治療中は,患者や患者家族に服薬アドヒアランスを確認する.また,客観的データとして抗てんかん薬の血中濃度は有用なので,定期的に検査してアドヒアランスの把握や患者教育に用いるとよい.また,

ライフスタイルに合わせて，可能な範囲で投与回数や服用時間を考えることも，時に必要である．

■生活状況は？

睡眠不足，過労，飲酒などは発作を悪化させる．患者の生活状況について確認し，必要に応じて生活指導や環境調整を行う．原因疾患がありそうなときはその検索，治療あるいは他科への紹介を行う．

■抗てんかん薬の投与量は適切か？

抗てんかん薬を投与する際には，十分な量を用いることが必要である．副作用に注意しながら，効果が得られるまで，認可されている最大用量まで投与する．血中濃度を測定できる薬剤については，血中濃度の測定を行う．このとき注意したいのは，薬物相互作用である．調整を行っている抗てんかん薬の濃度を下げる作用のある薬剤を併用していないか見直す[*1]．他院から他の薬剤が処方されていることを患者が主治医に申告していないことがあるので，その確認も行う．また，ベンゾジアゼピン系薬剤（クロバザム〈マイスタン®〉，クロナゼパム〈リボトリール®など〉，ニトラゼパム〈ベンザリン®〉，ジアゼパム〈セルシン®，ホリゾン®〉）は耐性が生じていることがある．

[*1] 本巻付録「薬物相互作用のまとめ」(p.347-351)参照

■本当にてんかん発作なのか？

心因性非てんかん発作や失神などの他の疾患がてんかんと誤って診断されていることがある．病歴，発作症状，発作の起こるときの状況，発作間欠期脳波などを再度見直して検討する．また，頭部MRIや心電図などの検査を行い，てんかん以外の疾患がないか確認する．ビデオ脳波同時記録は，発作症状と脳波を検証することができるため有用である．

■てんかん発作型分類，てんかん症候群分類は正しいか？

真のてんかん発作であると判断した場合，次に発作型分類やてんかん分類が正しいかどうか検討する．もしこれが誤っていると，適切な抗てんかん薬が投与されていないために発作が抑制されない可能性がある．たとえば，ミオクロニー発作を部分発作と誤って認識してカルバマゼピン（テグレトール®）を投与した場合，ミオクロニー発作が悪化する可能性が高い．また，症候性全般てんかんの患者は，長年の経過の中で脳波異常があたかも部分てんかんであるかのように局在性を示すことがあるため，病歴確認が重要である．

■抗てんかん薬の選択は適切か？

抗てんかん薬を投与する際は，発作型に適した抗てんかん薬を選択する必要がある．適切な薬剤選択が行われていなければ，発作が抑制されないだけでなく，悪化することもある．抗てんかん薬の選択については，本章の別項を参照されたい[*2]．

[*2] 本巻IV．「治療／薬物治療」(p.177-268)の各項目，および付録「抗てんかん薬治療アルゴリズム」(p.352-356)を参照

いつ難治となるのか？

■発作予後はてんかん症候群に依存する

小児期発症の特発性てんかんで神経学的に異常のない例では90％以上が

4 薬物療法による発作コントロール

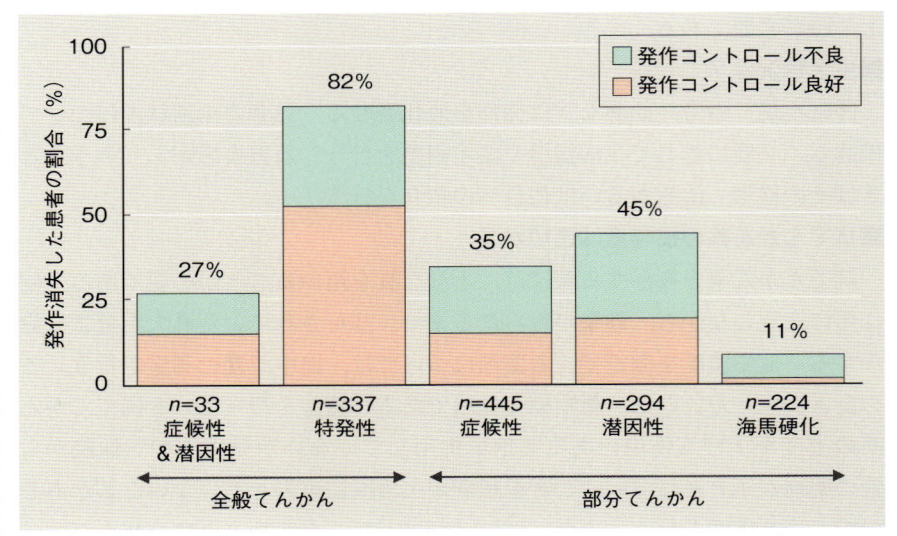

図：発作消失した患者の割合（%）
- 全般てんかん：症候性&潜因性 n=33（27%）、特発性 n=337（82%）
- 部分てんかん：症候性 n=445（35%）、潜因性 n=294（45%）、海馬硬化 n=224（11%）

（Semah F, et al. *Neurology* 1998[8] より引用）

早期に寛解状態となる[7]．小児の症候性部分てんかんで，発作頻度が多く群発傾向を示す例では薬物治療への反応が遅れるが，それでも60%が寛解状態となる．しかし，いわゆる破局てんかん（破滅型てんかん）と呼ばれる難治の小児てんかんでは発作抑制の達成率は30%以下にとどまる．成人では，Semahら[8]の報告によると，外来患者2,200人のうち発作が1年以上抑制されたのは45%であった．てんかん症候群分類別の発作抑制率は，特発性全般てんかん82%，潜因性部分てんかん45%，症候性部分てんかん35%，症候性または潜因性全般てんかん27%，海馬硬化を伴う部分てんかん11%であった（4）．病因別に見ると，最も抑制率が低いのは形成異常，海馬硬化および重複病変であったという．一般に，頭蓋内病変（海馬硬化，皮質形成異常，腫瘍，脳血管障害，脳動静脈奇形，脳萎縮など）のあるてんかんは難治性てんかんになりやすい[9]．

■発作抑制は一過性か，持続的か？

Bergら[10]は613例の小児てんかんを前方視的に追跡し，難治性てんかんとなる時期について検討した．2剤以上の抗てんかん薬に反応せず難治と判断されたのは142例（23.2%）であり，そのうち3年を超えてから難治と判断された例が27.5%にのぼった．難治性てんかんのおよそ半数例に治療開始後早期に1年以上にわたって発作が抑制された一過性寛解状態があり，これが難治の判断が遅れた理由として指摘された．

1年以上の寛解状態が達成された成人てんかん256例を前方視的に5年間追跡した調査でも，40%に発作が再発し，そのうち25%が難治性てんかんに移行したという[11]．一過性の寛解状態は，特に内側側頭葉てんかんや局在性皮質形成異常などで多く，遅れて難治となる例が少なくない[12]ので注意を要する．

■ 多剤併用を行うとき

　てんかんの薬物治療の基本は単剤治療である．しかし，難治性てんかんの場合，多剤併用にせざるをえないことがある．多剤併用による治療では，作用機序および相互作用を考慮して薬剤を選択する．抗てんかん薬の作用機序には，Na^+チャネル抑制作用，Ca^{2+}チャネル抑制作用，グルタミン酸受容体抑制作用などがあり，異なる作用機序の薬剤を組み合わせるとよい．

外科手術適応の検討

　症候性部分てんかんで最も頻度が高いのは側頭葉てんかんであるが，海馬硬化を伴う内側側頭葉てんかんは手術可能なてんかん（surgically remediable epilepsies）の代表である．

　Wiebeら[13]は内側側頭葉てんかん80例を無作為に手術治療群40例と薬物治療群40例とに分け，1年間経過を観察したRCTの結果を報告している．それによると，意識消失を伴う発作が消失したのは手術治療群の58％（術前検査を受けて実際に手術を受けたうちの64％）で，薬物治療群では8％であった．また，すべての発作が消失したのは手術治療群の38％，薬物治療群の3％であった．Rathoreら[14]は内側側頭葉てんかんの術後に発作が消失した258例中，抗てんかん薬治療も終了できた（すなわちてんかんが治癒した）例が163例（63.2％）にのぼったと報告した．術後に薬物減量を試みて発作が再発した例は，30歳を過ぎて手術を受けた例と罹病期間が20年以上の例であったという．内側側頭葉てんかんは外科手術の成績が最も良く，先に述べたように一過性の発作抑制期間をもつ例が多いため，外科手術適応の検討は早い時期に行うべきであろう．

　その他，MRIで病変が検出されない部分てんかんもsurgically remediable epilepsiesであり[3]，難治性てんかんの場合には一度は手術適応について検討する必要がある．国際抗てんかん連盟の外科委員会[15]でも，日本てんかん学会のガイドライン[3]でも，小児に関しては罹病2年以内の手術を推奨している．

（渡邊さつき，松浦雅人）

文献

1) Kwan P, et al. Definition of drug resistant epilepsy：Consensus proposal by the ad hoc Task Force of the ILAE Commission on Therapeutic Strategies. *Epilepsia* 2010；51(6)：1069-1077.
2) 日本神経学会（監修），「てんかん治療ガイドライン」作成委員会（編）．てんかん治療ガイドライン2010．東京：医学書院；2010, pp.49-61.
3) 三原忠紘ほか．てんかん外科の適応に関するガイドライン．てんかん研究 2008；26（1）：114-118.
4) Kwan P, Brodie MJ. Early identification of refractory epilepsy. *N Engl J Med* 2000；342（5）：314-319.
5) Leppik IE. How to get patients with epilepsy to take their medication. The problem of noncompliance. *Postgrad Med* 1990；88（1）：253-256.
6) Jones RM, et al. Adherence to treatment in patients with epilepsy：Associations with seizure control and illness beliefs. *Seizure* 2006；15（7）：504-508.

7) Sillanpää M, Schmidt D. Predicting antiepileptic drug response in children with epilepsy. *Expert Rev Neurother* 2011 ; 11 (6) : 877-885 ; quiz 886.
8) Semah F, et al. Is the underlying cause of epilepsy a major prognostic factor for recurrence? *Neurology* 1998 ; 51 (5) : 1256-1262.
9) Stephen LJ, et al. Does the cause of localisation-related epilepsy influence the response to antiepileptic drug treatment? *Epilepsia* 2001 ; 42 (3) : 357-362.
10) Berg AT, et al. How long does it take for epilepsy to become intractable? A prospective investigation. *Ann Neurol* 2006 ; 60 (1) : 73-79.
11) Schiller Y. Seizure relapse and development of drug resistance following long-term seizure remission. *Arch Neurol* 2009 ; 66 (10) : 1233-1239.
12) Takenaka J, et al. Transient seizure remission in intractable localization-related epilepsy. *Pediatr Neurol* 2000 ; 23 (4) : 328-331.
13) Wiebe S, et al. A randomized, controlled trial of surgery for temporal-lobe epilepsy. *N Engl J Med* 2001 ; 345 (5) : 311-318.
14) Rathore C, et al. How safe is it to withdraw antiepileptic drugs following successful surgery for mesial temporal lobe epilepsy? *Epilepsia* 2011 ; 52 (3) : 627-635.
15) Binnie CD, Polkey CE. Commission on Neurosurgery of the International League Against Epilepsy (ILAE) 1993-1997 : Recommended standards. *Epilepsia* 2000 ; 41 (10) : 1346-1349.

重積状態の治療

IV. 治療
薬物治療

> **Point**
> - てんかん重積は一刻も早く止めなければ脳の損傷が進行する緊急事態である.
> - てんかん発作が，5～10分程度持続するかあるいは意識が完全に回復することなく繰り返す場合に，てんかん重積と診断し治療を開始する.
> - てんかん重積を治療する際には，使用した薬剤の効果を的確に判断し，必要なら躊躇せず全身麻酔療法を行う.
> - 全身痙攣のてんかん重積だけでなく，意識障害や行動異常を呈する非痙攣性てんかん重積にも注意をはらう必要がある.

てんかん重積とは

　国際抗てんかん連盟によると，てんかん重積（status epilepticus）とは「発作がある程度の長さ以上に続くか，または短い発作でも反復しその間の意識の回復がないもの」と定義されている．実際には5～10分程度発作が持続するか，2回以上の発作が起こりその間に意識が完全に回復しない場合に，てんかん重積と診断している．動物実験では発作が5分続けば脳損傷が起こるというエビデンスがあり，治療はてんかん重積を疑った時点ですぐに始めるように推奨されている．治療抵抗性のものが3～4割あり，1か月以内の死亡率は7～39％という報告[1]もあるので，早期に診断して治療にかかることが大変重要である．

　てんかん重積には2種類あり，痙攣性発作が持続する全身痙攣性てんかん重積（generalized convulsive status epilepticus：GCSE）と，痙攣性発作がみられない非痙攣性てんかん重積（non convulsive status epilepticus：NCSE）である．てんかん重積というと一般的には全身痙攣性のものを考えるので，まず全身痙攣性の治療について記載し，最後に非痙攣性てんかん重積について述べる．

全身痙攣性てんかん重積時の病態

　痙攣が連続するてんかん重積時には，グルタミン酸などの興奮性神経伝達物質がシナプス末端より過剰に放出され，後シナプス側の神経細胞内にカルシウムが多量に流入した結果として細胞が障害され，さらには細胞死に至る．機能障害を起こした神経細胞が，さらに周囲の神経細胞を障害するという障害の連鎖が生じ，悪循環に陥っていると考えられている．このような状態のときには悪循環を早く断ち切ることが重要で，使用した薬剤の効果判定を早

> **1 てんかん重積の治療の順**
>
> - まず発作（痙攣，意識障害，行動異常）を止める
> - 発作が治まれば，維持療法
> - 発作が治まらなければ，次の治療に移行
>
> 1. 気道確保，酸素吸入
> 2. 血管確保しビタミン B_1 を静注し，さらにブドウ糖を静注（小児：血管確保に時間がかかるようならジアゼパム注腸またはミダゾラムの口腔粘膜投与，点鼻など）
> 3. ジアゼパムを呼吸抑制に注意してゆっくり静注
> 4. 治まらなければ，呼吸抑制に注意してジアゼパムを追加，またはフェノバルビタールかミダゾラムの静注
> 5. 治まらなければ，ホスフェニトインを速度に注意して静脈内注射
> 6. 治まらなければ，脳波モニターを行い，全身麻酔（チオペンタール，プロポフォール，ミダゾラムなど）

急に行い，効果が認められない薬物を漫然と使うことは避けなければならない．

全身痙攣性てんかん重積の診断

　一般的にはてんかん重積はまず救急外来で疑われて診断される．救急車で搬入時，患者は意識がなく，たとえいったん意識が戻っても直前の記憶は曖昧であり，発作中の記憶がないので，付き添ってきた人に時間経過を含めて発作の状況をしっかり聞くことが大切である．外出していて道路で発作が出て意識を失って倒れ，たまたまその場に居合わせた無関係の人が付き添っていることもあるので，病歴聴取の際にどのような関係の人か確認しておく必要がある．

　意識消失発作や痙攣性発作はさまざまな原因で起こるので，救命措置と脳保護治療を始めながら原因疾患の鑑別も並行して行う．心原性，肺性，脳血管性，など頻度の高いものを手際よく調べていくが，ポイントとなる病歴が確認できれば診断名を絞り込んでいきやすくなる．てんかん重積患者の半数はてんかんの既往はないとされており，もしてんかんであった場合でも，初発か，もともとてんかんがあるのか，どのような薬を飲んでいるのか，などについてまったくわからない場合のほうが多いが，手掛かりがないか所持品などを確認し薬手帳などがあればそれを参考にする．てんかん患者が重積になる誘因として注意しなければならないのは小児では感染，成人では抗てんかん薬の飲み忘れである．

全身痙攣性てんかん重積の治療（**1**）

気道確保と酸素吸入

　てんかん重積が緊急治療を要する理由は，そのまま放置していると低酸素血症と脳の神経細胞の過興奮により回復不能な脳損傷が進行していくことであり，気道確保と酸素投与がまず必要となる．さらに低酸素血症の原因にな

> **Memo**
>
> **本当にてんかんによる症状か？**
>
> てんかんを専門とする医師が，てんかん発作の状況をリアルタイムで確認できればてんかんと診断できることが多いが，時には心因性の痙攣様不随意運動や精神的な原因で生じる痙攣性発作（PNES，別述）などもあり判断に迷うケースもある．本当にてんかんなのか，ということは常に考えておく必要があり，発作をよく観察するとともに脳波をビデオとともに記録して客観的に判断する．

っている呼吸筋の強直性・間代性痙攣を一刻も早く止めることが必要となる．てんかん重積状態で病院へ搬入される際には救急車内ですでに酸素投与が開始されていることが多いが，酸素飽和度や動脈血酸素分圧を確認し回復するまでは酸素投与を継続する．

初期に使用する薬剤（2）

　静脈確保が可能であればすぐにそのルートを用いて薬剤を投与していくが，乳児や小児ですぐに静脈が確保できそうにない場合はいたずらに静脈確保に時間を割くのではなく，まず痙攣を止める薬剤の注腸を先行する．

　具体的には注射用のジアゼパム（セルシン®）10 mg を注腸する．半数例が 10 分以内に痙攣が止まったと報告されている．なおジアゼパム筋注は，効果発現が遅いうえに結果がばらつくことが明らかになっており，さらにジアゼパム坐薬（ダイアップ®）は即効性がないという理由で，いずれも痙攣重積の際には用いない．一方，注射用ミダゾラム（ドルミカム®）10 mg も近年その有効性が明らかになっており，口腔粘膜，筋注，注腸，点鼻などにより吸収されて効果を示す[2]．

　意識障害で緊急受診した場合に血管確保ができたのであれば，まずビタミン B_1（アリナミンF®）を 100 mg 静注することが推奨されており，その後に 50％ブドウ糖 50 mL を静注する．これはてんかんに必要ということよりも，脳細胞が過興奮してエネルギーを過剰消費している際にはエネルギー代謝に必須の補酵素であるビタミン B_1 が消費されており，もし以前から慢性的に低栄養状態にある患者であれば，すでにビタミン B_1 欠乏状態にあるので，ウェルニッケ脳症を未然に防ぐ重要な意味がある．

　そのうえで，すぐに成人ではジアゼパム 10 mg を呼吸抑制が生じないように注意しながら，2 分くらいかけてゆっくり静注する．小児は体重 kg あたり 0.3〜0.5 mg を静注する．ジアゼパムは生理食塩液やブドウ糖に混ぜると混濁するので，希釈せずにそのまま静注する．5〜10 分くらいで発作が治まらないようなら，再びジアゼパム 10 mg を呼吸抑制に注意しながら追加する．他の選択肢としては，フェノバルビタール（フェノバール®）を体重 kg あたり 15〜20 mg の量を 1 分間に 50〜75 mg の速度で静注するか，ミダゾラム体重 kg あたり 0.1〜0.3 mg の量を 1 分間に 1 mg の速度で静注する．

　さらに，ジアゼパム単独では発作抑制効果は 20 分程度とされており，第二選択薬として 2011 年 11 月からフェニトインの水溶性プロドラッグであるホスフェニトインナトリウム水和物（ホストイン®）が使えるようになった．従来，フェニトイン（アレビアチン®）の注射薬も存在するが水に難溶性であり，溶けやすくするために添加物が加えられた結果，注射部位の血管痛や炎症さらには漏出時の壊死が生じやすく使いにくかった．その点を改善しており，水に溶けやすく生体内で加水分解されてフェニトインになるプロドラッグとしてホスフェニトインを使う[3]．

　てんかん重積の場合には，初回はホスフェニトインとして 22.5 mg / kg で，

2 てんかん重積状態の治療フローチャート

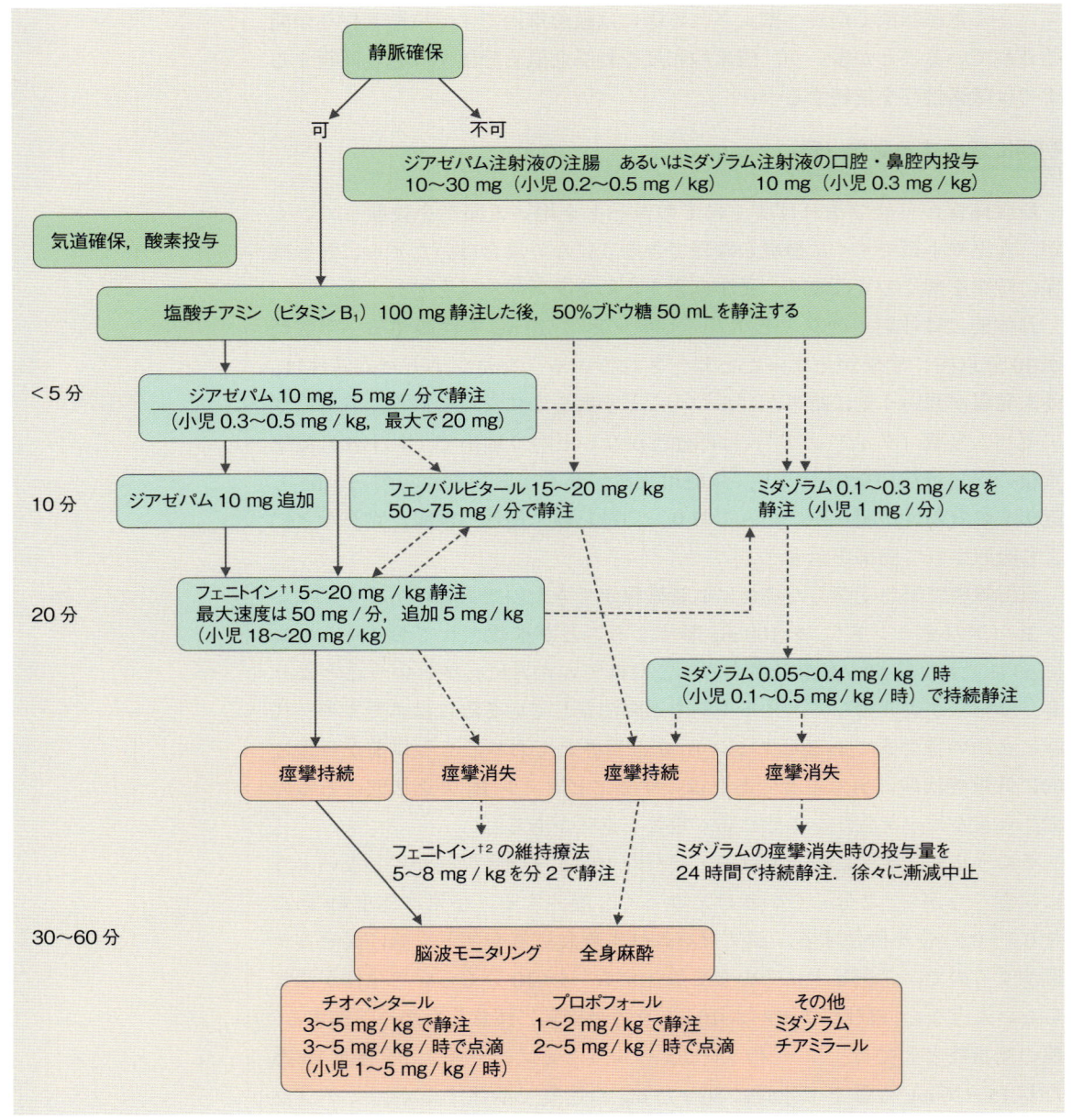

```
                          静脈確保
                       可 ／     ＼ 不可
                                    ジアゼパム注射液の注腸　あるいはミダゾラム注射液の口腔・鼻腔内投与
                                    10～30 mg（小児 0.2～0.5 mg / kg）　　10 mg（小児 0.3 mg / kg）

  気道確保, 酸素投与
                          塩酸チアミン（ビタミン B₁）100 mg 静注した後，50％ブドウ糖 50 mL を静注する

  ＜5分        ジアゼパム 10 mg，5 mg / 分で静注
               （小児 0.3～0.5 mg / kg, 最大で 20 mg）

  10分    ジアゼパム 10 mg 追加    フェノバルビタール 15～20 mg / kg    ミダゾラム 0.1～0.3 mg / kg を
                                   50～75 mg / 分で静注               静注（小児 1 mg / 分）

  20分    フェニトイン†1 5～20 mg / kg 静注
          最大速度は 50 mg / 分，追加 5 mg / kg
          （小児 18～20 mg / kg）
                                                                   ミダゾラム 0.05～0.4 mg / kg / 時
                                                                   （小児 0.1～0.5 mg / kg / 時）で持続静注

          痙攣持続    痙攣消失    痙攣持続    痙攣消失

                   フェニトイン†2 の維持療法       ミダゾラムの痙攣消失時の投与量を
                   5～8 mg / kg を分 2 で静注    24 時間で持続静注．徐々に漸減中止

  30～60分            脳波モニタリング　全身麻酔
                     チオペンタール          プロポフォール           その他
                     3～5 mg / kg で静注      1～2 mg / kg で静注      ミダゾラム
                     3～5 mg / kg / 時で点滴   2～5 mg / kg / 時で点滴   チアミラール
                     （小児 1～5 mg / kg / 時）
```

*1 括弧内は小児量．
*2 ある薬剤を投与し，血中濃度を測定すれば，その薬剤が分布する容量がわかる．この容量を分布容量（Vd）という．3 者の関係は，血中濃度増加分（mg / L）＝投与量（mg）÷体重（kg）÷ Vd（L / kg）である．フェニトインの Vd は 0.7 なので，希望する血中濃度と体重がわかれば，フェニトインの投与量は算出できる．
*3 フェニトインを投与する場合は，血中濃度の推移は個体差が大きいことに注意する．特に高用量では血圧低下などの副作用に注意する．
*4 栄養障害性急性脳症であり，ビタミン B₁ の急速な消費により惹起される Wernicke 脳症では，ブドウ糖の投与が痙攣を増強することがあるために，病歴が不確かなときは，糖を投与する前にビタミン B₁ 100 mg を静注する（エビデンスレベルIV）．
*5 実線は標準的な治療，破線は別の選択肢を示す．
（日本神経学会〈監修〉，「てんかん治療ガイドライン」作成委員会〈編〉．てんかん治療ガイドライン 2010[6]，p.74 より）

†1 2011 年 11 月よりホスフェニトインの使用も可となっている（詳しくは本文参照）．ホスフェニトインは 15～22.5 mg / kg を 3 mg / kg / 分または 150 mg / 分のいずれか低い方を超えない速度で静注（成人，2 歳以上の小児共通）．追加投与は不可．
†2 ホスフェニトインによる維持療法は，初回投与から 12 時間以上あけて 5～7.5 mg / kg / 日を分 2 で静注．

速度は1分間に3 mg/kgまたは150 mgを超えない量で静脈内投与をする．維持には1日量として5〜7.5 mg/kgを静脈内投与するが，速度は1分間に1 mg/kgまたは75 mgを超えないようにする．

急速に静脈内投与すると，心停止，血圧低下，呼吸抑制などを生じることがあるのは従来のフェニトインと同様であり，心電図をモニターするとともに呼吸循環系のバイタルサインに注意することが必要である．

全身麻酔療法

これら一連の治療を行っても，痙攣がなお持続するようなら難治性のてんかん重積であり脳波モニタリングをしながら全身麻酔を行う．てんかん重積のうち3〜4割が難治性で全身麻酔が必要になると報告されている[4]．てんかん重積が30分以上続くと脳損傷が回復しなくなるとされるので，判断は迅速に行う必要がある．

用いる全身麻酔薬は，バルビツール酸系薬（チオペンタール〈ラボナール®〉，チアミラール〈イソゾール®〉），プロポフォール（ディプリバン®），ミダゾラム，である．バルビツール酸系薬にはいくつか種類があるが，チオペンタールが痙攣性発作を抑制する効果が高いとされて用いられている．使用量は体重kgあたり3〜5 mgで静注し，以後毎時体重kgあたり3〜5 mgを点滴静注する．プロポフォールの場合は体重kgあたり1〜2 mgを静注し，その後毎時体重kgあたり2〜5 mgで点滴静注する[5]．

てんかんとは異なる病態で，何らかの精神的な原因が関与して発症する痙攣性発作である psychogenic non-epileptic seizure（PNES）を否定しておく必要があり，必ず脳波をモニターする．そのうえで，薬剤治療により痙攣性発作を認めなくなるとともに，脳波上てんかん放電が出なくなるように，脳神経細胞の活動を抑制することが必要である．従来から，脳波をモニターし平坦脳波や群発抑圧交代（burst-suppression）を維持するほうが予後が良いとされているが，必ずしも十分なエビデンスがあるわけではない[6]．

その他の薬剤治療

近年，痙攣重積にダントロレン（ダントリウム®）が有効であったという報告がみられる．実験的痙攣重積モデル動物にダントロレンを用いると神経細胞を保護する効果が得られたという報告[7]もあって，痙攣重積を生じジアゼパム，フェニトイン，フェノバルビタール，ミダゾラムを使用しても治まらなかった症例に対して，ダントロレンをまず40 mgさらに20 mgを追加静注したところ，それまで治療抵抗性であった痙攣重積発作が改善したとされている[8]．

全身痙攣性てんかん重積の再発の防止

痙攣性発作の原因が明らかになれば，抗痙攣薬の治療を継続するとともに原因疾患の治療も集中して行う．てんかんであることが明らかになった場合

Key words

PNES
一見するとてんかん発作と区別がつきにくいが，何らかの精神的な原因が関与して発症する痙攣性発作である．てんかん発作との区別は脳波で行うが，時にはてんかん患者に合併することもあるので，発作の経時的な観察をしっかり行い総合的に判断する[*1]．

*1
PNESについては，本巻II.「心因性発作の診断」（p.88-96）参照

は，抗てんかん薬を継続し発作の再発を抑制する．患者教育が重要で，発作がしばらくみられなくても薬をすぐにはやめることができないことを十二分に理解させる必要がある．

非痙攣性てんかん重積の治療

このタイプのてんかん重積はしばしば見逃されているといわれている[9]．痙攣のような素人にも明らかな症状がないので，周囲の人も気づかないことが多く，このような状態があることを積極的に疑わないと正しい診断に至らない．非痙攣性てんかん重積も，全身痙攣性てんかん重積と同じく意識障害や行動異常が一定時間以上続くか2回以上の発作の間に意識が完全に回復しない場合にそのように診断するが，特に脳波上で発作波が持続していることを確認することが大切である[10]．

発作の出方は，欠神発作重積，単純あるいは複雑部分発作重積，潜在性てんかん重積である．基礎疾患としては，もともとてんかんがある場合だけでなく，脳炎，血管障害，脳腫瘍，代謝性脳症などでも発症するので，脳波で意識障害の原因がてんかん重積なのか異なるのかを確認する．重積状態は一刻も早く止める必要があるので可能性を疑えばすぐに治療を始める必要があり，全身痙攣性てんかん重積に準じてジアゼパムを注腸，あるいは静注し，脳波をモニターして発作を抑える．

（依藤史郎）

Keywords

非痙攣性てんかん重積

欠神発作，単純あるいは複雑部分発作，潜在性発作が重積状態になることがあり，この場合は意識障害や行動異常が続くだけであるため，てんかん重積とは考えが至らない場合がある．脳波で発作波が出続けている場合は重積状態としての治療を行う必要がある．

文献

1) Holtkamp M, et al. Predictors and prognosis of refractory status epilepticus treated in a neurological intensive care unit. *J Neurol Neurosurg Psychiatry* 2005；76：534-539.
2) Scott RC, et al. Buccal midazolam and rectal diazepam for treatment of prolonged seizures in children and adolescence：A randomized trials. *Lancet* 1999；353：623-626.
3) Fischer JH, et al. Fosphenytoin：Clinical pharmacokinetics and comparative advantages in the acute treatment of seizures. *Clin Pharmacokinet* 2003；42：33-58.
4) Rossetti AO, et al. Refractory status epileptics：Effect of treatment aggressiveness on prognosis. *Arch Neurol* 2005；62：1698-1702.
5) Prasad A, et al. Propofol and midazolam in the treatment of refractory status epilepticus. *Epilepsia* 2001；42：380-386.
6) 日本神経学会（監修），「てんかん治療ガイドライン」作成委員会（編）．てんかん治療ガイドライン2010．東京：医学書院；2010, pp.72-85.
7) Niebauer M, Gruenthal M. Neuroprotective effects of early vs. late administration of dantrolene in experimental status epilepticus. *Neuropharmacology* 1999；38：1343-1348.
8) 日浅厚則ほか．ダントロレンの有用性が示唆されたけいれん重積発作の1例．臨床神経 2011；51：777-780.
9) Meierkord H, Holtkamp M. Non-convulsive status epilepticus in adults：Clinical forms and treatment. *Lancet Neurol* 2007；6：329-339.
10) Bauer G, Trinka E. Nonconvulsive status epilepticus and coma. *Epilepsia* 2010；51：177-190.

IV. 治療
薬物治療
てんかん薬物治療の終結

> **Point**
> - 発作寛解期間の長短のみで断薬の是非を判断してはいけない．
> - 断薬すれば発作再発のリスクが高まる．
> - 再発に関わる危険因子は症候性てんかん，精神神経学的異常，複雑部分発作，ミオクロニー発作，脳波異常などである．
> - 再発の可能性が最も高いのは減量中と断薬後の1年間である．
> - 治療終結の決定は，諸要件（特に危険因子の有無と質）を総合的に勘案し，患者ならびに患者家族の意向を尊重して個別に判断すべきである．

　新たにてんかんを発病した患者の約2/3では，抗てんかん薬治療により発作の寛解が期待できる．相当期間発作が寛解している場合，抗てんかん薬をいつまで継続するのかは最も難しい臨床判断である．抗てんかん薬は認知機能をはじめ，さまざまな種類の，さまざまな程度の副作用をもたらしている可能性が高い．断薬はこれらの副作用を解消し，心理社会面でも良い結果をもたらす．断薬に伴う最大のリスクは発作の再燃である．多くの場合，服薬を再開すると発作は抑制されるが，すみやかに発作が止まるとは限らない．成人では小児にみられる良性てんかんは報告されておらず，発作再発のリスクは小児より高い．発作が再燃した場合の負のインパクトも大きい．就労，運転免許といった社会的要因を考慮すると，治療中断についてはより慎重な配慮が求められる．発作が寛解している女性の場合，挙子希望は断薬を考慮する良い機会である．

　どのような場合に断薬を考慮すべきか統一的な見解は得られていないが，多くのエビデンスが集積しつつある．これらのエビデンスを基にわが国においても治療中断に関わる診療ガイドラインが作成されている[1-3]．治療中断に関わる良好因子，不良因子を念頭に患者の置かれた状況を個別に評価していくことが大切である．

> **point**
> 治療終結の判断は多くの因子を考えて決定する

断薬後の発作再発とその転帰

　断薬した場合，発作再発の危険はどの程度か？ 再発する危険はいつごろまでか？ 再発しても服薬を再開すれば発作は止まるのか？ などは，患者も医師も最も知りたい点である．

　SchmidtとLöscherは計画的断薬後の発作転帰に関する研究を網羅的に収集・分析している[4]．それによると，断薬後に発作が再発していた患者の頻

度は平均34％（12〜66％）であった．これら再発例を1〜9年間にわたり追跡したところ，8割（64〜91％）の患者は服薬により再び発作が寛解していた．再服薬後の寛解率は，小児・思春期のてんかん（84％）と成人のてんかん（80％）との間に差はなかった．約半数の患者では1年以内に発作が抑制されていたが，5〜12年かけてやっと発作が止まった患者もいた．再服薬により大部分の患者で発作は再び寛解したが，19％（15〜24％）の患者では再服薬によっても発作は抑制されずに経過していた．

再発した発作そのものによる深刻なダメージはまれではあったが，椎骨や上腕の骨折，歯の破折，あるいは重度の火傷などがあった．社会的な負の影響は運転免許の失効や失業などであった．最終的には7〜23％の患者でてんかんが難治化しており，その多くは複雑部分発作であった．小児のてんかんでは，予後良好因子は知能正常，5歳以上の発病，などであり，予後不良因子は神経学的異常，症候性，知的障害，てんかんの罹病歴が長い，などであった．思春期のてんかんでは若年性ミオクロニーてんかん，成人のてんかんでは複雑部分発作が難治化と関連していた．再発までの期間，てんかん類型，などは発作転帰と関係していなかった．初診時，断薬前，発作再発時，追跡時，いずれの時点の脳波所見も発作転帰との間に関連は見出せなかった．多くの場合，再発発作は治療の再開で再び抑制されており，発作の再燃は必ずしも転帰不良を意味していなかった．2年以上発作が寛解している患者で断薬を考慮することは妥当と思われた．

point
2年以上発作寛解で断薬を考える

発作の寛解期間と断薬

発作が長く寛解していればより安全に断薬できると考えられているが，どのくらいの期間，発作が寛解していれば断薬を考慮すべきかについては統一的な見解はない．

小児てんかんの断薬とその後の発作転帰について，短期治療群（寛解期間2年未満）と長期間治療群（寛解期間2年以上）とで比較したCochrane Reviewによれば，短期治療群は長期治群に比べて，発作再燃のリスクが高く，相対危険度は1.32（1.02-1.70）であった[5]．とりわけ部分発作あるいは脳波異常をもつ場合では再燃のリスクはさらに高かった．前者の相対危険度は1.52（0.95-2.41），後者のそれは1.67（0.95-3.00）であった．全般発作については確かなエビデンスを欠いていた．小児については，2年以上の寛解期間を待ってから断薬を考慮すべきことが示唆された．

成人てんかんでの断薬の時期については，短期治療群と長期治療群とで比較したエビデンスそのものがない．2年以上発作が寛解していた成人てんかん患者1,013例を対象にした，治療中止後の発作転帰に関する多施設無作為化比較試験が行われている（Medical Research Council Antiepileptic Drug Withdrawal Study Group：MRC study）．それによると，治療を中止してから2年後に寛解を保っていた患者の割合は，治療継続群では78％であったが，断薬群では59％にとどまっていた[6]．発作再燃に関わる最も重要な因子は

寛解期間の長さであった．多剤併用治療，強直間代発作の既往なども発作再発のリスク要因であった．

てんかん発作型，てんかん類型，てんかん症候群と治療終結

Shinnar らの小児てんかん患者を対象にした治療終結に関する大規模な前向き研究によると，追跡期間（平均58か月）のうちに36％（95/264）の患者が発作を再発していた[7]．

てんかん症候群についてみると，中心・側頭部に棘波の焦点をもつ良性ローランドてんかん14例では再発は皆無であったが，若年性ミオクロニーてんかん4例ではすべて再発していた．治療終結を考慮する際にはてんかん症候群診断が大切であることを示している．ただし，特定のてんかん症候群に該当する患者はむしろ少ない．症候性てんかんの発作再発率は特発性てんかんより高かった（相対危険度1.81〈1.21-2.70〉）．個々の発作型に関する発作再燃の危険度については確かなエビデンスは得られていない．抗てんかん薬治療を中止した小児期発症てんかん556例の再発特徴を分析した本邦の報告によると，再発を80例（14.4％）に認め，特に思春期以降に中止した例で高頻度であった[8]．

てんかん類型別にみると，思春期以降発症の特発性全般てんかん（31.3％），症候性局在関連てんかん（25.2％），潜因性あるいは症候性全般てんかん（19.2％）などで高頻度であった．Kudo らは小児／成人の混合てんかんにおいて，症候性全般てんかんは特発性全般てんかんよりも断薬後の再発が高いことを報告している[9]．

治療終結に関わる危険因子

最近のレビューによれば，神経学的異常，知能指数70以下，てんかんの長い活動期，発作回数の増加，部分発作，複数の発作型，焦点性てんかん波，減量中のあるいは減量後の脳波異常の悪化，思春期発病のてんかん，症候性てんかん，などは発作再燃の危険因子にあげられている[10] **1**．

本邦の研究においても，てんかん波の消失は治療終結に関わる良好因子とみなされている[11]．脳波異常の意義は小児のてんかんのみならず成人のてんかんでも強調されている[12]．

Berg と Shinnar は小児ならびに成人のてんかんの治療終結に関わる予後不良因子について詳細なメタ解析を行っている[13]．抗てんかん薬の減量を開始してから，1年目の再発率は0.25（0.21-0.30），2年目の再発率は0.29（0.24-0.34）であった．危険因子は次のようである．小児期発病に比べ思春期発病のてんかんは再発の危険が高い（相対危険度1.79〈1.46-1.81〉）．小児期発病に比べ成人発病てんかんは再発の危険が高い（相対危険度1.34〈1.00-1.81〉）．特発性てんかんに比べ症候性てんかんは再発の危険が高い（相対危険度1.55〈1.21-1.98〉）．とりわけ運動障害をもつ症候性てんかんでは特発性てんかんに比べ再発の危険が高い（相対危険度1.79〈1.13-2.83〉）．脳波異常

1 治療終結の危険因子

- 神経学的異常
- 知能指数70以下
- てんかんの長い活動期
- 発作回数の増加
- 部分発作
- 複数の発作型
- 焦点性てんかん波
- 減量中のあるいは減量後の脳波異常の悪化
- 思春期発病のてんかん
- 症候性てんかん

をもつ場合には，脳波正常に比べて再発の危険が高い（相対危険度1.45〈1.18-1.79〉）．脳波異常の質については十分なエビデンスは得られなかった．

最近，報告された成人てんかんの治療終結に関する研究によると神経学的に異常があれば再燃しやすいことが指摘されている[14]．

抗てんかん薬の減量速度

断薬の手順は漸減中止が原則であるが，適切な抗てんかん薬の減量速度を推奨できる確かなエビデンスはない．3か月以内で治療を終結した，急速な減量群とそれ以上時間をかけた緩やかな減量群とで発作再発のリスクについて検証したCochrane Reviewがある[15]．成人では研究そのものがなかったが，小児ではいくつかの研究があった．しかし，方法論，症例数が不十分などの理由から結論が出せず，小児の場合でもガイドラインに反映できるほどのエビデンスは得られていない．今まで服用していた抗てんかん薬を急激に中止すると，思わぬ反跳発作や痙攣重積状態を引き起こす危険がある．特にフェノバルビタール（フェノバール®など）やクロナゼパム（リボトリール®など）などは慎重に減量すべきである[16]．

てんかん外科手術後の断薬

近年，てんかん外科治療の普及に伴い手術後の薬物治療のあり方について関心が集まっているが，統一的な見解はない．Schmidtらは，てんかん外科手術後の断薬とその後の転帰に関する報告を網羅的に収集レビューしている[17]．1980～2003年の間に，てんかん外科治療後の経過に関する報告が38編あった．これらのうち，薬物の減量が計画的でない，追跡期間が不十分，切除外科（根治手術）以外の手術が含まれていた，症例数が少ない（5例未満），などの理由で32編の論文がはずされ，6編の論文が残った．この6編の論文について詳細に分析している．対象患者の多くは側頭葉てんかんの外科手術後であった．無作為化比較試験は含まれていない．

成人てんかんについて，2年，3年，4年，5年，そして6年間の寛解期間でそれぞれ断薬後の発作再発の頻度を比較したが有意差はなかった．小児についても6か月～2年間の寛解期間で発作再発のリスクを比較したが，成人同様，寛解期間の長さと発作再発リスクとの間に関連を認めなかった．

MRI病変を認めない患者は病変を認めた患者より発作の再発が多いとされてきたが，このレビューでは差を認めなかった．手術後に前兆あるいは，まれな発作が残っていた患者のほうが，ない場合よりも再発が多い傾向はなかった．断薬後に発作が再発した場合，多くの患者で再び服薬することで発作は止まっていたが，成人の9%では発作が止まらず，てんかんが難治化していた．

てんかん外科手術後，発作が止まっていた患者（成人では2年以上，小児では1年以上）に断薬した場合，3人に2人は発作の再発なしに経過していたが，3人に1人は発作が再発していた．理由はよくわからないが，断薬で

の寛解の長短，脳波異常などは発作再発を占う主要な因子ではなかった．服薬の再開で大部分の患者の発作は止まっていたが，9％の患者では発作は止まらず難治に経過していた．てんかん外科治療が奏効した患者では薬を中止できる可能性は高い．治療中止後に発作が悪化する場合があるが，あらかじめそれを予測することは難しい．発作が2年以上寛解している患者（小児では1年以上）を対象に，薬を中止あるいは減量する群と，単剤で治療を継続する群に無作為に振り分けた比較試験が行われれば，より確かなエビデンスが得られる．

減量中の自動車運転[*1]

日本てんかん学会法的問題検討委員会による「てんかんをもつ人における運転適性の判定指針」[18]によれば，医師の指示により抗てんかん薬を減量（中止）する場合には，薬を減量する期間および減量後の3か月間は自動車の運転は禁止する．再発のおそれがない十分な根拠のある場合（発作抑制期間が長い，総発作回数が少ない，再発のリスクの低いてんかん症候群，てんかん外科治療後の経過良好例）は例外である．

患者への情報提供

断薬の決定には患者・家族の意向が最も重要であるが，そのためには判断に必要な情報を提供し，わかりやすく説明する必要がある．日本てんかん学会の「成人てんかんの薬物治療終結のガイドライン」では，提供すべき情報として，下記の7点をあげている[1]．

1. 断薬すれば再発のリスクが高まること．
2. 再発に関わる危険因子が明らかになっていること．
3. 再発の可能性が最も高いのは減量中と断薬後の1年間であること．
4. 脳波検査は薬物減量の影響をモニタするのに役立つ場合があること．
5. 再発しても服薬を再開すれば再び寛解状態に復すると考えてよい．ただし，直ちに復するとは限らず，その間に発作を繰り返す場合があること．
6. 再発した際には自動車の運転免許は一定期間不適性となること．就労にも影響が出る可能性があること．
7. 児への催奇性を心配する女性には，実際の危険率を文献に基づいて説明する．

まとめ

抗てんかん薬の治療終結で得られる利益はきわめて大きい．しかし，成人では小児に比べ発作が再発した場合，就労，運転免許といった社会的要因が大きく，より慎重な配慮が必要となる．成人では良性てんかんは報告されておらず，小児期発病のてんかんより発作再発のリスクが高い．発作が寛解している女性では，挙子希望は治療終結を考慮する良い機会である．治療歴を

[*1] 本巻 IV.「てんかんと運転」(p.297-301) 参照

振り返ってみることが大事である．総じて，発作が止まりやすかったてんかんは薬をやめやすく，発作が止まりにくかったてんかんは薬もやめにくい．減薬あるいは断薬により発作が再燃した場合，多くの患者では治療再開により発作は抑制されるが，一部の患者では発作は抑制されにくい．治療終結の決定は，諸要件（特に危険因子の有無と質）を総合的に勘案し，患者ならびに患者家族の意向を尊重して個別に判断すべきである．その際には十分な情報提供が不可欠である．断薬後の発作転帰をあらかじめ占うことは難しく，医師が自信をもちすぎるのはよくない．

（藤原建樹）

本論文は Clinical Neuroscience Vol.29：62-65, 2011 に加筆・修正したものである．

文献

1) 日吉俊雄ほか．日本てんかん学会ガイドライン作成委員会報告．成人てんかんの薬物治療終結のガイドライン．てんかん研究 2010；27：417-422.
2) 須貝研司ほか．日本てんかん学会ガイドライン作成委員会報告．小児てんかんの薬物治療終結のガイドライン．てんかん研究 2010；28：40-47.
3) 日本神経学会（監修），「てんかん治療ガイドライン」作成委員会（編）．てんかん治療ガイドライン 2010．東京：医学書院；2010．
4) Schmidt D, Löscher W. Uncontrolled epilepsy following discontinuation of antiepileptic drugs in seizure-free patients：A review of current clinical experience. *Acta Neurol Scand* 2005；111：291-300.
5) Sirven JI, et al. Early versus late antiepileptic drug withdrawal for people with epilepsy in remission. *Cochrane Database Syst Rev* 2001；(3)：CD001902.
6) Randomised study of antiepileptic drug withdrawal in patients in remission. Medical Research Council Antiepileptic Drug Withdrawal Study Group. *Lancet* 1991；337：1175-1180.
7) Shinnar S, et al. Discontinuing antiepileptic drugs in children with epilepsy：A prospective study. *Ann Neurol* 1994；35：534-545.
8) 山谷美和ほか．てんかん治療中止における再発特徴—年齢因子の関与について．脳と発達 2000；32：15-20.
9) Kudo T, et al. A retrospective study on discontinuation of antiepileptic drugs following seizure remission. *Jpn J Psychiatry Neurol* 1994；48：249-253.
10) Shih JJ, Ochoa JG. A systematic review of antiepileptic drug initiation and withdrawal. *Neurologist* 2009；15：122-131.
11) 大塚頌子．小児てんかんにおける断薬過程に関する研究．てんかん研究 1984；2：122-133.
12) Uesugi H, et al. Discontinuation of antiepileptic drug treatment in controlled seizure patients. *Jpn J Psychiatry Neurol* 1994；48：255-258.
13) Berg AT, Shinnar S. Relapse following discontinuation of antiepileptic drugs：A meta-analysis. *Neurology* 1994；44：601-608.
14) Lossius MI, et al. Consequences of antiepileptic drug withdrawal：A randomized, double-blind study（Akershus Study）. *Epilepsia* 2008；49：455-463.
15) Ranganathan LN, Ramaratnam S. Rapid versus slow withdrawal of antiepileptic drugs. *Cochrane Database Syst Rev* 2006；2：CD005003.
16) Sugai K. Seizures with clonazepam：Discontinuation and suggestions for safe discontinuation rates in children. *Epilepsia* 1993；34：1089-1097.
17) Schmidt D, et al. Seizure recurrence after planned discontinuation of antiepileptic drugs in seizure-free patients after epilepsy surgery：A review of current clinical experience. *Epilepsia* 2004；45：179-186.
18) 日本てんかん学会法的問題検討委員会．てんかんをもつ人における運転適性の判定指針（2001 年）．てんかん研究 2001；19：140-141.

IV. 治療
その他の治療のポイント
外科治療

> **Point**
> - 難治性てんかんに対する外科治療は，切除外科と遮断外科に大別され，前者には焦点切除術，後者には軟膜下皮質多切術，脳梁離断術，半球離断術などが含まれる．前者においては慢性頭蓋内脳波記録を経由することが一般的である．
> - 内側側頭葉てんかんの場合，臨床発作型・電気生理学的所見・画像所見の側方性が一致すれば，一期的に海馬を含む側頭葉内側部の切除で良好な発作転帰が期待される．
> - 新皮質てんかんの場合，画像上の器質的病変があれば良好な発作転帰を期待できるが，ない場合には発作転帰は好ましくない場合がある．

てんかん外科の概念と役割

てんかんに対する外科治療は，脳の一部（てんかん原性域，てんかん原性焦点）の切除（切除外科），あるいは神経連絡の遮断（遮断外科）である．近年，多チャンネルデジタル脳波計を用いた長時間ビデオ脳波同時検査，magnetic resonance imaging（MRI），positron emission tomography（PET），single photon emission tomography（SPECT），脳磁図（magnetoencephalography：MEG）などの各種診断技術の進歩に伴い，外科治療により良好な発作転帰が得られるようになったので，てんかん治療におけるその重要性は広く認識されるようになっている．

その中で，各種検査で得られた異常所見がてんかん原性域とどのようにかかわっているのか，その解釈がてんかん外科の成否を握る鍵となるといえる．てんかん脳の異常域として，Lüders らは概念的ではあるが，以下の6種類の異常域が存在すると考えている（**1**-A）[1]．

1. CT や MRI で示される腫瘍や血管奇形などの異常がある構造異常域（epileptic lesion, structural lesion）
2. PET や SPECT などの機能検査で低下のみられる機能異常域（functional deficit zone）
3. 発作間欠期に脳波上で突発性異常波がみられる脳波異常域（irritative zone）
4. 発作波の初発する発作起始域（ictal onset zone）
5. 発作波の初発あるいはその伝播により臨床症状を呈する初発症状域（symptomatogenic zone）
6. てんかん発作を惹起するのに必要で，切除すれば発作が抑制できるて

1 てんかん脳の異常域

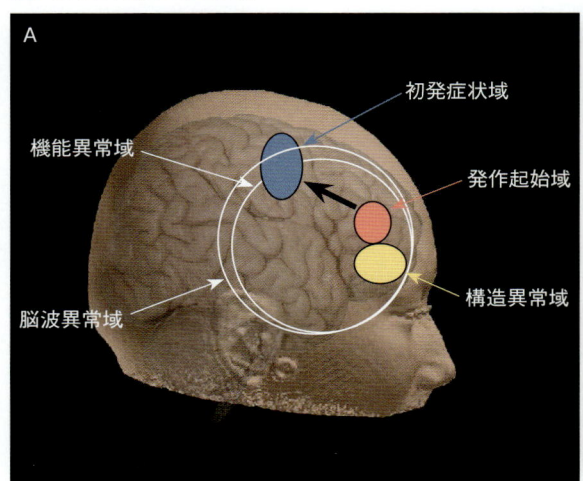

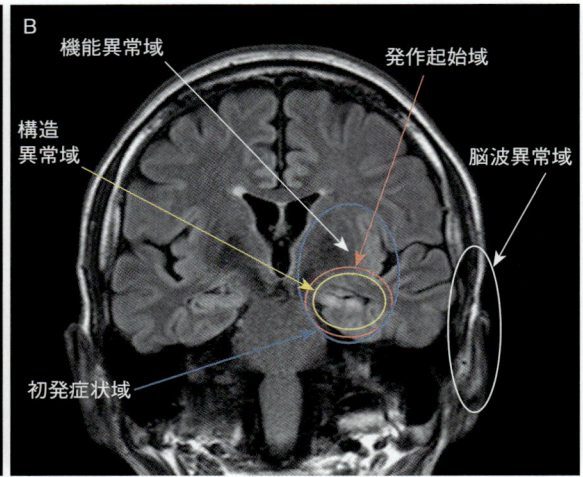

A：Lüders らのいうてんかん脳の異常域．CT や MRI で示される腫瘍や血管奇形などの異常がある構造異常域（epileptic lesion, structural lesion）の周囲に，発作波の初発する発作起始域（ictal onset zone）がある症例の例で示す．この発作起始域が silent area である右前頭葉先端部に存在した場合，ここで発作波が生じても臨床症状は示さず，発作波が同側の運動野に伝播してはじめて対側肢の痙攣を起こす．この場合，運動野は初発症状域であって，発作起始域ではない．PET や SPECT などの機能検査で低下のみられる機能異常域（functional deficit zone）や発作間欠期に脳波上で突発性異常波がみられる脳波異常域（irritative zone）はこのように発作起始部を含むより広範な領域であることが多い．したがって，てんかん発作を惹起するのに必要で，切除すれば発作が抑制できるてんかん原性域（epileptogenic zone）は，この症例の場合は構造異常域と発作起始域と判定できる．

B：内側側頭葉てんかんにおけるてんかん脳の異常域．海馬硬化という構造異常域が発作起始域や初発症状域であることが多い．脳波異常域や機能異常域の側方性も一致すれば，側頭葉内側部切除という画一的な手術で良好な発作転帰が得られるので，慢性頭蓋内脳波記録を経由することなしに一期的に手術が行われることが多い．

んかん原性域（epileptogenic zone）

これらの6つの異常域は必ずしも同一部位ではなく，その相互関係も症例によって異なっている．たとえば，構造異常域や機能異常域はてんかん原性に関与している可能性が高いが，発作起始域そのものを示しているわけではない．また，脳波異常域は，発作起始部を含むより広範な領域であることが多い．一方，発作起始域も頭皮上脳波と頭蓋内脳波上とでは異なることもあり，頭皮上脳波で発作波がとらえられたということは，頭蓋内脳波では海馬などの脳深部に起始した発作波がすでに円蓋部にある程度拡がった状態であることを意味することが多い[2]．さらに，silent area に発作起始域があった場合は，初発症状域は発作波が最初にある脳の機能域に波及したことを意味するものであり，発作起始域そのものを示しているわけではない．したがって，てんかん原性域を同定するためには，術前の諸検査によりこれらの異常域の同定とその相互関係を詳細に分析する必要がある．

外科治療が可能なてんかん

現在，外科治療（迷走神経刺激療法を除く）が可能なてんかんとされるものは，すべてが症候性のものであり，そのほとんどは局在関連性てんかんである．てんかん外科の適応に関する指針（日本てんかん学会）やガイドラインでは，外科治療が可能なてんかんを5つに分類している（**2**）[3,4]．

2 てんかん外科治療が可能なてんかん

1. 内側側頭葉てんかん
2. 器質病変が検出された部分てんかん
3. 器質病変を認めない部分てんかん
4. 一側半球の広範な病変による部分てんかん
5. 失立発作をもつ難治てんかん

（三原忠紘. てんかん研究 2008[3] より）

その中で、内側側頭葉てんかんに対する海馬扁桃体切除術は安定した外科治療成績が得られることから、現在最も行われている。一方、新皮質に焦点を有する多くの部分てんかんにおいては、てんかん原性域の部位や拡がりに応じててんかん焦点切除をはじめとする各種の術式が行われるが、病変が一側性でかつ広範にわたる場合には半球離断術や多脳葉離断術も選択肢となる。また、レンノックス・ガストー症候群に代表されるような、急激に転倒し外傷が絶えない失立発作をもつ難治性てんかんにおいては、脳梁離断術により発作の両側同期化の抑制が期待される。小児では成人に比べ離断症候群が出にくく、全離断のほうが部分離断よりも効果が大きいといわれているが、成人では脳梁離断症候群の合併を防止するため、前2/3の部分離断にとどめる場合が多い。なお、離断術から1〜2年後には再発しやすいという報告もあり、欧米ではこうした症例に対しては迷走神経刺激療法が行われることが多いようである[3]。

通常、手術適応は薬物治療に対し難治性の症例に限られる。難治性の定義づけは困難であるが、一般的な評価基準は2〜3種類の適切な薬物治療を行っても2年以上発作が抑制できない症例となる[3,5]。しかし、小児例では頻回の発作により発達の退行を生じる危険性があるため、より早期に手術が行われることもある[3]。なお、いかなる外科治療を選択する場合においても、術前の諸検査におけるてんかん原性域の正しい評価が重要な前提条件となる。

内側側頭葉てんかん（MTLE）

内側側頭葉てんかん（medial temporal lobe epilepsy：MTLE）は、外科治療が特に有効であり、薬物治療と比較して外科治療の有効性が証明されている[6]。その多くは、海馬硬化を病態基盤としたもので（ 3 -L）、海馬を含む側頭葉内側部の切除により発作が消失または減少する。MTLE は、典型的には熱性痙攣、特にその重積の既往があり、10歳前後に発症し次第に難治化する。臨床発作型は、上腹部症状をはじめとした自律神経症状のほか、恐怖心、既視感（déjà vu）、異臭などを感じた後に、意識が減損し、動作停止、一点凝視、手や口の自動症、対側上肢のジストニア肢位を示す。頭皮上脳波では、発作間欠時には主に同側の前頭側頭部に突発性異常波を認め、発作時には背景脳波が抑制された後に同側前頭側頭部や蝶形骨誘導、あるいは T1/T2 を中心とした電極の徐波律動で起始することが多い[7-9]（ 3 -A）。MRI の T2 強調画

Key words

半球離断術

一側大脳半球を、同側の基底核、視床および対側半球から分離する手術。側頭葉から島に達し島周囲を切断する peri-insular hemispherotomy、頭頂部から側脳室に達し垂直方向に視床・基底核周囲を離断する Delalande approach などがある。なお、病変が一側全体に及ばない場合には前半部あるいは後半部のみを離断する多脳葉切除が行われることもある。

Key words

離断症候群

脳梁離断術後に起こる症状で、左大脳半球優位性に関連する症状（左手の触覚性呼名障害、左視野の失読、左手の失行、左手の失書など）、右半球優位性に関連する症状（右手の構成失行、右手の半側空間無視など）、左右対称性の障害（感覚の移送障害、拮抗性失行など）があげられる。

Key words

海馬硬化

海馬の神経細胞の脱落と、グリアの増殖を基本とする病態。神経細胞脱落は海馬の CA1 領域に早期から起こり、次いで CA3、CA4 の硬化が起こるが、CA2 は比較的保たれることが多い。扁桃体、鉤、海馬傍回などにも組織学的変化を伴うので、内側側頭葉硬化とも呼ばれる。

Key words

蝶形骨誘導

頬骨の下から細い電極を刺入して、側頭葉の底面に近づける。このようにすると、通常の頭皮脳波では記録できない側頭葉内側部のスパイクが記録されることがある。

3 左海馬硬化を病態基盤とする左内側側頭葉てんかんの 34 歳女性

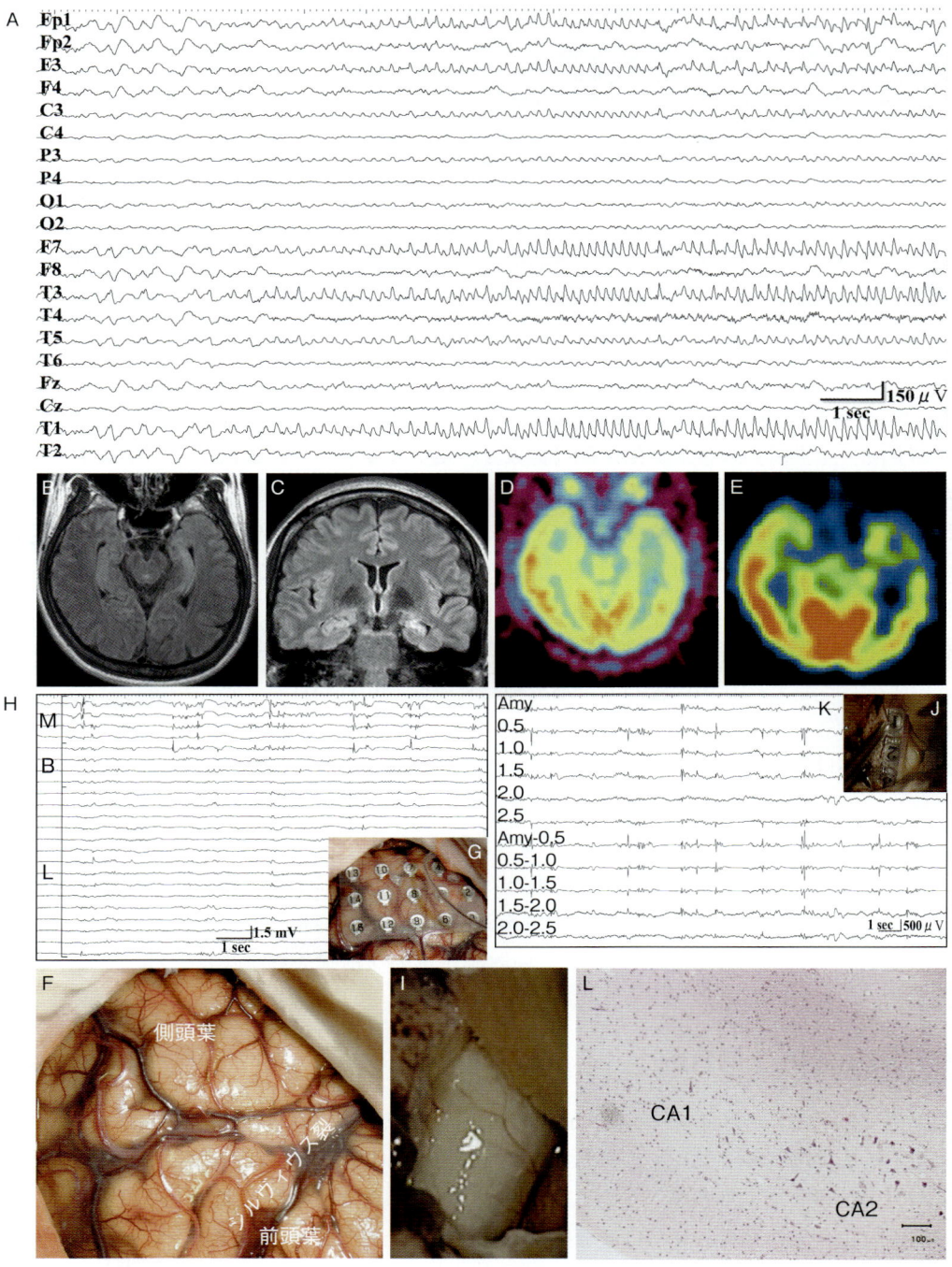

発作時の頭皮上脳波では，F7，T3，T1 を中心とした律動性の θ 波を認める（A）．MRI FLAIR 像海馬長軸平行断（B）および冠状断（C）では左海馬が高信号を示し，対側と比較してやや萎縮している．FDG-PET では左側頭葉内側〜外側にかけて RI の取り込みが低下しており糖代謝の低下を示唆する（D）．iomazenil-SPECT（早期像，20 分後）では，同部位に一致して RI の取り込みが低下している（E）．左前頭側頭開頭により左側頭葉を露出する（F）．脳表に硬膜下電極を置き，術中皮質電位を記録している（G, H）．図 H 中の M，B，L はそれぞれ側頭葉内側部，底部，外側部に置いた電極からの術中皮質電位記録．主に側頭葉内側部に高振幅の突発性異常波が頻発している．海馬を露出し（I），海馬長軸上に strip 電極を留置し，海馬から直接脳波を記録している（J, K）．海馬先端から 0.5 cm の部位で最大振幅をもち，この電極を中心に位相が逆転する突発性異常波がみられる（K の上 5 段は単極導出，下 4 段は双極導出．Amy：扁桃体，左の数字は海馬先端からの電極の距離）．切除した海馬標本では，CA2 の錐体細胞層は保たれているのに対して，CA1 では神経細胞が脱落し，海馬硬化の所見である（L）．

像やFLAIR画像で海馬は萎縮して，高信号を示し（**3**-B, C）[8-10]，fluorodeoxyglucose（FDG）を用いたPET（**3**-D）やiomazenilを用いたSPECT（**3**-E）では同側側頭葉のRI（radioisotope）uptakeの低下を示す[11,12]．脳血流SPECTでは，発作間欠期には脳血流の低下を，発作時には増加を示す．MEGでは，同側の側頭葉にdipoleの集積を認めることが多いとされるが，新皮質てんかんと比較するとその解釈には注意を要する．

　こうした典型的な臨床発作型，電気生理学的所見，画像所見の側方性が一致する症例は慢性頭蓋内脳波記録を経由することなしに一期的に手術が行われることが多い[4]（**3**-F～K）．これはMTLEにおいては，海馬硬化という構造異常域が発作起始域や初発症状域であり，脳波異常域や機能異常域の側方性が一致し，側頭葉内側部切除という画一的な手術で良好な発作転帰が得られるからである（**1**-B）．術中に側頭葉表面に硬膜下電極を置いて皮質電位記録を行うと，側頭葉内側部に突発性異常波が多く分布することが確認される（**3**-F～H）．また海馬表面に直接電極を置いて脳波を記録し，突発性異常波の分布を確認すると，海馬の切除範囲の決定に役立つことがある[11]（**3**-I～K）．

　術式としては，従来から側頭葉外側部を含めて側頭葉内側部を切除する前側頭葉切除術がスタンダードな方法として行われてきた．しかし，最近では外側側頭葉を切除せずに海馬およびその周辺構造物のみを切除する選択的海馬扁桃体切除術が普及しつつある．後者の利点として視放線を温存できること，優位半球では言語野障害のリスクがより少ないことなどがあげられるが，海馬への侵入経路が制限されるため，より高度な手術手技が求められる．前者のほうが海馬周囲の構造物も含めてより広い切除範囲となるため，より安定した発作転帰が期待される面もある．現在のところ，両者の発作転帰および手術合併症を直接比較した研究報告はない[13]．その他，言語優位側で海馬硬化所見がないものや，非切除側の和田試験で記憶機能が落ちない症例では，術後記憶障害が生じる可能性があり，このような症例に対しては軟膜下皮質多切術（multiple subpial transection）を海馬に応用した海馬多切術が考案され[14]，今後長期成績での検証が期待される．

　一方，各種の検査所見が一致しないときには，慢性頭蓋内脳波記録[15]を数日以上行い，焦点側を同定することもある．これには硬膜下電極によるものと，深部電極によるものの2通りの方法が主に行われている．側頭葉外側面も含めて広い範囲をカバーしたい場合には前者が勝っているが，海馬起始側の側方性が不明な場合など，深部にある発作焦点のより厳密な発作起始の同定を必要とするときには深部電極が勝っている．

新皮質てんかん

　新皮質てんかん（neocortical epilepsy）は，前頭葉，頭頂葉，後頭葉，そして側頭葉外側皮質を含むすべての大脳皮質から生じる局在関連性てんかんの総称で，前述のMTLEの辺縁系てんかん（limbic epilepsy）と対比される．

Keywords

選択的海馬扁桃体切除術
側頭葉外側部を切除せずに海馬と扁桃体を切除する方法．シルヴィウス裂から侵入する方法や，側頭葉底面から侵入する方法，側頭葉の上側頭回や中側頭回をごく一部切除して海馬に到達する方法などが報告されている．

Keywords

軟膜下皮質多切術
1989年にMorrellにより提案された方法．脳回の水平方向の線維を5mm間隔，4mmの深さで切断することにより，灰白質の横の線維を遮断しながら，てんかん発作を抑制しつつ，垂直方向の線維を保つことにより機能温存を図る．効果は切除より劣るが，機能温存という観点からは有用である．

Keywords

深部電極
パーキンソン病やジストニアに対する手術と同様の定位手術の手技を用いて行われる．MRIやCTを基に，留置したい部位の座標を決定し，そこに向かって電極を挿入する．留置する電極の数は，施設により異なる．特殊な手術装置と手技が必要である．

その病理学的背景としては，皮質形成異常（**4**-L），胚芽異形成性神経上皮腫瘍（dysembryoplastic neuroepithelial tumor：DNT）や神経節膠腫（ganglioglioma）などの glioneuronal tumor をはじめとした脳腫瘍，海綿状血管腫や動静脈奇形などの血管奇形，外傷性変化などさまざまである．臨床的には，画像上の器質的病変を有するもの（lesional）とそうでないもの（non-lesional）に分けられる．

MRI／CT で器質的病変が認められる症例において，その病変と発作起始域との関係が認められる場合には手術により良好な発作転帰が期待できる一方，器質的病変の認められない症例においては，術後発作転帰も良好でない場合が多い．術前に行う検査は MTLE と大差なく，長時間ビデオ脳波同時モニタリングに加えて，MRI，CT，PET，SPECT，MEG などの検査が行われる（**4**-A～H）．ただし，新皮質てんかんにおいてはこうした諸検査の後に慢性硬膜下電極留置による皮質電位記録を経て焦点切除に臨むことが多くなる（**4**-I，J）．その理由の一つは，前述したように発作起始域は必ずしも画像上の器質的病変そのものとは限らず，その周辺，あるいはまったく離れたところから起こることもありうるため，発作起始域の詳細な同定が重要であることである．そしてもう一つには硬膜下電極を利用したさまざまな方法による皮質の機能マッピングを行い，切除しても機能障害が起こらないことを確認する必要がある[4]（**4**-I）．脳機能マッピングのゴールドスタンダードは皮質の電気刺激であるが，各種運動タスクや末梢神経刺激，視覚刺激などによる誘発電位記録のほか，皮質刺激−皮質記録による cortico-cortical evoked potentials なども最近では行われている[16]．

慢性硬膜下電極留置の範囲は，術前の各種検査所見を基に決定される．留置範囲が狭すぎると，その範囲外に存在するかもしれない発作起始域を同定できない危険性があるが，広範囲に置くとそれだけ開頭範囲が広くなり，侵襲度が増すことになる．しかし，特に non-lesional の症例においては，電極留置範囲を可能な限り拡げることが，外科適応を決定するために不可欠である[17]（**4**-C～G）．なお，慢性硬膜下電極では脳溝に面した深い位置にある脳回から直接記録できないことも認識しておかなければならない．また，長期の頭蓋内電極留置は，感染や髄液漏の危険性を伴うことや，患者の心理的負担が大きいことにも注意すべきである．

同定した発作起始域と脳機能マッピングを十分に解析し，切除範囲を計画する．一般には，発作起始域とさらに構造異常域を可能な限りすべて含むように切除範囲を決定する．脳波異常域をすべて切除すべきかどうかという点に関しては議論の多いところであり，他の異常域との関連から症例ごとに決定する．（**4**-K）．言語野および手・足の一次運動野，一次感覚野は一般的には切除できないとされており[3]，こうした部位にもてんかん原性域が拡がっていると診断された場合には，同部には軟膜下皮質多切術が追加されることも多い．

切除範囲に加えて，切除する深さも問題の一つであるが，発作起始域の大

---

point
発作起始域を可能な限り絞り込んでから手術．

Keywords
脳機能マッピング
覚醒下に脳の機能野を刺激すると，それぞれの部位に特異的に症状を発現する．言語野や一次運動野，一次感覚野，視覚野などがその代表である．刺激によって後発射（after discharge）や臨床発作を誘発することがあるので，同時に脳波記録を行うべきである．

Keywords
cortico-cortical evoked potentials
脳の皮質（主に言語野や運動野などの機能野）を電気刺激すると，同部位と線維連絡のある部位の脳表から誘発電位を記録することができる．ブローカ野とウェルニッケ野，一次運動野と補足運動野，運動前野など．

Keywords
慢性硬膜下電極
開頭手術により脳表に直接置く電極で，電極が1列に並んだものを strip 電極，2列以上並んだものを grid 電極と呼ぶ．てんかん焦点として疑われる部位をすべて網羅できるように，なるべく広い範囲に留置する．最も侵襲的な検査法といえる．

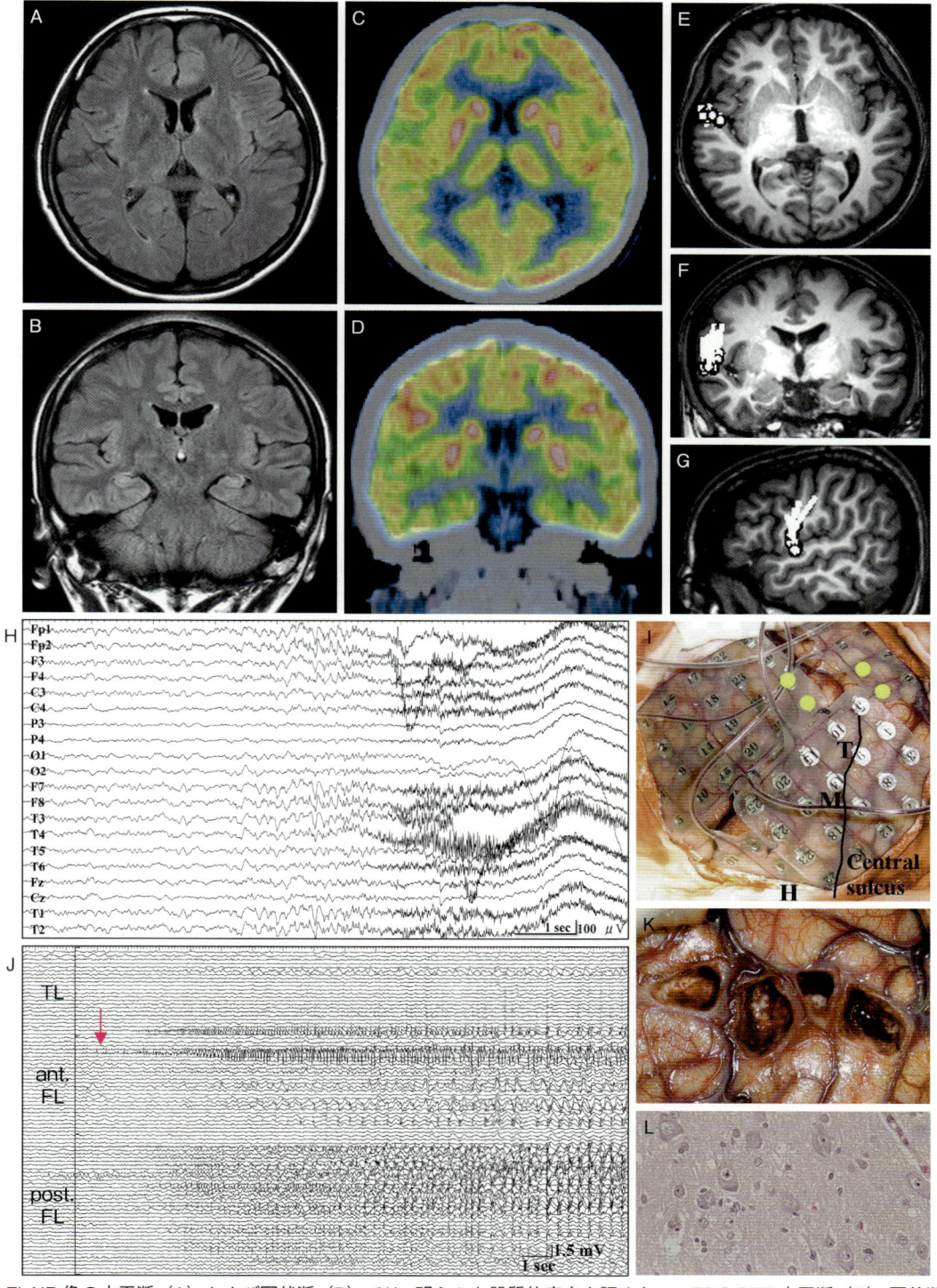

4 器質的病変を認めない（non-lesional）新皮質てんかんの17歳女性

MRI FLAIR像の水平断（A）および冠状断（B）では，明らかな器質的病変を認めない．FDG-PET水平断（C），冠状断（D）では右シルヴィウス裂近傍の前頭弁蓋部に限局性のRIの取り込み低下を認める．MRSでは，同部位にdipoleのclusterを認める（E〜G）．発作時の頭皮上脳波では，発作波は前方優位の高振幅δ波で始まり，やや右側優位である（H）．慢性硬膜下電極留置により皮質電位モニタリングと脳機能マッピングを行う（I）．黄色の丸は発作起始域を示す．実線は中心溝を示す．図中のH, M, Tはそれぞれ手，口，喉頭の一次運動野を示す．発作時皮質電位記録では，矢印（↓）の部位から発作が起始している（J）．再開頭により，発作起始部にあたる脳回を切除し（K），術後から発作は消失した．切除した脳回の病理標本ではdysmorphic neuronを認め，皮質形成異常type IIAと診断した（L）．

脳灰白質を切除するcorticectomyが一般的である．一方，皮質形成異常においては，深部白質まで連続する病変をすべて切除したほうが優れた発作転帰が得られるという報告がある[18,19]．しかし，深部の正常白質に外科的侵襲が及ぶと，視野障害や高次脳機能障害など予期せぬ神経脱落症状を起こすことがあり，注意を要する．

なお，片側巨大脳症（hemimegalencephaly）やスタージ・ウェーバー症候群，ラスムッセン症候群といった一側半球に限局した広範な病変を有する難治性てんかんの場合には，複数の脳葉の切除または離断，あるいは半球離断術が選択されることもある．半球離断により，片麻痺や半盲，優位側では言語障害を来たす．乳幼児においてはこうした術後障害からの回復も期待できるが，学童期以降における手術適応はこうした症状がすでに進行した症例に限られる．

おわりに

てんかんに対する外科治療の要点について概説した．外科治療においては，症例と方法を適切に選択することで良好な転帰が期待できるが，そのためには十分な知識と経験が必要である．一方で，外科治療の最終的な目標は患者のQOLの改善にあり，発作消失の結果，心理社会的側面，認知・行動面および発作に伴う死亡率に関して，いずれも良好な転帰をもたらすと期待されている[4]．このことを意識して，発作の頻度および程度の改善，神経合併症の回避と同時に術前術後の精神的ケアにも努めなければならない．

（橋口公章，森岡隆人）

文献

1) Lüders HO, et al. General principles. In：Engel J Jr (editor). Surgical Treatment of the Epilepsies. 2nd edition. New York：Raven Press；1993, pp.137-153.
2) Hashiguchi K, et al. Correlation between scalp-recorded electroencephalographic and electrocorticographic activities during ictal period. *Seizure* 2007；16：238-247.
3) 三原忠紘，日本てんかん学会ガイドライン作成委員会．てんかん外科の適応に関するガイドライン．てんかん研究 2008；26：114-118.
4) 日本神経学会（監修），「てんかん治療ガイドライン」作成委員会（編）．てんかん治療ガイドライン 2010. 東京：医学書院；2010, pp.86-97.
5) 井上有史，日本てんかん学会ガイドライン作成委員会．成人てんかんにおける薬物治療ガイドライン．てんかん研究 2005；23：249-253.
6) Wiebe S, et al. A randomized, controlled trial of surgery for temporal-lobe epilepsy. *N Engl J Med* 2001；345：311-318.
7) Sakai Y, et al. Localization of epileptogenic zone in temporal lobe epilepsy by ictal scalp EEG. *Seizure* 2002；11：163-168.
8) 森岡隆人ほか．側頭葉てんかんの外科治療．神経治療 2008；25：131-138.
9) 森岡隆人ほか．側頭葉てんかんの病態と外科的治療．脳の科学 2001；23：983-991.
10) Hashiguchi K, et al. Utility of 3-T FLAIR and 3D short tau inversion recovery MR imaging in the preoperative diagnosis of hippocampal sclerosis：Direct comparison with 1.5-T FLAIR MR imaging. *Epilepsia* 2010；51：1820-1828.
11) Hashiguchi K, et al. Thalamic hypometabolism on ^{18}FDG-positron emission tomography in medial temporal lobe epilepsy. *Neurol Res* 2007；29：215-222.
12) Kaneko K, et al. Pre-surgical identification of epileptogenic areas in temporal lobe epilepsy by 123I-iomazenil SPECT：A comparison with IMP SPECT and FDG PET. *Nucl Med Commun* 2006；27：893-899.

13) Schramm J. Temporal lobe epilepsy surgery and the quest for optimal extent of resection：A review. *Epilepsia* 2008；49：1296-1307.
14) Shimizu H, et al. Hippocampal transection for treatment of left temporal lobe epilepsy with preservation of verbal memory. *J Clin Neurosci* 2006；13：322-328.
15) 森岡隆人ほか. 侵襲的脳波記録法. 臨床神経生理学 2007；35：154-161.
16) Matsumoto R, et al. Functional connectivity in the human language system：A cortico-cortical evoked potential study. *Brain* 2004；127：2316-2330.
17) 亀山茂樹, 日本てんかん学会ガイドライン作成委員会. 新皮質てんかんの外科治療ガイドライン. てんかん研究 2005；23：167-170.
18) Krsek P, et al. Incomplete resection of focal cortical dysplasia is the main predictor of poor postsurgical outcome. *Neurology* 2009；72：217-223.
19) Kim DW, et al. Predictors of surgical outcome and pathologic considerations in focal cortical dysplasia. *Neurology* 2009；72：211-216.

Further reading

● 森岡隆人ほか. 外科治療. *Clinical Neuroscience* 2011；29（1）：71-75.
　てんかん外科治療の現況について, てんかん外科治療ガイドラインに沿って学びたい人にお勧め

● 大槻泰介ほか（編）. 難治性てんかんの外科治療─プラクティカルガイドブック. 東京：診断と治療社；2007.
　てんかん外科治療について各論ごとに学びたい人にお勧め

● 三原忠紘, 松田一己. 外科てんかん学入門─脳の働きをうかがい知る. 東京：社会福祉法人新樹会創造出版；2008.
　surgical epileptology を詳しく勉強したい人にお勧め

IV. 治療
その他の治療のポイント

迷走神経刺激療法

Point
- 迷走神経刺激療法（VNS）は，体内植込型の電気刺激装置で左頸部迷走神経を慢性的・間欠的に刺激して，てんかん発作を緩和する治療法である．
- 日本では最近保険適用になったばかりだが，欧米では15年以上の歴史を経て，難治性てんかんに対する低侵襲緩和治療としての位置づけが確立している．
- 薬剤抵抗性のてんかん発作に対して幅広い適応を有する．てんかん分類，てんかん発作分類，年齢などに適応の制限はない．
- 発作減少率は約50％，発作消失率は約5％である．発作減少率は年単位で経時的に漸増する．発作減少とは独立したQOL改善効果がある．
- 刺激に伴う副作用は，咳・嗄声・咽頭部違和感で，刺激条件の調整によって予防可能である．同一条件の刺激でも経時的に減少する．

Memo

国内外でのVNS承認時使用目的

【EU，カナダ】①抗てんかん薬に抵抗する部分発作または全般発作を有するてんかん患者において，発作頻度を減少させる付加的治療として使用する（1994年）．②治療抵抗性または治療不耐性の大うつ病エピソードを有する患者の慢性または再発性うつの治療に使用する（2001年）．
【米国】①抗てんかん薬に抵抗する部分起始発作を有する12歳以上の患者の発作頻度を減少させる付加的治療として使用する（1997年）．②4剤以上の抗うつ薬の効果が不十分だった大うつ病エピソードを有する18歳以上の患者の慢性または再発性うつの補助的長期的治療に使用する（2005年）．
【日本】薬剤抵抗性の難治性てんかん発作を有するてんかん患者（開頭手術が奏効する症例を除く）の発作頻度を軽減する補助療法として使用する（2010年）．

VNSとは

　迷走神経刺激療法（vagus nerve stimulation：VNS）は，てんかんに対する最初の体内植込型電気刺激療法で，1989年に米国で臨床応用が始められ，2010年7月から日本でも保険診療として施行可能になった．薬剤抵抗性のてんかん発作に対し，広い適応を有する．VNSによる発作減少率は約50％，発作消失率は約5％で根治的治療ではなく，抗てんかん薬（antiepileptic drug：AED）の併用を続ける緩和的・補助的治療である．

　VNSの概念図を **1** に示す．治療の開始には装置の植込手術が必要だが，手術合併症のリスクは低い．治療の主体は装置植込術よりも，開始後の刺激条件調整にあり，その点，外科的治療というよりは内科的治療に近い．

VNSの適応

　治療の対象は，適切な抗てんかん薬治療で消失しないてんかん発作である．患者の年齢，てんかん分類や発作型による適応制限はなく，有効性や合併症リスクにも差がない．

　VNSの転帰良好に関連する術前因子は特定されていない．発作分類，治療開始年齢，罹病期間など，どれも転帰には影響しない．

　VNSはあくまで緩和的・補助的治療であり，発作の完全消失を期待して行うものではない．そのため，開頭手術による根治が期待できるのであれば，開頭手術を優先する（次頁 **Memo** 参照）．

　術前検査は，開頭手術と同様，長時間ビデオ脳波同時記録を含めた非侵襲

1 迷走神経刺激療法（VNS）の概念図

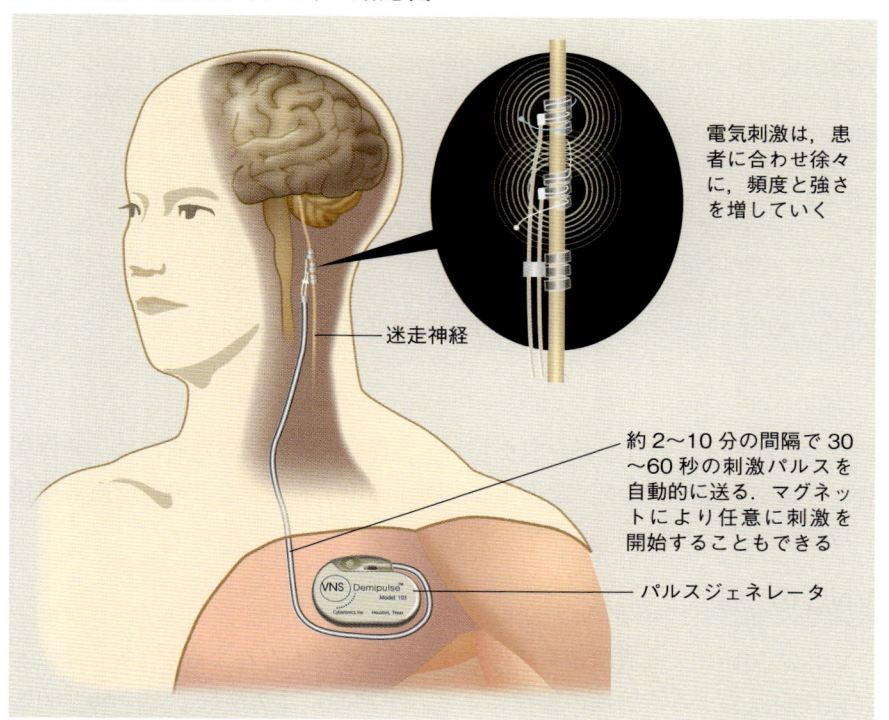

電気刺激は，患者に合わせ徐々に，頻度と強さを増していく

迷走神経

約2～10分の間隔で30～60秒の刺激パルスを自動的に送る．マグネットにより任意に刺激を開始することもできる

パルスジェネレータ

前胸部皮下に植え込んだパルスジェネレータから発生する電気刺激で左頸部迷走神経を慢性的，間欠的に刺激する．

Memo
開頭手術で根治の期待できるてんかん

術前検査で限局性焦点が同定されれば，開頭による焦点切除術による根治の可能性がある．特にMRIで限局性病変が認められ，てんかん焦点がその病変または病変周囲に存在していれば，およそ70％以上で根治が得られる可能性が高い[1]．このような患者では原則的に開頭手術を優先する．一方で，全般てんかんや，局在関連性てんかんでも両側多発性焦点やMRI無病変の新皮質てんかんなどは，焦点切除術で根治が得られる可能性は低いので，原則的にVNSの適応となる．

2 迷走神経刺激療法（VNS）の有効性と抗てんかん薬レベチラセタムの有効性の比較

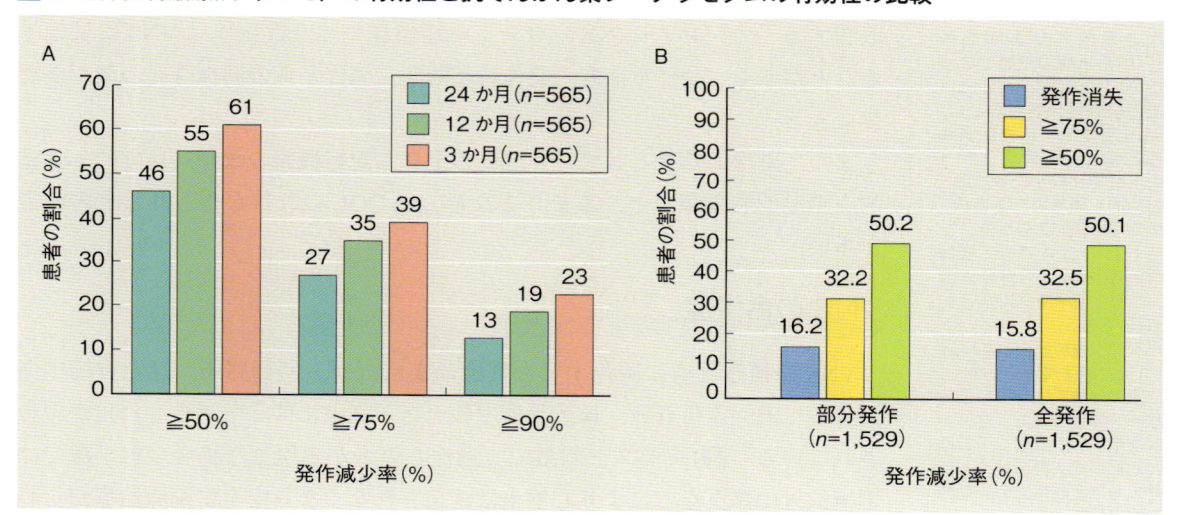

A：VNSの有効性．製造元の米国 Cyberonics 社の2002年時点での登録患者データ．B：レベチラセタムの有効性[5]．（SKATE study）4か月でのデータ．
50％以上発作が減少する患者の率がどちらも約50％である．ただし，治療期間の違いに注意．

Column

VNSと脳梁離断術

レンノックス・ガストー症候群などでみられる全般発作，特にミオクロニー発作，強直性発作，脱力発作による激しい転倒発作には，開頭による脳梁離断術がきわめて有効である．根治的切除術の対象にならない両側半球性の大脳形成異常を有する症例でも，転倒発作に対しては選択的に有効性が期待できる[2]．したがって，全般てんかんのこのような発作に対しては，脳梁離断術とVNSのどちらを選択するかがしばしば問題となる．少数の比較研究やエキスパートの意見では，発作減少効果は脳梁離断に，安全性はVNSに軍配が上がるようである[3,4]．これら両治療は相互の追加による付加的効果も期待できる．

筆者は，「日常生活上，最も大きな障害は何か，治療に最も求めるものは何か」という観点から患者の家族とよく相談し，転倒発作による身体受傷の減少を最も望んでいる場合には，まず先に脳梁離断を勧めている．ただし，全般発作に対するこのような治療方針の有効性は，今後，多施設で症例を蓄積して検証される必要がある．

的焦点診断一式を行うことが望ましい．外科的治療の適応判断には，発作症候学，電気生理学的検査，画像検査，神経心理学的検査など緻密な術前情報の収集が必要である．

VNSの効果

VNSの開始により直後から発作が減少する患者も存在するが，多くは徐々に発作が減少する．治療の継続により，平均的には2年後までに50〜60％減少し，その後は長期安定して発作減少した状態が続く（**2**）．治療5年後では，50％以上発作が減少する患者の率は約60％である[6]．約5％の患者では発作が消失する．また，10〜20％のno responderが存在する．

VNSは単に発作を減少させるだけでなく，発作重症度を軽減してQOLを改善する[7]．レンノックス・ガストー症候群や強直性発作はVNSに反応することが多く，発作重症度，発作持続時間，発作からの回復時間の減少が期待できる．

また，副次的効果として，覚醒度の上昇，記憶機能の改善，自覚的・他覚的な情動改善効果など，さまざまな形でのQOLの改善が得られるとの報告が多い．

VNSの合併症

VNSの植込手術に関連する合併症はまれだが，創部感染，迷走神経損傷による一過性声帯麻痺，植込手術中のテスト刺激に伴う一過性心停止が報告されている（**3**）．テスト刺激で一過性心停止が出現した場合，約半数では電極位置の修正などにより心停止は誘発されなくなり安全に刺激治療が行われるが，約半数では植込手術の中止が必要である．

刺激治療の副作用は，咳・嗄声・咽頭部不快感・嚥下障害などだが，これらは可逆的で治療継続とともに減少する[11]．呼吸系，循環系，消化器系への影響はない．

刺激条件調節の際には，刺激症状が出現するよりも1段階弱い条件（電流値，周波数，パルス幅）に設定しておくと，2〜3か月後の次の外来診察時

Memo

FDA承認の根拠となったRCT

VNSの治療成績に関する多くのシリーズ報告は，AEDの調整を制限せずに評価した実臨床場面での転帰である．一方，1997年の米国食品医薬品局（FDA）承認の根拠となった2つの治験は，12歳以上の部分発作を対象とし，AEDを変えずに強刺激条件と弱刺激条件を3か月の治療で比較した多施設・付加的・無作為二重盲検・実対照試験であった[8,9]．これらの試験では，強弱の刺激による平均発作減少率は，各々約30％と約10％である．
小児や全般発作ではRCTは行われていない．しかし，欧米の諸施設から多数のシリーズ報告があり（リストは文献[10]を参照），そのほとんどが成人部分発作と同等またはそれ以上の有効性を報告している．

Column

VNSの作用機序

VNSは，頸部迷走神経に主に上行性の神経インパルスを発生させる．延髄孤束核を経たインパルスは，視床下部室傍核，傍小脳脚核，分界条腹側床核，青斑核，背側縫線核などを賦活する．

てんかん原性に直接関連する大脳皮質へは，青斑核を介したノルアドレナリン系，視床を介したグルタミン酸系，前脳基底部を介したアセチルコリン系など，複数経路の関与が想定されている[13]．VNSによるこのような上行性経路の賦活により，大脳皮質では，ニューロンの緩徐な過分極や局所抑制回路の増強などが観察される．すなわちVNSは，大脳皮質ニューロンの広範な安定化や異常興奮性の抑制によって，抗てんかん作用を発現していると考えられる．

3 VNSの合併症

a. 植込手術関連

・装置抜去を要する感染	2%
・一過性反回神経麻痺	1%
・テスト刺激に伴う一過性心停止	0.2%

b. 刺激治療関連

	3か月	12か月	5年
咳	21%	15%	1.5%
変声・嗄声	62%	55%	18.7%
呼吸苦	16%	13%	2.3%
疼痛	17%	15%	4.7%
しびれ	25%	15%	1.5%
頭痛	20%	16%	
咽頭炎	9%	10%	
うつ	3%	5%	
感染	4%	6%	

Memo

SUDEP

てんかん患者の突然死（sudden unexpected death in epilepsy：SUDEP）のリスクは非てんかん患者よりも高い．SUDEPの発生率はてんかん患者全体で年間0.5〜2人/1,000人である．難治性てんかんに限ると，年間5.1人/1,000人，VNS施行中のてんかん患者では治療開始後2年で年間5.5人/1,000人，3年目以降は年間1.7人/1,000人と報告されている[12]．

には1段階上げても症状が出現しなくなることが多い．

VNSの実際

植込手術の約2週間後から治療刺激を開始する．副作用の出現しない範囲で，発作に対する効果をみながら1〜2 mAまで電流値を上げていく．効果がなければ，duty cycle（1サイクルのうちON時間の占める割合）も上げるが，神経損傷を避けるためduty cycleは50%未満とする．至適条件は患者によって異なり，試行錯誤が必要である．

VNS植込患者でのMRI検査では，3Tまでのhead coilを用いた頭部撮像は，刺激を中断し推奨条件下に行えば問題はない．なお，body coilによる撮像は避けるべきである．

家電製品，携帯電話，空港の金属探知機や商店の盗難防止センサーなどからはVNS装置は影響を受けない．ただし，非常に強い磁石は刺激開始や中

止の誤指令を出す可能性があり，患者マニュアルでは，大きなスピーカーやバイブレーターなど強い磁石を内蔵する機器からは15 cm以上離れるよう推奨している．

　パルスジェネレータの電源寿命は約6年で，治療継続のためにはパルスジェネレータの交換手術が必要である．電源寿命による装置停止による発作の再発や悪化があり得るので，装置停止前に警告に従ってパルスジェネレータを交換する．

　有効性の得られない患者では，装置の抜去も可能である．パルスジェネレータの抜去は容易で合併症リスクはきわめて低い．一方，迷走神経に留置した電極の抜去は，神経損傷のリスクがあるが，技術的には可能である．

〈川合謙介〉

文献

1) Téllez-Zenteno JF, et al. Surgical outcomes in lesional and non-lesional epilepsy : A systematic reveiw and meta-analysis. *Epilepsy Res* 2010 ; 89 : 310-318.
2) Kawai K, et al. Clinical outcomes after corpus callosotomy in patients with bihemispheric malformations of cortical development. *J Neurosurg* 2004 ; 101 : 7-15.
3) Nei M, et al. Refractory generalized seizures : Response to corpus callosotomy and vagal nerve stimulation. *Epilepsia* 2006 ; 47 : 115-122.
4) You SJ, et al. Comparison of corpus callosotomy and vagus nerve stimulation in children with Lennox-Gastaut syndrome. *Brain Dev* 2008 ; 30 : 195-199.
5) Steinhoff BJ, et al. The SKATE study : An open-label community-based study of levetiracetam as add-on therapy for adults with uncontrolled partial epilepsy. *Epilepsy Res* 2007 ; 76 : 6-14.
6) Elliott RE, et al. Vagus nerve stimulation in 436 consecutive patients with treatment-resistant epilepsy : Long-term outcomes and predictors of response. *Epilepsy Behav* 2011 ; 20 : 57-63.
7) McLachlan RS, et al. Quality of life after vagus nerve stimulation for intractable epilepsy : Is seizure control the only contributing factor? *Eur Neurol* 2003 ; 50 : 16-19.
8) A randomized controlled trial of chronic vagus nerve stimulation for treatment of medically intractable seizures. The Vagus Nerve Stimulation Study Group. *Neurology* 1995 ; 45 : 224-230.
9) Handforth A, et al. Vagus nerve stimulation therapy for partial-onset seizures : A randomized active-control trial. *Neurology* 1998 ; 51 : 48-55.
10) Elliott RE, et al. Vagus nerve stimulation for children with treatment-resistant epilepsy : A consecutive series of 141 cases. *J Neurosurg Pediatr* 2011 ; 7 : 491-500.
11) Ben-Menachem E. Vagus-nerve stimulation for the treatment of epilepsy. *Lancet Neurol* 2002 ; 1 : 477-482.
12) Annegers JF, et al. Epilepsy, vagal nerve stimulation by the NCP system, all-cause mortality, and sudden, unexpected, unexplained death. *Epilepsia* 2000 ; 41 : 549-553.
13) Theodore WH, Fisher RS. Brain stimulation for epilepsy. *Lancet Neurol* 2004 ; 3 : 111-118.

Further reading

- Balabanov A, Rossi MA. Epilepsy surgery and vagal nerve stimulation : What all neurologists should know. *Semin Neurol* 2008 ; 28 : 355-363.
  てんかん外科一般および迷走神経刺激療法に関する内科医向けレビュー論文

- Vonck K, et al. Vagal nerve stimulation-A 15year survey of an established treatment modality in epilepsy surgery. *Adv Tech Stand Neurosurg* 2009 ; 34 : 111-146.
  迷走神経刺激療法に関する最新のレビュー論文

- 川合謙介．てんかんに対する迷走神経刺激療法．*Brain and Nerve* 2011 ; 63 : 331-346.
  迷走神経刺激療法に関する日本語の詳細なレビュー論文

IV. 治療
その他の治療のポイント

磁気刺激の展望

Point
- 経頭蓋磁気刺激法（TMS）は，頭蓋内に発生させた渦電流で，非侵襲的に脳を刺激できる．TMSを反復して行う経頭蓋反復磁気刺激法（rTMS）は，脳に長期増強（LTP）または長期抑圧（LTD）を誘導し，脳の興奮性を変化させることができる．
- てんかん治療としてのrTMSの目的は，てんかん焦点の神経細胞が突発的脱分極を生じることで惹起される脳細胞の過剰興奮を，生理学的に抑制することである．
- 適切な刺激方法は確立していないが，低頻度rTMSにはある程度の痙攣抑制効果がある．多焦点患者や単一焦点でも深部に焦点を有する患者に比して，皮質形成異常や新皮質に単一焦点をもつ患者に対する有効性が期待できる．

経頭蓋磁気刺激法（TMS）とは

　経頭蓋磁気刺激法（transcranial magnetic stimulation：TMS）は，非侵襲的に脳を刺激することができる手法である．頭皮上に置かれた刺激コイルに電流を流すと，その周囲に変動磁場が発生する．その結果，頭蓋内では電磁誘導の法則に従って頭蓋骨に平行な渦電流が発生し（**1**），この電流で脳を刺激することができる．単発刺激によるTMSは，錐体路や小脳および末梢神経基部の機能を調べる手法として，保険適用にもなっている確立した手法である．刺激コイルには4種類あり，円形コイル，8の字コイル，円錐コイル，H型コイルである．てんかん治療に際しては，主に円形または8の字コイルが用いられている．円形コイルは同時に広範囲を刺激することが可能である一方，8の字コイルは刺激部位を絞った刺激が可能で，その理論的な分解能は5 mmとされている．

　反復経頭蓋磁気刺激法（repetitive TMS：rTMS）は，反復して経頭蓋的に磁気刺激を行い，脳の興奮性を変化させる手法である．その刺激効果は，刺激の強さ，刺激時間，刺激の頻度に依存する．健常者に対して施行した場合，高頻度刺激（5 Hz以上）によるrTMSは長期増強（long-term potentiation：LTP）を誘導し，逆に，低頻度刺激（1 Hz以下）によるrTMSは長期抑圧（long-term depression：LTD）を誘導する．しかし，これらの効果には天井効果が存在し，同一の刺激を長時間施行すると刺激効果が頭打ちになるほか，かえって刺激効果が得られないこともある．また，メタ可塑性，すなわち，立て続けに2種類の刺激を施行した場合，先行刺激が次の刺激の効果発現に影響を与える現象の存在が知られている．これらの現象は，脳が刺激に対し

Key words

長期増強（LTP）と長期抑圧（LTD）
外部からの刺激により，特定のシナプスの結合性（シナプス効率）が，長期的に増強（LTP）あるいは抑圧（LTD）される現象．LTPが生じることで，同様の入力情報に対する神経ネットワークの反応性は高まる．しかし，多数のシナプスで伝達効率が高まり続ければ，シナプス効率は飽和してしまう．また，神経ネットワークの過剰興奮を生じ，ひいては痙攣を誘発しかねない．LTDは，シナプス効率を低下させることで不要な情報の排除などを行っている．LTPとLTDの両者が機能することにより，ネットワークとしての脳の安定化と柔軟性が維持されている．LTP／LTDは，学習や記憶のプロセスにおいて重要な役割を果たしている．

1 TMSの原理

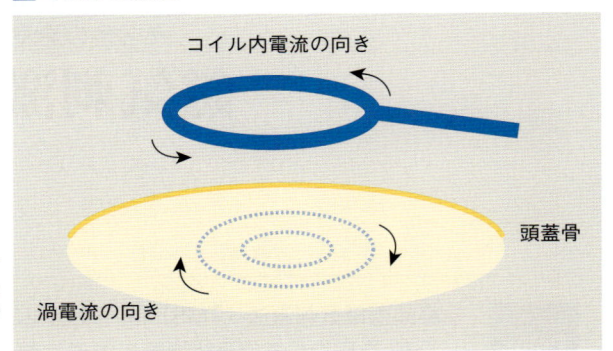

コイル内電流の向き

頭蓋骨

渦電流の向き

頭皮上に置かれた刺激コイルに電流を流すと，その周囲に変動磁場が発生する．その結果，頭蓋内では頭蓋骨に平行な渦電流が発生し脳を刺激する．

て柔軟に反応することができる可塑性と，過剰な刺激に対する防衛反応という2つの性質を併せもつことを示唆する．

rTMSには，従来から行われている単発刺激を等しい強度で等間隔で行う方法と，刺激間隔に変化をもたせる変法とが存在する．後者の代表例がθバースト刺激（theta burst stimulation：TBS）であるが，新しい手法として4発経頭蓋刺激法（quadripulse transcranial magnetic stimulation：QPS）も存在する（**2**）．また，頭蓋内の渦電流を常に同方向とする刺激法（monophasic）や，電流の方向が交互に逆転する刺激法（biphasic）が存在し，一般的にはmonophasicのほうが強い可塑性を誘導する．これらの生理学的背景をふまえ，rTMSの精神神経疾患に対する治療応用が試みられている．

反復経頭蓋磁気刺激法（rTMS）のてんかんに対する応用

rTMSの治療応用は，1996年にKoppiらが電気痙攣療法の代替手法としてうつ病に試み，その有効性が示唆されたことにさかのぼる．てんかんに対しては，1999年にTergauらが0.3 Hzの低頻度による刺激を行い，その抑制効果を報告した[1]．発作時のてんかん焦点の神経細胞は，突発的脱分極による過剰な興奮状態にある．rTMSは，この過剰な興奮状態を生理学的に抑止することを目的としており，主に難治性てんかん症例を対象とした治療研究が行われている．そもそも，難治性てんかんに対するrTMS治療が期待されている理由は，動物モデルの実験でも有効性が指摘されている事実や，迷走神経刺激，視床，扁桃体-海馬，さらには，症例数は少ないが皮質焦点に対する電気刺激が，てんかんをある程度抑制するという知見に基づいている．脳内に挿入した電極による電気刺激には，狙い通りの部位を刺激しやすいという利点はあるが侵襲的である．一方，rTMSは非侵襲的に脳組織の電気刺激が可能であることから，その有用性が期待されているのである．

現在のところ，どのような刺激手法がてんかんに有効なのかという明確な答えはない．過去に行われた試験では，5日間の連続刺激や週に2回の刺激によるもの，円形コイルを用いたものや8の字コイルを用いたものなどが混在する．刺激頻度も一致をみておらず，低頻度刺激を施行したもの，高頻度

2 従来型 rTMS（A）と rTMS 変法（B）の比較

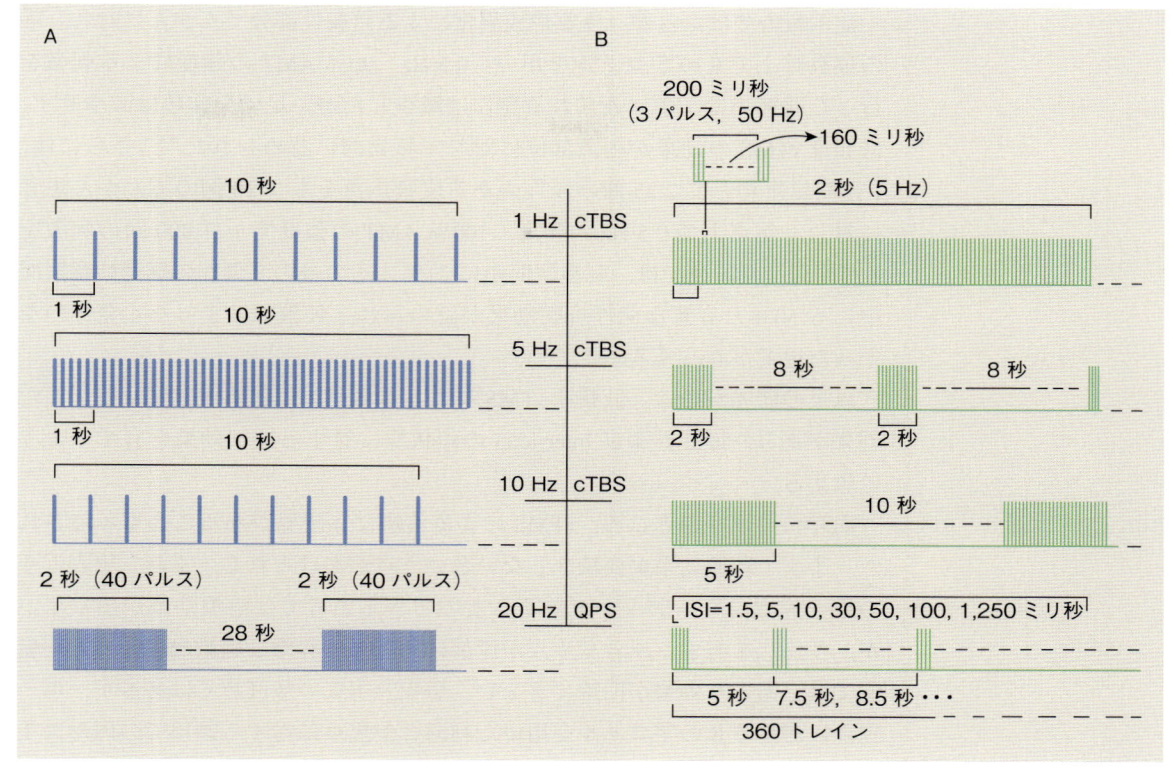

（Rossi S, et al. Clin Neurophysiol 2009[11] より）

刺激を施行したもの，プライミング効果を狙って高頻度刺激と低頻度刺激を1施行中に組み合わせたものなど，多岐に及ぶ．刺激強度は，患者の運動閾値（motor threshold：MT〈一般的には手内筋の運動閾値〉）をもとに個別に設定されている場合が多いが，何％に設定するかという絶対値にもばらつきがある．

　刺激頻度に関しては，現在のところ，低頻度刺激の治療効果を検討したものが多い．これは，先に述べたように，健常者の脳に対する低頻度 rTMS は LTD を誘導することができるという知見に基づいている．しかし，刺激方法がまちまちであるため，どの手法が最も有効かという比較は難しい．脳波上での spike（棘波）数が必ずしも臨床症状を反映せず，低頻度 rTMS により spike 数が減少したものの，発作数には有意な影響を及ぼさなかったとする報告が存在する一方[2,3]，発作そのものを評価項目とした研究がいくつかあり，ある程度の臨床効果をあげている．たとえば，24人の患者を実刺激群とシャム刺激群に分け，8の字コイルを用いて刺激部位を焦点上に絞り，1 Hz の頻度，120％ MT の強度で1日2回，15分間ずつ1週間の刺激を行った研究では，両群を比較した結果，刺激終了8週の時点での実刺激による抑制効果は認められなかったが，刺激終了後最初の2週間で，一過性の発作抑制効果が示唆された．また，新皮質に焦点のある患者のほうが，側頭葉内側

Memo

プライミング効果

先行刺激が後続刺激に対する反応に影響を与えるため，後続刺激に対する反応が増強されたり，逆に抑圧されたりする現象．

Memo

運動閾値（MT）

手内筋（一般的に，第1背側骨間筋や短母指屈筋が用いられる）などに電極を装着し，運動野上で単発の磁気刺激を行った際に，誘発電位の得られる最小の刺激強度のこと．active motor threshold（AMT）：軽く被験筋を収縮させた状態で測定した運動閾値．resting motor threshold（RMT）：被験筋をリラックスさせた状態で測定した運動閾値．RMT のほうが AMT よりも大きい．

に焦点のある患者に比して，抑制効果の高い傾向があることも指摘された[4]．

症例報告ではあるが，皮質形成異常による持続性部分てんかんに対し，手の運動野上で8の字コイルを用い，0.5 Hz，90% AMTの強度による刺激を行った研究では，手にみられる発作は減少したが，足の発作数は減少せず，低頻度rTMSの効果が刺激部位に対して特異的に認められた[5]．さらには，1週間に平均して2.25回の発作のある皮質焦点をもつ20例のてんかん患者に対し，焦点上で0.5 Hzの頻度，100% AMTの強度で1日900回の刺激を2週間行った研究では，刺激期間中に71%，その後の8週間の経過観察期間中にも50%と有意な発作抑制効果が認められ，刺激中にまったく発作のなかった患者が66%も存在した[6]．

以上の研究からは，低頻度rTMSによる刺激効果は被刺激部位に限局した効果があり，ictalおよびinter-ictalの両状態に対する抑制効果を有するように思える．

同時に，現在のところ，rTMSによる治療には限界があることも示唆された．まず，刺激効果が長続きしないという点があげられる．また，脳表近くの単一焦点にターゲットを絞ることのできる患者では治療効果が出やすいが，多焦点を有する患者や焦点が深部にあるため有効な刺激の届きにくい症例では，あまり効果が期待できない．事実，少ない症例数ではあるが，単一焦点に対する8の字コイルを用いた刺激と多焦点に対する頭頂での円形コイルを用いた刺激とで比較し，前者で有効性が認められた一方，後者での有効性がなかったとする報告が存在する[7]．最近，1990～2010年の間に発表された精度の高い12論文を対象とするメタ解析が発表された．それによると，低頻度rTMSには1～2週間の施行で2～4週間の痙攣抑制効果があり，特に皮質形成異常や新皮質に焦点を有するてんかんでの有効性がより高いと結論づけられた[8]．

一方，高頻度rTMSはどうであろうか．硬膜下電極を挿入したてんかん患者で，皮質への電気刺激で誘発された後発射を，高頻度の電気刺激が頓挫させることはよく知られている．これは，脳皮質内で同期した異常な興奮性のリセット効果と考えられている．ラットを用いた実験では，短時間の刺激による場合，より高い刺激頻度での痙攣抑制効果が認められた．また，深部電極を用いた電気刺激では，高頻度刺激が発作間欠期のspike数を減らす一方，低頻度刺激はspike数を逆に増やしたという報告もある[9]．持続性部分てんかんは一般に難治性で発作が持続しており，その焦点が通常は限局しているため焦点上刺激が行いやすく，その有効性を判断しやすい．この持続性部分てんかんに対する高頻度および低頻度rTMSに関する研究では，全例ではないが，いずれの刺激条件にも抑制効果が認められた[10]．したがって，高頻度刺激も患者によっては有効な治療法となる可能性がある．

以上のように，最も有効な刺激方法という点ではコンセンサスが確立していないが，非侵襲的かつ局所的に神経細胞の高い興奮性を抑制することができるという点は魅力的であり，今後のさらなる研究が望まれる．

3 磁気刺激で生じ得る副作用

副作用	単発TMS	2発TMS	低頻度rTMS	高頻度rTMS	θバースト刺激
痙攣の誘発	まれ	報告なし	まれ（通常は保護効果）	可能性あり[*1]	可能性あり[*2]
急性一過性の躁症状	なし	なし	まれ	左前頭前野刺激で可能性あり	5%
失神	付帯現象としては可能性あり（大脳に対する直接的な影響によるものではない）				可能性あり
一過性の頭痛，局所の疼痛，頸部痛，歯痛，錯感覚	可能性あり	可能性あり，報告なし	しばしばある	しばしばある	可能性あり
一過性の聴覚変化	可能性あり	可能性あり，報告なし	可能性あり	可能性あり	報告なし
一過性の認知機能／神経精神的変化	報告なし	報告なし	無視してよい	無視してよい	作業記憶に一過性障害
電極による火傷	なし	なし	報告なし	たまに報告あり	報告はないが，可能性あり
電気回路への誘導電流	理論的にはあり得るが，誤作動が生じるとしても電化製品からきわめて近い場所でTMSが施行された場合である（心臓ペースメーカー，脳刺激装置，ポンプ，心臓内カテーテル類，人工内耳）				
脳の構造上の変化	報告なし	報告なし	報告によりばらつきあり	報告によりばらつきあり[*3]	報告なし
組織毒性	なし	なし	報告によりばらつきあり	報告によりばらつきあり[*3]	報告なし
その他の一過性の生物学的変化	報告なし	報告なし	報告なし	一過性のホルモン（TSH）や血中乳酸値の変化	報告なし

[*1] てんかん患者で1.4%のリスク，健常者で1%未満のリスク.
[*2] 健常者1名が刺激中に痙攣したという報告あり.
[*3] rTMSが組織学的な変化や画像上の変化を生じないとする報告のある一方で，灰白質に影響を及ぼしたとする報告が存在する．ただし，その特異性や本当に病的意義があるのかという点も明らかではない[11].
TMS：経頭蓋磁気刺激法，rTMS：反復経頭蓋磁気刺激法，TSH：甲状腺刺激ホルモン.

（Rossi S, et al. *Clin Neurophysiol* 2009[11] より）

反復経頭蓋磁気刺激法（rTMS）はてんかんに対して安全か

　まず，TMSを国際的な安全基準[11]に従って施行することが大前提である．

小児に対して

　特に新生児の脳は未成熟であり，その興奮性は高く，運動閾値も高いという報告がある．現在のところ，単発あるいは2発刺激によるTMSは2歳以上の小児に対して安全だが，それ以下の年齢に対する安全性は確立していない．また，臨床的にみて特別な理由がない限り，小児に対するrTMSは控えるべきである[11]．

成人に対して

　rTMSを安全基準に従い成人に施行した場合の主な副作用は，頭痛や刺激局所の疼痛および不快感である（3）．てんかん患者にTMSを行うときに

> **Column**
>
> ### TMSを施行する際に確認すべき点
>
> 次のうち，①〜④に該当すれば禁忌，それ以外の項目に該当する場合はTMSのリスクとベネフィットを考慮して施行するべきである．
> ① 頭蓋内金属（チタン製を除く）がないか
> ② 人工内耳がないか
> ③ 神経刺激装置がないか
> ④ ペースメーカ，心臓カテーテル類がないか
> ⑤ てんかん，または，痙攣の既往，てんかん家系がないか
> ⑥ 失神の既往がないか
> ⑦ 意識障害を伴うような強い頭部外傷歴の既往がないか
> ⑧ 難聴または耳鳴がないか
> ⑨ 妊娠している可能性がないか
> ⑩ シャント挿入がないか
> ⑪ 治療用ポンプが装着されていないか
> ⑫ 脊髄に対する外科的治療の既往がないか
> ⑬ 内服薬：三環系抗うつ薬などの一部の薬剤には注意を要す

　最も懸念されるのは，痙攣や発作の出現であろう．てんかん患者に対する検査を目的とした単発あるいは2発経頭蓋磁気刺激法は，健常者と比して痙攣頻度を有意には上昇させないとされる．

　一方，rTMSは脳を連続的に刺激しており，対象が健常被験者であっても，高頻度かつ刺激強度が強いrTMSが痙攣を誘発した例が存在する[11-13]．また，てんかん患者に対して5〜30％閾値上の強度で低頻度rTMSを施行した際，無症候性ではあったものの，焦点上に挿入した硬膜下電極からてんかん焦点の活性化が認められた[14]．これらの理由から，rTMSには適正な刺激強度が存在すると考えられる．また，健常者に対する効果が，てんかん患者にそのままあてはまるとは限らない．筆者らは，正常な大脳皮質に対して抑圧性の効果を呈する刺激条件でのrTMSを試みた側頭葉てんかん患者で，発作回数が増加したという経験がある．この患者は，その後薬剤変更で良好にコントロールされている．しかし，従来てんかん患者に対して施行されたrTMSは低頻度刺激によるものが多く，治療効果があるとする報告と併せて鑑みると，その潜在的な恩恵はリスクを凌駕するとされている[15]．これらの背景をふまえて，今後もより効果的な刺激条件を検討する必要がある．

〈榎本　雪，宇川義一〉

文献

1) Tergau F, et al. Low-frequency repetitive transcranial magnetic stimulation improves intractable epilepsy. *Lancet* 1999；353：2209.
2) Joo EY, et al. Antiepileptic effects of low-frequency repetitive transcranial magnetic stimulation by different stimulation durations and locations. *Clin Neurophysiol* 2007；118：702-708.
3) Cantello R, et al. Slow repetitive TMS for drug-resistant epilepsy：Clinical and EEG findings of a placebo-controlled trial. *Epilepsia* 2007；48：366-374.
4) Theodore WH, et al. Transcranial magnetic stimulation for the treatment of seizures：A controlled study. *Neurology* 2002；59：560-562.
5) Misawa S, et al. Low-frequency transcranial magnetic stimulation for epilepsia partialis continua due to cortical dysplasia. *J Neurol Sci* 2005；234：37-39.
6) Santiago-Rodríguez E, et al. Repetitive transcranial magnetic stimulation decreases the number of seizures in patients with focal neocortical epilepsy. *Seizure* 2008；17：677-

683.
7) Daniele O, et al. Low-frequency transcranial magnetic stimulation in patients with cortical dysplasia - A preliminary study. *J Neurol* 2003；250：761-762.
8) Hsu WY, et al. Antiepileptic effects of low frequency repetitive transcranial magnetic stimulation：A meta-analysis. *Epilepsy Res* 2011；96：231-240.
9) Boëx C, et al. High and low frequency electrical stimulation in non-lesional temporal lobe epilepsy. *Seizure* 2007；16：664-669.
10) Rotenberg A, et al. Repetitive transcranial magnetic stimulation in the treatment of epilepsia partialis continua. *Epilepsy Behav* 2009；14：253-257.
11) Rossi S, et al. Safety, ethical considerations, and application guidelines for the use of transcranial magnetic stimulation in clinical practice and research. *Clin Neurophysiol* 2009；120：2008-2039.
12) Pascual-Leone A, et al. Safety of rapid-rate transcranial magnetic stimulation in normal volunteers. *Electroencephalogr Clin Neurophysiol* 1993；89：120-130.
13) Oberman LM, Pascual-Leone A. Report of seizure induced by continuous theta burst stimulation. *Brain Stimul* 2009；2：246-247.
14) Hufnagel A, et al. Activation of the epileptic focus by transcranial magnetic stimulation of the human brain. *Ann Neurol* 1990；27：49-60.
15) Schrader LM, et al. Seizure incidence during single- and paired-pulse transcranial magnetic stimulation（TMS）in individuals with epilepsy. *Clin Neurophysiol* 2004；115：2728-2737.

Further reading

- 眞野行生, 辻貞俊（編）. 磁気刺激法の基礎と応用. 東京：医歯薬出版；2005.
  磁気刺激の基礎と臨床応用を学びたい人にお勧め

- Kobayashi M, Pascual-Leone A. Transcranial magnetic stimulation in neurology. *Lancet Neurol* 2003；2：145-156.
  磁気刺激の基礎を学びたい人にお勧め

- 水澤英洋ほか（編）. Neuroplasticity —脳は実は柔らかい. *Clinical Neuroscience* 2011；29.
  脳の可塑性の基礎および経頭蓋磁気刺激による脳の可塑性の誘導について知りたい人にお勧め

IV. 治療
その他の治療のポイント

てんかんと妊娠

Point
- 妊娠の可能性がある女性には，家族を含めて，担当専門医，産科医，小児科医などと相談のうえ，妊娠前カウンセリングをする必要がある．
- 抗てんかん薬（AED）の併用で奇形発現率が著しく高まるため，妊娠前から AED はできるだけ単剤にする．
- バルプロ酸（VPA）は投与量，血中濃度に依存して奇形発現率が増加するため，1,000 mg/日以下の投与量が望ましい．やむをえない場合は分割投与，特に徐放剤使用を推奨する．
- 非妊娠時から 0.4 mg／日程度の葉酸投与が望ましい．
- 授乳は AED の使用下でも原則的に可能である．すなわち，授乳してよい．

妊娠前に必要なてんかん治療の知識

本人および家族とのカウンセリング

妊娠の可能性がある女性には，家族を含めて，担当専門医，産科医，小児科医などと相談のうえ，妊娠前カウンセリングをする必要がある[1,2]．その内容はてんかんの重篤度，生活技能に対する能力などを判定し，妊娠・出産が現実的か否かについてのカウンセリングとなる．具体的には治療者は妊娠の可能性のあるすべての女性，現在の状況では，特に中学生あたりから妊娠，結婚のことを念頭におき治療することが必要となる．運転や日常生活への注意はもとより，性周期とてんかん発作の関連などについても教育が必要である（**1**）．すなわち，主治医と家族の協力のもとでの計画的な出産が望ましい[1,2]．しかし，本人の治療が優先されることはいうまでもない．

point 計画的な出産が望ましい

経口避妊薬に対する抗てんかん薬（antiepileptic drug：AED）の作用についての説明が必要であるが，さらに妊娠中の発作，妊娠・出産経過，胎児・新生児への AED の影響，産褥経過，てんかんの遺伝性，児の発達などを説明し，禁煙を推奨する[3]．

個人差はあるものの妊娠中に発作回数は相対的に変化しないが，遺伝の問題だけでなく，服薬てんかん女性から出生した児の奇形頻度は一般人口の児に比較し有意に高率であることにも触れるべきである．

妊娠第 1 三半期に AED を服薬していた場合，生まれてくる児の平均奇形頻度は一般人口に比し 2～3 倍高い（4～10％ vs 2～5％）と報告されている（**2**）．

1 性周期とてんかん発作の生じやすさ──女性ホルモンの分泌と発作増悪パターン

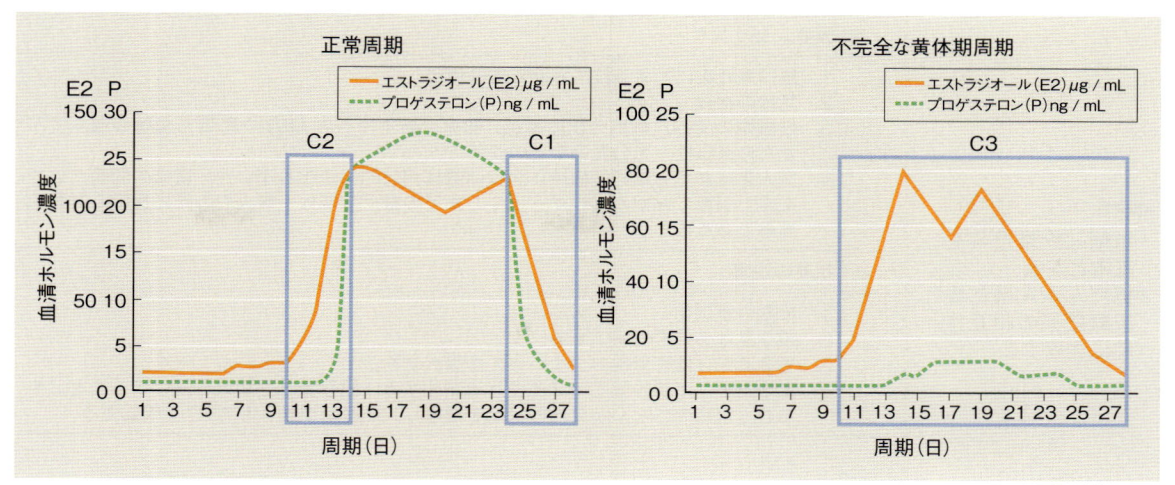

エストロゲン：発作を誘発，プロゲステロン：発作を抑制．
C1：63～78％と最も多くみられ，月経開始3日前～開始3日後に発作が増悪するパターン．この期間中にプロゲステロンが減少し，エストロゲンの発作誘発作用が拮抗されないために生じる．
C2：排卵日前後（月経開始約10～13日後）に増悪する．排卵後にエストロゲンが増加するために生じる．
C3：排卵周期に黄体が形成されず，プロゲステロンが産生されないために，周期後半で発作が増悪する．

(Herzog AG, et al. Three patterns of catamenial epilepsy. *Epilepsia* 1997；38（10）：1082-1088 より)

2 ヒトの各器官における臨界期

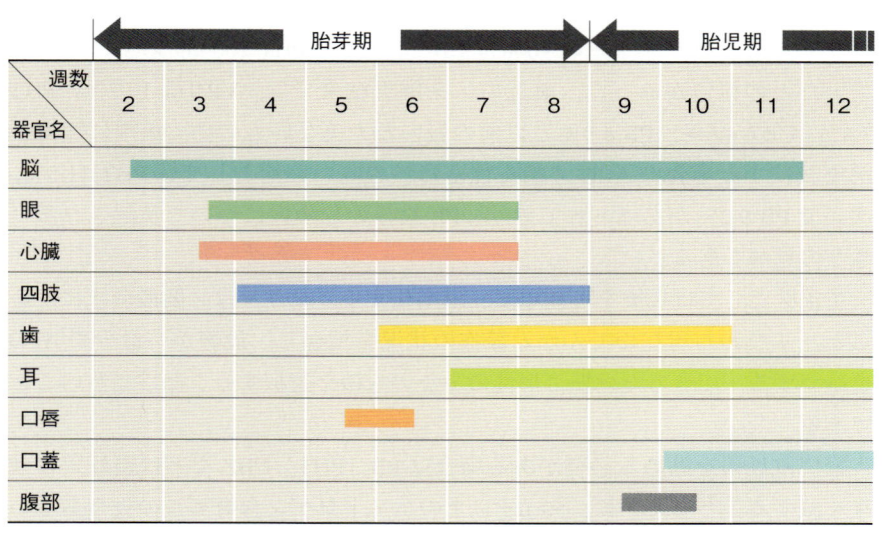

器官形成される2～3か月は奇形発生率が高くなりうるのがわかる．
（松田静治〈編〉．妊婦と薬物治療の考え方──投与時の注意と禁忌．東京：ヴァンメディカル；2000 より）

妊娠第1三半期に服薬して出産したときの奇形の平均頻度は11.1％（一般人口では4.8％）になる．奇形の種類については一般人口にみられる奇形と同様で口唇裂，口蓋裂，心奇形の頻度が高い．また，バルプロ酸（VPA，デパケン®など），カルバマゼピン（CBZ，テグレトール®）と二分脊椎の関連が注目されている．小奇形については，薬物特異性はなく各AEDに被曝

3 妊娠前あるいは妊娠の可能性のある女性に対し医師がなすべきこと

A. カウンセリング
1. 経口避妊薬に対する抗てんかん薬の作用
2. 禁煙の推奨
3. 妊娠中の発作，妊娠・出産経過，胎児・新生児へのAEDの影響，産褥経過，てんかんの遺伝性，児の発達などの説明
4. 個人差はあるものの妊娠中に発作回数は相対的に変化しないが，遺伝の問題だけでなく，服薬てんかん女性から出生した児の奇形頻度は一般人口の児に比較し有意に高率であること

B. 投薬の注意
1. 投薬の単剤化
2. 投与量は必要最低限にする
3. できるだけ催奇形性の少ないものを選択すること
4. 主治医としては投薬をできるだけ単剤化する．投与量は必要最低限にすること，すなわち現在のてんかん発作の状況を把握し，最適かつ最少のAEDを確認する

point
- 単剤・少量投与を基本とする
- 抗てんかん薬と経口避妊薬の相互作用に注意する

した児の小奇形には共通しているものが多い[3]．

　奇形に関するかつての国際共同研究の結果では，各AEDの奇形発現頻度は，単剤投与でプリミドン（PRM，プリミドン®）14.3％，VPA 11.1％，フェニトイン（PHT，アレビアチン®など）9.1％，CBZ 5.7％，フェノバルビタール（PB，フェノバール®など）5.1％であった．これらの症例で認められた奇形と被曝AED量の関連解析の結果は，PRM 400 mg以下で奇形発現はなく，奇形を有する児の90％はCBZ 400 mg，PHT 200 mg以上に被曝していたとの報告があった．最近のメタ解析結果では，VPAは10.7％，PHT 7.4％，CBZ 4.6％，PB 4.9％と以前の報告と大差ないものの，単剤に加え多剤療法にする場合のAEDで最も催奇形性の高い薬剤としてはPHT 11.5％，次いでPB 9.2％があげられており，PB投与の危険性について喚起されるべきとの見解もある[4]．

　主治医としては投薬を可能な限り単剤化する．投与量は必要最低限にすること，すなわち現在のてんかん発作の状況を把握し，最適かつ最少のAEDを確認する．できるだけ催奇形性の少ないものを選択することは当然のことである．

　経口避妊薬を勧める必要がある場合はPB，PHT，CBZなどは避妊薬の効果を減ずることを念頭に，50μg以上のエストロゲン含有ピルの投与あるいはその他の避妊手段についても指導すべきである．経口避妊薬はラモトリギン（ラミクタール®）の血中濃度を低下させることがある．

　さらに，AEDによる投薬副作用と妊娠中の発作が妊娠あるいは児に与える影響のバランスを考慮する．一般に男性患者（精子）に与える影響はないので，この点は安心させてよい．

　上記に示したように，女性のてんかん患者には計画妊娠が望ましく[1-3]，すなわちその出産と妊娠についての基礎知識と生活および服薬指導についての説明と処方の工夫が必要である（3）．

妊娠可能女性での抗てんかん薬の使用法

てんかん発作型に合ったAEDを選択するのは当然のことであるが，AEDの併用で奇形発現率が著しく高まるため，断薬が不可能な症例では妊娠前からAEDはできるだけ単剤にする[5,6]．

VPAは投与量・血中濃度に依存して奇形発現率が増加するため，特に1,000 mg／日以下の投与量が望ましい[6]．

近年，VPAの投与は奇形発現率の増加のほかに，曝露児の出生後知能指数（全般性IQ，特に言語性IQ）の低下がみられるとのいくつかの報告がある[7]．したがって，可能なかぎりVPAを避けるべきとの考え方がある．しかし，現実にはVPA投与量1,000 mg／日以下ではIQ低下は少ない．

やむをえない場合は分割投与，特に徐放剤使用を推奨する．VPA徐放剤の血中濃度の日内変動はVPAのそれより明らかに少なく，徐放剤使用により血中濃度の安定化を図る[3,6]．

さらに，どうしても2剤以上のAEDの服薬が必要な場合，催奇形性は高まることに留意する．そのなかでもVPA＋CBZあるいはPHT＋PRM＋PBのようなPHTまたはCBZとバルビツール酸系薬など，特定の薬剤の組み合わせが奇形発現を増加させる[8]．

以上，妊娠が予想される場合の抗てんかん薬の選択については可能であれば単剤にしVPAを避けることが望ましい．また，薬剤の組み合わせに注意する[8,9]．

米国食品医薬品局（FDA）の催奇形性誘発分類ではVPA，PHT，CBZなどはカテゴリーD（妊娠女性が服用することにより胎児に影響があるエビデンスのある薬剤）と上位に分類されるが[9]，新規抗てんかん薬であるラモトリギンはカテゴリーC（ヒトでの十分な対照データがないが，動物実験では胎児に影響があるエビデンスのある薬剤）に分類され，比較的安全とされ推奨される．しかし経口避妊薬との併用でその血中濃度が50％上昇することは知っておくべきである．また，VPAとの併用で二分脊椎などの奇形発現率が高まることが知られている．そのほかの新規抗てんかん薬もカテゴリーCに分類されているが，トピラマート（トピナ®）の奇形発現率は高いともいわれている．一方，本邦では新規抗てんかん薬の単剤使用は保険適用外である．

補充療法の必要性

一部のAEDは血中葉酸濃度を低下させることが知られており[8]，非妊娠時から0.4 mg／日程度の葉酸投与が望ましい[8]．VPAかCBZを投与されている場合，過去に神経管閉鎖障害をもった子どもを出産したか，近親に神経管閉鎖障害をもった者がいる妊婦は，将来その発生リスクを軽減させるため，葉酸をあらかじめ補充していることが望ましい[8]．投与にあたってはマルチビタミンの併用を考慮する[10]．

PB，PHT，PRM，CBZ などの AED 投薬例では新生児頭蓋内出血が 24 時間以内に生じることがあるので，母親には出産の 1～2 週間前からビタミン K を内服させる[10]．現在，日本の新生児には出生直後からビタミン K が投与されることがマニュアル化されている[*1]．

妊娠中に必要な知識

妊娠中の抗てんかん薬調節，血中濃度モニター

　VPA に限らず蛋白結合性の AED，すなわち PHT，CBZ，PB は必要に応じて血中濃度測定が望ましい[11]．

　一部の症例で妊娠により AED の血中濃度が低下する症例が存在するが，妊娠中は血中蛋白減少により遊離型 AED が増加するため，たとえ血中濃度が低下しても AED 量をむやみに増やすべきではない．遊離型の AED 濃度の大幅な減少を確認できたときか，服薬が規則的であるにもかかわらず発作が悪化したときにのみ，AED の増量を行うべきである[11]．ラモトリギンの場合は妊娠中の血中濃度が低下するとの報告があるので注意すべきである．

　妊娠 16 週で血清 AFT の測定，胎児モニタリングは妊娠 18 週で超音波診断を行う[3,11]．

　すなわち，妊娠前と妊娠中は必要に応じて血中濃度測定を行うことが望ましい[*2]．妊娠中の抗てんかん薬調節はむやみに行うべきでない．

妊娠中の合併症

　転倒による外傷に加え頭蓋内出血，静脈性血栓症や虚血性脳卒中発作もありうるがその頻度は低く，統計学的な数も明らかでない[12,13]．すなわち，総じて合併症は多くない[12,13]．

　分娩に関しては，てんかんに罹患した妊婦における分娩時合併症としての前期破水や臍帯異常に関する報告はほとんどみられず，てんかんに罹患していても 90% 以上は通常の出産が可能である．

分娩時の注意

　出産に時間がかかる症例では服薬を忘れないように指導する必要がある[10,14-16]．もし発作が起きた場合は一般的な治療法で可能であるが，必要ならベンゾジアゼピン系薬剤投与が推奨される．子癇による痙攣は鑑別すべきである．

　しかし，てんかんをもっていても多くの場合は通常の出産が可能であり[10,14,16]，一般的には帝王切開の適応はないが，過換気などの悪影響が懸念される場合，必要に応じて帝王切開もありうることを説明する[15]．吸引分娩は避けるべきである[15]．ただ，新生児には離脱発作が生じることがある[15]．

---

*1 わが国ではビタミン K 投与は産科医により管理投与されている．

*2 血中濃度は多くの新規抗てんかん薬では測定しなくても用法を遵守すれば至適用量が保たれるという．

4 妊娠の可能性のあるてんかん患者に対する対応

妊娠前	1. 本人・家族との対話 　・妊娠前カウンセリングに十分な時間をとる 　・カウンセリング項目 　　1）てんかんをもつ女性の出産と妊娠についての基礎知識：生活および服薬指導につき説明 　　2）計画的な出産の勧め 　　3）妊娠，出産が現実的か否か：家族の協力も含めて 　　4）妊娠前の発作の抑制が可能か否か 2. 患者と相談のうえでの医師の判断 　・患者が抗てんかん薬（AED）の減量・整理もしくは断薬可能か否か必要最小限のAED，できるかぎり単剤 　・薬剤の組み合わせに注意する 　　VPA投与はなるべく控え，投与が必須の症例では徐放剤が望ましい 　　避けるべきAEDの組み合わせ：VPA+CBZ あるいは PHT+PRM+PB 　・非妊娠時からの葉酸の補充（0.4 mg／日）
妊娠中	・断薬せず定期的な通院 ・AED投与量の増量は服薬が規則的でかつ発作が悪化したときにのみ行う ・妊娠前に1回，その後必要に応じてAED・葉酸濃度を測定する ・妊娠16週で血清AFTの測定，胎児モニタリングは妊娠18週で超音波診断を行う ・全般性強直間代発作を起こす症例では切迫流・早産に注意
出産時および産褥期	・一般には自然分娩が可能である ・分娩前の不規則服薬による痙攣発作の頻発，重積状態に注意する ・AED投薬例の母親には出産前にビタミンKを内服させる
出産後	・産後にAED血中濃度が上昇する症例ではAEDの投与量を調整する ・授乳は原則的に可能

AFT：α-fetoprotein（α胎児性蛋白）．
（日本神経学会〈監修〉，「てんかん治療ガイドライン」作成委員会〈編〉．てんかん治療ガイドライン2010[18]）より）

出産後の注意

抗てんかん薬服用中の授乳はどうすべきなのか

　授乳はAEDの使用下でも，原則的に可能である．すなわち，授乳してよい[3,10,15,17]（グレードB）．ただしAEDは母体血中から種々の割合で母乳中にも排泄される．

　授乳が臨床的に問題となるのは，半減期の長いベンゾジアゼピン系薬，レベチラセタム（イーケプラ®）やPRM，PBなどのバルビツール酸系薬および母乳内移行率の高いゾニサミド（ZNS，エクセグラン®）である[3]．

　したがって，ベンゾジアゼピン系薬，レベチラセタムやバルビツール酸系薬を服用している母親の場合は新生児の状態を注意深く観察し，離脱発作，傾眠，低緊張，哺乳力低下などの症状があれば，母乳を控え，できれば血中濃度を測定するなどの臨機の対応をすべきである[15]．

おわりに

　妊娠前，妊娠中，そして分娩後に分けて記述した4を「てんかん治療ガイドライン2010」から再掲する[18]．本稿ではてんかん患者と妊娠，これは，common disorderであるてんかんが女性にとって最も重要なイベントである

妊娠に直面したときに，その治療はどうすればよいかという，非常に大きな課題に対しての対策を述べた．その治療法について，てんかん専門医，神経内科専門医のみならず，第一線の臨床医すべてが正確な知識をもってあたるべきであろう．

(平田幸一)

文献

1) Winterbottom J, et al. The effectiveness of preconception counseling to reduce adverse pregnancy outcome in women with epilepsy : What's the evidence? *Epilepsy Behav* 2009 ; 14 : 273-279.
2) Winterbottom JB, et al. Preconception counselling for women with epilepsy to reduce adverse pregnancy outcome. *Cochrane Database Syst Rev* 2008 ; 16 : CD006645.
3) 兼子直ほか．てんかんを持つ妊娠可能年齢の女性に関する治療ガイドライン．てんかん研究 2008 ; 25 : 27-31.
4) Meadora K, et al. Pregnancy outcomes in women with epilepsy : A systematic review and meta-analysis of published pregnancy registries and cohorts. *Epilepsy Res* 2008 ; 81 : 1-13.
5) Holmes LB, et al. The AED (antiepileptic drug) pregnancy registry : A 6-year experience. *Arch Neurol* 2004 ; 61 : 673-678.
6) Montouris G. Importance of monotherapy in women across the reproductive cycle. *Neurology* 2007 ; 69 (24 Suppl 3) : S10-S16.
7) Vinten J, et al. The behavioral consequences of exposure to antiepileptic drugs in utero. *Epilepsy Behav* 2009 ; 14 : 197-201.
8) 厚生省保健医療局地域保健・健康増進栄養課生活習慣病対策室長．神経管閉鎖障害の発症リスク低減のための妊娠可能な年齢の女性等に対する葉酸の摂取に係る適切な情報提供の推進について．
 http://www1.mhlw.go.jp/houdou/1212/h1228-1_18.html
9) Morrow J, et al. Malformation risks of antiepileptic drugs in pregnancy : A prospective study from the UK Epilepsy and Pregnancy Register. *J Neurol Neurosurg Psychiatry* 2006 ; 77 : 193-198.
10) Røste LS, Taubøll E. Women and epilepsy : Review and practical recommendations. *Expert Rev Neurother* 2007 ; 7 : 289-300.
11) 兼子直，和田一丸．てんかんと妊娠．精神科治療学 2003 ; 18 : 123-128.
12) Kaplan PW, et al. Obstetric risks for women with epilepsy during pregnancy. *Epilepsy Behav* 2007 ; 11 : 283-291.
13) Meador KJ, et al ; HOPE Work Group. Pregnancy registries in epilepsy : A consensus statement on health outcomes. *Neurology* 2008 ; 71 : 1109-1117.
14) Tomson T, et al ; Collaborative EURAP Study Group. EURAP : An international registry of antiepileptic drugs and pregnancy. *Epilepsia* 2004 ; 45 : 1463-1464.
15) 兼子浩祐，熊谷幸代．妊娠時のてんかんの治療．神経内科 2004 ; 61 : 40-43.
16) EURAP Study Group. Seizure control and treatment in pregnancy : Observations from the EURAP epilepsy pregnancy registry. *Neurology* 2006 ; 66 : 354-360.
17) Katz JM, Devinsky O. Primary generalized epilepsy : A risk factor for seizures in labor and delivery ? *Seizure* 2003 ; 12 : 217-219.
18) 日本神経学会（監修），「てんかん治療ガイドライン」作成委員会（編）．てんかん治療ガイドライン 2010．東京：医学書院；2010．

IV. 治療
その他の治療のポイント
てんかんと運転

> **Point**
> - 運転中の発作により事故を起こす可能性は十分に排除しなければいけない一方で，必要以上に患者の権利を制限してはならない．
> - 運転免許の許可・停止については法律にて詳細が規定されており，医師はこの法律を熟知し遵守する必要がある．
> - 大発作，複雑部分発作，運動障害を伴う単純部分発作を起こした患者では，最初の2年間は，運転は絶対禁止である．
> - この間に発作がなく，生活，服薬状況や，脳波などの結果から，今後数年はまったく発作が起きるおそれがないと診断できるならば，暫定的に運転免許の許可を考慮する．
> - 営業用である第二種運転免許や，トラックなどの大型免許は，服薬を漸減・中止したうえで，5年間発作がないことが免許の条件となる．

交通安全と患者の人権

てんかんをもつ患者の日常生活で最もしばしば遭遇する問題が，運転免許の問題である．患者や周囲の人の安全を考慮しながらも，患者の権利・生活を最大限に尊重する必要があり，「運転はダメ」と安易に制限することは許されない．特に運転免許の許可・停止に関しては法律にて詳細が規定されているため，医師もこの法律を熟知し遵守する必要がある．

旧道路交通法

以前の道路交通法では，「精神病者，知的障害者，てんかん病者[*1]，目が見えないもの，耳が聞こえないもの又は口がきけない者」は第一種免許又は第二種免許を与えないとされ（旧第八十八条），また免許を受けたものが上記に該当する者になったときは，免許を取り消さなければならなかった（旧第百三条）．したがって，「てんかん」は「免許の絶対的欠格事由」であり，薬剤により数年にわたりまったく発作が認められない人でも，一度てんかんと診断されると，運転免許を取得できず取得した免許も更新できずに取り消されていた．

これに対して，日本てんかん協会，日本てんかん学会から，一律に運転免許を禁止するのはおかしいとして，改正が求められていた．すなわち，てんかんをもつ患者の約7割は薬剤にて再発を認めないコントロール良好例であり，運転をしても事故を起こさないと考えられるため，一律にてんかんをも

[*1] 引用文中の下線は筆者による（以下同）．

1 道路交通法（昭和35年6月25日法律第105号，改正：平成19年5月23日法律第54号）

第九十条

公安委員会は，（中略），次の各号のいずれかに該当する者については，政令で定める基準に従い，免許（仮免許を除く．以下この項から第九項までにおいて同じ．）を与えず，又は六月を超えない範囲内において免許を保留することができる．
- 一　次に掲げる病気にかかつている者
  - イ　幻覚の症状を伴う精神病であつて政令で定めるもの
  - ロ　発作により意識障害又は運動障害をもたらす病気であつて政令で定めるもの
  - ハ　イ又はロに掲げるもののほか，自動車等の安全な運転に支障を及ぼすおそれがある病気として政令で定めるもの
- 二　アルコール，麻薬，大麻，あへん又は覚せい剤の中毒者
- 三～七　略

第百三条

免許（仮免許を除く．以下第百六条までにおいて同じ．）を受けた者が次の各号のいずれかに該当することとなつたときは，その者が当該各号のいずれかに該当することとなつた時におけるその者の住所地を管轄する公安委員会は，政令で定める基準に従い，その者の免許を取り消し，又は六月を超えない範囲内で期間を定めて免許の効力を停止することができる．（中略）
- 一　次に掲げる病気にかかつている者であることが判明したとき．
  - イ　幻覚の症状を伴う精神病であつて政令で定めるもの
  - ロ　発作により意識障害又は運動障害をもたらす病気であつて政令で定めるもの
  - ハ　イ及びロに掲げるもののほか，自動車等の安全な運転に支障を及ぼすおそれがある病気として政令で定めるもの
  - 一の二　介護保険法（平成九年法律第百二十三号）第八条第十六項に規定する認知症であることが判明したとき．
- 二　目が見えないことその他自動車等の安全な運転に支障を及ぼすおそれがある身体の障害として政令で定めるものが生じている者であることが判明したとき．
- 三　アルコール，麻薬，大麻，あへん又は覚せい剤の中毒者であることが判明したとき．
- 四～八　略

つ人の運転免許を禁止するのでなく，個々の症例を医師が診断し運転免許の可否について診断書を提出したうえで取得可能とするという，より現実に即した法律改正が求められた．

こうした要望はてんかんだけでなく他疾患についてもあげられており，「一定の病気にかかっている場合等であっても自動車等の安全な運転に支障がない場合や支障がない程度まで回復する場合もあると考えられることから，障害者に係る免許の欠格事由についてそのすべてを廃止し，自動車等の安全な運転の支障の有無により免許取得の可否を個別に判断することとした」（平成14年5月16日付け警察庁丁運発第49号）というのが，2002（平成14）年の道路交通法の改正の主旨であった．

道路交通法の改正

2002年6月1日の道路交通法改正により，てんかんをもつ患者でも発作の再発するおそれがなければ，免許の取得，維持が可能となった（**1**）[1)]．この改正法では公安委員会が「免許を与えず，又は六月を超えない範囲内において免許を保留することができる」病気，および「免許を取り消し，又は六月を超えない範囲内で期間を定めて免許の効力を停止することができる」病気として，「発作により意識障害又は運動障害をもたらす病気であって政令で定めるもの」を掲げた．すなわち，法改正後はこれまでのように「てんかん」という病名を用いずに，より広範囲でかつ病態に即した表現に改めら

2 道路交通法施行令

第三十三条の二の三

法第九十条第一項第一号イの政令で定める精神病は，統合失調症（自動車等の安全な運転に必要な認知，予測，判断又は操作のいずれかに係る能力を欠くこととなるおそれがある症状を呈しないものを除く．）とする．

法第九十条第一項第一号ロの政令で定める病気は，次に掲げるとおりとする．
一　てんかん（発作が再発するおそれがないもの，発作が再発しても意識障害及び運動障害がもたらされないもの並びに発作が睡眠中に限り再発するものを除く．）
二　再発性の失神（脳全体の虚血により一過性の意識障害をもたらす病気であつて，発作が再発するおそれがあるものをいう．）
三　無自覚性の低血糖症（人為的に血糖を調節することができるものを除く．）

法第九十条第一項第一号ハの政令で定める病気は，次に掲げるとおりとする．
一　そううつ病（そう病及びうつ病を含み，自動車等の安全な運転に必要な認知，予測，判断又は操作のいずれかに係る能力を欠くこととなるおそれがある症状を呈しないものを除く．）
二　重度の眠気の症状を呈する睡眠障害
三　前2号に掲げるもののほか，自動車等の安全な運転に必要な認知，予測，判断又は操作のいずれかに係る能力を欠くこととなるおそれがある症状を呈する病気

れたのである．これにより「てんかん」の診断を受けた患者のすべてに免許を禁止するのではなく，病態に応じて患者への免許の禁止・許可を決定すべきであるという方針が確立されたのであり，てんかんをもつ患者に自動車運転の門戸が開かれることとなった．

道路交通法施行令

実際の道路交通法の施行に関する政令が道路交通法施行令（**2**）である．道路交通法施行令では，法第九十条第一項第一号ロで規定された免許を禁止，保留できる「発作により意識障害又は運動障害をもたらす病気であって政令で定めるもの」の詳細として，「1. てんかん，2. 再発性の失神，3. 無自覚性の低血糖症」の3つをあげたうえで，てんかんについては「発作が再発するおそれがないもの，発作が再発しても意識障害及び運動障害がもたらされないもの並びに発作が睡眠中に限り再発するもの」は，免許の取得・維持が可能とした．

すなわち，てんかんをもつ者であっても，①発作が起きる心配がない者，②発作が起きても運転に支障のない発作をもつ者，③運転中に発作が起きない者，ならば運転して構わないとの判断が示された．

道路交通法の「運用基準」

道路交通法の改正を受けて，実際の法律の運用にあたっては，警察庁により「一定の病気に係る免許の可否等の運用基準（別添）」（**3**）が作成されている．すなわち運転免許を取得・維持できるのは，以下の4つのいずれかである．

1. 発作が過去5年間起こったことがなく，今後も発作が起こるおそれがない場合．
2. 発作が過去2年間起こったことがなく，少なくともX年は発作が起こるおそれがない場合（X年後に再評価を要す）．

3 警視庁交通部長警察庁丁運発第49号，各道府県警察本部長殿平成14年5月16日，各方面本部長警察庁交通局運転免許課長，（参考送付先）各管区警察局広域調整部長

（別添）一定の病気に係る免許の可否等の運用基準
1 精神分裂病（令第33条の2の3第1項関係）（中略）
2 てんかん（令第33条の2の3第2項第1号関係）
　(1) 以下のいずれかの場合には拒否等は行わない．
　　ア　発作が過去5年以内に起こったことがなく，医師が「今後，発作が起こるおそれがない」旨の診断を行った場合
　　イ　発作が過去2年以内に起こったことがなく，医師が「今後，X年程度であれば，発作が起こるおそれがない」旨の診断を行った場合
　　ウ　医師が，1年間の経過観察の後「発作が意識障害及び運動障害を伴わない単純部分発作に限られ，今後，症状の悪化のおそれがない」旨の診断を行った場合
　　エ　医師が，2年間の経過観察の後「発作が睡眠中に限って起こり，今後，症状の悪化のおそれがない」旨の診断を行った場合
　(2) 医師が，「6月以内に上記(1)に該当すると診断できることが見込まれる」旨の診断を行った場合には，6月の保留又は停止とする．（医師の診断を踏まえて，6月より短期間の保留・停止期間で足りると認められる場合には，当該期間を保留・停止期間として設定する．）保留・停止期間中に適性検査の受検又は診断書の提出の命令を発出し，
　　①適性検査結果又は診断結果が上記(1)の内容である場合には拒否等は行わない．
　　②「結果的にいまだ上記(1)に該当すると診断することはできないが，それは期間中に○○といった特殊な事情があったためで，さらに6月以内に上記(1)に該当すると診断できることが見込まれる」旨の内容である場合にはさらに6月の保留又は停止とする．（医師の診断を踏まえて，6月より短期間の保留・停止期間で足りると認められる場合には，当該期間を保留・停止期間として設定する．）
　　③その他の場合には拒否又は取消しとする．
　(3) その他の場合には拒否又は取消しとする．
　(4) 上記(1)イに該当する場合については，一定期間（X年）後に臨時適性検査を行うこととする．
　(5) なお，日本てんかん学会は，現時点では，てんかんに係る発作が，<u>投薬なしで過去5年間なく，今後も再発のおそれがない場合</u>を除き，<u>通常は，大型免許及び第二種免許の適性はない</u>との見解を有しているので，これに該当する者がこれら免許の申請又は更新の申請を行った場合には，上記(2)及び(3)の処分の対象とならない場合であっても，当該見解を説明の上，当面，免許申請・更新申請に係る再考を勧めるとともに，申請取消しの制度の活用を慫慂することとする．
3 再発性の失神（令第33条の2の3第2項第2号関係）（中略）

　　3. 意識障害および運動障害を伴わない単純部分発作で，今後も症状の悪化のおそれがない場合．
　　4. 睡眠中に限って起こる発作で，今後も症状の悪化のおそれがない場合．

　これら4つの条件に，抗痙攣薬の服薬の有無は問われておらず，きちんとした服薬，生活習慣などを条件に，「発作が起こるおそれがない」と診断しても構わないと考えられる．

　また，6か月以内に，上記となることが見込まれる場合は，その期間，運転免許を保留・停止することができる．

　一方，大型免許および第二種免許は，投薬なしで過去5年間発作がなく，今後も再発のおそれがない場合に限って，運転免許の取得・維持ができる．

運転に関する患者の指導（**4**）

　法律的には上記の遵守が求められるが，この法律をふまえて臨床的にどのように患者を指導するかが重要である．

　まず，大発作，複雑部分発作，運動障害を伴う単純部分発作を起こした患者では，最初の2年間は，運転は絶対禁止である．そして，2年間の経過観察，療養態度をみて，この間で発作がなく，規則正しい生活，十分な睡眠，適切な服薬ができており，脳波などの検査結果もふまえて，今後数年はまったく発作が起きるおそれがないと診断できるならば，数年後の再評価を前提に数

4 てんかん発作後の経過と運転の許可

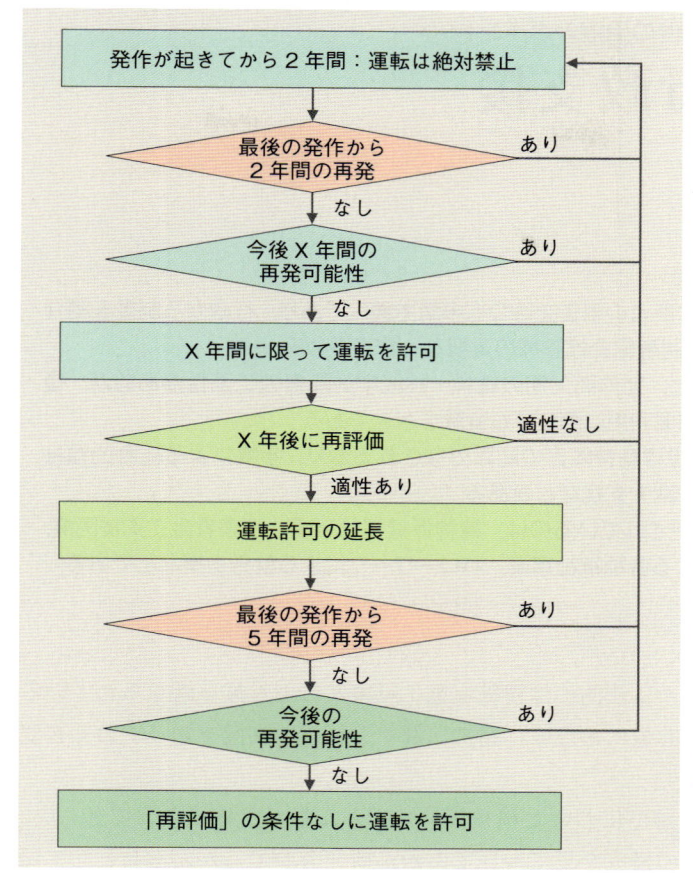

```
発作が起きてから2年間：運転は絶対禁止
         ↓
   最後の発作から    あり
   2年間の再発  ────→（戻る）
         ↓ なし
   今後X年間の    あり
   再発可能性  ────→（戻る）
         ↓ なし
   X年間に限って運転を許可
         ↓
   X年後に再評価  適性なし
              ────→（戻る）
         ↓ 適性あり
   運転許可の延長
         ↓
   最後の発作から    あり
   5年間の再発  ────→（戻る）
         ↓ なし
   今後の       あり
   再発可能性  ────→（戻る）
         ↓ なし
   「再評価」の条件なしに運転を許可
```

この他に，①「発作が意識障害および運動障害を伴わない単純部分発作」であれば，今後の症状の悪化のおそれがないことを前提に1年後から免許を許可できる．②「睡眠中に限って起こる発作」であれば，今後の症状の悪化のおそれがないことを前提に2年後から免許を許可できる．

年間に限定した運転免許の許可を考慮することになる．その場合でも，発作のコントロールは，患者の服薬，生活態度に大きく依存しており，発作・事故を起こさないようにするのは患者本人の自己責任に負うところが大きいことを本人に強く説明する必要がある．

その後，最後の発作から5年間発作がなく，今後も発作が起きる可能性がないと見込まれる場合には，再評価の条件なしに免許の許可を考慮することができる．

タクシーなどの営業用である第二種運転免許や，トラックなどの大型免許は，服薬を漸減・中止したうえで，5年間発作がないことを免許の条件としている．したがって，こうした免許を職業上必要とする人は，発作を起こすと転職を迫られることになる．

（伊藤義彰）

本論文はClinical Neuroscience Vol.29：87-89，2011に加筆したものである．

文献

1) 日本てんかん学会法的問題検討委員会．道路交通法改正にともなう運転適性の判定について．てんかん研究 2002；20：135-138．

IV. 治療
その他の治療のポイント
行政支援

> **Point**
> - 日本の医療，福祉制度の利用は患者の申告を待つ"申請主義"であり，行政から制度を紹介したり，促すことはないので，制度紹介は診療の重要な一部を占める．
> - てんかん患者の障害は，発作と，発作間欠期の精神・神経学的障害の二面性があるが，後者は見落とされがちなので，制度利用に際しても留意すべきである．
> - てんかん患者に対する行政支援は精神障害の範疇でなされており，手帳による総合的福祉支援，医療費助成，生活支援，就労支援などがある．
> - てんかん患者に比較的広く利用されているのは，精神保健福祉手帳，障害者自立支援医療，障害基礎年金，自立支援法による各種福祉事業，ハローワークによる就労支援などである．

日本ではてんかんは法的には精神疾患・障害として対策を講じられているため，てんかんの診療にあたり，精神に関する行政的支援を知っておく必要がある．

日本のてんかん診療において精神科のてんかん離れが指摘されて久しい．日本てんかん学会の構成を見ても，てんかん研究会がてんかん学会として発足した1979年当時，精神科医の割合は約6割を占めていたが，2011年11月には2割に減じる一方，小児科医は2割から5割近くに増えるとともに，それぞれ1割であった神経内科，脳神経外科は17%，15%と増加している．学会員数そのものは500数十人から2,289人と4倍近く増えているうえ，神経内科医だけを見ると，2008年6月の8.1%から，この3年間で倍増しており，神経内科のてんかんに対する関心が急激に高くなっていることがわかる．

Memo

日本てんかん学会会員数
- 総会員数　2,289（人）
- 小児科　1,007
- 精神科　469
- 神経内科　390
- 脳外科　339
- その他の臨床科・基礎・医師以外　84

（2011年11月現在）

てんかん患者の社会生活を支えるための医師の役割

てんかん患者は発作のみならず，発作以外のさまざまな理由で社会生活に困難を伴うことが多いため，医療，福祉，就労と広範囲な行政支援が必要である．

ところが日本の制度利用の基本は「申請主義」のため，どんなに立派な制度や社会資源があっても，当事者が知らなければその恩恵にあずかれない．最初に問題を認識するのは患者であり，医師はそれを把握する最初の専門職である．医師がこれらの制度を熟知することは困難だが，制度の概要を知り，適用のある患者に紹介することは可能であり，制度利用において医師の果たす役割は大きい．

以下，日本におけるてんかん患者に対する支援や援助，制度の概要をまと

point

日本の行政支援制度利用の基本は申請主義である

1 精神障害者保健福祉手帳のてんかん発作判定基準

等級	発作のタイプ	発作間欠期の精神神経症状・能力障害
1級程度	ハ，ニの発作が月に1回以上ある場合	他の精神疾患に順ずる
2級程度	イ，ロの発作が月に1回以上ある場合 ハ，ニの発作が年に2回以上ある場合	他の精神疾患に順ずる
3級程度	イ，ロの発作が月に1回未満の場合 ハ，ニの発作が年に2回未満の場合	他の精神疾患に順ずる

注1）発作のタイプは以下のように分類する．
イ．意識障害はないが，随意運動が失われる発作．
ロ．意識を失い，行為が途絶するが，倒れない発作．
ハ．意識障害の有無を問わず，転倒する発作．
ニ．意識障害を呈し，状況にそぐわない行為を示す発作．

めた．ぜひとも日常診療に活用していただきたい．

手帳制度

　てんかんは精神障害者保健福祉手帳（以下，精神保健福祉手帳）の対象疾患であるが，身体障害，知的障害が一定の要件を満たせば他の手帳との重複取得が可能である．主なメリットとして所得税や住民税の障害者控除，公共施設の入場料等の割引，携帯電話の基本料金の割引，自治体独自の交通費の減免，NHK受信料の減免（非課税世帯），軽自動車税の減免（1級），駐車禁止適用除外標章交付（1級）などがある．

　発作時および発作間欠期のそれぞれの障害について考慮する．
　発作は，発作のタイプと頻度により判定される（ 1 ）．
　発作間欠期の障害とは，知的障害，精神神経症状等を指し，具体的には注意障害，情動制御の障害，気分障害，思考障害（緩慢・迂遠等），幻覚・妄想等の病的体験，知覚や言語の障害，対人関係・行動パターンの障害などがあるので，見落としがないよう慎重に診察する．
　等級は発作と発作間欠期のいずれか重いほう，あるいは両者を総合して判定される[1]．

医療費支援（ 2 ）

　最も多くの人が利用するのが，障害者自立支援医療であり，診断がてんかんであればだれでも利用できる制度なので，必要な患者には勧めたい．基本的に医療費の自己負担が30％から10％に減額される制度だが，それでも負担が過重にならないよう，所得（市町村税）に応じた負担上限が設けられている．

　一定以上の収入のある患者は，重度かつ継続的医療を受けている（毎月一定以上の医療費の支出がある）ことが助成の要件となるが，てんかんは，病名のみで"重度かつ継続"医療とみなされることになっている．したがって診断が「てんかん」でありさえすれば，自動的に助成を受けられる[2]．

　その他，患者の状態によりさまざまな助成制度がある．

Keywords
"重度かつ継続"

障害者自立支援医療（精神）は，かつての精神保健福祉法32条に代わり精神障害者に対する通院治療費の公費負担制度である．制度の変更に伴い自己負担率が5％から10％に引き上げられるとともに，所得に応じて適用が制限された．具体的には，中間所得層は"重度かつ継続"的に精神科医療を受けている（毎月一定以上の医療費を支払っている）患者のみに利用が制限され，市町村税20万円以上の所得層には非適用とされたため患者の強い批判を招いた．
そのため緩和措置として，所得に応じた負担上限を設定するとともに特定の疾患に対しては病名により"重度かつ継続"医療であると"みなす"こととなった．適用となる病名はICD-10のF00〜F39，G40であり，てんかんもその一つである．それ以外の精神疾患である場合には，重度かつ継続の証明が必要であるとともに，記載医師も精神科標榜医であることが求められる．

2 医療費支援

制度	助成の内容	対象者	申請窓口	備考
自立支援医療（精神通院医療）（有効期限1年）	健康保険適用の外来医療費の自己負担が原則10%に軽減 独自に補助を上乗せしている市町村あり	てんかんの診断で通院治療している人	市区町村	当該疾患に関して登録した医療機関に限り利用可能（原則1つ） 診断書は主治医が記載（診療科は問わない） 手続きは毎年だが，診断書は2年に1回提出でよい 精神保健福祉手帳の診断書を本制度の診断書として兼ねることができる
高額医療費	1か月の健康保険適用の医療費の自己負担分が一定額を超えたら払い戻される 入院の場合は"限度額認定証"の申請をすることで，自己負担限度額までの支払いとなる	健康保険加入者	保険証発行元	自己負担上限は所得により異なる（平成18年10月からは下記） 低所得者：35,400円 標準所得者：80,100円＋医療費の267,000円を超えた分の1% 上位所得者：150,000円＋医療費の50万円を超えた分の1%
重度心身障害者医療費助成制度	健康保険適用の医療費の自己負担分の助成	身体障害者手帳，療育手帳取得者	市区町村	市区町村ごとに対象となる手帳の等級，所得制限の内容，自己負担額は異なる 精神保健福祉手帳取得者が利用可能な市区町村もある

(http://www.mhlw.go.jp/bunya/shougaihoken/jiritsu/dl/03.pdf [2])

3 生活費支援

制度	助成の内容	対象者	申請窓口	備考
障害年金	障害基礎年金，障害厚生年金，障害共済年金の3種がある 障害基礎年金の年額は下記 1級：990,100円（年額）＋子の加算 2級：792,100円（年額）＋子の加算	20歳以上65歳未満 初診日に年金加入中であった者（20歳以前発病の人はその限りではない） 初診日より1年6か月以上を経過している 一定以上の障害程度である 一定期間保険料を納付している	市区町村 社会保険事務所	等級は障害基礎年金は1-2級，障害厚生年金，障害共済年金は1-3級 障害厚生年金，障害共済年金は人により支給額が異なる 子の加算：第1子・第2子　各227,900円，第3子以降　各75,900円
傷病手当金	支給額は，病気やけがで休んだ期間，1日につき，標準報酬日額の6割に相当する額	被保険者が病気やけがのために働くことができず，連続して3日以上勤めを休んでいるときに，4日目から支給される	社会保険事務所 市区町村	事業所などから給与などの形で給付額以上が支払われている場合には，給付されない
日常生活用具の給付	頭部保護帽などの生活用具の給付・貸与	身体障害者手帳，療育手帳取得者	市区町村	平成18年10月から日常生活用具は地域生活支援事業に再編された結果，給付決定および利用者負担は市区町村の裁量に任されるようになった

生活費支援（3）

　生活費への援助は給付と減免に分けられる．給付の代表は年金であろう．障害基礎年金の診断書は，「精神の障害用」が使われており，精神科指定医あるいは標榜医でなければ記載できなかったため，精神科から他の科に転院した場合に主治医が診断書を書けず，年金を支給されていた患者が不支給となるなどの問題が指摘されていた．てんかんが幅広い診断科で治療されてい

4 生活支援

(1) 訪問系サービス

給付の種類	サービスの名称	
介護給付	居宅介護（ホームヘルプ）	自宅で入浴，食事等の介助
	重度訪問介護	重度障害者の入浴，食事などの介助，外出時の補助
	行動援護	知的障害者，精神障害者の行動介護や外出時の補助
	児童デイサービス	児童の施設でのADL（日常生活動作）や集団適応訓練など
	短期入所（ショートステイ）	短期間の施設入所
	重度障害者等包括支援	重度障害者でも特に介護の程度が高い障害者に対する包括的サービスを提供

(2) 日中活動

給付の種類	サービスの名称	
介護給付	療養介護	医療の必要な障害者に対する医療機関での訓練や介護
	生活介護	常時要介護者に対する施設内での生活や活動の提供
訓練等給付	自立訓練	自立のために必要な日常生活能力，社会能力向上のための訓練
	就労移行支援	就労を希望する障害者への生産活動等の機会を提供し，知識や能力の向上のための訓練
	就労継続支援	通常の事業所での就労が困難な障害者の働く場と訓練の場 A型（雇用型）：雇用契約に基づく B型

(3) 居住支援

給付の種類	サービスの名称	
介護給付	共同生活介護（ケアホーム）	
	施設入所支援	
訓練等給付	共同生活援助（グループホーム）	

ることをふまえ，2009年より小児科，脳神経外科，神経内科，リハビリテーション科，老年科などの医師であれば記載できるようになった[3]．

2010年から，認定基準が改正され，基本的に精神保健福祉手帳と同じ基準になった[4]．このような制度間の基準の統一は，利用者，国民にとってわかりやすいものであり，あるべき方向といえよう．等級の判定に対する考え方は，手帳と同じである．

生活支援 (4)

2004（平成18）年4月に施行された障害者自立支援法は，複雑，細分化

> **Column**
>
> ## 精神障害者保健福祉手帳，障害者自立支援医療(精神)，障害基礎年金(精神)の診断書記載の概要
>
> 1. 継続的に診療を担当している医師が記載する(精神科標榜医は要件でない).
> 2. 発作に関しては3つの診断書は共通の基準が用いられているが，等級は独自に判定される.
> 3. 過去1.5〜2年間の平均的状態を記載する.
> 4. てんかん発作と発作間欠期の障害の両者をもれなく記載する.
> 5. 等級判定には，てんかん発作と発作間欠期の障害のいずれか重いほう，あるいは両者を総合して判定する(精神保健福祉手帳，障害基礎年金).
> 6. てんかんであればどんな状態であれ(発作が抑制されていても)，"重度かつ継続"が適用される(障害者自立支援医療).
> 7. 精神保健福祉手帳の診断書で障害者自立支援医療の診断書を兼ねることができる.

5 就労支援

機関	主な業務
公共職業安定所 (ハローワーク) 全国477か所 (支所を含むと601か所)	障害者職業相談員が配置され，医療，福祉と連携しつつ職業相談，職業紹介などを行う．その他の主な業務は以下 ・職場適応訓練：訓練終了後にそのまま就職できる見込みのある事業所をハローワークが開拓し事業主に委託して行う職業訓練 ・精神障害者ジョブガイダンス事業：医療機関等の利用者で，就職意識は高いものの就職するための準備が十分に整っていない精神障害者のため，医療機関等に出向き就職活動に関する知識や方法を実践的に示す ・障害者の集団面接会 ・トライアル雇用：3か月の試行により求職者と求人者の相互理解を促進し就労を促す．80%の本雇用移行率
障害者職業センター 全国都道府県に47か所	障害者の就労，職場定着をハローワーク，医療，福祉，教育の関係機関と連携して行う ・職業カウンセリング：仕事に就くための相談，職業に関する能力および適正等の評価 ・職業準備支援：センター内での職業リハビリテーション計画に基づいて作業体験，通勤，集団参加などの基礎的能力の向上と，事業所見学，事業所での作業体験 ・ジョブコーチ：事業所にジョブコーチを派遣し，障害者および事業主に対して，雇用の前後を通じて障害特性をふまえた直接的，専門的な援助を行う ・職業能力開発，OA講習など
障害者就業・生活支援センター 全国311か所	地域に生活するすべての障害者の就業面と生活面の一体的支援を提供する．就業(就業支援担当者)のみならず，それに伴う生活上の支援や相談のための支援担当者(生活支援担当者)が配置されている
精神障害者社会適応訓練事業 登録事業所7,367か所	一定期間協力事業所(職親)で実際の仕事をしながら，働く力を試したり，職場でよい人間関係を養う訓練を行う．訓練期間は6か月で，最長3年まで延長可能

された施設や事業を整理し効率化を図り，障害間の格差をなくし，就労支援を強化することなどを目指している．障害福祉サービスは，自立支援給付，地域生活支援事業の2つに大別された．自立支援給付は，①生活支援を目的とした介護給付(10種類)，②生活の自立や就労のための訓練を目的とした訓練等給付(4種類)，③自立支援医療(3種類)，④補装具の4つにより構成される．

また，障害種別ごとに33に細分化されていた施設・事業体系を日中活動(昼の活動)と居住支援(夜間の居住場所)に切り分けた．日中活動は，①療養介護，②生活介護，③自立訓練(機能，生活)，④就労移行支援，⑤就

診断書の書き方 [Column]

I. 精神障害者保健福祉手帳

診断書は何度も書式の変更がなされており，新旧混合の状態であるため，本稿では最新の書式を念頭に，古い書式についても必要に応じて述べる．主なところのみ解説する．項目の最初の番号は，診断書の番号に対応している．

1. 病名

主たる病名と従たる病名の判断について，本診断書は精神医療用であることに留意する．つまり精神発達遅滞を合併しているものの，それに由来する精神症状を欠く場合あるいは精神症状に対する治療を行っていない場合には，てんかんが主たる病名となるので，先に書く必要がある．

4. 現在の病状，状態像等

過去2年間の平均的状態について記載する．

記載場所について，最新の診断書では"てんかん"の項目が独立したため，書きやすくなった一方，古い書式では"けいれん及び意識障害"の"その他"を選択し，カッコ内に複雑部分発作，強直間代発作といった発作型を記載することになる．

改正された診断書は，発達障害と高次脳機能障害にも独立した項目が設けられた．てんかんは，発作以外に種々の精神，神経学的症状を合併することがあるが，従来の書式にあった情動および行動の障害，気分障害，不安障害に加えて，記憶障害，学習障害，遂行機能障害，注意障害，広汎性発達障害などを記載する場所が用意されたため，発作以外の障害も書きやすくなった．

てんかん患者は，発作以外の症状を見落とされる傾向にある．特に対人関係や行動パターンの障害など発達障害の範疇に属する障害は見落とされやすい．その結果てんかん発作のみが注目されることになり，たとえば手術で発作が抑制されたような場合，発作以外の障害で生活の自立を得られず，引き続き福祉の支援を必要とする患者でも，手帳が発行されない事態が生じる．

7. 生活能力の状態

4，5で記載した機能状態（impairment）に応じた能力障害（disability）を（2）に記載し，能力障害が生活に与える影響を総合的に判断し，（3）でそれに応じた障害度を選択する．

9. 精神療法等の有無

"てんかん指導"は書いても書かなくてもよい．今後の治療方針は，単に抗てんかん薬療法と書くだけでなく，生活指導，服薬指導など薬物療法以外の治療を書くことが望ましい．

10. 現在の障害福祉等のサービスの利用状況

障害者自立支援法で規定されたサービスの一部のみが選択肢として用意されている．利用頻度が比較的多い作業所等で実施されている就労（継続，移行）支援に関する選択項目がないので，"その他の障害福祉サービス"を選択してカッコ内に記載する必要がある．

【医師の経歴】

本診断書が自立支援医療の診断書を兼ねる場合で，重度かつ継続的医療を診断するための医師の要件として記載する必要がある．ただしてんかんは今のところ，病名により自動的に重度かつ継続的医療を必要とするとみなされるので記載する必要はない．

【診療担当科】

てんかんの場合，継続的に診療を担当している医師が記載することが求められており，精神科である必要はない．

II. 自立支援医療診断書（精神通院医療用）

本診断書も，手帳の診断書と同様たびたび書式が変更されたため，新旧が混在している．手帳の診断書と重複する部分が多いので，重複する項目は手帳の項目を参照されたい．

5. 現在の治療内容

精神疾患が助成の対象であるため，精神疾患の治療に必要な薬剤以外は対象とならない．最近は制度の厳密な運用が求められるようになっており，精神疾患治療用の薬剤（抗てんかん薬や抗精神病薬および，それらの副作用に対する治療薬）以外は記載しないよう求められたり，処方箋上区別することを求められることもある．

9.「重度かつ継続」について

てんかんは病名により「重度かつ継続」医療の対象とみなされるため，今のところこの項は記載する必要がない．

III. 障害基礎年金

日常生活能力の判定は，"一人でアパート等で生活すること"を念頭に記載することが肝要である．

労継続支援，⑥地域活動支援センターの6つに再編した．入所施設も日中活動の場（昼）と生活（暮らし）の場（夜）を分離した．理念的には，利用者は日中活動と居住支援をニードに応じたさまざまな組み合わせで利用することが可能である[5,6]．

就労支援 [5]

　2005（平成17）年に精神障害（てんかんを含む）が，障害者雇用率の算定対象になった．てんかん患者の雇用促進は前進したといえるものの，今のところすでに雇用している精神障害者を障害者数にカウント可能となっただけで（みなし雇用），障害者雇用率を計算する際の計算式の分母，すなわち"雇用すべき障害者の人数"に加えられていない（義務雇用）．制度の改正が急がれる．

日本てんかん協会

　日本てんかん協会は，国際てんかん協会の日本支部としての全国単一組織で，正しい知識の普及，てんかん患者およびその家族に生活や医療，教育などについてのアドバイスやピアサポートの実施，てんかんに関する調査，研究を実施することにより，てんかんの患者およびその家族の福祉の増進に寄与することを目的としている．

　会員は患者本人が20％，その家族が60％，医師が6％，専門職が10％，その他4％から成る市民団体で，日本てんかん学会とも緊密な協力関係にある．

　全国47都道府県に支部があり，医療講演会，相談活動，本人活動など地域に根ざした活動を行っており，患者家族向けの図書，ビデオなども豊富にそろえている．

（久保田英幹）

文献

1) 精神障害者保健福祉手帳の障害等級判定基準の運用に当たって留意すべき事項について．健医精発第46号，平成7年9月12日．
2) 自立支援医療（精神通院医療）について．
http://www.mhlw.go.jp/bunya/shougaihoken/jiritsu/dl/03.pdf
3) 国民年金・厚生年金保険診断書（精神の障害用）の作成医について．庁文発第1022001号，平成21年10月22日．
4) 国民年金・厚生年金保険障害認定基準の一部改正について．年発1013第1号，平成22年10月13日．（日本てんかん学会法的問題検討委員会．国民年金・厚生年金保険障害認定基準の改定．てんかん研究 2011；28：530-533.）
5) 坂本洋一．図説よくわかる障害者自立支援法．東京：中央法規出版；2006, p.156.
6) 寺田一郎ほか．障害者自立支援法．精神保健福祉白書編集委員会（編），精神保健福祉白書2008年度版．東京：中央法規出版；2007, pp.35-53.

Case Study

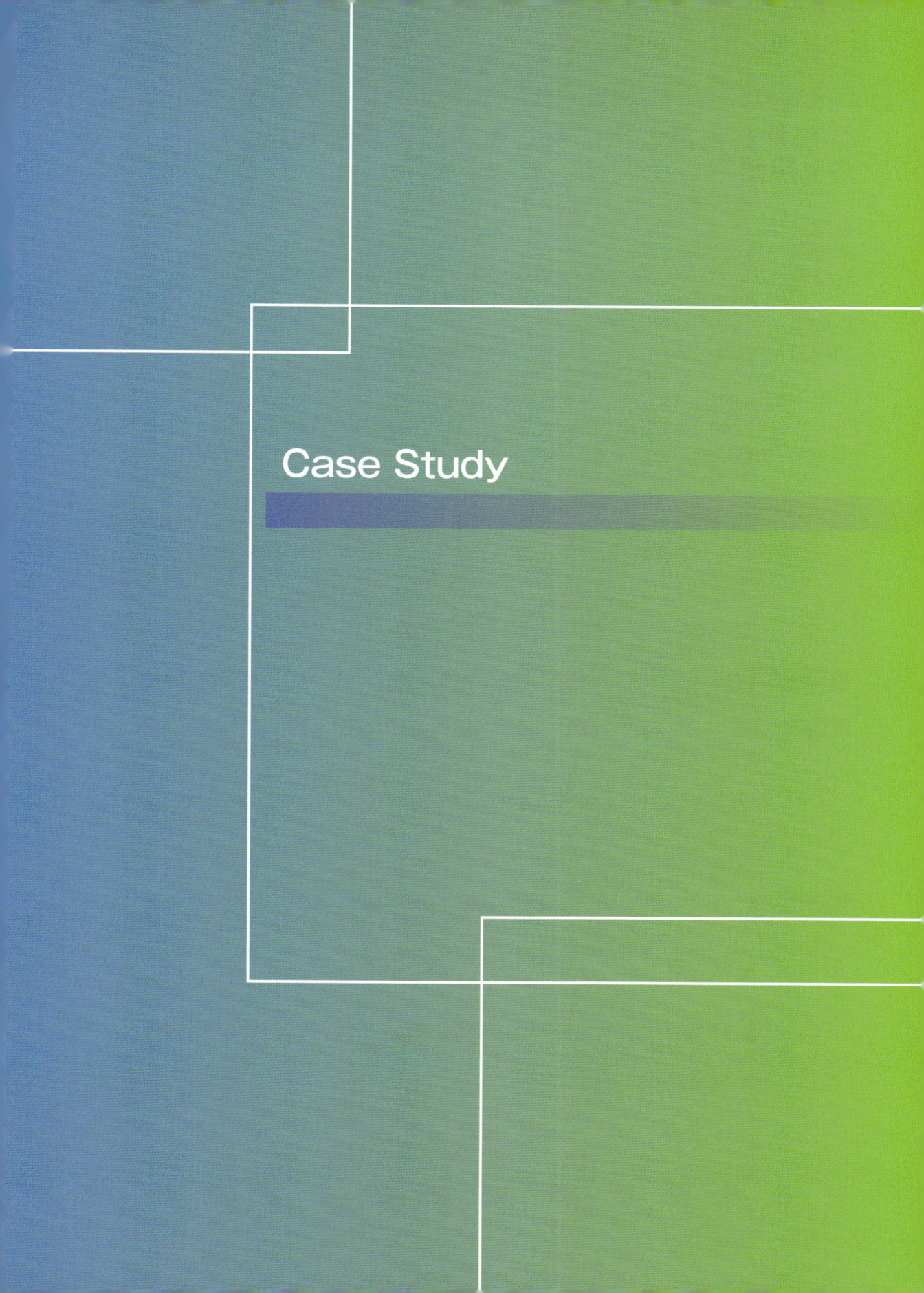

CASE 1
易怒性と言葉の出にくさを主訴に来院した61歳男性

症例	61歳, 右利き男性.
主訴	思うように言葉が出ない.
既往歴	50歳時に肺癌に罹患し化学療法を受け, 52歳時に脳転移に対して全脳照射を受けたが, その後寛解した. 過去に熱性痙攣を含め痙攣歴はない.
家族歴	てんかんを有する者はいない.
現病歴	59歳時, 通い慣れた店から帰ろうとして居場所がわからなくなり, 道路を逆走したことがあった. 1週間後に受けた簡易知能検査には異常を認めず, 1か月後の脳MRIおよび脳波にも異常を認めなかった. 7か月後 (60歳時), 思うように言葉が出ないため筆談で補うほか, 自分で着衣ができず, 些細なことですぐに腹を立てるようになったため, 救急外来を受診した. 脳CTおよび一般採血検査や脳脊髄液には異常を認めなかった. これらの症状は数日続いた後に改善した. 10か月後 (61歳), 10日前から思うように言葉が出ないことを主訴に, 神経内科外来を受診した. コップやハサミの名前が言えなかったが, 長文の復唱や筆談は可能であり, 道具の使用にも問題はなかった. 同居の家族は, 会話が成り立ちにくいうえ非常に怒りっぽくなったことから, しきりに認知症ではないかと訴えていた. MRIを予約してその日は帰宅したが, その5日後には, 筆談はおろか, 自分の名前を答えることも書くこともできなくなった. 食事や洗面などの日常生活にはおおむね問題はなかったが, 食事の際に右側に置いてある食物には箸をつけず, 左右の食器を入れ替えると食べるため, 家族は右側が見えないのではないかと感じていた. 同日, 精査加療目的で入院した.
一般身体所見	体温36.6℃, 血圧142/86 mmHg, 脈拍94/分, 整. 胸腹部には異常を認めず, リンパ節腫脹も認めなかった.
神経学的所見	非常に易怒性が亢進しており, 話しかけられるだけで怒り出すような状態であった. 従命動作は可能で, おおむね口頭指示を理解しているようではあったが, 発語はほとんどなく, 書字もほとんどできなかった. 対座法による視野検査に関しては, 検査の内容を理解していない様子のため評価できなかったが, 病歴からは右半盲が疑われた. その他の脳神経系には明らかな異常を認めなかった. 右上肢に軽い巧緻運動障害が認められたが, 箸の使用には問題のない程度であり, 筋力低下はなく, 失調症状も認めなかった. 歩行は安定しており, 明らかな感覚障害も認めなかった. 頭痛はなく, 髄膜刺激徴候も陰性であった.
入院後経過	失語の程度には揺らぎがあり, 単語レベルの発語もできないことがある一方で,「こんなふうになるなんて, 俺はだめだ」など, ある程度まとまりのある話が可能なこともあった. 排泄や洗面などの日常生活動作に, 明らかな問題はなかった. 話しかければ反応はするものの, 時折ぼんやりしていることがあり, 次第にその回数が増えてきた.

Q1 どのような病態や鑑別疾患が考えられるか. また, そのために行う検査は何か?
Q2 画像所見 (後提示) をどのように考えるか?
Q3 このような経過の長い病態は何か?

❶症例のMRIと脳血流シンチグラム

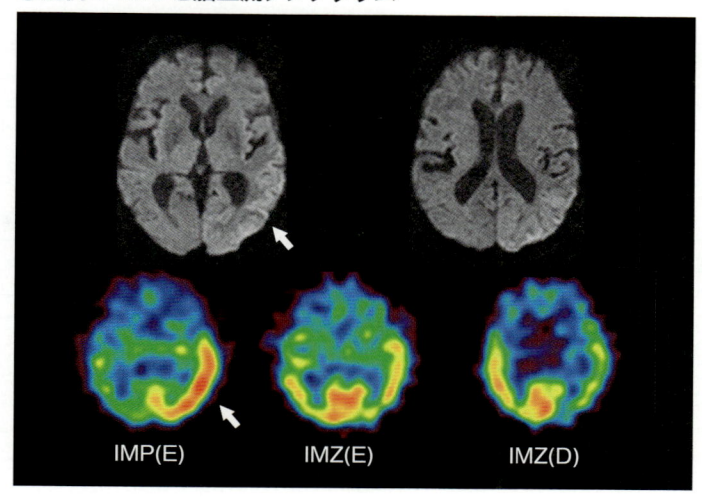

IMP(E)　　　IMZ(E)　　　IMZ(D)

A1 病態および鑑別疾患

　本症例をまとめると，約2週間で増悪している性格変化（易怒性），非流暢性の失語，右半盲，右上肢巧緻運動障害が中心であり，時にぼんやりしている様子は軽度意識障害の可能性も考えられる．鑑別として，高齢者では悪性腫瘍の頻度が高くなるため，既往の有無にかかわらず髄膜癌腫症を含めた脳転移の再発，脳血管障害の否定は必要である．亜急性の脳炎や脳症，糖尿病・電解質異常・肝・腎疾患などの代謝性疾患，何らかの認知症（経過が早いと考えるとプリオン病など）のほか，服薬状態を確認する必要もある．上記をふまえて，一般採血検査のほか，**髄液検査，脳波，脳CT／MRI，脳血流シンチグラフィー**などが必要となる．

■本症例の検査所見

　血算は正常であり，生化学検査では肝腎機能や電解質，アンモニアおよびアミノ酸分画に明らかな異常を認めなかった．HbA1cは6.9と上昇していたが，随時血糖は167 mg／dLと上昇を認めず，炎症反応は陰性であった．髄液検査では，初圧157 cmH$_2$O，細胞数4／μL，蛋白73 mg／dL，糖83 mg／dL，Cl 120 nmol／L，細菌培養および細胞診はいずれも陰性であった．

A2 画像所見からわかること

　❶に脳MRI（拡散強調像）および脳血流シンチグラフィー ^{123}IMP-SPECT 早期像：IMP(E)，^{123}I-iomazenil-SPECT 早期像：IMZ(E)，^{123}I-iomazenil-SPECT 晩期像：IMZ(D)）を，❷に基準電極導出による脳波を示す．本症例では，一連の脳波記録（30分間）の中に，同様の突発性徐波が何度も繰り返し出現していた．

　脳MRI拡散強調像では，左側頭葉から後頭葉にかけての皮質が，淡く高信号となっている．てんかんを生じている脳MRI拡散強調像が，しばしば高信号を呈することは，よく知られている．また，^{123}I-iomazenil-SPECTの早期像は ^{123}IMP-SPECT 同様，左側頭葉から後頭葉にかけて高集積を示し，晩期像は低吸収を示している．詳しい解説は別項（本巻 III.「PET，SPECT」p.134-141）を参照していただきたいが，^{123}I-iomazenilはてんかんの焦点におけるGABA$_A$受容体の低下を検出し，早期像は血流分布を，後期像はベンゾジアゼピン受容体結合能分布を反映する．IMPおよびIMZ(E)とIMZ(D)との間に乖離があり，その部位とMRI拡散強調像の異常信号域が重なることは，てんかんにより生じた変化を疑わせる．

■その後の経過とMRIの変化

　なお，この患者は抗てんかん薬（カルバマゼ

❷ 基準電極導出による脳波

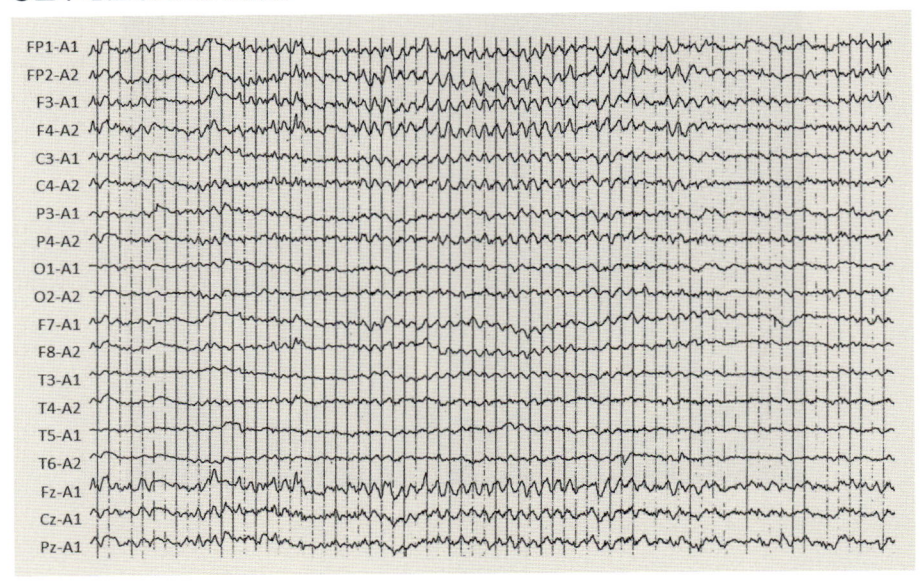

ピン〈テグレトール®300 mg／日〉）を開始した結果，突発性異常波は次第に減少し，その後消失した．言葉数はどんどん増えて易怒性もなくなり，1週間後には日常会話にほとんど困らず，新聞もすらすらと読めるようになった．一連の経過中，痙攣はまったく認められなかった．MRIの異常信号域および脳血流シンチグラフィー早期像の高集積所見は，その後消失した．

A3 長い経過からNCSEを考える

　本症例は，全経過を通じて痙攣は認められておらずnon-convulsive seizure（NCS）に相当する．症状が長くstatus epilepticus（SE）ともいえることからnon-convulsive status epilepticus（NCSE）に該当し[1]，程度に揺らぎはあるとはいえ遷延した失語（aphasia）が目立つことから，従来aphasic status epilepticus（ASE）といわれた病態ともいえる[2,3]．NCSEは単一の病態ではなく，臨床症状や意識レベルにも幅があることから，その定義や分類が曖昧な点はさておきSEの25〜50％を占めるという報告もあり，決して珍しいものではない[4]．過去にASEとして報告された文献によると，発症から治療開始まで要する期間は平均すると約1週間，治療開始後に改善するまでにかかる期間も数日から数週間に及ぶ．特に長かった症例では，発症から治療開始までに30日間，その後の改善にも数週間かかったとされている[3]．また，NCSEでは言語や運動機能障害が強調されているとはいえ機能抑制が中心であるため，神経精神学的脱落症状が軽微である場合には，その患者の過去の状態を知らなければ，よほど注意して診察しなければ異常に気づきにくく，積極的にNCSEを疑って脳波を検査しなくてはならないことが指摘されている[5]．

　本症例は失語症状と性格変化が目立つ高齢者であったことから，当初は認知症が疑われた．しかし，脳MRIのみならず，脳波や脳血流シンチグラフィーを組み合わせた結果，てんかんであることが示された．左側頭葉から後頭葉にかけての脳MRIや脳血流シンチグラフィーの異常所見は，右利き患者の失語症状とも合致すると考えられる．

まとめ

　本症例では，病歴をよく確認すると，意識の変容を疑うエピソードや短期間の失語症状を過去に繰り返していたことがわかる．しかし，高齢者に痙攣を伴わずして精神症状や高次脳機能障害が遷延すると，認知症と誤りやすい．診療

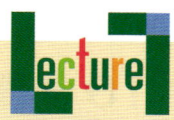

専門医ならここまで知っておくべき

非痙攣性てんかん重積（NCSE）は，「遷延した電気活動に由来する非痙攣性の臨床症候状態」とされる．その臨床症状や脳波所見はさまざまであり，明確な定義づけはされていない．その分類方法も多彩であり，部分てんかん重積状態と全般てんかん重積状態に分類する方法（❸）や，意識障害の有無で分類する方法（confusional と non-confusional）など，さまざまある．また，本例のような失語が中心の患者では意識状態の判断も困難になることがあり，その場合，どこに分類するのかさえ難しくなる．

病因から分類した場合，成人期の NCSE は，てんかん患者に生じるもの，急性症候性発作，状況関連発作の一つである de novo NCSE に大別できる．また，NCSE はさまざまな精神・神経症状を呈し，昏迷状態を呈するものから，時に，健忘のみの例，あるいは，めまい・ふらつきにとどまる例なども存在する．さらには NCSE のみを繰り返す症例の存在も知られている．これらの病態では，認知症や急性精神状態と誤られかねない．したがって，原因の明らかでない意識障害を呈する患者では，NCSE を鑑別に入れる必要がある．また，健忘やふらつきのみを呈するような症例でも，よくよくみると，症状の揺らぎや意識の変容をしばしば伴う．このような場合には，積極的に脳波を検証する必要がある．

❸ 重積状態からの NCSE の診断アルゴリズム

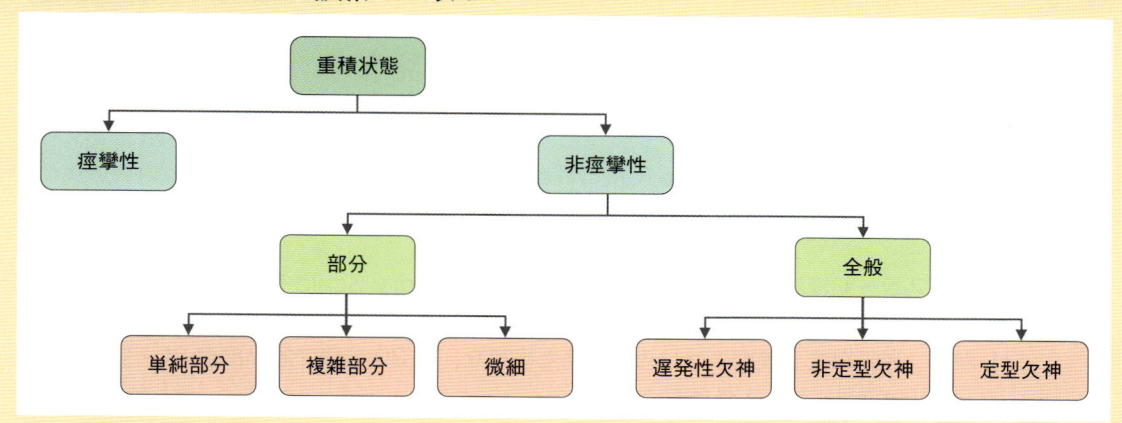

重積状態
├─ 痙攣性
└─ 非痙攣性
    ├─ 部分
    │   ├─ 単純部分
    │   ├─ 複雑部分
    │   └─ 微細
    └─ 全般
        ├─ 遅発性欠神
        ├─ 非定型欠神
        └─ 定型欠神

（Meierkord H, et al. *Lancet Neurol* 2007[6] より）

の場でこのような患者に出会ったとき，脳 CT または MRI を確認しないということはないだろう．しかし，それだけではなく，積極的に脳波や脳血流シンチグラフィーを組み合わせて診断することが必要である．

（榎本 雪，宇川義一）

文献

1) Maganti R, et al. Nonconvulsive status epilepticus. *Epilepsy Behav* 2008；12：572-586.
2) Ericson EJ, et al. Aphasic status epilepticus：Electroclinical correlation. *Epilepsia* 2011；52：1452-1458.
3) Chung PW, et al. Nonconvulsive status epilepticus presenting as a subacute progressive aphasia. *Seizure* 2002；11（7）：449-454.
4) Knake S, et al；Status Epilepticus Study Group Hessen (SESGH). Incidence of status epilepticus in adults in Germany：A prospective, population-based study. *Epilepsia* 2001；42：714-718.
5) Profitlich T, et al. Ictal neuropsychological findings in focal nonconvulsive status epilepticus. *Epilepsy Behav* 2008；12：269-275.
6) Meierkord H, Holtkamp M. Non-convulsive status epilepticus in adults：Clinical forms and treatment. *Lancet Neurol* 2007；6：329-339.

CASE 2
記憶障害と性格変化が約10年間持続したが，治療により改善した53歳女性

症　例　53歳，右利き女性[1]．
主　訴　物忘れ，性格変化．
既往歴　特記事項なし．
生活歴　高等学校卒業後，公立図書館に司書として勤務していた．
現病歴　X－7年から，患者が印象的なできごとも覚えていないことや頑固になったことに，家族が気づいていた．X－2年には，数年前に一緒に旅行をしたにもかかわらず患者がそれを思い出せないことを，同僚が不審に思った．そのため近医を受診させたが，明らかな異常を指摘されなかった．そこで他院の物忘れ外来を受診させたが，脳波異常を指摘されたうえで経過観察になった．X年2月に当科受診し，精査を進めていたところ，同年3月に意識消失を伴う全身性の痙攣発作が初めて確認された．以降も同様の発作が複数回出現したが，後述の理由で，抗てんかん薬の内服に同意が得られなかった．また，同時期には自動症も月に複数回認められるようになっていた．
現　症　一般身体所見に特記事項なし．神経学的所見（神経心理学的所見を除く）にも診察時には特記事項なし．ただし，患者や家族からの病歴の聴取からは，複数回の全般発作の既往と，毎月数回の自動症が推察された．

神経心理学的所見

1. 知能
   ウェクスラー成人知能評価尺度（Wechsler Adult Intelligence Scale-Revised：WAIS-R）で，言語性IQ 126・動作性IQ 130と全般的知能は良好であった．
2. 記憶
①ウェクスラー記憶評価尺度・改訂版（Wechsler Memory Scale-Revised：WMS-R）で，言語性記憶116・視覚性記憶112・一般的記憶117・注意/集中115と良好であった．しかし，遅延再生（検査のはじめに覚えた事項を，約30分後に思い出すという検査）のみ94と他項目に比して低値だった．
②長期的な前向性健忘を認めた．例をあげると，診察時に数日前の旅行について，誰とどこへ行ったかなどの状況を述べた．しかし1か月後の再診時には，自発的な再生がなかったうえに，スタッフが「このようなことがあったんですよね」と確認したが，再認も認められなかった．
③長期的な逆向性健忘を認めた．例をあげると，診察時の2年前の旅行を覚えていなかった．

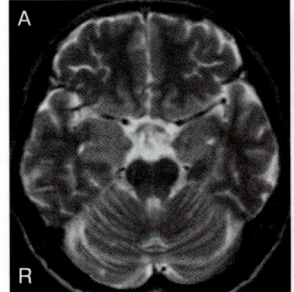

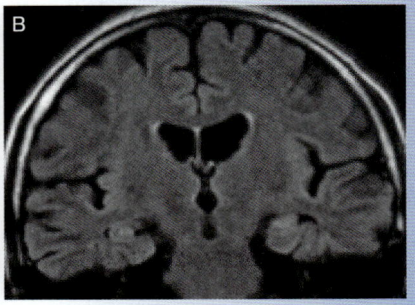

❶脳MRI

T2強調水平断像（A）およびFLAIR法冠状断像（B）．両側海馬を含め，異常所見なし．

❷ Tc-99m-ECD SPECT

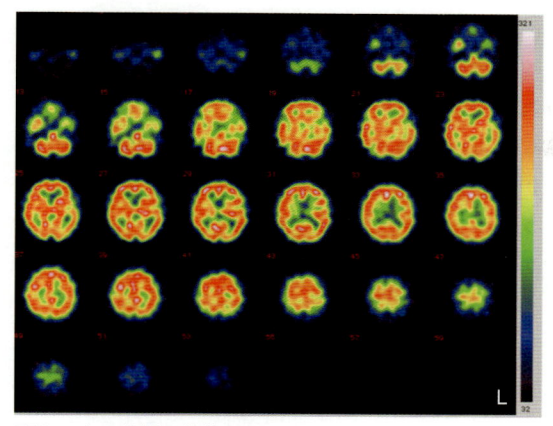

明らかな血流低下部位を認めない．

❸ 脳波

前頭部から中心部を中心に左側優位の鋭波あり（◯に示す）．

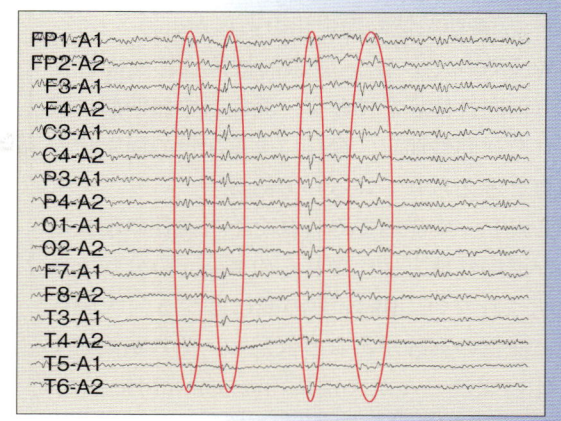

　また，同5年前の地下鉄サリン事件については，加害者の名前などは言えたが，近くの駅を利用していたにもかかわらずその時の状況は覚えていなかった．同様に，20年前の旅行も思い出せなかった．一方で約35年前の東京オリンピックについては，学校行事として見学に行き，どの種目を見て勝負がどうだったかなどを詳細に語れた．
3. 性格・行動の変化
　家族からは「頑固になった」「人の話を聞き入れない」などの変化が指摘された．また，当時習っていたヨガ指導者の思想に傾倒した．その指導者が「体から出てくるものには意味があり，押さえ込んでしまうのは良くない」「自然治癒力があるので薬に頼る必要はない」と考えていたことが，患者の内服拒否につながった．これらの変化と同時期より，手帳やノートに細かい字で大量の日記を書き，感じたこと・考えたことを連綿と綴っていた．

検査所見　脳MRI画像（❶），Tc-99m-ECD SPECT（❷）に特記事項なし．脳波（❸）では，前頭部から中心部を中心に左側優位の鋭波あり．

Q1 知能検査および記憶検査の結果は，どのような障害で説明されるか？
Q2 症例の性格変化を表す症候群の名称は何か？
Q3 どのような治療が試みられるべきか？

A1 知能検査，記憶検査の結果から「てんかん性健忘」を考える

　長期的な前向性健忘および逆向性健忘を認めたが，短期記憶は正常だった．また，一般的な知能検査の結果も良好であった．これらは，「てんかん性健忘」の場合にみられる認知機能のプロフィールである．

　健忘は記憶障害の一部であり，エピソード記憶・意味記憶といった宣言的記憶の障害が起こる（非宣言的記憶としては，手続き記憶やプライミング記憶があげられる）．また，健忘は，発症時より後のことを覚えられない前向性健忘と，発症時より前のことを思い出せなくなる逆向性健忘に分けられる．てんかんの症状として健忘を生じる「てんかん性健忘」では，前向性健忘と逆向性健忘の両者ともに生じる．Kapurらは，てんかん発作に起因する記憶障害として3つをあげた．すなわち，①一過性てんかん性健忘（記憶障害を主体とするてんかん発作），

②超長期的な前向性健忘（発作が繰り返されることで，長期記憶の固定化の過程が阻害される，と考えられている），③限局性焦点性逆向性健忘（前向性健忘を伴わず，発症前の短期間に限られた逆向性健忘．発作による記憶の固定化の障害と考えられている）である[2]．

しかし，本症例でみられた不可逆性の超長期的な逆向性健忘は，これらのKapurの分類では説明されない．Blakeらの説に基づき，大脳皮質に記憶の痕跡があると仮定し，それが後述する非痙攣性てんかん重積（non-convulsive status epilepticus：NCSE）あるいはてんかん発作の反復により消失したとすることで理解される[3]．一方で，本症例の前向性健忘は，Kapurらの超長期的な前向性健忘（一部は一過性てんかん性健忘）であり，抗てんかん薬によって改善が得られた．

A2 性格変化を表すゲシュウィント症候群

性格・行動の変化であるゲシュウィント症候群は，側頭葉てんかんの発作間欠期の症状からまとめられた概念である．Geschwindが提唱し，弟子のBensonが3つの項目に整理した（❹）．1つ目は，迂遠ともいわれる，粘着性の気質（物事へのこだわりなど）や書字過多である．2つ目は，性的関心の低下である．3つ目は，宗教性や哲学的なことへの関心の深まりである[4]．

このゲシュウィント症候群に対して，対照的ともいえるのがクリューヴァー・ビューシー症候群である．クリューヴァー・ビューシー症候群は，両側の側頭葉・辺縁系を切除したサルの行動変化をもとにまとめられた症候群で，ヒトではすべての項目が揃うことはまれであるが，同様の傾向として認められる．その一つは，従順と表現される，ゲシュウィント症候群における粘着性と対照的な気質である．また，性的過活動も起こりうる．その他には，口運び傾向・視覚性失認・視覚刺激への過敏な反応があげられる．

クリューヴァー・ビューシー症候群が側頭葉・辺縁系の欠損であることに対して，ゲシュウィント症候群はてんかん性放電による辺縁系の過活動であると考えられている．その結果，外界の知覚に情動が過剰に結合することで，障害が出現するとの解釈も試みられている[5]．

本症例では，家族に「頑固になった」と評された粘着性および書字過多や，ヨガ指導者の思想に傾倒した宗教性・哲学性の高まりが，抗てんかん薬による発作のコントロールで軽快した．そのため，内服前には，持続するてんかん性の側頭葉機能障害がゲシュウィント症候群を引き起こしていたと考えられた．

A3 本症例に対する治療は抗てんかん薬の投与から

全般発作や自動症が出現したため，本症例ではてんかんの診断は容易である．しかし，明らかな痙攣発作が認められない場合にも，NCSEの可能性を考え，抗てんかん薬による診断的治療の有用性が検討されるべきである．

症例の経過では，説得によりカルバマゼピンの内服を開始したが，血小板減少症が出現した．そのためバルプロ酸に変薬したが，しばらくは内服アドヒアランス不良であった．診察時に内服の必要性を説明し了解されても，そのことを忘れて自己中断してしまうため，信頼関係を得たスタッフが診察時以外にも電話をかけた．X＋2年8月頃にはバルプロ酸600 mg／日の内服が継続されるようになり，X＋2年9月にはバルプロ酸血中濃度が有効域に達していることを確認した．脳波の再検では棘波散発を認めたが，全般発作は消失し，自動症の頻度も減少した．

■その後の経過

前向性健忘は徐々に改善し，診察時に約束したことを1か月後の再診時に実行できるようになった．また，X＋2年9月の旅行については，

❹ゲシュウィント症候群の3徴候

1. 粘着性の気質，書字過多
2. 性的関心の低下
3. 宗教性・哲学性の高まり

❺ 治療前後の WMS-R

	X 年	X＋2 年
言語性記憶	116	120
視覚性記憶	112	118
一般的記憶	117	122
注意/集中	115	110
遅延再生	94	120

　その10か月後，さらには5年後にも旅行中の様子を話すことができる（ただし，その旅行に限らず，イベントのときには写真を撮って部屋に飾るようになった）．WMS-R でも遅延再生が改善し，他項目と同程度になった（❺）．逆向性健忘にも改善を認めたが，一部残存している．

　性格変化については，家族により最も治療効果が感じられる点であると評価された．痙攣発作の出現と前後して変化した性格が，「昔に戻ったようだ」と感じられている．大量の日記を書くこともなくなった．

NCSE とは

　NCSEはその名の通り，明らかな痙攣を示さずにてんかん重積が起こっている状態である．「重積」の操作的定義などには諸説あるが，ここでは，粗大な不随意運動や運動麻痺を示さずに行動や認知の変化が持続し，それに脳波所見を伴うという記述的な枠組みで考えていく．

　NCSE の臨床型としてはさまざまな症候があり，意識障害・認知症・失語症などが従来の主流であった．近年では，過換気後遷延性無呼吸や，本症例をはじめとする前向性健忘など，さらに多くの症候が NCSE の概念でとらえられている[6]．分類としては，複雑部分発作や単純部分発作の重積であり，多くは側頭葉てんかんである．

　このように，NCSE の概念により，救急場面での救命や高次脳機能障害の治療が可能になる症例があることは重要である．一方で，NCSE の診断については，困難な点も存在する．すなわち，表在脳波の複雑部分発作に対する鋭敏度は不十分であり，持続脳波モニタリングを行ってさえも，抗てんかん薬で改善しうる病態をすべて検出することはできない．また，高齢発症のてんかん（特に部分発作を呈するもの）は従来考えられてきたよりも頻度が高いと知られてきたが，そのような症例において脳画像検査によって病巣を同定できる基礎疾患が多くないことも，治療前の NCSE の確定診断を困難にしている．そのため，NCSE の用語ではなく，antiepileptic drug responsive neurological deficit と表現することで，治療の機会を逸せずに過剰な診断を避けることが患者を利すると考える[6]．高次脳機能障害の背景としても，てんかんは治療可能な病態であり，今後の症例の蓄積が望まれる．

（河村　満，杉本あずさ）

文献
1) 緑川晶ほか．てんかん性健忘．高次脳機能研究 2000；24：139-146．
2) Kapur N, et al. Can epilepsy-related phenomena unlock some of the secrets of long-term memory? In : Yamadori A, et al (editors). Frontiers of Human Memory. Sendai : Tohoku University Press ; 2002, pp.137-150.
3) Blake RV, et al. Accelerated forgetting in patients with epilepsy : Evidence for an impairment in memory consolidation. *Brain* 2000 ; 123 : 472-483.
4) Benson DF. The Geschwind syndrome. In : Smith DB, et al (editors). Neurobehavioral Problems in Epilepsy. Advances in Neurology. Vol.55. New York : Raven Press ; 1991, pp.411-421.
5) Bear DM. Temporal lobe epilepsy--a syndrome of sensory-limbic hyperconnection. *Cortex* 1979 ; 15(3) : 357-384.
6) 永山正雄．Q50 非痙攣性てんかん重積状態とは何ですか．高次脳機能障害を呈するのですか．河村満（編）．高次脳機能障害 Q&A．基礎編．東京：新興医学出版社；2011, pp.190-192

CASE 3
月に数回，数分から半日の間，意識低下や記憶の部分的欠落を呈する 52 歳女性

症例 52歳，右利き女性．
主訴 月に数回，数分間から半日間，意識低下や記憶の部分的欠落がある．
現病歴 47歳時から仕事中に意識を失い，気がつくと倒れているというエピソードが月単位で出現するようになった．大学病院神経内科，精神科てんかん専門医で，カルバマゼピン，フェニトイン，クロナゼパム，ガバペンチンを使用されたが発作は消失せず，外科治療の可能性を求めて当院へ紹介された．
生活歴・既往歴・家族歴 特記すべきことなし．
初診時現症 一般身体所見，神経学的所見とも特記すべき異常なし．
MRI 左海馬の回転異常以外は明らかな異常所見は認めない（❶-A）．
ビデオ脳波 意識レベル低下中の脳波では左 Fp1, F3 からほぼ持続性に棘波・棘徐波が出現（❶-B）．ぼーっとし，無意味な動作や動作停止が遷延．看護師が問いかけても返事をしない．約2時間でいったん脳波発射が消失し意識が回復するが，すぐにまた意識減損した．その

❶本症例の基礎検査所見

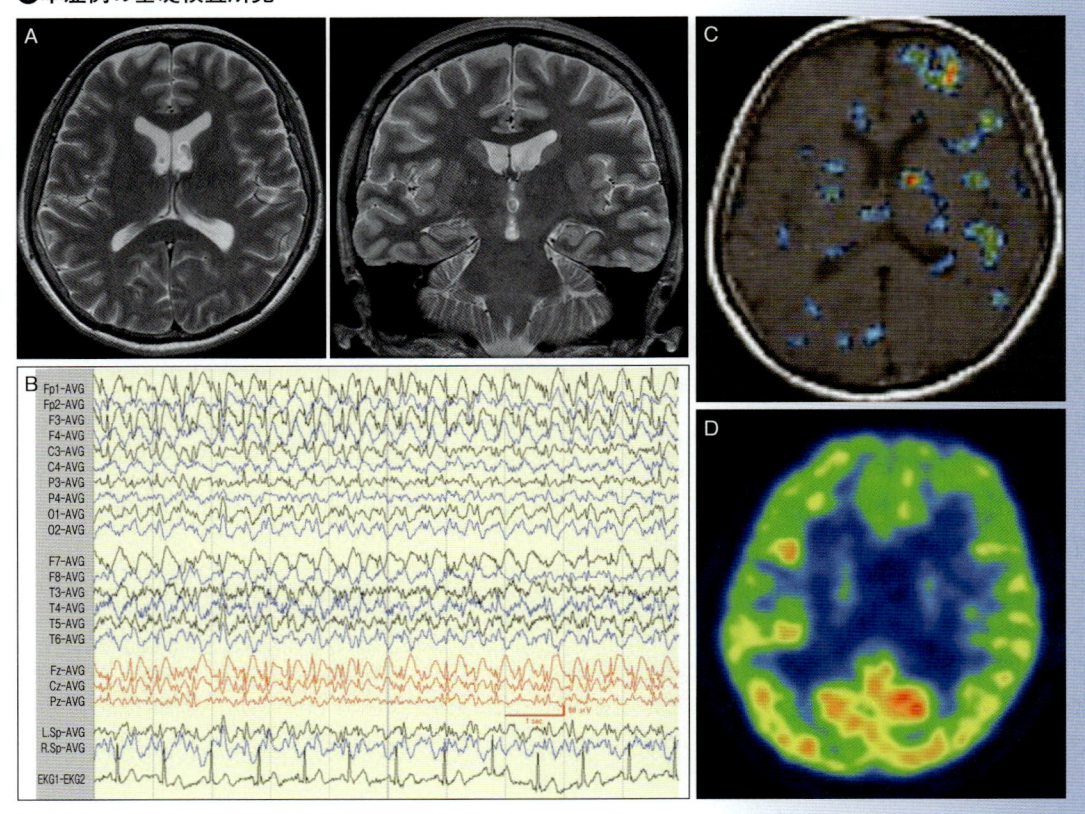

A：MRI．左海馬の回転異常以外に異常所見はない．
B：ビデオ脳波．発作中には左 Fp1, F3 から持続する棘波発射を認めた．
C：発作時の脳血流 SPECT．非発作時とのサブトラクション画像として表示したもの．中前頭回に比較的限局した血流増加が認められる．
D：FDG-PET では左側にわずかな糖代謝低下を認める．

まま脳血流SPECT検査を行った（❶-C）．発作間欠期にも，左Fp1，F3から棘徐波を認める．睡眠中には少ないが，覚醒すると頻繁に出現する．蝶形骨電極からは明らかなてんかん性発射を認めない．

核医学検査　非発作時の脳血流（ECD）SPECT，ベンゾジアゼピン受容体（IMZ）SPECTとも有意の局所変化を認めない．発作時脳血流SPECTでは，中前頭回に比較的限局した血流増加（❶-C）．FDG-PETでは前頭葉・側頭葉・頭頂葉外側にわずかに左＜右の集積左右差を認める（❶-D）．

高次機能検査　［WAIS-R］言語性IQ 114，動作性IQ 122，全IQ 120．［WMS-R］言語性記憶94，視覚性記憶121，一般的記憶102，注意・集中力113，遅延再生103．

Q1　外科治療適応を判断するためにさらに必要な情報は何か？
Q2　非侵襲的にブローカ野の局在を推定するためには，どのような検査を行うか？
Q3　この症例で言語性優位半球は左側と診断した．外科治療へ進むために必要な次の検査・処置は何か？　また，その具体的方法は？

遷延する意識障害，脳波検査で左Fp1，F3から持続するてんかん性発射を認めたことから，診断は左前頭葉てんかんによる複雑部分発作と非痙攣性てんかん重積（nonconvulsive status epilepticus：NCSE）である．すでに内科系てんかん専門医による薬物治療が行われているが，3年間の治療で発作は消失せず，本人も外科的治療の可能性を求めている．したがって外科治療を「考慮する」基準はすでにクリアしているが，実際に外科治療に進むかどうかは，①予想される術後発作転帰，②手術合併症のリスクを患者ごとに評価したうえで決定する必要がある．

A1　MRI無病変の前頭葉てんかんにおいて外科治療適応を判断するために必要な情報

1. 言語優位側，2. てんかん焦点の高解像度局在診断

この症例では発作時脳波，発作時SPECTからてんかん焦点が左前頭葉（特に外側面）にあることはほぼ間違いないが，切除範囲を特定できるほどてんかん焦点は絞り込めていない．MRI病変を伴わない新皮質てんかんの手術成績は，限局性病変を伴う場合に比べて大きく劣り，発作消失率は25〜50％である[1,2]．ただし，一般的に切除範囲を大きくすれば発作消失の可能性は高く，MRI無病変の前頭葉てんかんでも，非優位半球であれば，広範囲の前頭葉切除または前頭前野離断で対処できる．しかし，優位半球の場合には，ブローカ野，補足運動野，両者を結ぶ白質線維の障害により術後の言語障害のリスクがあり，定型的な広範囲の前頭葉切除は行えない．

つまり，この症例のようなMRI無病変の前頭葉てんかんでは，外科治療による利得と損失のバランスが，優位半球と非優位半球で大きく異なる．外科医の立場からは，非優位半球側の手術は強く勧められるが，優位側の手術は慎重にならざるをえず，十分な説明と患者の理解が必要である．

なお，前頭葉てんかんでも，焦点が前頭葉先端部，眼窩面皮質，帯状回を含む内側面など辺縁系に限局していることが確認できれば，言語機能の合併症について心配する必要はない．

A2　ブローカ野の非侵襲的局在診断

1. 和田試験，2. 機能的MRI（fMRI），脳磁図（magnetoencephalography：MEG），3. 光トポグラフィー（多チャネル近赤外線スペクトロスコピィ：NIRS），4. 経頭蓋磁気刺激法（transcranial magnetic stimulation：TMS）など．

❷ 本症例の fMRI と MEG

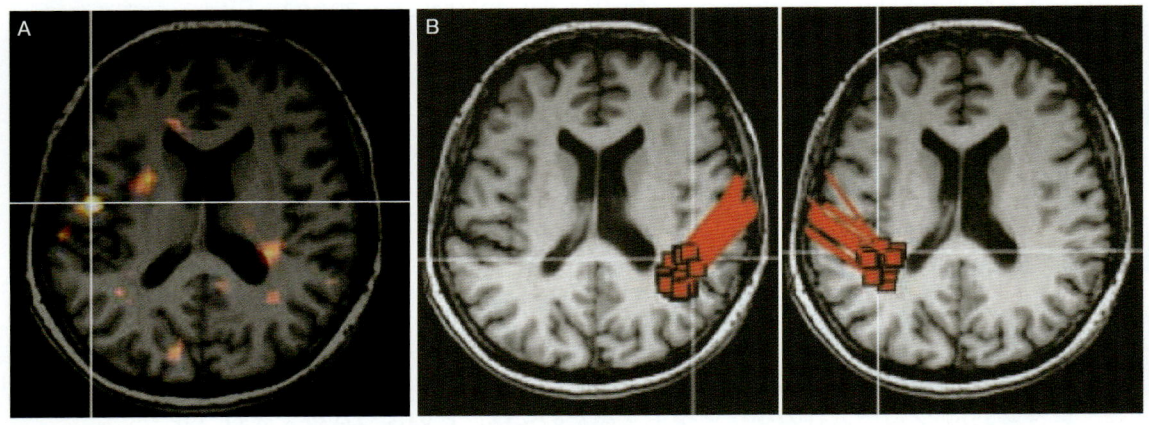

A：読語課題による fMRI．有意の局所的賦活はとらえられなかった．
B：読語課題による MEG の双極子．左優位と診断した．124 dipoles（左），79 dipoles（右）．

　この症例では，発作時脳波所見，発作時 SPECT 所見から左前頭葉焦点と診断された．まずは前頭葉の言語野が，てんかん焦点と同側にあるのか対側にあるのかを，非侵襲的に調べたいところである．

　機能局在診断には抑制試験と賦活試験があるが，診断の目的が切除による機能障害の予測評価である以上，抑制試験が理想的なのはいうまでもない．

　長らく優位半球側（側方性〈lateralization〉）の判定の gold standard は和田試験とされてきたが，侵襲的であること，使用薬の供給が一時的に停止したこと（日本では発売終了）などから，非侵襲的な代替検査の確立と評価が進められている[3-5]．

　言語関連領域の局在診断（localization）の gold standard は脳表の電気刺激による機能抑制試験である．上記の非侵襲的検査は側方性の判定には耐えるが，今のところ，電気刺激による localization の判定を代替できるほどの精度には達していない[6]．

和田試験

　一側の総頸動脈または内頸動脈から短時間作用型の静脈性麻酔薬を投与し，一時的な機能抑制を評価する方法[5]．正式には intracarotid amobarbital procedure または Wada test と呼ばれる．

　通常は大腿動脈からセルジンガー法で動脈カテーテルを挿入して頸動脈まで進めて投与する．伝統的に用いられてきた sodium amobarbital は製造中止となり，代替薬としてセコバルビタール，プロポフォール，etomidate, methohexital（後者 2 剤は 2012 年現在国内未承認）などが用いられる．投与速度と投与量の目安は，数秒で片麻痺が出現するものとし，麻痺の出現直後に投与を終了する．これで約 5 分間の半球機能停止が得られる．

　標準的な和田試験を行う限り，ブローカ野とウェルニッケ野を区別して検査することはできない．また，前大脳動脈の血流パターンによっては，非優位側からの薬剤投与でも両側補足運動野の抑制による発語停止が起こりうることを念頭に置いておく．

fMRI

　fMRI では，機能領域を，非侵襲的に比較的高い空間解像度で知ることができる．言語優位側の判定において，機能的 MRI は和田試験には劣るものの多くの報告で高い相関性を示し，側方性の明確な患者では，ほぼ代用可能である[7]．言語関連タスクには物品呼称，読語，動詞想起などがあるが，側方性の判定では動詞想起で確実な結果を得やすい[8,9]．また言語関連

❸ 本症例の硬膜下電極によるてんかん焦点局在診断と機能局在診断

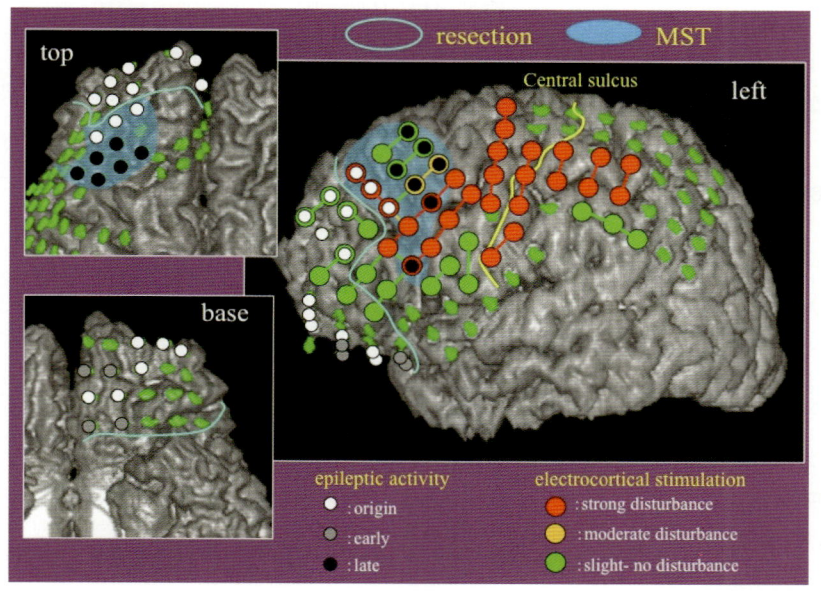

top
base
resection　MST
Central sulcus　left

epileptic activity
○ : origin
● : early (grey)
● : late (black)

electrocortical stimulation
● : strong disturbance
● : moderate disturbance
● : slight- no disturbance

前頭葉先端から眼窩面にかけての非機能領域は切除し，発作起始領域と言語関連領域がオーバーラップする中前頭回には軟膜下皮質多切を加えた．

領域のうち，fMRI は前方領域を，MEG は後方領域を賦活化しやすい．筆者らは，この2つの検査を組み合わせることにより，ほぼ和田試験に匹敵する結果が得られると考えている[8]．

一方，localization を調べる場合には，タスクによって賦活領域がさまざまなパターンを取る．これらのうち，皮質電気刺激と比較的高い相関が確認されたものもあるが，個々の患者で側頭葉切除範囲の決定に使用できるだけの感度と特異度は証明されていない[6]．

MEG

読語，物品呼称，動詞想起などの課題により上側頭回後方に遅い反応が誘発される．この反応を電流双極子としてとらえることにより側方性の判定が可能であり，和田試験との一致率は89～95％である[10]．

周波数帯域による課題に応じた振動パワーの変化をみる方法も試みられている[11]．

NIRS

装置の価格が低く，患者の動作制限が少なく，手軽に検査できる利点がある．いまだ報告の数，被検者の数とも少ないが，和田試験との一致率は高い[12,13]．

TMS

新しい非侵襲的検査の中では唯一，機能抑制的な検査である．TMS 反復刺激を前頭側頭部に加えることにより発語停止や言語障害を誘発する[3]．和田試験と比較すると，前方領域のTMS では，非優位側を優位側と判定してしまう確率が高い[14]．特にてんかん患者で発作誘発のリスクが大きいとの報告はない．

この症例では，和田試験では言語性優位側は左と診断された．fMRI では動詞想起課題，読語課題とも有意の賦活が得られず（❷-A），MEG では言語性優位側はやはり左と診断された（❷-B）．

A3 ブローカ野の高解像度局在診断について

1. 頭蓋内電極留置，2. 覚醒下手術．

この症例では，てんかん焦点，ブローカ野ともに左側と診断された．発作時 SPECT では，発作時の高灌流領域は前頭葉にあるものの，下前頭回後部は含まれていないように見える．てんかん原性領域と言語機能領域のオーバーラッ

プを評価したいところである．

高解像度の焦点局在診断，機能マッピングは，通常，頭蓋内電極（特に硬膜下電極）を留置して行う．機能マッピングのみなら，覚醒下手術で術中に行う方法もある．

硬膜下電極による大脳皮質電気刺激マッピング

てんかん焦点局在，機能局在ともに高解像度の情報が得られる（❸）．電極留置期間は通常4週間以内である．機能局在診断に関しては，時間的に余裕をもってさまざまな課題を施行できる．一方，頭蓋内電極留置のための手術が必要であり，留置中の感染リスクの問題がある．

■覚醒下手術による言語機能マッピング

開頭し脳表を露出してから患者を覚醒させ，電気刺激マッピングを行う．術中ゆえに時間的制約，課題の制約がある．一方で，切除を進めながら機能を確認できる点，白質線維の刺激マッピングもできる点が利点である．

■電気刺激の方法

刺激パルスは，パルス幅0.2 msec，周波数50 Hzの二相性矩形波で，刺激電流値は3〜10 mAが標準である．筆者らは，双極刺激で，1回の刺激時間を5秒間としている．

（川合謙介）

文献

1) Tellez-Zenteno JF, et al. Surgical outcomes in lesional and non-lesional epilepsy : A systematic review and meta-analysis. *Epilepsy Res* 2010 ; 89 : 310-318.
2) Wetjen NM, et al. Intracranial electroencephalography seizure onset patterns and surgical outcomes in nonlesional extratemporal epilepsy. *J Neurosurg* 2009 ; 110 : 1147-1152.
3) Abou-Khalil B. An update on determination of language dominance in screening for epilepsy surgery : The Wada test and newer noninvasive alternatives. *Epilepsia* 2007 ; 48 : 442-455.
4) Baxendale S. The Wada test. *Curr Opin Neurol* 2009 ; 22 : 185-189.
5) Sharan A, et al. Intracarotid amobarbital procedure for epilepsy surgery. *Epilepsy Behav* 2011 ; 20 : 209-213.
6) Kunii N, et al. A detailed analysis of functional magnetic resonance imaging in the frontal language area : A comparative study with extraoperative electrocortical stimulation. *Neurosurgery* 2011 ; 69 : 590-596.
7) Binder JR. Functional MRI is a valid noninvasive alternative to Wada testing. *Epilepsy Behav* 2011 ; 20 : 214-222.
8) Kamada K, et al. Expressive and receptive language areas determined by a non-invasive reliable method using functional magnetic resonance imaging and magnetoencephalography. *Neurosurgery* 2007 ; 60 : 296-305 ; discussion 305-306.
9) 川合謙介. 9. MRIによる脳機能マッピング. 大槻泰介ほか（編）. 難治性てんかんの外科治療—プラクティカル・ガイドブック. 東京：診断と治療社；2007, pp.145-149.
10) Tovar-Spinoza ZS, et al. The role of magnetoencephalography in epilepsy surgery. *Neurosurg Focus* 2008 ; 25 : E16.
11) Hirata M, et al. Determination of language dominance with synthetic aperture magnetometry : Comparison with the Wada test. *Neuroimage* 2004 ; 23 : 46-53.
12) Gallagher A, et al. Near-infrared spectroscopy as an alternative to the Wada test for language mapping in children, adults and special populations. *Epileptic Disord* 2007 ; 9 : 241-255.
13) Ota T, et al. Refined analysis of complex language representations by non-invasive neuroimaging techniques. *Br J Neurosurg* 2011 ; 25 : 197-202.
14) Epstein CM, et al. Repetitive transcranial magnetic stimulation does not replicate the Wada test. *Neurology* 2000 ; 55 : 1025-1027.

CASE 4

意識消失発作と持続する左手のふるえを訴え，多発脳病変がみられた33歳男性

症例 33歳，男性．
主訴 左手のふるえと意識消失発作．
既往歴 類天疱瘡，甲状腺機能低下．
家族歴・生活歴 特記すべき事項なし．
現病歴 5か月前から類天疱瘡の悪化によりステロイド療法に加え，シクロスポリン300 mg/日開始．皮膚症状は改善し，4か月前からプレドニゾロン，シクロスポリンは減量中であった．2日前から左指に5〜10分間持続する間欠的な痙攣が出現するようになった．
第1病日の朝，左手の痙攣が出現し，10秒ぐらいのうちに左上肢全体まで上行した．呼吸困難感を訴えて，意識消失し崩れ落ちるように倒れた．咬舌あり．尿失禁はみられなかった．意識消失は4〜5分間続いた後，徐々に回復したが，左上肢痙攣は持続した．救急病院に搬送されジアゼパム10 mg静注されたところ，左上肢痙攣は手指・手首に範囲が縮小したが完全に回復しなかったため，同日当院へ転院．

入院時現症 一般身体所見：意識清明，血圧130/96 mmHg，脈拍89/分，皮膚に全身の掻痒を伴う落屑性紅斑，頭頸部・胸腹部所見に特記事項なし．
神経学的所見：①素早く不規則で反復性の左手指および手首の屈曲する不随意運動．②左第3・4・5指の軽度の表在覚および位置覚低下，異常感覚．

内服薬 プレドニゾロン20 mg/日，シクロスポリン150/100 mg隔日，リセドロン酸ナトリウム2.5 mg/日，レボチロキシンナトリウム50μg/日，オロパタジン塩酸塩10 mg/日

入院時検査所見 [血算] 白血球数13,000/μL，その他異常なし．
[生化学] 肝機能正常，腎機能正常，甲状腺機能正常，抗Tg抗体1.2 U/mL，抗TPO抗体3.4 U/mL，炎症反応軽度上昇．
[薬物血中濃度] シクロスポリン：63.0 ng/mL（有効血中濃度50〜400 ng/mL）
[髄液] 初圧170 mmH$_2$O，無色透明細胞数0/mm^3，蛋白42 mg/dL，糖63 mg/dL，IgG 18.8μg/mL，IgG index：0.684 細胞診class I，GluRε2自己抗体（−）
[頭部MRI] 右中心後回皮質および左後頭葉内側面に9 mmほどの，左後頭葉内側面にはそ

❶ 症例の頭部MRI

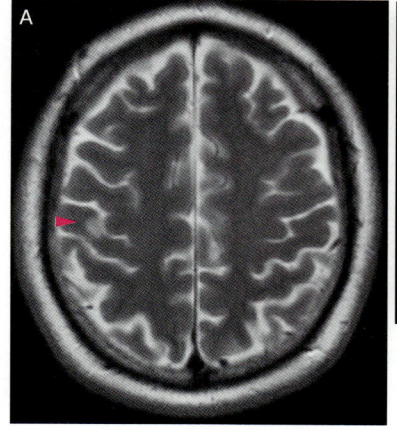

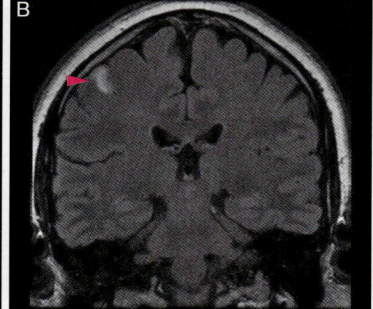

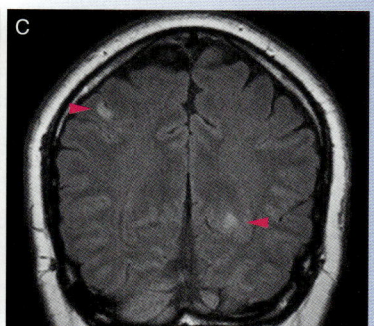

A：T2強調軸位断像，B：FLAIR冠状断像，C：FLAIR冠状断像．

❷症例の覚醒時背景脳波

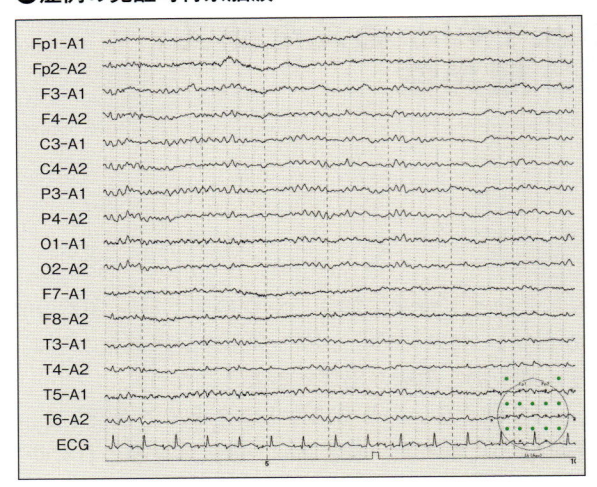

❹入院後，第39病日のMRI

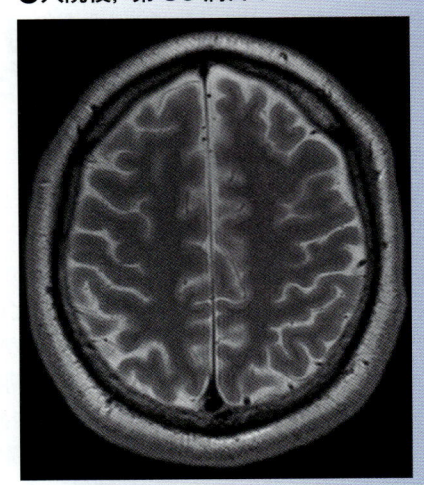

T2強調軸位断像．

❸症例の表面筋電図

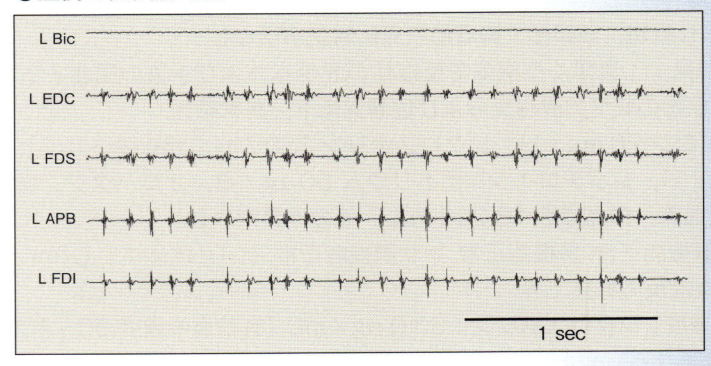

れよりも小さなT2WI，FLAIRで高信号，T1強調像では若干低信号を示す領域が認められる．ADCは若干上昇．増強効果はまったく認められない（❶）．
[^{18}F-FDG PET] MRIでの異常信号部位に対応する領域に明らかな高集積域はなし．
[脳波] 覚醒時背景脳波：8〜9 Hzのα波がirregularにみられる．突発波なし（❷）．
[表面筋電図] 9 Hz程度の同期性の25〜50 msec程度の筋放電が持続して出現（❸）．

入院後経過　残存した左手指・手首のふるえに対して，カルバマゼピン500 mg，クロナゼパム1 mgを加えたが改善は乏しかった．シクロスポリンの血中濃度は治療域内であったがシクロスポリン脳症の可能性を考え，皮膚症状が改善していることから100 mg連日に減量し，第29病日にはシクロスポリンを中止しアザチオプリン100 mgへ変更した．また，肝機能の上昇，薬疹が疑われたため，カルバマゼピンとクロナゼパムも中止した．第39病日には，左手のふるえ，感覚障害は改善し，再検したMRIでは右中心後回の病変は消失した（❹）．

Q1　診断は何か？　頭部MRI所見の原因は何か？
Q2　左手の動きは何か？　頭部MRI所見との関連は？　意識消失発作との関連は？
Q3　加えるべき検査は？

A1 本症例の診断と MRI 所見の原因

本症例は，シクロスポリン中止により，速やかに MRI 病変が縮小し症状も改善したことから，シクロスポリン脳症と考えられた．その他の脳炎や腫瘍，橋本脳症などは検査結果から否定的である．

シクロスポリン脳症は，posterior reversible encephalopathy syndrome（PRES）の範疇に入る可逆性の脳症であり，シクロスポリンの血管内皮障害や血管攣縮などにより血管浮腫が生じることが原因といわれている．高血圧，低マグネシウム血症，低コレステロール血症を伴うことが多い[1]．皮質下白質病変が主体であり，症状としては痙攣，意識障害を起こし，部分発作および二次性全般化を起こすことも多い．血中濃度が治療域内でも，脳症を起こすことがあるため注意が必要である．脳波では局所性徐波および発作時にはてんかん性の異常波を認めることが多い[2]．薬剤の減量・中止で症状は改善，消失するが，一部には脳波異常のみ残すこともある．

診断
シクロスポリン脳症

A2 EPC と皮質性ミオクローヌス

左手指の痙攣から始まり，痙攣が上行して広がり意識消失発作に至ったのは，MRI での中心後回皮質病変による部分発作の二次性全般化発作が疑われた．発作後も継続して出現した左手指・手首のふるえは，右中心後回皮質病変に起源をもつ部分発作が持続した状態，すなわち持続性部分てんかん（epilepsia partialis continua：EPC）と考えられる．

EPC とは，一部の筋群に限局して出現する部分痙攣が持続した状態である．ラスムッセン脳症などの脳炎，脳血管障害，腫瘍，外傷などで起こることが知られている．脳波では責任部位から棘波が持続して記録されることが多い．また，EPC でみられる手の"ふるえ"は，生理学的には皮質性ミオクローヌスが持続しているものと考えてよい[3]．本症例の手の不随意運動はミオクローヌスに合致する動きであった．表面筋電図でも持続の短い筋放電が規則的に持続して記録されていて，EPC の動きに合致していた．ただ，脳波では右中心後回を起源とするような局所性徐波および棘波は認めなかった．

A3 SEP，JLA，脳磁図

本症例のミオクローヌスの起源となっている機能的な異常部位を推定するには，生理学的検査を加えるとよい．まず，EPC は皮質性ミオクローヌスが持続しているものであるため，皮質性ミオクローヌスでよく行われる検査を加える．

皮質性ミオクローヌスでよく知られているのは，感覚過敏性のものである．これは感覚入力に対する感覚野の興奮性が亢進している状態を背景に，感覚入力-感覚野-運動野-筋肉の反射が亢進した結果，筋活動がミオクローヌスとして出現するものである．したがって，体性感覚誘発電位（sensory evoked potential：SEP）を記録すると，感覚野の興奮性増大を反映して皮質成分の振幅の増大（巨大 SEP）が観察される．また，正中神経刺激により皮質反射による反応（C-reflex）も手指筋に認められることが多い．

また，本症例のように脳波で明らかなてんかん性の変化がみられない場合でも，皮質性ミオクローヌスでは筋活動をトリガーにして同時記録の背景脳波を加算すると（筋放電トリガー加算平均法：Jerk-locked averaging〈JLA〉），筋活動に先行する鋭波が検出できることが多い．この棘波は，感覚過敏性の皮質性ミオクローヌスでは感覚野に局在することが多い．脳磁図を用いるとより正確に部位を同定できる．EPC では，感覚入力-感覚野-運動野-筋肉の反射路のうち，運動野の興奮性を主体として，JLA で運動野に鋭波の局在を認めるものも多く報告されている[4]．

したがって，本例でも SEP と JLA を行った．結果は以下のようなものであった．

❺ MRI 上にマップした JLA（●━）SEF（●━）

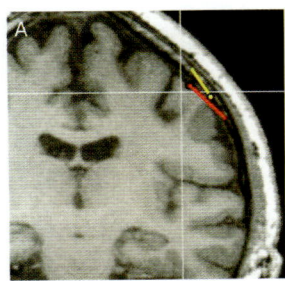

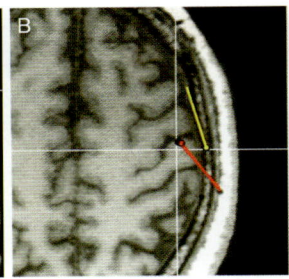

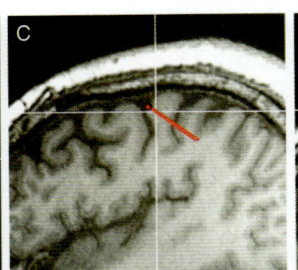

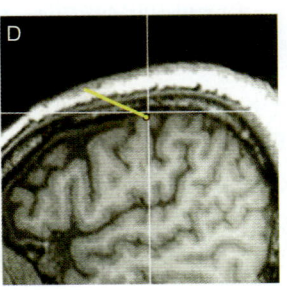

■ 正中神経刺激 SEP

潜時延長，振幅の増大なし．左正中神経刺激 SEP の振幅が，右正中神経刺激 SEP よりも小さい．正中神経刺激による C-reflex も手指筋に認めなかった．

■ JLA

筋放電をトリガーにした背景脳波の加算にて，筋放電に先行する鋭波は認められなかった．

■ 脳磁図

巨大 SEP および C-reflex は認められずむしろ SEP の振幅は低下しており，臨床的に感覚過敏性を示さないことからも，感覚過敏性のミオクローヌスではないと考えられた．つまり，本症例での EPC はシクロスポリン脳症の右中心後回の病変と関連があると考えられるものの，通常の生理検査で関連性の裏づけが取れない状態であった．このため，さらに脳磁図による検査を加えた．

脳磁図を用いて，左正中神経による感覚誘発磁場（somatosensory evoked fields：SEF）と左手のミオクローヌスをトリガーとした JLA を行い，その等価電流双極子（equivalent current dipole：ECD）の部位を MRI 上にマップした（❺）．その結果，SEF の ECD（黄色）が右中心後回すなわち一次感覚野に位置していることが確かめられ（❺-A，B，D），JLA の ECD（赤色）は SEF より前方の右中心前回に検出された（❺-A，B，C）．この結果より，左手の EPC の動きは右中心前回を起源にしていることがわかった．おそらく，感覚野の機能低下により感覚野-運動野間の調節が障害され，二次的に運動野の興奮が引き起こされミオクローヌスを導出していると考えられた．

■ まとめ

以上のように，本症例は，脳波異常は認めなかったが，脳磁図による JLA を検査することにより感覚野病変を原因とした運動野起源の EPC であることが示され，脳磁図検査は診断に有用であった[5]．

すなわち，EPC を疑うときには，まず SEP などで感覚野の興奮性を検査し，ミオクローヌスの起源を調べるためには JLA を脳波および脳磁図で行うとよい．

（花島律子，松田俊一，榎本　雪）

文献

1) Singh N, et al. Immunosuppressive-associated leukoencephalopathy in organ transplant recipients. *Transplantation* 2000；69：467-472.
2) Shah AK. Cyclosporine A neurotoxicity among bone marrow transplant recipients. *Clin Neuropharmacol* 1999；22（2）：67-73.
3) Cowan JM, et al. Electrophysiological and positron emission studies in a patient with cortical myoclonus, epilepsia partialis continua and motor epilepsy. *J Neurol Neurosurg Psychiatry* 1986；49（7）：796-807.
4) Shibasaki H, Hallett M. Electrophysiological studies of myoclonus. *Muscle Nerve* 2005；31（2）：157-174.
5) Nakatani-Enomoto S, et al. Motor cortical epilepsia partialis continua in a patient with a localized sensory cortical lesion. *Clin Neurol Neurosurg* 2009；111（9）：762-765.

CASE 5
フェニトイン内服中止後に連日の鼻出血と左膝関節内出血を来した65歳男性

症 例	65歳，男性．
主 訴	鼻出血と左膝関節内出血．
既往歴	56歳時に意識消失と痙攣発作で発症し，心房細動による脳塞栓症と診断された．ワルファリンとフェニトインの内服を開始した．その後，痙攣や一過性脳虚血発作の出現はなかった．
現病歴	心房細動による脳塞栓症再発予防のために，外来でワルファリン3.5 mg／日とフェニトイン200 mg／日が投与されていた．7年間痙攣が生じていないことから，X年2月9日にフェニトイン内服が中止された．同年4月23日から毎日鼻出血が生じ，さらに左膝関節内出血を来したため5月1日に当科外来を受診した．
来院時現症	意識清明．明らかな神経脱落症状なし．PT-INRは5.95．

Q1 なぜ出血傾向が生じたのか？
Q2 どのように対処するか？

A1 フェニトインの相互作用がなくなりワルファリンの作用が本来の強度に戻ったため

　ワルファリンとフェニトインを併用した場合，初期にはワルファリンの作用増強，長期併用時には作用減弱をきたす．

　血中のワルファリンは1～10％が薬理効果を発揮する遊離形であり，90～99％は血中のアルブミンと非可逆的に結合し薬理学的に不活性な状態で存在する．アルブミンとの主要結合部位は1～3か所とされるが，いずれも親和性が低いため，アルブミンとの親和性が高く結合率が高い他の薬剤の影響を受けやすい．たとえばフェニトインが血漿蛋白と結合すると，ワルファリンが血漿蛋白の結合部位から遊離されるため，ワルファリンの作用が増強される．これが初期の作用増強の原因と考えられる．

　一方，フェニトインが長期投与されると，フェニトインがワルファリンの肝薬物代謝酵素を誘導し，代謝が促進されるためにワルファリンの作用が減弱する．

　本症例では長期間のフェニトインとワルファリンの併用投与でワルファリンの代謝酵素が誘導されていたが，フェニトイン中止により酵素誘導がなくなったことで，ワルファリンの作用が本来の強度に戻ったものと考えられた．

フェニトインとワルファリンの代謝

　フェニトインは主として薬物代謝酵素CYP2Cおよび一部CYP2C19で代謝されるほかに，CYP3AおよびCYP2B6の誘導作用を有する．「Warfarin適正使用情報第3版」[1]によれば，日本で市販されている経口用ワルファリン錠剤は一対の光学異性体（S-ワルファリン，R-ワルファリン）のラセミ体（1：1の混合物）である．S-ワルファリンはほぼCYP2C9のみで代謝されるが，R-ワルファリンはCYP3A4，CYP1A2など複数の酵素で代謝されると報告されている．S-ワルファリンのほうが，R-ワル

> **Memo**
> **ワルファリンの命名**
> ワルファリンという名前は，この物質のライセンスを有していたウィスコンシン大学Wisconsin Alumni (Agriculture) Research FoundationのWARFと，クマリン系薬物の語尾coumarinのARINから命名された．日本薬局方にはワルファリンカリウムとして収載され，ワーファリン®という名前は商品名である．

Lecture

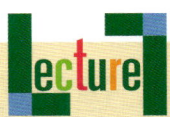

CYP2C9遺伝子多型について[2,3]

　CYP2C9遺伝子は9つのエクソンから構成され，染色体の10q24に位置する．CYP2C9の遺伝子多型については*1〜*34までの遺伝子型（CYP2C9 *1は変異のない野生型）が報告されている．このうちCYP2C9 *2および*4〜*24は日本人での出現頻度がきわめて低い．臨床上重要なのは359位（エクソン7）のロイシンからイソロイシンへ変異したCYP2C9 *3である．日本人で2〜3%の頻度で出現し，遺伝子型ではホモ型（*3/*3）の頻度はきわめて少なく，多くはヘテロ型（*1/*3）で存在している．
　フェニトインにおいては，*1/*3型では*1/*1型よりも低投与量からの高い血中濃度の立ち上がりとクリアランスの遅延が認められている．一方ワルファリンでは，日本人の*1/*3の患者におけるワルファリン維持量は，*1/*1患者の約50%，*3/*3の患者では*1/*1患者の約13%であることが報告されている．低投与量（1.5 mg/日以下）で治療を受けている患者の多くはCYP2C9遺伝子変異を有すること，変異を有する患者では投与量に対して高いPT-INRを示し，治療中に重大な出血事象が多いことが報告されている．

❶ 循環器疾患における抗凝固療法・抗血小板療法に関するガイドラインによるクラス分け

クラスⅠ：有益/有効であるという根拠があり，適応であることが一般に同意されている 1. 出血性合併症に対する一般の救急処置 2. ワルファリン投与中の出血性合併症の重症度に応じたワルファリン減量または中止（重症度が中等度から重度）と必要に応じたビタミンK投与 3. ヘパリン投与中の出血性合併症の重症度に応じたヘパリン減量や中止，および硫酸プロタミンによる中和
クラスⅡa：有益/有効であるという意見が多いもの 1. 早急にワルファリンの効果を是正する必要がある場合の新鮮凍結血漿や乾燥ヒト血液凝固第Ⅸ因子複合体製剤の投与．是正効果は乾燥ヒト血液凝固第Ⅸ因子複合体製剤のほうがはるかに優れているが，保険適用外である． 2. 乾燥ヒト血液凝固第Ⅸ因子複合体製剤（保険適用外）によって是正されたPT-INRの再上昇を避けるための，乾燥ヒト血液凝固第Ⅸ因子複合体製剤とビタミンK併用投与
クラスⅡb：有益/有効であるという意見が少ないもの 1. 早急にワルファリンの効果を是正する必要がある場合の遺伝子組み換え第Ⅶ因子製剤（保険適用外）の投与．

（循環器疾患における抗凝固療法・抗血小板療法に関するガイドライン[4]より）

❷ PT-INRと出血の有無による管理方法

INR	出血	対処
治療域上限〜5.0	なし	ワルファリンは低用量で減量もしくは1回休薬 治療域上限をわずかに超える程度ならば減量しない
5.0〜9.0	なし	ワルファリンの次の1回または2回分の投与を休薬 頻回にINRを測定して治療域に入れば，低用量で再開 またはワルファリンを1回休薬して1〜2.5 mgのビタミンKを経口投与
9.0＜	なし	ワルファリン療法を中断し，2.5〜5 mgのビタミンKを経口投与（24〜48時間以内にINRを低下させる）INRを頻回に測定し，必要であればK経口投与を追加
5.0＜	軽度	INR＞9で臨床上明らかな出血がない場合に準じるか，重篤な出血を認める場合に準じるか，臨床所見で選択
関係なし	重篤か致死的	ワルファリン療法を中断し，10 mgのビタミンKをゆっくり静脈注射．臨床的な重症度に応じて濃縮プロトロンビン複合体，新鮮凍結血漿，または遺伝子組換え第Ⅶa因子製剤を追加

（American College of Chest Physicians Evidence-Based Clinical Practice Guidelines〈8th edition〉[5]より）

ファリンよりも活性が高く，半減期が短いことが知られている．したがってS-ワルファリンの代謝が特異的に阻害された場合のほうが，影響が大きい可能性がある．

A2 出血への対処：ワルファリンの内服を中止し，必要に応じてビタミンKを投与する

　循環器疾患における抗凝固療法・抗血小板療法に関するガイドライン[4]によれば，出血性合併症への対応は❶の通りである．

　American College of Chest Physicians Evidence-Based Clinical Practice Guidelines（8th edition）によるPT-INR（prothrombin time-international normalized ratio）と出血の有無による管理方法は❷の通りである．

　この症例ではワルファリン内服を1回中止したところ，翌日にはPT-INRは2.98に低下した．自宅で納豆を1パック食べてみたとのことであった．ワルファリンを3.5 mg/日から2.0 mg/日に減量して再開したところPT-INRが1.37まで低下したため，2.5 mg/日に増量して維持量とした（❸）．

（佐久間潤，市川優寛）

❸症例のPT-INRの推移

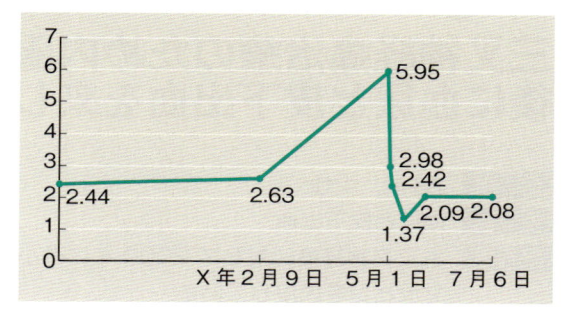

X年2月9日　2.44　　5月1日　2.63　　5.95　2.98　2.42　1.37　2.09　2.08　7月6日

文献

1) 青木正彦ほか（監修）．Warfarin適正使用情報第3版．エーザイ株式会社，2006．
2) 家入一郎．薬物代謝における遺伝多型と薬物療法．CYP2C9．医薬ジャーナル 2001；37（10）：2902-2909．
3) 南畝晋平，東純一．医薬品開発におけるチトクロムP450遺伝子多型．日薬理誌 2009；134：212-215．
4) 堀正二ほか．循環器疾患における抗凝固・抗血小板療法に関するガイドライン（2009年改訂版）．
http://www.j-circ.or.jp/guideline/pdf/JCS2009_hori_d.pdf
5) Ansell J, et al. Pharmacology and management of the vitamin K antagonists : American College of Chest Physicians Evidence-Based Clinical Practice Guidelines (8th Edition). *Chest* 2008 ; 133 : 160S-198S.

CASE 6
三叉神経痛治療のため内服していたカルバマゼピン中止後に血尿と皮下出血を来した78歳女性

症例	78歳，女性．
主訴	血尿と皮下出血．
既往歴	右三叉神経痛に対して2000年に微小血管減圧術を施行．術後痛みは軽減したが，カルバマゼピンを内服していた． X年12月に肺梗塞を発症し，ワルファリン内服が開始された．
現病歴	X+1年5月上旬から右三叉神経痛が再発し，5月22日に微小血管減圧術を施行した．術前からカルバマゼピン400 mg/日，ワルファリン3 mg/日を内服していたが，三叉神経痛が消失したため，6月9日からカルバマゼピンを中止した．7月3日に独歩自宅退院となったが，7月下旬から血尿が1週間続き，皮下出血斑も生じるようになったため，7月31日に外来を受診した．
来院時現症	意識清明．明らかな神経脱落症状なし．PT-INRは5.64と高値であった．
治療経過	ワルファリン1 mgに減量し1週間経過をみたが，PT-INR 5.90と高値が持続した．ワルファリン投与を中止しビタミンK10 mgを静脈注射したところ，翌日から血尿が消失し，PT-INR 1.58に低下したため，ワルファリン1 mgから再開した．2週間後に1.5 mgに増量してPT-INR 2.27となった．

Q1 カルバマゼピンはワルファリンの作用を増強させるか？ 減弱させるか？
Q2 フェニトインとカルバマゼピン以外にワルファリンと相互作用のある抗てんかん薬は何か？ その相互作用は？

A1 カルバマゼピンはワルファリンの作用を減弱させる

カルバマゼピンはワルファリンの肝薬物代謝酵素を誘導するため，ワルファリンの作用は減弱する．カルバマゼピンとワルファリン併用状態で，治療目的のワルファリン投与量が調節されている場合に，カルバマゼピンを中止することによって酵素誘導が消失しワルファリンが過剰量となることがある．本症例はこの酵素誘導の消失が生じたために，ワルファリンの投与量は同じでも過剰投与となって出血傾向をきたしたものと考えられた．

一方，ワルファリン投与中の患者にカルバマゼピンを追加する際には，ワルファリンの増量（2倍程度）を要する可能性があるとの記載がある[1]．併用開始時および併用中止時は，血液凝固能検査値の変動に注意してワルファリンの用量を調節する．

A2 バルプロ酸ナトリウム，フェノバルビタール，プリミドンなどでワルファリンとの相互作用が報告されている

■バルプロ酸ナトリウム

バルプロ酸ナトリウムはワルファリンの作用を増強させる可能性がある．これはバルプロ酸がワルファリンを血漿蛋白の結合部位から遊離させることと，血液凝固因子（血液凝固第I因子：フィブリノゲン）の肝生合成を減弱させることによる．

■フェノバルビタール

バルビツール酸誘導体がワルファリンの肝薬物代謝酵素（CYP2C9）を誘導するため，ワルファリンの作用が減弱する．

Lecture

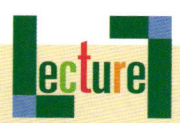

脳内出血とワルファリン

　米国におけるワルファリンによる過剰な凝固抑制による出血性合併症の発生率は年間15～20％で，生命に影響が及ぶほどの出血は年間1～3％と報告されている[2]．本邦で4,009例の抗血栓療法施行症例を登録して施行された観察研究では，抗凝固療法中の頭蓋内出血の発症頻度は年間0.6％と報告されている．抗血栓療法中の脳内出血は血腫量が大きく，増大しやすく，予後不良な場合が多い．特にワルファリン療法中の脳出血は発症時のPT-INR≧2.0の場合に発症24時間までに血腫が増大しやすい．ビタミンKの静脈内注射では肝臓内での凝固因子の産生を待たなければならず，新鮮凍結血漿ではPT-INRの是正に800 mL程度の静脈内投与が必要とされている[3]．海外ではプロトロンビン複合体製剤（PCC）[6]や遺伝子組換え活性型VII因子製剤がPT-INR是正のスタンダード[4]となっているが，本邦では両薬剤とも脳出血に対する保険適用外である．脳卒中治療ガイドライン2009[5]では，プロトロンビン複合体（第IX因子複合体）の使用が推奨されており，今後の適応拡大が待たれるところである．

血液凝固系の模式図と血液製剤中のビタミンK依存性凝固因子

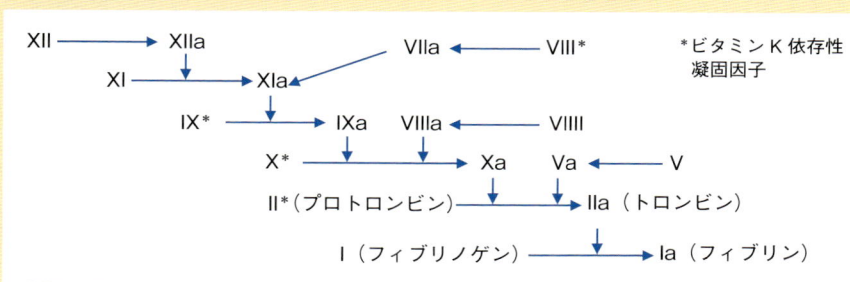

ビタミンK依存性凝固因子	遺伝子組換え活性型VII因子製剤	新鮮凍結血漿（FFP）	活性型プロトロンビン複合体製剤（aPCC）
X		○	○
IX			○
VII	○	○	○
II		○	○

（Zareh M, et al. *West J Emerg Med* 2011[2] より）

■プリミドン

　プリミドンは還元型のフェノバルビタール誘導体であり，代謝によりフェノバルビタールに変換される．そのためプリミドンもフェノバルビタールと同様の機序でワルファリンの作用を減弱させる．

（佐久間潤，市川優寛）

文献

1) 青木正彦ほか（監修）. Warfarin 適正使用情報第3版．エーザイ株式会社, 2006.
2) Zareh M, et al. Reversal of warfarin-induced hemorrhage in the emergency department. *West J Emerg Med* 2011 ; 12（4）: 386-392.
3) 矢坂正弘. 抗凝固, 抗血小板療法症例の血圧管理と出血後の対応. The 28th meeing of the Mt. Fuji workshop on CVD. 2009. pp.77-81.
4) Elliott J, Smith M. The acute management of intracerebral hemorrhage : A clinical review. *Anesth Analg* 2010 ; 110 : 1419-1427.
5) 篠原幸人ほか, 脳卒中合同ガイドライン委員会（編）. 抗凝固・抗血小板・血栓溶解療法に伴う脳出血（急性期）. 脳卒中治療ガイドライン 2009 : 174-177.
6) 田中一郎. 血液製剤の適応と使用法―活性型プロトロンビン複合体製剤. 血栓止血誌 2010 ; 21 : 506-508.

CASE 7
抗てんかん薬治療抵抗性の意識減損発作を繰り返す45歳男性

症例 45歳，男性．
主訴 意識減損発作．
現病歴 8年前（37歳）から意識減損発作を来すようになった．発作は，1～2分間の持続で，立ちつくして一点を凝視したり，うろうろと歩き回ったりする．その間家人が制止しようとしても振り切って動きまわる．本人には発作の前兆はなく，発作中のことはまったく覚えていない．発作は，睡眠中に生じることが多いが，昼間に仕事中に生じることもある．てんかん発作と診断され，抗てんかん薬治療がなされているが，1～2か月に1回くらいの頻度で発作が続くため紹介受診となった．これまで，カルバマゼピン（テグレトール®）800 mg/日，ゾニサミド（エクセグラン®）400 mg/日でも発作は抑制されず，現在はフェニトイン（アレビアチン®）300 mg/日，クロバザム（マイスタン®）10 mg/日を内服している．
既往歴 熱性痙攣なし．頭部外傷，神経感染症なし．
生活歴 喫煙なし，飲酒：機会飲酒．
職業 会社事務．
初診時現症 一般身体所見：特記すべき所見なし，神経学的所見：特記すべき所見なし．
脳波所見 発作間欠期脳波（❶-A），長時間ビデオ脳波同時記録による発作時の脳波（❶-B）を示す．
画像所見 頭部MRI FLAIR画像：頭部前額断（❷-A），水平断（❷-B），には，海馬を含む部位での前額断（❷-C）を示す．

Q1 病歴から考えられる発作型は何か？
① 精神発作
② 欠神発作
③ 自律神経発作
④ 複雑部分発作
⑤ 二次性全般化発作

Q2 ❶の脳波所見から考えられるてんかん焦点部位は？
① 左側頭部
② 右側頭部
③ 左前頭部
④ 右前頭部
⑤ 上記のいずれでもない

Q3 ❷に示されるMRI所見はどれか？
① 神経節膠腫
② 海馬硬化症
③ 結節硬化症
④ 異所性灰白質
⑤ 海綿状血管腫

Q4 今後の治療方針は？
① 抗てんかん薬追加
② 抗てんかん薬減量
③ てんかん外科手術

A1 病歴から複雑部分発作を考える

現病歴にみる症例の発作は，1～2分間の意識減損発作であり，痙攣を生じていない．意識減損は，発作中に反応性がなくなることと，発作中のことを本人が覚えていないことの2点から判断する．本例は複雑部分発作と診断できる．

精神発作（psychic seizure）は，単純部分発作の一つで，déjà vuなどの症状が短時間発作として生じるものである．自律神経発作は，上

❶症例の脳波所見

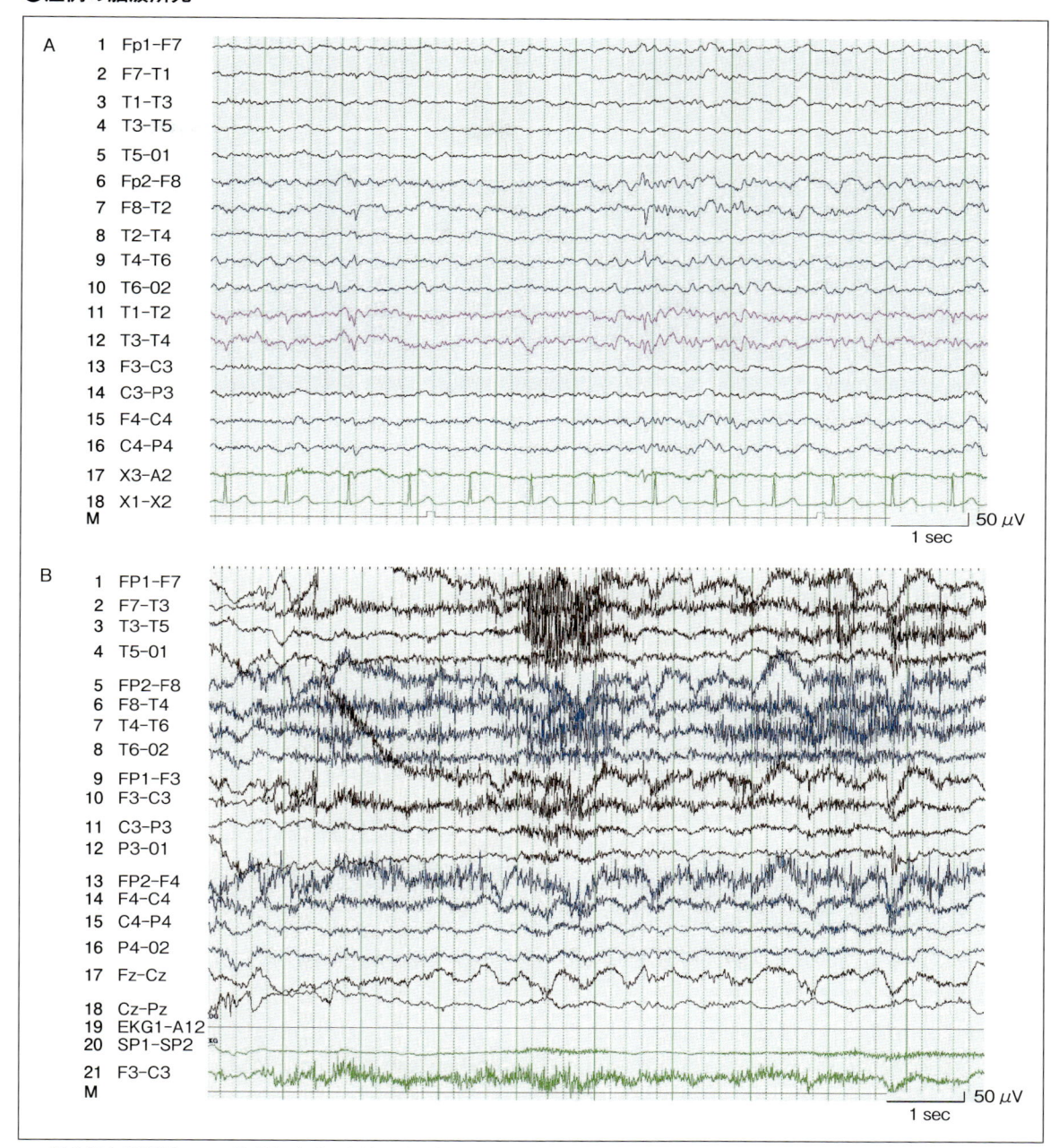

A：発作間欠期脳波，B：長時間ビデオ脳波同時記録による発作時の脳波．

腹部不快感（epigastric aura），動悸などの自律神経に関連した症状の発作である．これらの単純部分発作は，単独で出現することもあるが，多くは単純部分発作から複雑部分発作に進展する．したがって患者はこれらの単純部分発作を前兆（アウラ）として感じる．二次性全般化発作は，単純部分発作もしくは複雑部分発作から始まる全身痙攣発作であり，本例では認めていない．

A2 脳波所見から考えられるてんかん焦点部位は右側頭部

❶-A は発作間欠期脳波である．
T1，T2 電極は，耳介前点と外眼角を3等分

❷ 症例の頭部 MRI FLAIR 画像

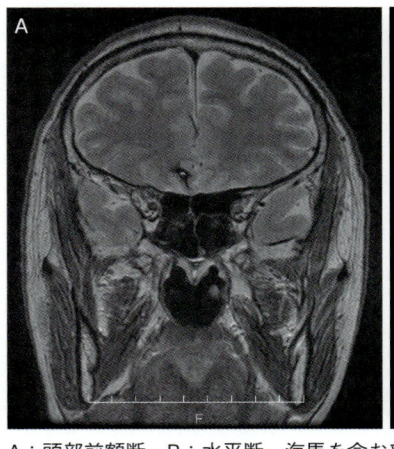

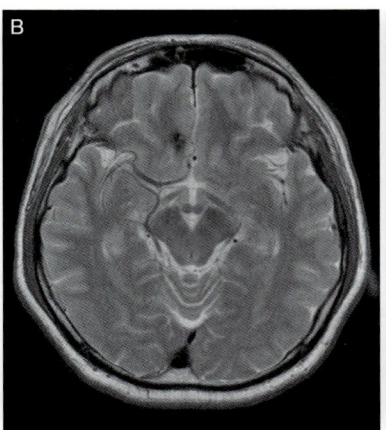

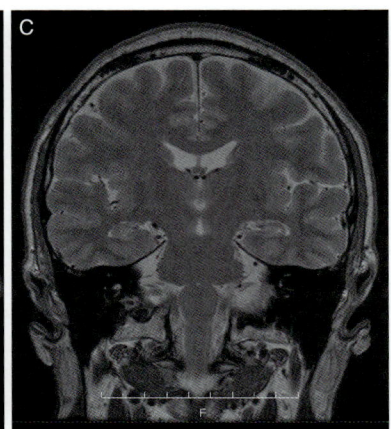

A：頭部前額断，B：水平断，海馬を含む部位での前額断．

した耳介に近い側の点に装着する．記録モンタージュは側頭葉てんかんに最も適したものである．誘導 1～5 は左側頭部を縦に双極導出で示し（青色），誘導 6～10 は右側頭部を縦に双極導出で示している（黒色）．誘導 11 と 12 は，T1-T2，T3-T4 の導出である（桃色）．誘導 11 と 12 は，側頭部電極を左右に結んだ導出であり，棘波が出現したとき，上向きに振れると左焦点であり，下向きの振れが右焦点になる．

本例では，約 1.5 秒と 5.5 秒の 2 回棘波が出現しており，T2 と T4 がほぼ等電位であり最大陰性電位であることが右側頭部導出の位相逆転から読み取れる．発作間欠期脳波のてんかん性放電焦点は右前・中側頭部である．

❶-B は長時間ビデオ脳波同時記録による発作時脳波である．

発作時に自動症のため動きと筋電図の混入があるが，はっきりとした発作時の律動波（発作時てんかん放電）は確認できない．つまり発作時脳波では，てんかん性放電焦点の局在を同定することができない．

A3 MRI 所見に示される海綿状血管腫

❷-A は，頭部前額断で，右前頭葉の底面（直回）に低信号病変を認める．典型的な海綿状血管腫の所見である．画像上の鑑別診断としては，陳旧性脳出血や陳旧性脳挫傷があげられるが本例では異なる．

❷-B 水平断も同様の所見である．

❷-C には，海馬を含む部位での前額断が示されているが，海馬には異常所見はない．

難治性てんかんの原因として，Q3 の選択肢①～⑤に示された神経節膠腫，結節硬化症，異所性灰白質（皮質形成異常症）などがある．本例では，海綿状血管腫が認められた．

A4 薬剤治療抵抗性てんかんでは外科手術を考える

これまで，4 剤の抗てんかん薬での治療が行われたが，発作は寛解していない．薬剤治療抵抗性てんかん（難治性てんかん）と診断できる．したがって，外科治療が可能かどうか検討することが次のステップとなる．新規抗てんかん薬が使用されていないので，新規抗てんかん薬の追加投与も考慮すべきではあるが，すでに 4 剤使用して発作が抑制できていない状況では，次の薬剤で発作が寛解する可能性はかなり低い．

その他の検査結果と治療経過

脳機能画像では，iomazenil SPECT，FDG-PET を行ったが，低集積域および低代謝領域は認めなかった．

和田試験では，言語，記憶ともに左半球優位であった．

ビデオ脳波モニター検査では，3回の複雑部分発作を記録したが，いずれも図❶-Bと同様に発作時脳波ではてんかん性放電の焦点同定はできなかった．

これらの所見は，前頭葉底面の海綿状血管腫がてんかん原性病変として矛盾しないものである．前頭葉海綿状血管腫の摘出を行い，その後5年間発作の再発はない．

本例のポイント

本例は複雑部分発作を呈し，頭皮上脳波では発作間欠期に右側頭部棘波を認めた．通常，発作間欠期脳波は焦点診断に非常に有用であり，本例は一見右側頭葉てんかんの診断でよいように思われる．しかしながら，MRIで同定された右前頭葉海綿状血管腫の摘出手術（周辺のヘモジデリンも含めて）で発作は消失しており，てんかん原性焦点が右前頭葉であったことが証明された．

本例のように，脳波が側頭葉焦点を示すにもかかわらず，真のてんかん原性焦点が他部位にあることを，pseudotemporal lobe epilepsy（pseudolocalization）と呼ぶ．

本例では頭蓋内電極検査を施行していないので，発作時にてんかん放電がどの領域まで伝播したかを確認はできていないが，前頭葉起始のてんかん放電が発作時には側頭葉にも伝播していた可能性は考えられる．そのために，側頭葉も興奮性（irritability）が高くなり，発作間欠期棘波が出現したと考えられる．

（赤松直樹）

付録

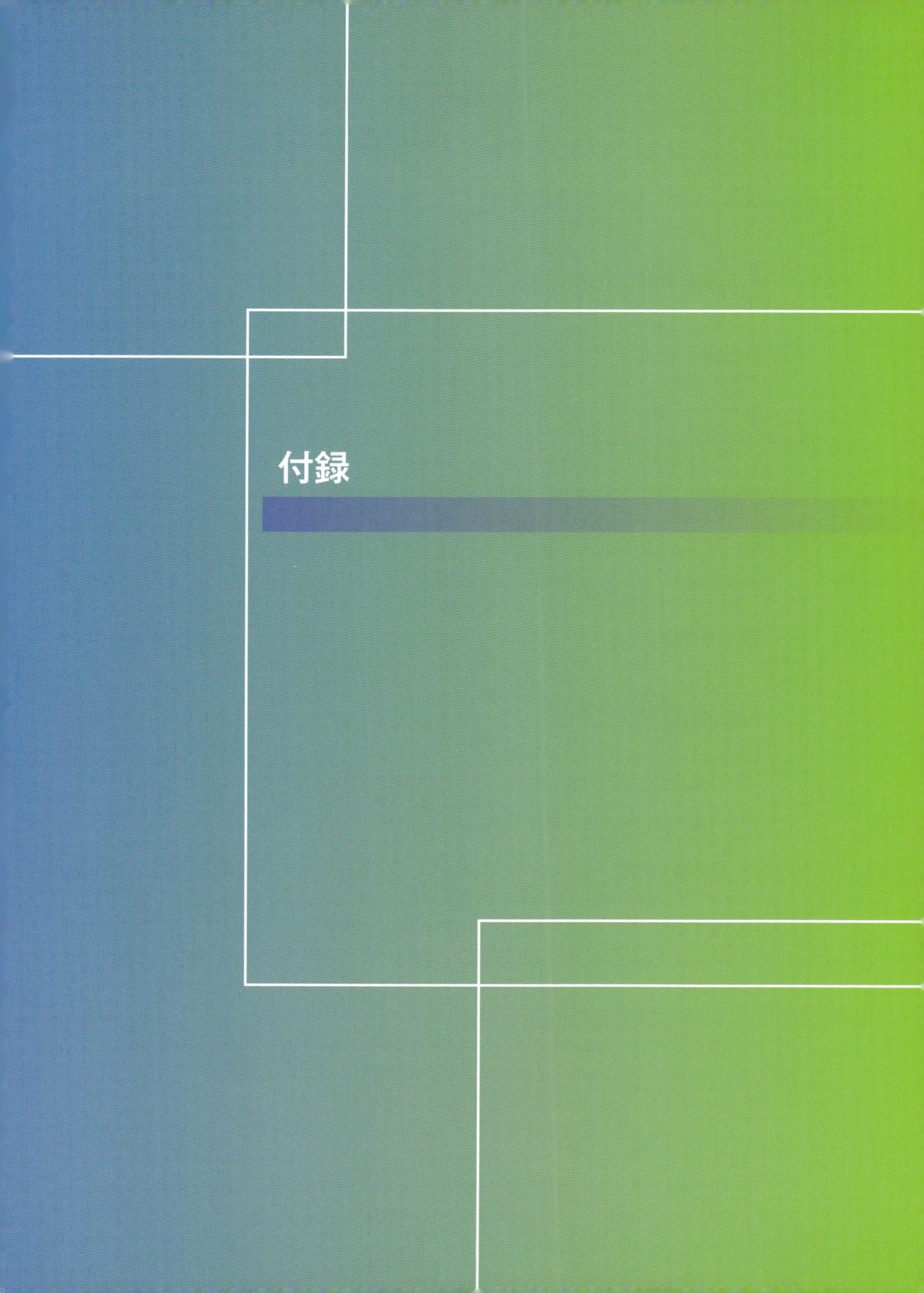

付録
てんかんの病型分類

てんかん分類の変遷

　本巻 I. 総論の「てんかんの分類」で国際抗てんかん連盟（International League Against Epilepsy：ILAE）の新旧分類の対比をまとめた[1-3]．てんかん発作型分類は2010年のほうが簡素化され，部分発作は「焦点発作」に変わった（本巻p.49, 53参照）．また，意識障害のあり／なしを示す単純部分発作，複雑部分発作は誤用や誤解を招くことが多いので，「意識障害あり」「意識障害なし」と表記されている．一方，てんかんとてんかん症候群分類は2010年版では，特発性，症候性，潜因性という用語は，推定を多く含んだ多様な意味や暗示的意味合いをもち，混乱が生じていたので遺伝子異常の観点からの分類が試みられ，「素因性」，「構造的／代謝性」，「原因不明」に置き換わった（本巻p.50, 53参照）．しかしながら，2010年分類は多くのてんかん専門医にコンセンサスが得られているわけではなく，てんかんの診断と治療を実際的に進めるにあたっては，てんかん発作型分類（1981年）[1]とてんかんとてんかん症候群分類（1989年）[2]をよく理解する必要がある（**1**，**2**）．診察中の患者がどの発作型，症候群に相当するかを鑑別したうえで，これまでに得られているエビデンスに従って治療を進めていくことが大切である[4,5]．

てんかん発作型分類

　ILAEは，1981年の発作型分類で，てんかん発作を脳波所見と発作症状から，以下のように分類している[1]．**1**の順に従って，その臨床症候を概説する．

部分（焦点性，局在性）発作

A. 単純部分発作
　単純部分発作の特徴は発作時に意識障害がないことである．大脳皮質のごく一部分が，てんかん発射が始まる焦点となり，発作の症状は，焦点の脳部位がどういう機能をもつかによって異なる．単純部分発作は単独で出現することもあるが，複雑部分発作や二次性全般化発作の初発症状として出現することも少なくない．
1. 運動徴候を伴う発作（運動発作）
　発作の症状として運動症状がみられる発作である．運動発作の左右差は焦点部位を推定する手がかりにはなるが，正確な判定は必ずしも容易ではない（**3**）．
2. 体性感覚ないし特殊感覚症状を伴う発作（感覚発作）
　単独で出現することはまれで，多くは他の発作の初期症状あるいは合併して出現する（**4**）．
3. 自律神経症状ないし徴候を伴う発作（自律神経発作）
　頭痛，悪心，嘔吐，上腹部不快感などの自律神経症状を示す発作で，多くは一過性であ

1 てんかん発作型の国際分類（1981年版，ILAE）

部分（焦点性，局在性）発作
  A. 単純部分発作（意識減損はない）
    1. 運動徴候を呈するもの
    2. 体性感覚または特殊感覚症状を呈するもの
    3. 自律神経症状あるいは徴候を呈するもの
    4. 精神症状を呈するもの（多くは"複雑部分発作"として経験される）
  B. 複雑部分発作
    1. 単純部分発作で始まり意識減損に移行するもの
      a. 単純部分発作で始まるもの
      b. 自動症で始まるもの
    2. 意識減損で始まるもの
  C. 二次的に全般化する部分発作
    1. 単純部分発作（A）が全般発作に進展するもの
    2. 複雑部分発作（B）から全般発作に進展するもの
    3. 単純部分発作から複雑部分発作を経て全般発作に進展するもの

全般発作
  A. 1. 欠神発作
      a. 意識減損のみのもの
      b. 軽度の間代要素を伴うもの
      c. 脱力要素を伴うもの
      d. 強直要素を伴うもの
      e. 自動症を伴うもの
      f. 自律神経要素を伴うもの
        （b〜fは単独でも組み合わせでもありうる）
    2. 非定型欠神発作
      a. 筋緊張の変化はA.1.よりも明瞭
      b. 発作の起始／終末は急激でない
  B. ミオクロニー発作
  C. 間代発作
  D. 強直発作
  E. 強直間代発作
  F. 脱力発作

未分類てんかん発作
  新生児発作
  律動性眼球運動
  咀嚼
  水泳運動

（日本てんかん学会分類委員会〈清野昌一ほか〉．てんかん研究1987[6]より）

る（数分間以内）．焦点の部位により血圧上昇，瞳孔散大，くしゃみなどの症状もみられる．

4．精神症状を伴う発作（精神発作）

　精神発作の臨床症状は多彩であり，また，発作の焦点が側頭葉皮質から辺縁系の一部に限局するため，意識は失われない（**5**）．

B. 複雑部分発作

　雑部分発作は発作時に意識障害があり，発作後に健忘が残る．側頭部，前側頭部ないし広範性の一側ないし両側性のてんかん放射によって起こる複雑で高次な精神・運動機能異常症状がみられる．意識障害は数十秒から数分間に及び，意識障害の始まりと終わりは欠神発作に比較して，よりゆっくりしている．発作中は動作が止まったり，自動症を示したりする．

C. 二次性全般化発作

　二次性全般化発作は部分発作から二次的に全般化した発作で，主に現れる発作は強直性

2 てんかん，てんかん症候群および関連発作性疾患の分類（ILAE，1989年）

1. 局在関連性（焦点性，局所性，部分性）てんかんおよび症候群
    1.1 特発性（年齢に関連して発病する）
        ・中心・側頭部に棘波をもつ良性小児てんかん
        ・後頭部に突発波をもつ小児てんかん
        ・原発性読書てんかん
    1.2 症候性
        ・小児の慢性進行性持続性部分てんかん
        ・特異な発作誘発様態をもつてんかん
        ・側頭葉てんかん
        ・前頭葉てんかん
        ・頭頂葉てんかん
        ・後頭葉てんかん
    1.3 潜因性
2. 全般てんかんおよび症候群
    2.1 特発性（年齢に関連して発病するもので年齢順に記載）
        ・良性家族性新生児けいれん
        ・良性新生児けいれん
        ・乳児良性ミオクロニーてんかん
        ・小児欠神てんかん（ピクノレプシー）
        ・若年欠神てんかん
        ・若年ミオクロニーてんかん（衝撃小発作）
        ・覚醒時大発作てんかん
        ・上記以外の特発性全般てんかん
        ・特異な発作誘発様態をもつてんかん
    2.2 潜因性あるいは症候性（年齢順）
        ・West（ウェスト）症候群（乳児けいれん，電撃・点頭・礼拝けいれん）
        ・Lennox-Gastaut（レンノックス・ガストー）症候群
        ・ミオクロニー失立発作てんかん
        ・ミオクロニー欠神てんかん
    2.3 症候性
        2.3.1 非特異病因
            ・早期ミオクロニー脳症
            ・サプレッション・バーストを伴う早期乳児てんかん性脳症
            ・上記以外の症候性全般てんかん
        2.3.2 特異症候群
3. 焦点性か全般性か決定できないてんかんおよび症候群
    3.1 全般発作と焦点発作を併有するてんかん
        ・新生児発作
        ・乳児重症ミオクロニーてんかん
        ・徐波睡眠時に持続性棘徐波を示すてんかん
        ・獲得性てんかん性失語（Landau-Kleffner〈ランドー・クレフナー〉症候群）
        ・上記以外の未決定てんかん
    3.2 明確な全般性あるいは焦点性のいずれかの特徴をも欠くてんかん
4. 特殊症候群
    4.1 状況関連性発作（機会発作）
        ・熱性けいれん
        ・孤発発作，あるいは孤発のてんかん重積状態
        ・アルコール，薬物，子癇，非ケトン性高グリシン血症等による急性の代謝障害や急性アルコール中毒にみられる発作

（日本てんかん学会分類・用語委員会〈翻訳〉．てんかん研究2003[7]より）

3 運動発作の特徴

焦点性運動発作	中心前回の運動野に焦点．その部位に対応する身体（たとえば，顔面，頬，舌など）に痙攣出現．発作後に麻痺（トッド麻痺）が残ることあり
Jackson（ジャクソン）型発作	中心前回の一部に始まったてんかん発射が次第に周囲の部位へ波及．手→腕→足，口角→腕→手などのように，同側の身体を巻き込んで発作が拡大．発作後にトッド麻痺が残ることあり
回転発作	大脳皮質にある焦点部位と反対のほうへ両眼，頭，体幹を向ける発作
姿勢発作	補足運動野に焦点．焦点部位と反対側の手を挙上し，その手を見上げるように頭と眼球を回転させる特有な姿勢を取る（フェンシング肢位）
音声発作	中心前回下部の発声野に焦点．意思に反した叫び声をあげたり，同じ言葉を反復したり，または言葉が話せなくなる

（大日本住友製薬HP「てんかんテキスト〜はじめの一歩」〈監修：兼子直〉[8]より）

間代性発作である．二次性全般化発作は単純部分発作から二次性に強直性間代性発作に移行するタイプ，複雑部分発作から移行するタイプ，単純部分発作から複雑部分発作を経て移行するタイプの3型に区別されるが，単純部分発作，複雑部分発作が明確でない症例もある．

4 感覚発作の特徴

体性感覚発作	中心後回に焦点．その部位に対応する身体の一部のしびれや，ぴりぴりする知覚異常を示す
視覚発作	後頭葉に焦点．閃光や明るい図形が現れたり，視野が曇ったり狭くなったりする．多くは両側の視野に出現
聴覚発作	上側頭回に焦点．鐘，機械，波の音が聞こえたり，難聴が出現
臭覚発作	鉤回皮質に焦点．説明できないような不快な臭いが出現
味覚発作	島，周島部，弁蓋部に焦点．不快な異常味覚（苦味，酸味など）が出現
めまい発作	上側頭回に焦点があると推定され，回転性めまい感が出現

（大日本住友製薬HP「てんかんテキスト～はじめの一歩」〈監修：兼子直〉[8]より）

5 精神発作の特徴

言語障害発作	言語中枢（Broca〈ブローカ〉，Wernicke〈ウェルニッケ〉中枢）付近に焦点．運動性失語や感覚性失語が出現
記憶障害発作	一過性の健忘，既視体験，未視体験などが出現
認知発作	夢を見ているように感ずる夢幻様体験，無理矢理にあることを考えさせられるように感ずる強制思考などが出現
情動発作	側頭葉下面皮質に焦点．不安感，恐怖，怒り，多幸感などが出現
錯覚発作	変形視，巨視症，小視症などを示す視覚症状と，音が大きく聞こえたり逆に小さく聞こえるなどの聴覚症状が出現
構成幻覚発作	人の声や動作が意味をもち，情景や音楽などが聞こえる複雑な幻覚が出現

（大日本住友製薬HP「てんかんテキスト～はじめの一歩」〈監修：兼子直〉[8]より）

全般発作

発作の最初から意識障害や運動症状を示し，両側同時に生じ，左右対称の動きになる（[6]）．てんかん発射が脳全体に及ぶときに起こる発作である．

未分類てんかん発作

不十分ないし不完全な資料のため，およびこれまでに記載した範疇に分類できないすべての発作を含む．たとえば，律動性眼球運動，咀嚼様運動，および水泳様運動のような，いくつかの新生児の発作が含まれる．

てんかん症候群分類

てんかん症候群とは「随伴して起こる徴候および症状の組み合わせによって特徴づけられるてんかん性障害」と定義されている．ILAEによる「てんかんおよびてんかん症候群」の国際分類（1989年）では，発作症状，脳波上のてんかん原性（てんかん発作の原因），発病年齢などを加味して，以下のように分類している[2]．[2]の順に従って，その臨床症候を概説する[11,12]．

てんかんは紀元前7世紀には認知されていた

Column

　大英博物館に収蔵されているバビロン王朝時代の楔形文字で書かれた石版92枚（紀元前718～612年）に医学教科書とも呼ぶべき記録がある．うち2枚には「倒れ病」，今でいう，てんかん・てんかん発作が記載されている．"てんかんは悪魔によって「捕らえられる」，「憑き物がつく」病気であり，悪魔の種類によっててんかん発作の姿は異なる．発作症状を今日の術語に訳すと，強直性間代性発作，欠神発作，ジャクソン型発作，複雑部分発作，笑い発作であり，前駆症状，前兆，発作後麻痺，誘発因子（睡眠，感情），発作間欠期精神症状，経過と予後に触れている"という．その中には両手足を交互にバタバタさせる発作が終わると患者の意識はすぐに元に戻る，指で鼻の頭を擦る患者は，毎回同じ発作を繰り返すという記載が残されている．てんかんは脳の病であるとヒポクラテスは説いたが，それをさかのぼる3世紀前に，てんかんについてこのような精細な記録が残されていたという事実は驚きである．てんかんの臨床症候論は2,600年前から始まっていたのである．(Wilson JVK, Reynolds EH[9]，清野昌一[10]より)

6 全般発作の特徴

欠神発作（小発作）	小児（5～15歳）に好発．数秒から数十秒の突然の意識消失発作．急に動作が止まってぼんやりした顔つきになり，ハッとしたように我に返る．患者は発作中の出来事を思い出せない．過呼吸で誘発されやすい．脳波で3Hzの棘徐波複合を示す 　定型と非定型欠神発作があり，前者は特発性全般てんかんに，後者は，症候性全般てんかんにみられる．非定型は，脱力などの筋緊張の変化に加えて，発作の開始と終了がより緩徐
ミオクロニー発作	思春期に好発．突然に筋の攣縮（ミオクロニー攣縮）が手足，頭，体幹に出現．全身がピクンとなるような発作 　特発性，症候性のいずれの全般てんかんにも出現．多くは単発性で瞬間的な症状なため意識障害を伴わない．覚醒後数時間以内にピクつきが集中している場合には，ミオクロニーてんかんの可能性を考える．脳波は全般性の多棘・徐波複合がみられる
間代性発作	乳幼児に多い．意識消失とともに左右対称性に全身の律動的な筋肉の痙攣を起こす発作（数秒から1分以上）．症候性全般てんかんのみにみられる
強直性発作（スパズム）	意識消失とともに左右対称性に全身が硬直．目は見開き，口はへの字に結び，両手が万歳の姿勢で上に挙がる．発作は数秒から十数秒と短く，難治性の発作で，症候性全般てんかんのみにみられる
強直性間代性発作（大発作）	発作の開始時に叫び声が生じやすい．突然意識が消失し，左右対称性の全身の強直性痙攣（強直相：15～30秒程度）が生じる．その後，間代性痙攣（間代相：30～90秒程度）に移行 　発作中に，顔面蒼白，発汗，唾液分泌，尿失禁などの多彩な自律神経症状が出現．発作後は，自然睡眠に移行したり，発作後もうろう状態と呼ばれる異常な興奮に陥ることあり．特発性，症候性のいずれの全般てんかんにもみられる
脱力発作	身体の力が一瞬ガクッと抜ける発作．症候性全般てんかんのみにみられる．起立時に発作が生じれば転倒．急激に床に倒れるので，顔面や頭を強打することあり．発作の持続時間は短く，一般的に数秒以内

（大日本住友製薬 HP「てんかんテキスト～はじめの一歩」〈監修：兼子直〉[8]より）

1.1　特発性局在関連性てんかんおよび症候群

　小児期に発症して局在に関連する症状と局在脳波所見があるが，画像では異常がなく，成長とともに寛解するため治療を要しないことが多い（**7**）．

7 特発性局在関連性てんかんおよび症候群

良性小児てんかん （良性ローランドてんかん）	小児てんかんの20%程度を占める頻度の高いてんかん．年齢依存性の優性遺伝を示す（良性てんかんの家族歴をもつことが多い）．シルヴィウス裂付近の興奮性亢進により，舌や口唇の感覚運動性の発作が生じ全般化．発作は睡眠中や早朝にみられる 　脳波は中心部〜側頭部に高振幅の棘波や鋭波が出現．予後は良好で思春期になれば発作は消失．部分発作のみの症例が比較的多いが，二次性全般化発作を合併する場合もあり
小児良性後頭葉てんかん	ピークが5歳頃にある早発型（Panayiotopoulos〈パナイトポーラス〉型）と数年遅れる晩発型（Gastaut〈ガストー〉型）があり．間代性発作や自動症が続く 　脳波は後頭部に高振幅棘徐波が出現．早発型の予後は良好で思春期には発作は消失．晩発型の一部は発作が続くことあり

8 特発性全般てんかんおよび症候群

良性新生児家族性痙攣	優性遺伝．生後2〜3日後に発症し，間代性発作や無呼吸発作を示す
良性新生児痙攣	生後5日前後に発症．間代性発作や無呼吸発作を示す
乳児良性ミオクロニーてんかん	4か月〜3歳くらいの正常小児がミオクロニー発作で発症．脳波で全般性棘徐波が出現
小児欠神てんかん	学童期（6〜7歳頃）に発症．欠神発作を特徴とするてんかん症候群．全般性強直性間代性発作を合併することあり．脳波で3 Hzの棘徐波複合を示す
若年欠神てんかん	思春期前後に発症．全般性強直性間代性発作を合併することあり．欠神の頻度が小児欠神てんかんより低い．脳波は3 Hzより速い前頭葉優位の棘徐被複合を示す
若年性ミオクロニーてんかん	10歳代で発症．ミオクロニーが上肢や肩などに出現．脳波は全般性の多棘・徐波複合がみられ，ミオクロニー発作に一致して出現．発作は断眠で誘発されやすく，覚醒直後に起こりやすい．また光刺激や手を使おうとするとき，あるいは計算や書字などで誘発
覚醒時大発作てんかん	主に10歳代で発病．全般性強直性間代性発作が覚醒後に起こる．欠神発作，ミオクロニー発作，精神運動発作などを合併することあり．脳波は不規則な棘徐波や多棘徐波が両側同期性に出現

1.2　症候性局在関連性てんかんおよび症候群

　局在関連性てんかんは脳に器質的原因がある症候性のものが多く，焦点部位の解剖学的局在から，側頭葉てんかん，前頭葉てんかん，頭頂葉てんかん，後頭葉てんかんなどに区分される．

　側頭葉は聴覚や記憶・言語・情動などの精神機能や自律神経機能と関係があり，前頭葉は主として運動性の機能を担う．頭頂葉は主として身体の知覚を，後頭葉は視覚機能を分担している．症状は病巣の部位によりその部位特有の発作症状（部分発作）を示すが，いずれのてんかんにおいても，てんかん発射が拡がっていくと痙攣や意識障害が現れる．

　症候性局在関連性てんかんの予後は全体としては不良である．なかでも側頭葉てんかんが最も難治であり，成人の難治性てんかんの中核をなすが，側頭葉てんかんでも治療開始早期に発作のコントロールが可能であれば比較的良好な予後が期待できるという調査結果

9 潜因性，症候性全般てんかんおよび症候群

West（ウェスト）症候群（点頭てんかん）	生後4～7か月をピークとして12か月までに発病．発作型は強直性スパズム（両手両足に一瞬力が入り，首がガクッとなる発作）．しばしばシリーズ（群発発作）を形成．脳波ではヒプサリズミアと呼ばれるてんかん性放電，高振幅徐波が持続性に無秩序に出現する特異なパターンを呈する．男児に多く，種々の程度の知能障害を生じる
Lennox-Gastaut（レンノックス・ガストー）症候群	幼児期に好発し，多彩な全般発作が出現するが，シリーズを形成しない．部分発作を伴うこともある．West症候群の患児の一部は加齢とともにLennox-Gastaut症候群に移行し，この群の患児の予後は最も重篤．原因は多種多様で，先天異常，周産期脳障害，脳炎，代謝異常などがある．発作型は強直発作を主とし，脱力発作，非定型失神発作やミオクロニー発作が存在し，発作の頻度は高い．脳波では発作間欠期に3Hzよりも遅いび漫性棘徐波複合を認める
ミオクロニー失立てんかん	Doose症候群とも呼ばれる．多くが2～5歳に発病．発症前の発育はほぼ正常．遺伝性素因もまれではない．全般性ミオクロニー発作，失立発作，ミオクロニー失立発作などを示す．間代・強直要素を伴う欠神および強直性間代性発作もみられる．男児に多く，発達は正常．脳波では3Hz以上の多棘徐波や不規則棘徐波が発作時だけでなく，発作間欠期にも出現
ミオクロニー欠神てんかん	欠神発作を呈するてんかん．強い律動性のミオクロニーを伴い，脳波では3Hzの棘徐波を認め，薬剤抵抗性で高頻度に知能障害を伴う点が特徴
早期ミオクロニー脳症	大田原症候群とも呼ばれるまれな疾患．生後1か月以内にtonic spasmと呼ばれる持続時間の短い強直発作で発症し，脳波でサプレッションバーストを認める．基礎疾患に画像検査で構造的な異常である脳形成障害を認めるものが多い．重度の発達遅滞を示し，治療に抵抗性で予後不良．早期ミオクロニー脳症とは発作型がミオクロニー発作ではないこと，脳波のサプレッションバーストが覚醒時，睡眠時を問わず出現する点で鑑別可能
特異症候群	乳児期から発症する脳奇形や先天性代謝疾患にはAicardi症候群，滑脳症，厚脳回症などがあり，出生後早期に点頭てんかんが生じる
	先天性代謝疾患ではピリドキシン依存症，非ケトン性高グリシン血症，フェニルケトン尿症，Tay-Sachs病，Sandhoff病などがある．ピリドキシン依存症では生後数日でけいれん重積を伴う難治発作が始まるが，ビタミンB_6の静注により発作は治まる．非ケトン性高グリシン血症では生後数日でてんかん発作が始まり，早期ミオクロニー脳症の症状を示す．フェニルケトン尿症では精神発達遅滞，痙攣発作，失調，アテトーゼなどが出現し，ヒプサリズミアの脳波異常を示す
	脳変性疾患では，進行性ミオクローヌスてんかんの病像を示す．ミオクローヌス，てんかん発作，進行性の認知症，運動障害や小脳失調を主症状とし，発症年齢によって病像が変化する．いずれも難治で発作抑制が困難． 　幼児期発症の進行性ミオクローヌスてんかんは，後期乳児型の神経セロイドリポフスチン症で，ミオクロニー発作，脱力発作，失立発作を示す．脳波では多焦点性棘波を認め，光刺激により発作波が誘発されやすい．Huntington舞踏病（幼児型）でも進行性ミオクローヌスてんかんを生じる 　小児期・青年期発症の進行性ミオクローヌスてんかんを生じる疾患には，Gaucher病（III型），若年型の神経セロイドリポフスチン症，シアリドーシス，Lafora病，Unverricht-Lundborg病，さくらんぼ赤色斑ミオクローヌス症候群，赤色ぼろ線維ミオクローヌスてんかん，歯状核赤核淡蒼球ルイ体萎縮症がある 　成人期に発症するにものには，成人型神経セロイドリポフスチン症，成人型ガラクトシアリドーシスなどがある

や，難治例でも外科的手術の適応により発作頻度の改善，社会生活や生活の質の向上が図られる場合がある．

2.1　特発性全般てんかんおよび症候群

　特発性全般てんかんのすべての発作は発作起始時から全般性であり，主として発病年齢から7つの症候群に区分される（**8**）．全体として薬物治療に対する反応性は良好である．

10 全般発作と焦点発作を併有するてんかん

乳児重症ミオクロニーてんかん	Dravet（ドラヴェ）症候群とも呼ばれる．乳幼児期に片側ないし全般性痙攣を繰り返す．経過中にミオクローヌスもみられるが，強直発作を認めない．熱性痙攣を含めた痙攣の家族歴があるが，明らかな病因は見つかっていない．発達障害が 2 歳までに現れ，認知障害，パーソナリティ障害が生じる．多くで Na チャネル遺伝子 SCN1A の変異がある
持続性棘徐波を示すてんかん	幼児期に睡眠中の部分運動発作や全身痙攣で発症．非定型欠神発作ないし脱力発作を伴う．脳波で徐波睡眠時に持続性の広汎性の棘徐波複合が出現．重篤な精神運動発達遅滞がみられる
後天性てんかん性失語（Landau-Kleffner〈ランドー・クレフナー〉症候群）	上記の徐波睡眠期に持続性棘徐波を示すてんかんの臨床亜型と考えられている．幼児期にてんかん発作に併存して失語が出現し，多動や感情異常を伴う．脳波では多焦点性棘波を認める．言語性 IQ は低下するが，非言語性 IQ は比較的保たれる

11 原因遺伝子が解明されつつあるてんかん症候群

イオンチャネル	K チャネル異常では，常染色体優性遺伝形式を取る良性家族性新生児痙攣（多くは生後数週間で自然に軽快），常染色体優性遺伝形式を取る発作性失調症 I 型（乳幼児期に発症し，小脳失調が一過性に出現しミオキミアを伴う），常染色体優性遺伝形式を取る特発性ジスキネジア（発作性）を伴う全身痙攣がある
	Na チャネルの異常では，常染色体優性遺伝形式を取る全般てんかん熱性痙攣プラス（精神発達遅滞は伴わない）と乳児重症ミオクロニーてんかん（難治性で精神遅滞を伴う）がある
	Ca チャネルの異常では，発作性失調症 II 型，欠神発作を伴う若年性ミオクロニーてんかんなどがある
	Cl チャネルの異常では，特発性全般てんかんが起こる
受容体	ニコチン性アセチルコリン受容体異常では，睡眠中に手足の痙攣を引き起こす常染色体優性夜間前頭葉てんかんがある
	GABA 受容体遺伝子異常では，熱性痙攣プラス，小児欠神てんかん，若年性ミオクロニーてんかんがある
遺伝子異常	脂質・糖質代謝異常を来たす疾患（Gaucher 病，Tay-Sachs 病，Lafora 病，セロイドリポフスチン症，ガラクトシアリドーシス）で，原因遺伝子および染色体座などが解明されつつある．異常代謝産物が脳に蓄積し，てんかん発作が起こる
	神経変性疾患の歯状核赤核淡蒼球ルイ体萎縮症では，12 番染色体上の遺伝子異常がある

2.2/2.3 潜因性，症候性全般てんかんおよび症候群

潜因性あるいは症候性全般てんかんは，年齢に関連して主に乳児期・小児期に発病する．薬物治療に抵抗性を示して難治な経過をとることが多く，予後不良なてんかん類型である（ 9 ）．

3. 焦点性か全般性か決定できないてんかんおよび症候群

新生児発作は新生児期に出現する発作で，低酸素脳症や感染症あるいは脳血管障害など種々の原因により生じ，多くはてんかんではない．明らかにてんかんと考えられ症候群ととらえることができるものは前項に分類され，それ以外がこの中に入る（ 10 ）．

原因遺伝子が解明されつつあるてんかん症候群

　特発性てんかんは，脳そのものに「病変」がみられない原因不明のてんかんであるが，特発性といわれていた疾患でも，病態に関係している遺伝子異常などが明らかとなってきた[13]．比較的予後が良い一部の家族性てんかんの責任遺伝子がイオンチャネルの遺伝子異常であることがわかってきた．イオンチャネル，受容体，遺伝子異常が明らかになってきた疾患を**11**にまとめた[13,14]．

（飛松省三，重藤寛史）

文献

1) Proposal for revised clinical and electroencephalographic classification of epileptic seizures. From the Commission on Classification and Terminology of the International League Against Epilepsy. *Epilepsia* 1981；22：489-501.
2) Proposal for revised classification of epilepsies and epileptic syndromes. Commission on Classification and Terminology of the International League Against Epilepsy. *Epilepsia* 1989；30：389-399.
3) Berg AT, et al. Revised terminology and concepts of organization of seizures and epilepsies：Report of the ILAE Commission on Classification and Terminology, 2005-2009. *Epilepsia* 2010；51：676-685.
4) 日本神経学会（監修），「てんかん治療ガイドライン」作成委員会（編）．てんかん治療ガイドライン 2010．東京：医学書院；2010．
5) 重藤寛史，飛松省三．てんかんの分類．*Clinical Neuroscience* 2008；26：29-32．
6) 日本てんかん学会分類委員会（清野昌一ほか）．てんかん発作の臨床・脳波分類（1981）．てんかん研究 1987；5：62．
7) 日本てんかん学会分類・用語委員会（翻訳）．国際抗てんかん連盟：てんかん発作とてんかんの診断大要案：分類・用語作業部会報告．てんかん研究 2003；21：242-251．
8) 兼子直（監修）．てんかんテキスト～はじめの一歩．大日本住友製薬 HP https://ds-pharma.jp/gakujutsu/contents/tenkan/
9) Wilson JVK, Reynolds EH. Texts and documents. Translation and analysis of a cuneiform text forming part of a Babylonian treatise on epilepsy. *Med Hist* 1990；34：185-198.
10) 清野昌一．てんかん発作・症候群．国際分類その後．大日本製薬（株）；2005．
11) 依藤史郎．症候群別の治療ガイド．*Clinical Neuroscience* 2011；29：29-32．
12) 奥村彰久ほか．小児のてんかん．*Clinical Neuroscience* 2008；26：36-39．
13) 杉浦嘉泰，宇川義一．チャネルとてんかん生理．*Clinical Neuroscience* 2008；26：16-20．
14) 花島律子．ミオクローヌスてんかん．*Clinical Neuroscience* 2008；26：40-43．

付録
薬物相互作用のまとめ

　難治性てんかんでは抗てんかん薬の多剤併用となりやすく，また中高年では他の疾患の合併により抗てんかん薬以外の薬を併用していることが多いが，抗てんかん薬を追加・変更したときには，他の抗てんかん薬の血中濃度上昇による効果の増強や副作用の出現，あるいは血中濃度低下による発作の増加が起こりうる．また，抗てんかん薬同士だけでなく，抗てんかん薬以外の薬によっても抗てんかん薬の血中濃度の増減が起こり，さらに抗てんかん薬により抗てんかん薬以外の薬の効果の増減とそれによる合併症の症状の変化が起こりうる．

　その発作に対して適切と思われるある抗てんかん薬の効果を高め，あるいは副作用を軽減するためには，その薬を増減する以外に，併用の抗てんかん薬やその他の薬を調節することで対応できる場合がある．

　てんかんで抗精神病薬を併用している頻度が高いことと，見やすくするために，抗てんかん薬以外の薬は抗精神病薬とそれ以外に分けて表を作成した．

1. 抗てんかん薬同士の血中濃度に対する相互作用（**1**[1-5]）
2. 抗てんかん薬と抗精神病薬の相互作用（**2**[6-9]，**3**[6-8]）
3. 抗てんかん薬と抗精神病薬以外の薬との相互作用（**4**[6-9]，**5**[6-9]）

（須貝研司）

1 抗てんかん薬同士の相互作用

追加薬	元の抗てんかん薬の血中濃度												
	VPA	PB	PRM	CBZ	PHT	ZNS	CZP	CLB	ESM	GBP	TPM	LTG	LEV
VPA		↑↑	↑*1	↓*3,6	↓*2	→		↓	↑	→	↓	↑↑	→
PB	↓			↓	→*4	↓	↓	↓	↓	→	↓	↓↓	↓
PRM	↓			↓	↓					→	↓	↓↓	↓
CBZ	↓	→↑	↓*5		↑	↓	↓	↓	↓	→	↓↓	↓↓	↓
PHT	↓↓	↑→	↓*5	↓↓		↓	↓	↓	↓	→	↓↓	↓↓	↓
ZNS	→			→*6	→							→	
CZP		→	↑	↓	→								
CLB	↑↑	↑		↑	↑↑								
ESM	↑	↑		→	↓								
AZM		↑↓		↓→	↑	↑							
GBP	→	→	→	→	→						→		→
TPM	↓	→	→	→	↑							↓	
LTG	→	→	→	→	→	→	↓	→	→				→
LEV	→	→	→	→	→							→	

血中濃度：↑上昇，↑↑著増，↓減少，↓↓著減，→不変．
*1：一過性，*2：一過性に減少するが不変，*3：総濃度は減少，非結合型は上昇，*4：少し増減，実質的には不変，*5：PRM→PBを促進しPRM減少，PB増加，*6：CBZ-epoxideは増加．
（須貝研司．小児内科 2010[5]）を一部改変／Levy RH, et al〈eds〉．Antiepileptic Drugs, 5th ed, 2002[1]）; Wyllie E, et al〈eds〉．The Treatment of Epilepsy : Principles and Practice, 4th ed, 2006[2]）; Bourgeois BFD. The Treatment of Epilepsy : Principles and Practice, 4th ed, 2006[3]）; Shorvon S, et al〈eds〉．The Treatment of Epilepsy, 3rd ed, 2009[4]）より作成）

2 抗精神病薬が抗てんかん薬に及ぼす影響

抗てんかん薬	血中濃度上昇	血中濃度低下
PB	メチルフェニデート，三環系抗うつ薬，四環系抗うつ薬	
PRM	メチルフェニデート，三環系抗うつ薬，フェノチアジン系薬剤	
CBZ	クロルプロマジン，ハロペリドール，リスペリドン，クエチアピン，SSRI	
PHT	メチルフェニデート，SSRI，トラゾドン，三環系抗うつ薬，四環系抗うつ薬	
VPA	セルトラリン	
CLB, CZP, NZP	フェノチアジン系薬剤，CYP3A4によって代謝される薬剤[*1]，CYP3A4を阻害する薬剤[*2]	
LTG		リスペリドン，オランザピン，セルトラリン

三環系抗うつ薬：イミプラミン，アミトリプチリン，ノルトリプチリン．四環系抗うつ薬：マプロチリン，ミアンセリン．フェノチアジン系薬剤：クロルプロマジン，レボメプロマジン．SSRI：フルボキサミン，パロキセチン，セルトラリン．非定型抗精神病薬：リスペリドン，クエチアピン，ブロナンセリン，オランザピン，アリピプラゾール．
ZNS, AZM, GBP, TPM, LEV：記載なし．

(Levy BH, et al. Epilepsy：A Comprehensive Textbook. 2nd ed, 2008[6]；Kyllonen KC, et al. The Treatment of Epilepsy：Principles and Practice, 4th ed, 2006[7]；日本医薬品集フォーラム〈監修〉．日本医薬品集 医療薬 2011年版, 2010[8] より作成)

[*1] CYP3A4により代謝される薬剤の例：非定型抗精神病薬，ハロペリドール，抗てんかん薬（CBZ, PHT, VPA, PB, TPM），三環系抗うつ薬，SSRI，他のベンゾジアゼピン系薬，リファンピシン．
[*2] CYP3A4を阻害する薬剤の例：リトナビル，副腎皮質ホルモン製剤，マクロライド系抗生物質，アゾール系抗真菌薬，シメチジン，ルボックスなど．

([*1,2]：Spina E. The Treatment of Epilepsy, 3rd ed, 2009[9] より)

3 抗てんかん薬が抗精神病薬に及ぼす影響

抗てんかん薬	抗精神病薬の効果増強	抗精神病薬の効果減弱
PB	フェノチアジン系薬剤，三環系抗うつ薬，四環系抗うつ薬	ハロペリドール，リスペリドン，SSRI，三環系抗うつ薬，四環系抗うつ薬
PRM	三環系抗うつ薬，フェノチアジン系薬剤	
CBZ	リチウム	三環系抗うつ薬，四環系抗うつ薬，ハロペリドール，非定型抗精神病薬，フェノチアジン系薬剤，SSRI，トラゾドン，アルプラゾラム
PHT		クエチアピン，パロキセチン
VPA	三環系抗うつ薬	
CLB, CZP, NZP	ハロペリドール，フェノチアジン系薬剤	
TPM	リチウム，アミトリプチリン	リチウム，リスペリドン

三環系抗うつ薬：イミプラミン，アミトリプチリン，ノルトリプチリン．四環系抗うつ薬：マプロチリン，ミアンセリン．フェノチアジン系薬剤：クロルプロマジン，レボメプロマジン．SSRI：フルボキサミン，パロキセチン，セルトラリン．非定型抗精神病薬：リスペリドン，クエチアピン，ブロナンセリン，オランザピン，アリピプラゾール．
ZNS, AZM, GBP, LTG, LEV：記載なし．

(Levy BH, et al. Epilepsy：A Comprehensive Textbook. 2nd ed, 2008[6]；Kyllonen KC, et al. The Treatment of Epilepsy：Principles and Practice, 4th ed, 2006[7]；日本医薬品集フォーラム〈監修〉．日本医薬品集 医療薬 2011年版, 2010[8] より作成)

4 抗精神病薬以外の他の薬が抗てんかん薬に及ぼす影響

AED	抗てんかん薬の血中濃度上昇	抗てんかん薬の血中濃度減少
PB	フロセミド，抗ヒスタミン薬（ヒドロキシジン，ジフェニルヒドラミン），三環系抗うつ薬，四環系抗うつ薬	制酸剤，葉酸，ピリドキシン，テオフィリン，イミペネム・シラスタチン，クロラムフェニコール
PRM	抗ヒスタミン薬	
CBZ	アゾール系抗真菌薬（ミコナゾール，フルコナゾール，イトラコナゾールなど），マクロライド系抗生物質（エリスロマイシン，クラリスロマイシンなど），イソニアジド，ST合剤，ジルチアゼム，クロラムフェニコール，MAO阻害薬，チオリダジン，シメチジン，オメプラゾール，Caチャンネル阻害剤（ベラパミル，アムロジピン，ニフェジピン，ベニジピンなど），ジルチアゼム，サリチル酸，ダナゾール，ビカルタミド，キヌプリスチン・ダルホプリスチン，リトナビル，ダルナビル	リファンピシン，シスプラチン，制酸剤，テオフィリン，アミノフィリン
PHT	アゾール系抗真菌薬（ミコナゾール，フルコナゾール，イトラコナゾール，ポリコナゾールなど），スルファメトキサゾール・トリメトプリム，シメチジン，オメプラゾール，クロラムフェニコール，ジルチアゼム，アミオダロン，イソニアジド，アロプリノール，タクロリムス，シクロスポリン，イブプロフェン，ネルフィナビル，クマリン系抗凝血剤（ワルファリン），ジスルフィラム，チクロピジン，パラアミノサリチル酸，ホスフルコナゾール，フルオロウラシル系薬剤（テガフール製剤，ドキシフルリジンなど）	サリチル酸，リファンピシン，oxacillin，テオフィリン，アミノフィリン，ピリドキシン，ネルフィナビル，ジアゾキシド，シスプラチン，ビンカアルカロイド（ビンクリスチンなど）
VPA	マクロライド系抗生物質（エリスロマイシン，クラリスロマイシンなど），イソニアジド，シメチジン，サリチル酸系薬剤（アスピリンなど）	<u>カルバペネム系抗生物質（パニペネム・ベタミプロン，メロペネム，イミペネム・シラスタチン，ドリペネム，ビアペネム，テビペネム ピボキシル）</u>，リファンピシン，シスプラチン，メトトレキサート，コレスチラミン，ナプロキセン，クロルプロマジン
ESM	イソニアジド	リファンピシン
CLB CZP NZP	CYP3A4により代謝される薬剤[*1]，CYP3A4を阻害する薬剤[*2]	
GBP	モルヒネ	制酸剤（水酸化アルミニウム，水酸化マグネシウム）
TPM	ヒドロクロロチアジド	
LTG		経口避妊薬，アタザナビル，リトナビル，ロピナビル・リトナビル配合剤，リファンピシン

ZNS, AZM, LEV：記載なし．
下線は大幅に低下するので禁忌．

(Levy BH, et al. Epilepsy : A Comprehensive Textbook, 2nd ed, 2008[6]；Kyllonen KC, et al. The Treatment of Epilepsy : Principles and Practice, 4th ed, 2006[7]；日本医薬品集フォーラム〈監修〉．日本医薬品集 医療薬 2011年版, 2010[8] より作成）

[*1] CYP3A4により代謝される薬剤の例：非定型抗精神病薬，ハロペリドール，抗てんかん薬（CBZ, PHT, VPA, PB, TPM），三環系抗うつ薬，SSRI，他のベンゾジアゼピン系薬，リファンピシン．
[*2] CYP3A4を阻害する薬剤の例：リトナビル，副腎皮質ホルモン製剤，マクロライド系抗生物質，アゾール系抗真菌薬，シメチジン，ルボックスなど．

([*1,2] : Spina E. The Treatment of Epilepsy, 3rd ed, 2009[9] より）

5 抗てんかん薬が抗精神病薬以外の他の薬に及ぼす影響

AED	血中濃度・効果上昇	血中濃度・効果減少
PB	中枢神経抑制薬, 抗ヒスタミン薬, MAO阻害薬	アゼルニジピン, イマチニブ, イリノテカン, インジナビル, サキナビル, シクロスポリン, タクロリムス, フェロジピン, ベラパミル, モンテルカストなど, 副腎皮質ステロイド（デキサメタゾンなど）, 卵胞ホルモン・黄体ホルモン配合剤（ノルゲストレル, エチニルエストラジオールなど）, PDE-5阻害薬（タダラフィル, シルデナフィル, バルデナフィル）, アミノフィリン, クロラムフェニコール, テオフィリン, トロピセトロン, フレカイニド, グリセオフルビン, クマリン系抗凝血薬（ワルファリン）, 利尿薬（サイアザイド系降圧利尿薬など）
PRM	抗ヒスタミン薬, サイアザイド系降圧利尿薬	ドキシサイクリン
CBZ	MAO阻害薬	<u>ボリコナゾール</u>, イトラコナゾール, テオフィリン, アミノフィリン, アルプラゾラム, トラマドール, ブプレノルフィン, ドネペジル, フレカイニド, エレトリプタン, ジヒドロピリジン系カルシウム拮抗薬（ニフェジピン, フェロジピン, ニルバジピンなど）, オンダンセトロン, 副腎皮質ステロイド（プレドニゾロン, デキサメタゾンなど）, 卵胞ホルモン・黄体ホルモン配合剤, ソリフェナシン, クマリン系抗凝血薬（ワルファリン）, 免疫抑制薬（シクロスポリン, タクロリムス, エベロリムス）, 抗悪性腫瘍薬（イリノテカン, イマチニブ, ゲフィチニブ, ソラフェニブ, スニチニブ, ダサチニブ, ニロチニブ, ラパチニブ, トレミフェン, タミバロテン, テムシロリムス）, ドキシサイクリン, HIVプロテアーゼ阻害薬（サキナビル, インジナビル, ネルフィナビル, ロピナビルなど）, マラビロク, デラビルジン, エトラビリン, プラジカンテル, エプレレノン, シルデナフィル, タダラフィル, ジエノゲスト, アプレピタント, ジゴキシン, アセトアミノフェン
PHT	クマリン系抗凝血薬（ワルファリン）	イトラコナゾール, ボリコナゾール, フェロジピン, ベラパミル, ニフェジピン, ニソルジピン, アゼルニジピン, ジソピラミド, キニジン, 副腎皮質ステロイド（デキサメタゾンなど）, 卵胞ホルモン・黄体ホルモン配合剤（ノルゲストレル, エチニルエストラジオールなど）, フレカイニド, メキシレチン, オンダンセトロン, シクロスポリン, 甲状腺ホルモン剤, ドキシサイクリン, アゼルニジピン, 血糖降下薬（インスリン, 経口血糖降下薬）, タクロリムス, ルフィナビル, デフェラシロクス, クマリン系抗凝血薬（ワルファリン）, テオフィリン, アミノフィリン, イリノテカン, イマチニブ, インジナビル, サキナビル, プラジカンテル, PDE-5阻害薬（タダラフィル, シルデナフィル, バルデナフィル）, 甲状腺ホルモン製剤（レボチロキシンなど）, ドキシサイクリン
VPA	ワルファリン, 三環系抗うつ薬	
AZM	降圧薬, ジギタリス製剤（ジゴキシン）	
CLB CZP NZP	MAO阻害薬, CYP3A4により代謝される薬剤[*1]	
TPM		メトホルミン, ピオグリタゾン, ジゴキシン, 経口避妊薬（エチニルエストラジオールなど）
LTG	経口避妊薬（減弱することも）	

ESM, ZNS, GBP：記載なし（他剤に影響しない）。
下線は大幅に低下し, 禁忌。

（Levy BH, et al. Epilepsy：A Comprehensive Textbook. 2nd ed, 2008[6]；Kyllonen KC, et al. The Treatment of Epilepsy：Principles and Practice, 4th ed, 2006[7]；日本医薬品集フォーラム〈監修〉. 日本医薬品集 医療薬 2011年版, 2010[8]）より作成）

[*1] CYP3A4により代謝される薬剤の例：非定型抗精神病薬, ハロペリドール, 抗てんかん薬（CBZ, PHT, VPA）, 三環系抗うつ薬, SSRI, 他のベンゾジアゼピン系薬。（Spina E. The Treatment of Epilepsy, 3rd ed, 2009[9]）より）

文献

1) Levy RH, et al (editors). Antiepileptic Drugs. 5th edition. Philadelphia：Lippincott Williams & Wilkins；2002.
2) Wyllie E, et al (editors). The Treatment of Epilepsy：Principles and Practice. 4th edition. Philadelphia：Lippincott Williams & Wilkins；2006.
3) Bourgeois BFD. Pharmacokinetics and pharmacodynamics of antiepileptic drugs. In：Wyllie E, et al (editors). The Treatment of Epilepsy：Principles and Practice. 4th edition. Philadelphia：Lippincott Williams & Wilkins；2006, pp.655-664.
4) Shorvon S, et al (editors). The Treatment of Epilepsy. 3rd edition. Chichester, UK：Wiley-Blackwell；2009.
5) 須貝研司. 抗てんかん薬. 小児内科 2010；42：139-146.
6) Levy BH, et al. Drug-drug interactions. In：Engel J Jr, et al (editors). Epilepsy：A Comprehensive Textbook. 2nd edition. Philadelphia：Wolters Kluwer/Lippincott Williams & Wilkins；2008. pp.1235-1248.
7) Kyllonen KC, Gupta A. Selected drug interactions between antiepileptic drugs and other type of medications. In：Wyllie E, et al (editors). The Treatment of Epilepsy：Principles and Practice. 4th edition. Philadelphia：Lippincott Williams & Wilkins；2006, pp.665-669.
8) 日本医薬品集フォーラム（監修）. 日本医薬品集　医療薬 2011 年版. 東京：じほう；2010.
9) Spina E. Drug interactions. In：Shorvon S, et al (editors). The Treatment of Epilepsy. 3rd edition. Chichester, UK：Wiley-Blackwell；2009, pp.361-377.

抗てんかん薬治療アルゴリズム

　個々の患者に対しての治療には，的確な発作の診断とともに，てんかん以外に有する疾患の有無や種類，抗てんかん薬の効果や副作用，併用する薬剤との相互作用，その他に年齢・性・費用など患者個別の状況を勘案したうえで，第一選択薬の投与を開始する（**1**）．適切に薬剤投与がなされれば，初回の単剤投薬により5割以上の新規発症てんかん患者で発作の抑制が期待できる．また，上述の理由などから第一選択薬の投薬継続が困難である場合，通常は第二選択薬を代替薬として施行する．既存の抗てんかん薬で当初からの多剤併用を有利とするエビデンスはなく，第二選択薬までの単剤療法で効果不十分であった場合，第三選択薬単独での発作抑制は困難であることから，多剤併用療法を検討する．もっとも，一部の患者では，忍容性の点から第一選択薬を最大耐用量まで増量せず，第二選択薬の早期追加を選択するほうが有利に働くこともある[1]．治療後の発作が不変あるいは増悪する場合にはそのつど病型診断に立ち返る必要があり，適切な選択で2剤の治療が効果不十分であればより専門性の高い医療機関での治療を検討し，また3剤での治療効果が不十分なら，外科治療や迷走神経刺激など薬剤以外の治療法を検討したほうがよい．

　2では成人のてんかんへの治療選択を示す．第二選択薬は発作型により異なり，その中での選択は，併用薬や相互作用・副作用プロファイルなど患者個別の状況を勘案し総合的に決定する．また**2**〜**5**では，第二選択薬の中から，有効性・副作用の点から推奨されるものから列挙しているが，厳密な順列ではなく，患者ごとの状況に基づき選択する．

　妊娠の可能性のある女性の場合（**3**）では，挙児を希望される場合には胎児の正常な発育へのリスク回避が必要である．この観点で薬剤の種類・用量の選択に注意が必要である．また，妊娠を回避される場合には，経口避妊薬を使用する患者ではいくつかの抗てんかん薬と相互作用があり，それぞれの効果を減弱・増強することがあるため注意を要する．

　高齢者の場合（**4**）は抗てんかん薬の選択は忍容性重視である．また，併用薬剤や合併症が多く，かつ認知機能への配慮も要することが多い．このため既存の抗てんかん薬ではなく新規抗てんかん薬が多く推奨されている．

　小児・思春期（**5**）では，部分てんかんで前頭葉てんかんが多く，臨床症状から前頭葉てんかんと全般てんかんの区別が困難なことがある．たとえば若年性ミオクロニーてんかんは，起床後の断片的なミオクローヌス症状や睡眠脳波では断片的棘波から部分てんかんと診断され，CBZやPHTの投与で悪化することがある[2]．このため発作型不明であるときの第一選択薬としてはVPAが無難である．

（三枝隆博，木下真幸子，池田昭夫）

1 投薬戦略の概要

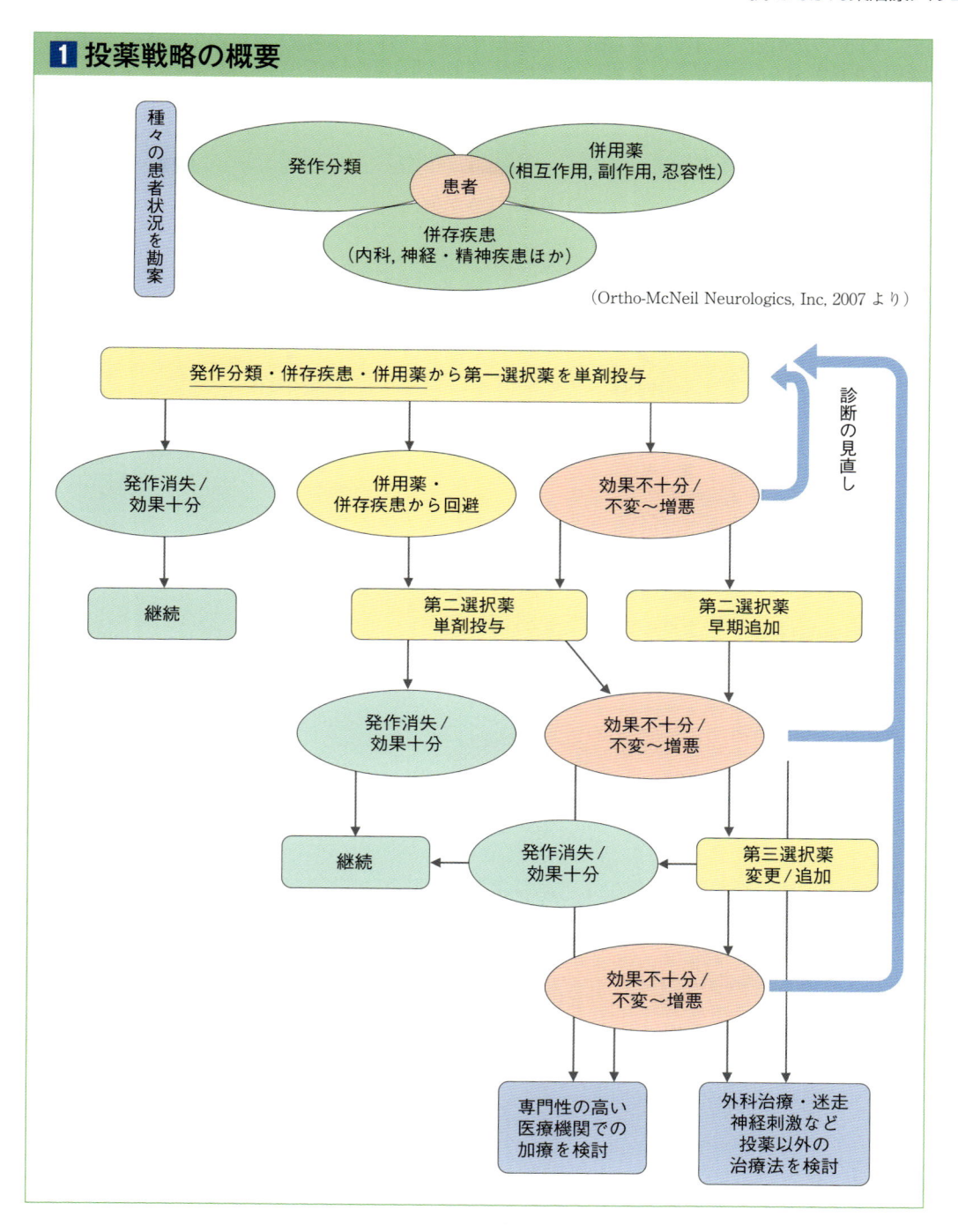

種々の患者状況を勘案

- 発作分類
- 併用薬（相互作用, 副作用, 忍容性）
- 併存疾患（内科, 神経・精神疾患ほか）
- 患者

（Ortho-McNeil Neurologics, Inc, 2007 より）

発作分類・併存疾患・併用薬から第一選択薬を単剤投与

- 発作消失/効果十分 → 継続
- 併用薬・併存疾患から回避 → 第二選択薬 単剤投与
- 効果不十分/不変〜増悪 → 第二選択薬 早期追加

第二選択薬 単剤投与
- 発作消失/効果十分 → 継続
- 効果不十分/不変〜増悪

第三選択薬 変更/追加
- 発作消失/効果十分 → 継続
- 効果不十分/不変〜増悪
  - 専門性の高い医療機関での加療を検討
  - 外科治療・迷走神経刺激など投薬以外の治療法を検討

診断の見直し

以下，年代別の治療選択では抗てんかん薬以外の治療（てんかん外科・迷走神経刺激など）には触れていない．
＊ 2012年現在，日本の保険制度上，新規抗てんかん薬の単剤使用は認められていない（②〜⑤）．

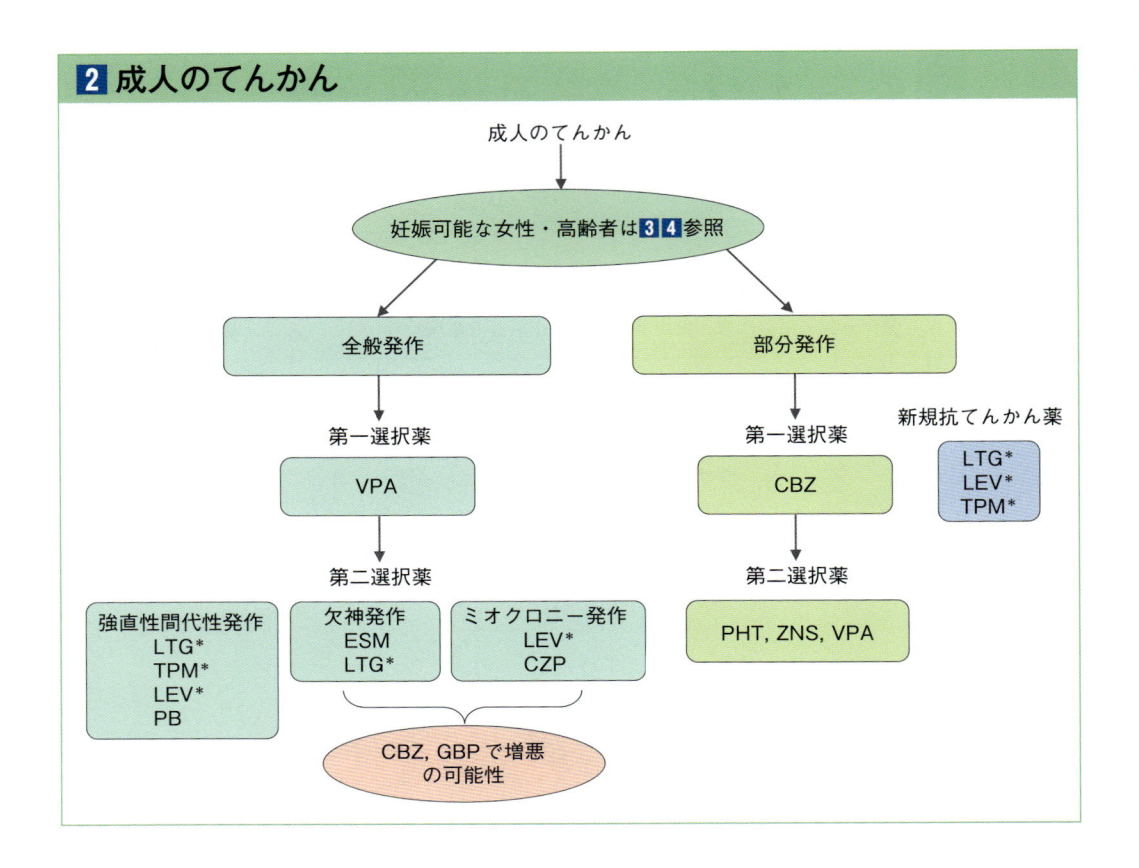

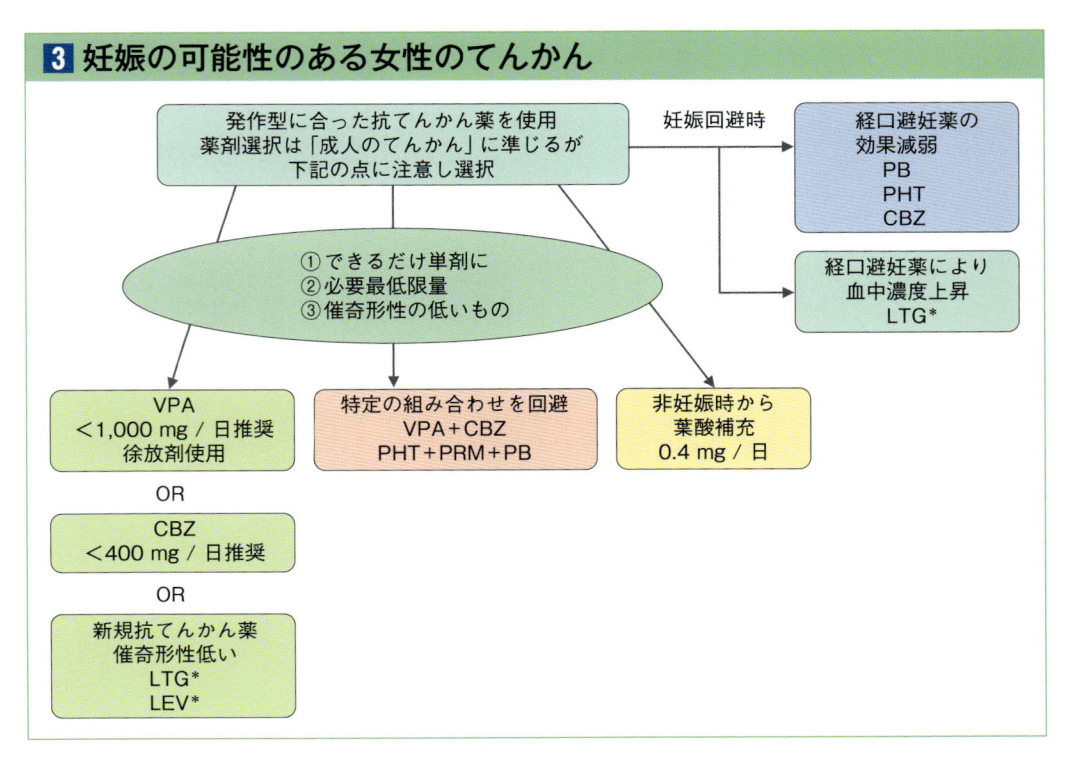

② 成人のてんかん

成人のてんかん
↓
妊娠可能な女性・高齢者は ③④ 参照

全般発作

第一選択薬：**VPA**

第二選択薬：
- 強直性間代性発作：LTG*, TPM*, LEV*, PB
- 欠神発作：ESM, LTG*
- ミオクロニー発作：LEV*, CZP

→ CBZ, GBP で増悪の可能性

部分発作

第一選択薬：**CBZ**

第二選択薬：PHT, ZNS, VPA

新規抗てんかん薬：LTG*, LEV*, TPM*

③ 妊娠の可能性のある女性のてんかん

発作型に合った抗てんかん薬を使用
薬剤選択は「成人のてんかん」に準じるが下記の点に注意し選択

妊娠回避時：
- 経口避妊薬の効果減弱：PB, PHT, CBZ
- 経口避妊薬により血中濃度上昇：LTG*

① できるだけ単剤に
② 必要最低限量
③ 催奇形性の低いもの

- VPA <1,000 mg/日推奨　徐放剤使用
  OR
- CBZ <400 mg/日推奨
  OR
- 新規抗てんかん薬　催奇形性低い　LTG*, LEV*

- 特定の組み合わせを回避：VPA+CBZ, PHT+PRM+PB
- 非妊娠時から葉酸補充 0.4 mg/日

4 高齢者のてんかん

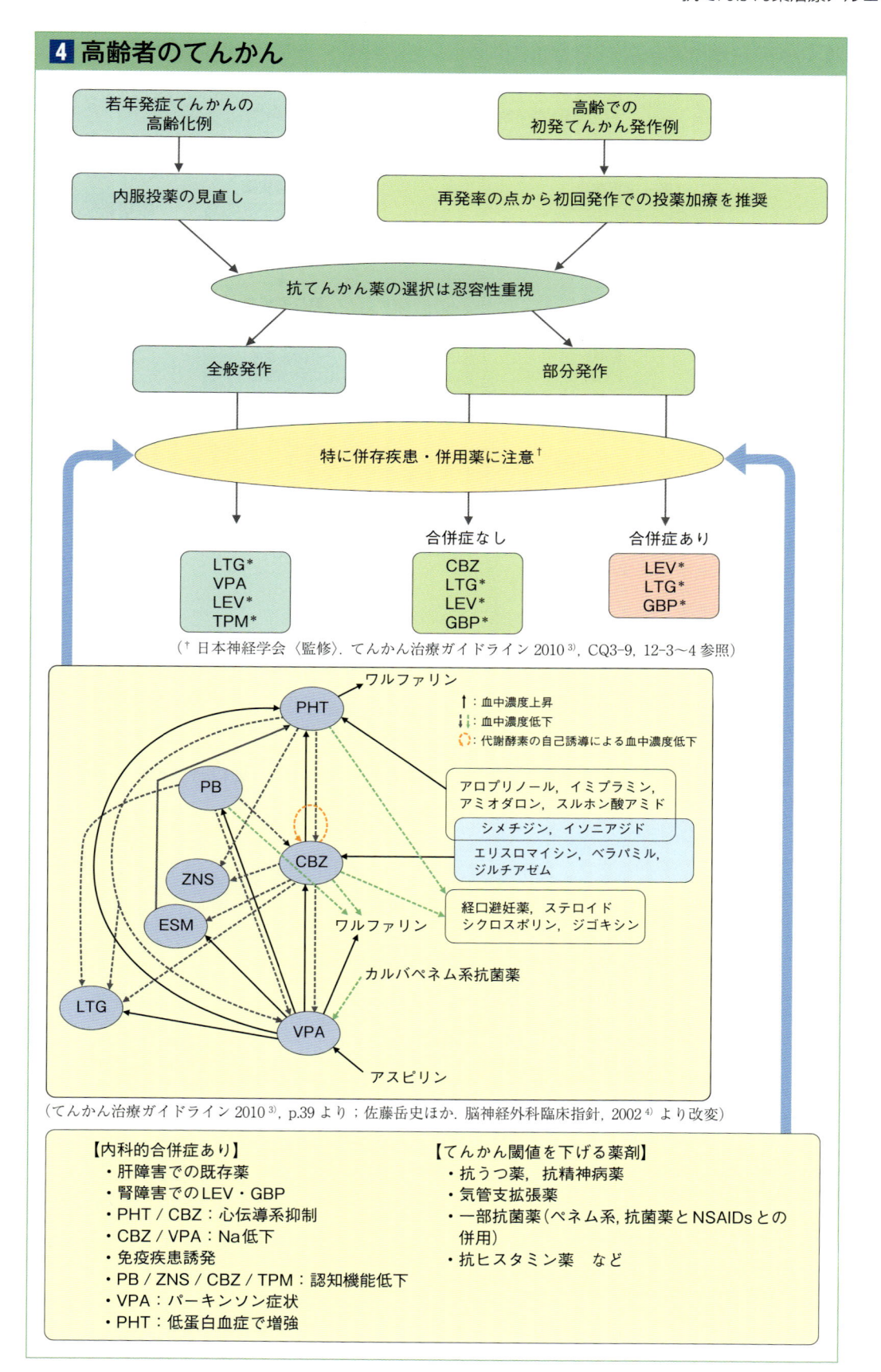

```
若年発症てんかんの              高齢での
高齢化例                    初発てんかん発作例
   ↓                         ↓
内服投薬の見直し    再発率の点から初回発作での投薬加療を推奨
         ↓              ↓
      抗てんかん薬の選択は忍容性重視
         ↓              ↓
       全般発作         部分発作
              ↓     ↓
         特に併存疾患・併用薬に注意†
```

	合併症なし	合併症あり
LTG* VPA LEV* TPM*	CBZ LTG* LEV* GBP*	LEV* LTG* GBP*

(† 日本神経学会〈監修〉．てんかん治療ガイドライン 2010[3]，CQ3-9，12-3～4 参照)

凡例：
- ↑：血中濃度上昇
- ↓↑：血中濃度低下
- ⊙：代謝酵素の自己誘導による血中濃度低下

PHT → ワルファリン
PHT ← アロプリノール，イミプラミン，アミオダロン，スルホン酸アミド
CBZ ← シメチジン，イソニアジド
CBZ ← エリスロマイシン，ベラパミル，ジルチアゼム
CBZ → 経口避妊薬，ステロイド，シクロスポリン，ジゴキシン
VPA → ワルファリン
VPA ← カルバペネム系抗菌薬
VPA ← アスピリン

相互作用薬物：PHT, PB, ZNS, ESM, CBZ, LTG, VPA

(てんかん治療ガイドライン 2010[3]，p.39 より；佐藤岳史ほか．脳神経外科臨床指針，2002[4] より改変)

【内科的合併症あり】
- 肝障害での既存薬
- 腎障害でのLEV・GBP
- PHT／CBZ：心伝導系抑制
- CBZ／VPA：Na低下
- 免疫疾患誘発
- PB／ZNS／CBZ／TPM：認知機能低下
- VPA：パーキンソン症状
- PHT：低蛋白血症で増強

【てんかん閾値を下げる薬剤】
- 抗うつ薬，抗精神病薬
- 気管支拡張薬
- 一部抗菌薬(ペネム系，抗菌薬とNSAIDsとの併用)
- 抗ヒスタミン薬　など

5 小児・思春期のてんかん

```
全般発作        発作型不明              部分発作
                    ↓                      ↓                新規抗てんかん薬
                第一選択薬               第一選択薬           ┌─────┐
                  VPA                    CBZ                │ LTG* │
                    ↓                      ↓                │ LEV* │
                第二選択薬               第二選択薬           │ TPM* │
                                                             └─────┘
```

強直性間代性発作	欠神発作	ミオクロニー発作	ZNS, CLB, PHT,
CBZ	ESM	CZP	PRM, PB,
PB	LTG*	CLB	LTG*, TPM*,
PHT		LTG*	GBP*, LEV*

CBZ, GBP で増悪の可能性（欠神発作・ミオクロニー発作）

*2012年現在，日本の保険制度上，新規抗てんかん薬の単剤使用は認められていない．

文献

1) Kwan P, Brodie MJ. Combination therapy in epilepsy : When and what to use. *Drugs* 2006 ; 66 : 1817-1829.
2) 下竹昭寛ほか. 難治てんかんの薬物療法. *Clinical Neuroscience* 2011 ; 29 : 53-57.
3) 日本神経学会（監修），「てんかん治療ガイドライン」作成委員会（編）. てんかん治療ガイドライン 2010. 東京：医学書院；2010.
4) 佐藤岳史ほか. その他の症候と治療—てんかん. 橋本信夫（編）. 脳神経外科臨床指針. 東京：中外医学社；2002, pp.20-33.

付録

てんかん，てんかん症候群治療に用いられる主な薬剤

本表は監修者の実地診療に基づいて作成されたものです．実際の使用に際しては適応症・禁忌事項等につき，それぞれの薬剤の添付文書をご確認下さい

（監修　宇川義一・赤松直樹／2012年4月）

一般名	略号	主な製品名 （製品情報問合先）	よく使われる剤形・容量・製品外観など	備考
バルプロ酸ナトリウム	VPA	デパケン （協和発酵キリン）	細粒 20%，40%，錠 100 mg，200 mg，シロップ 5%	全般発作の第一選択薬
		デパケンR （協和発酵キリン）	徐放錠 100 mg，200 mg	
		セレニカR （興和創薬，田辺三菱製薬）	顆粒 40%，徐放錠 200 mg，400 mg ＊写真の顆粒分包品は興和創薬のみ，田辺三菱製薬の顆粒は 100 g，500 g のボトル入	
カルバマゼピン	CBZ	テグレトール （ノバルティスファーマ）	細粒 50%，錠 100 mg，200 mg	部分発作の第一選択薬
フェニトイン	PHT	アレビアチン （大日本住友製薬）	散 10%，錠 25 mg，100 mg，注（Na塩）250 mg 5 mL	
		ヒダントール （第一三共）	散 10%，錠 25 mg，100 mg，D配合錠，E配合錠，F配合錠	

一般名	略号	主な製品名（製品情報問合先）	よく使われる剤形・容量・製品外観など	備考
ホスフェニトインナトリウム水和物	FOS	ホストイン（ノーベルファーマ，エーザイ）	静注 750 mg 10 mL	フェニトインのプロドラッグ 2011年承認
アセタゾラミド	AZM	ダイアモックス（三和化学研究所）	末，錠 250 mg，注射用（Na塩）500 mg	
スルチアム	ST	オスポロット（共和薬品工業）	錠 50 mg，200 mg	
エトスクシミド	ESM	ザロンチン（第一三共）	シロップ 5%	
		エピレオプチマル（エーザイ）	散 50%	
フェノバルビタール	PB	フェノバール（第一三共）	原末，散 10%，錠 30 mg，エリキシル 0.4%，注射液 100 mg 1 mL	
フェノバルビタールナトリウム	PB	ノーベルバール（ノーベルファーマ，アルフレッサファーマ）	静注用 250 mg	2008年承認
プリミドン	PRM	プリミドン（日医工）	細粒 99.5%，錠 250 mg	代謝されて一部フェノバルビタールに

てんかん，てんかん症候群治療に用いられる主な薬剤

一般名	略号	主な製品名 (製品情報問合先)	よく使われる剤形・容量・製品外観など	備考
クロナゼパム	CZP	リボトリール (中外製薬)	細粒 0.1%，0.5%，錠 0.5 mg，1 mg，2 mg	
		ランドセン (大日本住友製薬)	細粒 0.1%，0.5%，錠 0.5 mg，1 mg，2 mg	
クロバザム	CLB	マイスタン (大日本住友製薬)	細粒 1%，錠 5 mg，10 mg	
ニトラゼパム	NZP	ベンザリン (塩野義製薬)	細粒 1%，錠 2 mg，5 mg，10 mg	
ジアゼパム	DZP	セルシン (武田薬品工業)	散 1%，錠 2 mg，5 mg，10 mg，シロップ 0.1%， 注射液 5 mg 1 mL，10 mg 2 mL	注射剤は「てんかん様重積状態」の適応があるが，錠剤・散剤・シロップでは適応はない
		ホリゾン (アステラス製薬)	散 1%，錠 2 mg，5 mg，注射液 10 mg 2 mL	注射剤は「てんかん様重積状態」の適応があるが，錠剤・散剤では適応はない
		ダイアップ (和光堂)	坐剤 4 mg，6 mg，10 mg	

一般名	略号	主な製品名（製品情報問合先）	よく使われる剤形・容量・製品外観など	備考
ゾニサミド	ZNS	エクセグラン（大日本住友製薬）	散 20％，錠 100 mg	
ガバペンチン	GBP	ガバペン（ファイザー）	錠 200 mg，300 mg，400 mg，シロップ 5％	2006 年承認
トピラマート	TPM	トピナ（協和発酵キリン）	錠 25 mg，50 mg，100 mg	2007 年承認
ラモトリギン	LTG	ラミクタール（グラクソ・スミスクライン）	錠小児用 2 mg，錠小児用 5 mg，錠 25 mg，100 mg（いずれも口腔内崩壊錠〈チュアブル・ディスパーシブル錠〉）	2008 年承認
レベチラセタム	LEV	イーケプラ（大塚製薬，ユーシービージャパン）	錠 250 mg，500 mg	2010 年承認

索引

太字のページは詳述箇所を示す

和文索引

あ

アーチファクト	105, 113, 114, 143
アウラ	56, 333
アザチオプリン	324
アストロサイト（星状細胞）	30, 33, 39
アセタゾラミド	180, 198, 347, 358
アデノシン三リン酸	38
アニオン	46, 233
アポトーシス	19
アリナミンF®	259
アルコール依存症	236
アレキサンダー病	31
アレビアチン®	189, 201, 222, 233, 239, 244, 259, 292, 332, 357

い

イーケプラ®	200, 222, 232, 244, 295, 360
イオンチャネル	10, 19, 345
——の機能異常	16
——の阻害	208
意識減損	63
——発作	332
意識障害	76
軽微な——	81
意識消失発作	323
意識低下	318
異常放電	6
異所性灰白質	147
イソゾール®	261
一過性全健忘	62, 81
一過性認知機能障害	97
一過性認知障害	249
一過性脳虚血発作	62, 81
遺伝子異常	19, 345
遺伝子多型	**206-212**
遺伝性疾患	31
遺伝性てんかんモデル	43
遺伝性要因	42
易怒性	310
異方性拡散	159
医療費支援	303
陰イオン	16, 46, 233

う

ウィケット棘波	112
ウェクスラー記憶評価尺度・改訂版（WMS-R）	67, 314, 319
ウェクスラー成人知能評価尺度（WAIS）	67, 314, 319
ウェスト症候群	64, 131, 344
うつ症状	183
うつ状態	98
うつ病	100, 284
運転	**297-301**
——中の発作	297
——に関する患者の指導	300
——の禁止	267
——の絶対禁止	301
てんかん発作後の経過と——	301
運転免許	267
——の許可・停止	297
運動機能障害	312
運動検出傾斜磁場	158
運動閾値	285
運動症状	76
運動発作	58, 340
ウンフェルリヒト・ルントボルク病	31

え

エキスパート・コンセンサスに基づく第一選択薬	248
エクセグラン®	189, 203, 218, 233, 244, 295, 332, 360
エストラジオール	291
エストロゲン	291
エトスクシミド	180, 189, 198, 208, 233, 244, 347, 358
エピレオプチマル®	203, 244, 358
遠城寺式乳幼児分析的発達検査	67

お

黄疸	240
嘔吐	77
オキシヘモグロビン	150
オスポロット®	358
頤筋筋電図	78
オロパタジン塩酸塩	323
音声発作	340

か

介護給付	305
外傷後瘢痕脳回	69
外側側頭葉	67
外側側頭葉てんかん	108, 136
回転発作	340
海馬	144, 147, 154
海馬アンモン角	36
海馬萎縮	68
海馬キンドリング	218
海馬硬化（症）	27, 161, 175, 254, 271
海馬バスケット細胞	37
海馬扁桃体	119
海馬扁桃体切除術	271
海綿状血管腫	30, 69, 130, 334
解離性障害	90
カウンセリング	290, 292
核医学診断	134
拡延性抑圧	220
拡散強調像（DWI）	144, 158
拡散テンソル画像	**158-165**
——の応用	159
拡散テンソル楕円体	159
覚醒時大発作てんかん	239, 343
覚醒時背景脳波	324
獲得性要因	42
過呼吸発作	62
画像統計解析	160
家族歴	58, 74
活動電位	17
滑脳症	31
合併症	176, 294
過同期化の抑制	227
カナヴァン病	31
ガバペン®	200, 232, 244, 360
ガバペンチン	84, 174, 179, 180, 198, 208, 232, 244, 347, 349, 360
——の腎クリアランスの減少	208
カリウムチャネル	12, 45
カリウム電流	17
カルシウムチャネル	13, 220
カルバマゼピン	44, 83, 180, 189, 198, 208, 213, 215, 232, 239, 244, 253, 291, 311, 316, 324, 330, 332, 357

索引

――の血中濃度　203
――の副作用　216
――の併用　196
寛解状態　254
感覚発作　58, 341
感覚誘発磁場　326
肝機能障害　240
肝機能低下　230
間欠性律動性デルタ波　108
緩徐性棘徐波複合　106
肝腎代謝　184
肝代謝　184
間代(性)発作　59, 342
顔貌奇形　77
ガンマアミノ酪酸（GABA）
　21, 35, 139, 188
ガンマアミノ酪酸 A 受容体　220, 232
緩和的・補助的治療　278

き

既往歴　58, 74
記憶検査　315
記憶障害　314
記憶障害発作　341
記憶の部分的欠落　318
記憶力　168
機会発作　82
奇形発現率　293
奇形頻度　290
既視感　68
器質的病変を認めない新皮質てんかん　275
機能異常域　269, 273
機能獲得型　11
機能画像診断　150
機能局在診断　321
機能喪失型　11
機能的 MRI（fMRI）　319
気分障害　99
偽発作　90
逆向性健忘　315
　限局性焦点性――　316
キャリーオーバー　177
急性冠不全　83
急性症候性発作　63
急性小児てんかん　343
旧道路交通法　297
行政支援　302-308
強制正常化　98
鏡像焦点　131
強直(性)間代(性)発作　57, 59, 342
　――を伴う難治性小児てんかん　21
強直(性)発作　59, 280, 342
恐怖感　68
局在関連性てんかん　52
局所脳血流と発作　155

棘波　106, 126
棘波様外直筋筋活動　114
挙子希望　263
起立性低血圧　62
近赤外線　150
近赤外線スペクトロスコピィ
　149-156, 319
キンドリング　43
筋放電トリガー加算平均法（JLA）
　325

く

空間フィルター　132
クラッベ病　31
クリューヴァー・ビューシー症候群
　316
グルクロン酸抱合　238
グルタミン酸　14, 38, 188, 257
　――の遊離または受容体の阻害　215
グルタミン酸仮説　46
グルタミン酸系抑制　190
グルタミン酸系抑制薬　184, 191
グルタミン酸受容体（GluR）　46, 192
グルタミン酸受容体阻害薬　46
グルタミン酸脱炭酸酵素　191
グレープフルーツジュース　195
クロナゼパム　180, 190, 198, 215, 236,
　244, 253, 266, 347-350, 359
クロバザム　174, 180, 190, 198, 208, 244,
　253, 332, 347-350, 359
クロライドイオン（Cl⁻）　46, 233
クロライドチャネル　14
クロラゼプ酸　198
訓練等給付　305

け

経口避妊薬　292, 239
経頭蓋磁気刺激法　283, 319
痙攣（けいれん）　3, 76
痙攣重積状態　31, 111, 266
痙攣様運動　92
外科手術　255, 334
外科治療　269-277
ゲシュウィント症候群　316
血液脳関門　38, 207
血液量増加　153, 156
血管腫　30
欠神てんかん　233
　定型――　45
欠神発作　45, 49, 59, 182, 342
血清蛋白結合相互作用　193
結節性硬化症　30, 69, 121
血中濃度測定　184, 294, 347
血中濃度モニター　294
血尿　330

血流増加　149
ケトン食療法　246
　小児難治性てんかんでの――　247
原因遺伝子　22, 345
限局性皮質異形成　25, 70, 142
言語　312
言語・記憶のネットワーク　162
言語機能マッピング　322
言語障害発作　341

こ

抗 GAD 抗体　186
抗 GluR 抗体　186
抗 LGI1 抗体　186
抗 NMDAR 抗体　186
高解像度局在診断　321
高額医療費　304
高角度高分解能拡散強調像　162
抗痙攣作用　218
抗痙攣薬　42
高周波律動　119
構成幻覚発作　341
抗精神病薬　347-349
構造異常域　269
交代性精神病　98
抗てんかん作用標的分子　219
抗てんかん薬 20, 42, 98, 177, 188, 191-
　195, 197, 278, 290, 347-350, 352
　――感受性と遺伝子多型　206
　――に関わる薬物代謝酵素および代
　謝経路　208
　――により誘発された薬疹感受性遺
　伝子多型　210
　――による体重変化　235
　――の開発・発売の歴史　6
　――の吸収と体内分布　193
　――の吸収・分布・作用・排泄に関
　与する遺伝子　207
　――の減量速度　266
　――の効果の比較　182
　――の作用機序　44, 188, 191
　――の作用標的　44
　――の選択　246
　――の相互作用　185, 193, 347-350
　――の増量幅　197
　――の代謝酵素と体外排泄　195
　――の代謝酵素に対する影響　194
　――のターゲット蛋白をコードする
　遺伝子　208
　――の治療終結　267
　――の投与量　253
　――の特色と相互作用　188
　――の用量調整　180
　――選択時に重要な3基軸　179
　――選択を左右する因子　173
　高齢者における――　85

新規――	171-174, 213, 182	ジストニア肢位	68	焦点性か全般性か決定できないてん	
精神症状に対する――	99	姿勢発作	340	かんおよび症候群	345
第二世代――	43	持続性棘徐波	246	焦点切除術	140
妊娠可能女性での――	293	――を示すてんかん	345	情動発作	341
本邦で承認されている――	180	持続性部分てんかん	325	小児・思春期のてんかん	356
薬疹の原因となった――	210	膝関節内出血	327	小児欠神てんかん	14, 21, 64, 239, 343
後天性てんかん性失語	345	失語	312	小児(の)てんかん	**243-250**, 356
行動・認知機能	74	失神発作	61	――症候群	77, 246
後頭葉てんかん	110	失立発作	72	――の原因	75
抗パーキンソン作用標的分子	221	自動車運転（→運転）	168	――の診断	74
硬膜下電極	321	抗てんかん薬減量中の――	267	――の治療	243
――の特徴	117	自動症	52, 68, 77, 92	小児部分てんかん	21
硬膜下電極記録	116	シナプス小胞(膜)蛋白	192, 226	小児良性後頭葉てんかん	343
硬膜下電極留置術	118	シナプス伝達	33, 39	小児良性部分てんかん	64
合理的多剤併用療法	168, 217	ジャクソン型発作	340	小脳失調	13
高齢者(の)てんかん	168, 355	若年(性)欠神てんかん	343	傷病手当金	304
高齢発症てんかん	80	若年(性)ミオクロニーてんかん		上腹部不快感	68
――の疫学	80		21, 64, 173, 222, 239, 343	初回発作からの治療開始	243
――の鑑別すべき疾患	81	シャンデリア細胞	36	食欲低下	236
――の症状	81	臭化カリウム	180, 198, 246	食欲不振	223
――の薬物選択	83, 185	自由拡散	159	女性ホルモン	291
国際抗てんかん連盟	48, 177, 338	臭覚発作	341	初発症状域	269
――治療ガイドライン	178	重積状態	257, 313	自立支援医療	304
言葉の出にくさ	310	重篤薬疹感受性遺伝子	211	――の申請	173
コネキシン（Cx）36	34	重度心身障害者医療費助成制度	304	自律神経発作	58, 332
孤発発作	82	従来の治療薬（従来薬）	**213-217**	心因性発作（PNES）	**88-96**
雇用機会	168	――単剤治療	213	――の疫学	91
		――の作用機序	215	――の概念，用語	90
さ		――の選択	214	――の診断	91, 92
		――の相互作用	215	――の治療	94
催奇形性	214, 235, 240, 293	――の使い方の基本	214	――の頻度	91
再生不良性貧血	240	就労支援	306	知的障害を伴う――	94
最大電撃痙攣	43	手術可能なてんかん	176, 255	てんかん発作が併存する――	94
――テスト	218	出産後の注意	295	てんかん発作を伴わず，知的能力が	
再発率（高齢者）	83	術前診断	149	十分にある――	95
再服薬後の寛解率	264	術前プランニング	160, 162-164	腎機能低下	230
細胞外K⁺の緩衝	39	腫瘍	254	新規発症全般てんかんの選択薬	181
錯覚発作	341	腫瘍性病変	29	新規発症てんかん（65歳以上）	84
ザロンチン®	189, 203, 233, 358	小鋭棘派	112	新規発症部分てんかんの選択薬	181
三叉神経痛	330	障害基礎年金	306	神経学的検査	77
		障害者就業・生活支援センター	306	神経機能画像	66
し		障害者職業センター	306	神経軸索ジストロフィー	31
		障害者自立支援医療（精神）	306	神経心理検査	67
ジアゼパム		障害年金	304	神経節膠腫	29, 148
	180, 198, 208, 247, 253, 259, 262, 359	症候性	5	神経セロイドリポフスチン症	31
視覚発作	57, 341	症候性局在関連性てんかんおよび症候		神経伝達開口分泌	219
磁化率強調像（SWI）	144	群	343	神経伝達機能イメージング	139
磁気刺激	283	症候性てんかん発作	3	神経発作	59
――副作用	287	上肢巧緻運動障害	311	進行性ミオクローヌスてんかん	22
シクロスポリン脳症	325	常染色体優性部分てんかん	22	神聖病について	2
ジゴキシン	228	常染色体優性夜間前頭葉てんかん	22	腎代謝	179, 184
自己評価	168	焦点局在診断	321	診断のアルゴリズム	61
自殺企図	100	焦点診断	149	新皮質側頭葉てんかん	108
自殺リスク	97	――における発作時SPECTとNIRS		新皮質てんかん	110, 120, 156, 273
思春期のてんかん	356	の役割	155	深部電極	273
歯状核赤核淡蒼球ルイ体萎縮症	31	焦点性（部分）発作	63	深部電極記録	118
視床下部過誤腫	131	焦点性運動発作	340	深部脳波モニタリング	151

す

髄液検査	311
髄鞘化	146
睡眠覚醒リズム	77
睡眠時後頭部陽性鋭一過波	115
睡眠時持続性棘徐波複合	78
頭蓋頂一過性鋭波	114
頭蓋内電極	150
頭蓋内脳波記録	118
術中――	120
頭蓋内病変	254
スカラ量	160
スタージ・ウェーバー症候群	71, 276
スチーブンス・ジョンソン症候群 (SJS)	210, 216, 240
頭痛	77
スパイクマッピング	130
スルチアム	180, 358

せ

性格変化	311, 314
生活支援	305
生活状況	253
静止膜電位	45
性周期	291
星状細胞	30, 33
星状細胞腫	29
精神運動発作異型	112
精神障害者保健福祉手帳	173, 303, 306
――のてんかん発作判定基準	303
精神症状	**97-100**
――の原因	97
――を有する患者の選択薬	183
精神症状治療薬がてんかんに及ぼす影響	99
成人全般発作	182
精神遅滞	91
精神通院医療	304
成人(の)てんかん	264, 354
――の治療	177
――の断薬の時期	264
――の薬物治療終結のガイドライン	267
精神発作	332, 341
青年期のてんかん症候群	248
生理学的解析	10
セコバルビタール	320
セルシン®	253, 259, 359
セルジンガー法	320
セレニカR®	201, 357
潜因性, 症候性全般てんかんおよび症候群	345
潜因性小児部分てんかん	21
前向性健忘	315
線条体ドパミン濃度	221
全身痙攣	57, 126, 129
全身痙攣性てんかん重積	257
――の診断	258
――の治療	258
――の病態	257
痙攣性発作が持続する――	257
全身麻酔療法	261
選択的扁桃体海馬切除術	68, 273
前兆	52, 56, 68, 333
前頭前野離断	319
前頭葉切除	319
前頭葉てんかん	139, 140, 319
前内側側頭葉切除術	68
全般(性)強直(性)間代(性)発作	50, 178
全般性多棘波	107
全般性遅棘徐波	64
全般てんかん	50, 52
全般てんかん熱性痙攣プラス(GEFS+)	19, 345
全般発作	5, 63, 238, 280, 341
――の病歴聴取	59

そ

早期乳児てんかん性脳症	22
早期ミオクロニー脳症	344
双極性障害	223, 240
側頭葉外てんかん	120, 136
側頭葉硬膜下	154
側頭葉新皮質てんかん	136
側頭葉切除術	163
側頭葉てんかん	119, 122, 123, 145, 161, 288
側脳室下角	68
側方性	156, 320
異常域の――	273
速律動	106
措置入院	100
ゾニサミド	44, 98, 180, 189, 198, 208, 215, **218-223**, 233, 244, 295, 332, 347, 360
――の化学構造	220

た

ダイアップ®	247, 259, 359
ダイアモックス®	358
第一選択薬	171, 222, 352
大うつ病性障害	223
代謝性アシドーシス	235
代謝性疾患	31
代謝部位	203
体重減少	223, 235
体重増加	235
帯状束	162
体性感覚発作	341
体性感覚誘発電位 (SEP)	325
第二選択薬	171, 352
――への変更	217
大脳皮質電気刺激マッピング	322
ダイポール	126, 129, 132
大発作	300, 342
退薬症候群	95
多型黄色星状細胞腫	29
たこつぼ型心筋症	83
多剤併用療法	168, 175, 217, 255
脱力発作	60, 342
田中ビネー式知能検査	67
他人からの評価	168
多発脳病変	323
多葉離断/切除	71
単剤治療	214, 255
単剤投与の有効性	222
単剤療法	171
炭酸脱水酵素	232
炭酸脱水酵素阻害	46, 192, 235
炭酸脱水酵素阻害薬の併用	222
炭酸リチウムの併用	196
単純部分発作	51, 63, 68, 140, 338
――の病歴聴取	58
運動障害を伴う――	300
ダントリウム®	261
ダントロレン	261
蛋白結合率	201
断薬	263, 264
――後の発作再発	263
――後の発作転帰	263
てんかん外科治療後の――	266

ち

チアミラール	261
チオペンタール	261
チトクローム P450	194, 207
知能検査	240, 315
チャネル病	19
チャネロパチー仮説	42
注射用ミダゾラム	259
中枢神経系の機能異常	105
中枢性ベンゾジアゼピン受容体イメージング	140
中毒性表皮壊死	240
中毒性表皮壊死融解	211
聴覚発作	341
聴覚誘発電位	126
長期増強	283
長期抑圧	283
蝶形骨電極	68
蝶形骨誘導	271
長時間ビデオ脳波同時検査	269, 274
超伝導	125
超伝導量子干渉素子 (SQUID)	125

治療アルゴリズム	352
治療域の血中濃度	197
治療開始時期	179, 243
小児てんかんに対する――	243
治療可能なてんかん	168
治療再開	268
治療終結	265
治療終了（高齢者）	85
治療脱落率の比較	183
治療中止後の発作帰転	264
治療中断に関わる診療ガイドライン	263

つ

追加薬による血中濃度の変化	215
通院医療費	173

て

テイ・サックス病	31
定位放射線治療	160
低ナトリウム血症	184
ディプリバン®	261
デオキシヘモグロビン	150, 155
テグレトール®	189, 222, 232, 239, 244, 253, 291, 312, 332, 357
手帳制度	303
デパケン®	222, 233, 239, 244, 291, 357
デパケン R®	201, 357
デルタ徐波	107
電位依存性 L 型 Ca^{2+} チャネル	232
電位依存性イオンチャネル	10
電位依存性カリウムイオン(K^+)チャネル	21, 45, 215
電位依存性カルシウムイオン(Ca^{2+})チャネル	21, 45, 215, 220
電位依存性ナトリウムイオン(Na^+)チャネル	20, 44, 188, 215, 219, 232
てんかん	2, 10, 19, 33, 290, 297, 342
――症候群診断	64
――治療のコントロール率	8
――治療の実際	172
――治療の種類	169
――治療の進め方	172
――治療の目的	173
――とチャネル	**10-24**
――の新しい治療法	6
――の原因遺伝子	19
――の診断	56
――の精神症状	**97-100**
――の精神症状の診断	98
――の治療	**168-308**
――の定義（WHO）	10, 51
――の動物での薬理	**42-47**
――の病型分類	**338-346**
――の病態	42

――の病態生理	16
――の病理	**25-32**
――の分類	**48-53**
――の四分法分類	52
――の歴史	2
――分類のとらえ方	51
てんかん, てんかん症候群および関連発作性疾患の分類	340
てんかん, てんかん症候群国際分類 1989 年版	50
てんかん, てんかん症候群国際分類 2010 年改訂版	50
てんかん医療	7
てんかん患者の突然死	281
てんかん外科	175
てんかん外科治療が可能なてんかん	270
てんかん研究	7
てんかん原性	42, 118
てんかん原性域	269
てんかん重積	111, 257
――の治療	258
――状態の治療フローチャート	260
てんかん手術	66
てんかん症候群	2, 4, 51, 64, 173
てんかん症候群に対する選択薬	239
てんかん症候群分類	341
てんかん焦点	105
てんかん性健忘	315
転換性障害	90
てんかん性スパズム（攣縮）	78
てんかん性脳症	78, 249
てんかん性放電	104
てんかん性発作	82
てんかん治療ガイドライン 2010	168
――の特徴	171
――のエビデンスレベル	170
――の推奨のグレード	170
てんかん治療のガイドライン（海外）	239
てんかん脳の異常域	269
てんかん波の消失	265
てんかん放電	64
てんかん発作	4, 33, 56, 61
てんかん発作型	51
――診断	63
――分類	4, 338
てんかん発作型国際分類（ILAE）	
1981 年版	49
2010 年改訂版	49
てんかん発作閾値を下げる薬剤	184
てんかんモデル動物	42, 219
てんかんをもつ人における運転適性の判定指針	267
電気刺激	322
点頭てんかん	21, 344
転倒発作	280

と

等価電流双極子	326
同期性過剰放電	42
同期性過分極	37
同期性群発発射	33
同期性脱分極	37
統計画像解析	136
統合失調症	99
統合失調症様症状	46
動作停止	75
等磁界マップ	126
糖代謝低下	134, 136
頭頂葉てんかん	109, 152
頭皮脳波記録	116
等方性拡散	159
道路交通法	298
道路交通法の「運用基準」	299
特異症候群	344
特発性 (idiopathic)	5, 75
特発性局在関連性てんかんおよび症候群	342
特発性全般てんかん	14, 52
特発性全般てんかんおよび症候群	343
特発性部分てんかん	239
トッド麻痺	62, 77, 81
突発性異常波	312
ドパミン遊離増強	221
トピナ®	189, 203, 222, 232, 244, 293, 360
トピラマート	44, 84, 98, 174, 179, 180, 189, 198, 208, 222, **232-237**, 244, 293, 347-350, 360

な

内側側頭葉てんかん	64, 67, 107, 109, 119, 135, 136, 138, 156, 175, 271
ナトリウムチャネル	10
ナトリウム電流	17
難治性てんかん	64, 72, 175, 176, **251-256**, 269, 347
――患者の医療	7
――の定義	251
――の発作抑制	254
――の薬物療法による発作コントロール	252
――に対するアプローチ	252
難治性のてんかん重積	261
軟膜下皮質多切術（MST）	70, 273

に

ニーマン・ピック病	31
におい	68

索引

に

ニコチン性アセチルコリン受容体	15, 22, 208
二次性全般化発作	339
日常生活用具の給付	304
ニトラゼパム	180, 198, 253, 359
日本てんかん学会	302
日本てんかん学会のガイドライン	251
日本てんかん協会（波の会）	168, 308
入院	95
乳児期のてんかん症候群	245
乳児重症ミオクロニーてんかん	10, 20, 345
乳児良性ミオクロニーてんかん	343
入眠時過動期	115
乳幼児発達スケール	67
ニューロンの電気生理	188
尿管結石	223
尿路結石	235
妊娠	203, **290-296**
——の可能性のある女性のてんかん	354
——の可能性のあるてんかん患者への対応	295
妊娠中の合併症	294
妊娠中の抗てんかん薬調節	294
認知機能	263
——の低下	223
認知行動療法	100
認知症	81
認知発作	341

ね

熱性痙攣（けいれん）	67, 75
熱性痙攣プラス	10, 20, 50, 345

の

脳萎縮	254
脳炎	81
脳器質性障害	97
脳機能マッピング	70, 274
脳弓	162
脳血管障害	254
脳血流 SPECT	273, 319
脳血流シンチグラフィー	311
脳梗塞	62, 81
脳磁計	126
脳刺激療法	169
脳磁図（MEG）	149, **125-133**, 319, 326
脳腫瘍	29, 69
脳動静脈奇形	68, 160, 254
脳内出血	331
脳の異常領域	118
脳の発達	74, 77
脳波	105
——異常域	269, 273
——正常亜型	105, 112
——の治療	249
脳波検査	77, 104-115
脳表記録	122
脳保護作用機序	221
脳梁離断（術）	72, 162, 280
ノーベルバール	358
ノンレム期	78

は

パーキンソン症状	184
白質変性症	31
白質マッピング	161
バスケット細胞	36
発汗低下	235
発達歴	74
パナイトポーラス症候群	77, 173, 246, 343
ハラーフォルデン・シュパッツ病	31
バランス破綻仮説	42
パルスジェネレータ	279
バルビツール酸系薬	190, 261
バルプロ酸（ナトリウム）	44, 84, 174, 180, 198, 208, 213, 215, 222, 233, 238, 244, 291, 316, 330, 347-350, 357
——の副作用	216
——の併用	195
半球性瘢痕脳回	71
半球離断術	71, 271, 276
汎血球減少	240
半減期（$T_{1/2}$）	197, 200
瘢痕脳回	30, 69
半側巨脳症	71
反跳性脱分極	37
反跳発作	266
反復経頭蓋磁気刺激（法）	169, 283
——の安全基準	287
——の原理	284
——小児に対して	287
——成人に対して	287
半盲	311

ひ

ピーク時間（T_{max}）	197, 200
皮下出血	330
非痙攣性てんかん重積	111, 262, 313, 316, 319
——の診断アルゴリズム	313
——の治療	262
痙攣性発作がみられない——	257
皮質異形成	66, 68
皮質下帯状異所性皮質	31
皮質形成異常	122, 254, 286
皮質脳波記録	116
鼻出血	327
微小形成不全	140, 142
ビタミン B_1	259
ビタミン K	294, 329
ビタミン K 依存性凝固因子	331
ヒダントール®	201, 357
ビデオ脳波記録	118
ビデオ脳波持続モニタリング	66, 149
ビデオ脳波長期モニタリング	66, 151
ビデオ脳波同時記録（法）	48, 253
非てんかん性心因性発作	62
非てんかん（性）発作	61, 82
ヒト白血球抗原（HLA）	211
ヒプサリズミア	106, 249, 344
皮膚神経症候群	77
ヒポクラテス	2
肥満症	236
非誘発性てんかん発作	84
標準失語症検査	67
表面筋電図	324
病歴聴取	**56-60**, 74
発作型別——	58
ピラセタム	225
ピロリドン誘導体薬	180

ふ

不安(性)障害	100, 223
フェニトイン	44, 98, 174, 180, 189, 198, 208, 215, 233, 239, 244, 259, 292, 327, 332, 347-350, 357
——の血中濃度	203
——の副作用	216
フェノバール®	190, 200, 239, 245, 259, 266, 292, 358
フェノバルビタール	95, 174, 180, 190, 198, 208, 215, 239, 244, 259, 266, 292, 330, 347-350, 358
——の副作用	216
——の併用	196
フェンシング肢位	69
付加的治療	171
複雑型熱性痙攣	76
複雑部分発作	51, 63, 332, 339
——の病歴聴取	59
副腎皮質刺激ホルモン療法	133
服薬アドヒアランス	252
福山型先天性筋ジストロフィー	31
不随意運動	78
部分(局在関連)てんかん	107, 109
部分(焦点性，局在性)発作	338
部分てんかん	6, 52, 175, 222
—— 60 歳以上	85
—— 65 歳以上	85
——への LEV の併用療法	230
一側半球の広範な病変による——	71
器質病変が検出された——	68

器質病変を認めない――	70	発作周辺期精神症状	99	**や**	
部分発作	4, 178	発作症状	76	薬剤感受性	**206-212**
プライミング効果	285	発作性ジスキネジアを伴う全身痙攣	13	薬剤性過敏症症候群	181, 211
プリミドン 180, 190, 198, 208, 215, 236, 239, 292, 331, 347-350, 358		発作性失調症 1 型	13	薬剤治療抵抗性てんかん	334
		発作性脱分極変位	104	薬疹関連遺伝子多型	210
プレドニゾロン	323	発作脳波同時記録	92	薬物選択における原則	177
ふるえ	58, 323	発作の寛解	264	薬物相互作用	**347-350**
ブローカ野	321	発作誘発要因	169	薬物代謝	201
プロゲステロン	291	ポリグラフ検査	78	薬物治療	**177-268**
プロポフォール	261, 320	ホリゾン®	253, 359	――の終結	263
		本態性振戦	236	薬物動態	**197-205**
へ				――相互作用	192
併用薬	185, 353	**ま**		薬物トランスポータ	207
ベック抑うつ質問票	67	マイスタン® 190, 199, 244, 253, 332, 359		薬物トランスポータ遺伝子	207
ヘモグロビン	152			薬物の相互作用	192
局所ヘモグロビンの増加	155	膜電位	17	薬物療法	**177-187**
辺縁系てんかん	273	麻痺	62, 77, 81	――の継続期間	182
ベンザリン®	199, 253, 359	慢性硬膜下電極	274	――の効果判定	182
片頭痛	236			免疫学的機序関与が示唆される場合の――	186
片側巨脳症	30	**み**		薬理学的相互作用	195
ベンゾジアゼピン系(薬) 95, 182, 190, 203, 253, 294, 295		ミオキミア	13		
		ミオクローヌスてんかん	31	**ゆ・よ**	
ペンチレンテトラゾール	218, 225	ミオクロニー欠神てんかん	344	誘因のないてんかん発作	172
ペンテトラゾール皮下注痙攣	43	ミオクロニー失立てんかん	344	有効血中濃度	199
扁桃核キンドリングラット	218	ミオクロニー失立発作てんかん	246	優性遺伝てんかん熱性痙攣プラス	20
扁桃体	144	ミオクロニー発作	59, 182, 342	陽イオン	16
扁桃体-海馬	284	味覚発作	341	葉酸	293
		未髄鞘化	145	抑制性ニューロン	33
ほ		ミネソタ式多面的人格検査	67		
乏汗症	223	未分類てんかん発作	341	**ら**	
放射線科とのコミュニケーション	146			ライソゾーム病	31
傍シルヴィウス裂症候群	132	**む**		ラジカルスカベンジャー機能	221
乏突起膠腫	29	無顆粒球症	240	ラスムッセン症候群	276
ボクセル	158, 164	無菌性髄膜炎	240	ラフォラ病	31
補充療法	293	むちゃ喰い	236	ラボナール®	261
ホストイン®	358	無熱性痙攣	21	ラミクタール® 189, 203, 222, 232, 238, 244, 292, 360	
ホスフェニトインナトリウム水和物	358				
発作間欠期のてんかん性の異常波	97	**め**		ラム発作	3
発作間欠期のてんかん性放電	104	迷走神経刺激療法 (VNS) 66, 175, **278-282**		ラモトリギン 44, 83, 174, 179, 180, 189, 198, 208, 222, 232, **238-242**, 244, 292, 347-350, 360	
発作間欠期脳波	77, 334				
発作起始域	269	――の合併症	281	――の副作用	240
発作起始部	119	――の効果	280	――の併用	195
――のコンピュータ解析	121	――の作用機序	281	――の薬物相互作用	238, 347
発作原性	42	めまい発作	341	双極性障害への適応	240
発作後精神病	98			妊娠中	238
発作コントロール率	174	**も**		部分発作への効果	239
発作再燃のリスク	264	もうろう状態	77	併用薬による代謝と投与量	240
発作再発	263	目撃者	57	ランドー・クレフナー症候群	247, 345
若年性ミオクロニーてんかんの――	265	モノアミン酸化酵素 B	221	ランドセン®	199, 359
良性ローランドてんかんの――	265	物忘れ	314		
発作時緩電位変動	119				
発作時深部脳波記録	154				
発作時脳波	108, 121				

り

リガンド依存性イオンチャネル	14
リセドロン酸ナトリウム	323
離断症候群	271
律動性徐波	105
律動波	34
リボトリール®	190, 199, 236, 244, 253, 266, 359
良性家族性新生児痙攣	12, 21, 45
良性新生児痙攣	343
良性ローランドてんかん	343
両側性脳室周囲結節性異所性灰白質	31
臨床診断	56-101

れ・ろ

レベチラセタム	44, 84, 174, 179, 180, 198, 202, 208, 222, **225-231**, 232, 244, 279, 295, 360
——の抗てんかん作用メカニズム	225, 227
——の相互作用	347
——の忍容性および副作用	230
——の部分発作への追加投与	229
——の薬物動態	228
——の臨床効果	229
難治性の部分てんかんへの追加投与	229
レボチロキシンナトリウム	323
レンノックス・ガストー症候群	64, 174, 182, 234, 238, 280, 344
レンノックス症候群	77
ロコモーションの発達	74

わ

和田試験	67, 319, 320
ワーファリン®	228, 327
笑い発作	53, 71
ワーラー変性	162
ワルファリン	228, 327-330

数字・欧文索引

数字

1.5 T 装置	144
^{11}C-flumazenil	140
^{123}IMP-SPECT	311
^{123}I-iomazenil-SPECT	134, 140, 311
^{133}Xe (xenon)	155
14 & 6 Hz 陽性棘波	112
^{18}F-FDG PET	134-136, 324
^{18}F-flumazenil	140
1981 年発作型分類	52
1989 年てんかん分類	52
3D-T1WI	144, 146
3 Hz 棘徐波複合	53, 106
3 T 装置	143, 146
4 発経頭蓋磁気刺激法	284
6 Hz 律動性徐波	112
^{99m}Tc 標識製剤	138

A

absence epilepsy with atxia (AEA)	13
AMPA/カイニン酸型グルタミン酸 (GluR) 受容体	46, 192, 232, 236
AMPA 型 GluR 阻害薬	46
antiepileptic drug(s) (AED)	6, 42, 188, 207, 278, 290
aphasic status epilepticus (ASE)	312

B

balloon cell	25

C・D

Ca^{2+} イオン流入阻害	215
Ca^{2+} チャネルブロック	189
carbenoxolone	33
convulsion	3
corticectomy	276
cortico-cortical evoked potentials	274
CYP2C9 遺伝子多型	328
déjà vu	332
diffusion tensor imaging (DTI)	158
dipole	126
drug-induced hypersensitivity syndrome (DIHS)	181
DSM-IV	90
dysembryoplastic neuroepithelial tumor (DNT)	131
dysmorphic neuron	25

E

EAST 症候群	13
easy Z-score Imaging System (eZIS)	136
epilepsy	3, 56
epileptic seizure	3, 56
epileptic syndromes	2, 3
epileptogenesis	42
etomidate	320
extensive metabolizer	210

F

falling sickness	3
FDG-PET	134, 318
felbamate	192
focal cortical dysplasia (FCD)	25
functional MRI (fMRI)	105, 161, 162, 320

G

γ律動波	37
γ-aminobutyric acid (GABA)	21, 35, 139
——の細胞内再取り込みの抑制	191
GABA$_A$ 受容体	14, 21, 35, 46, 220
——のアロステリック抑制の解除	227
GABA 介在ニューロン	35
GABA 機能増強	215
GABA 系賦活作用	189
GABA 作動薬	183
GABA 受容体	14, 46
GABA 受容体作動薬	190
GABA トランスポータ	191
GABA 賦活系	189
ganglioglioma	29, 148
gap junction (GJ)	**33-41**
——の構造	34
アストロサイト間——	38
主ニューロン間——	34
てんかん発作における役割	33
GABA 介在ニューロン間——	36

I

ICD-10	90
ICD-10 F コード	99
ictogenesis	42
International League Against Epilepsy (ILAE)	2, 48, 177, 338
——国際分類	**48-53**
——病理組織分類	25

J

Jacksonian march	58
John Hughlings Jackson	3

K

KCC2 トランスポーター	35

L・M

long-term potentiation（LTP）	283
Magnetization Prepared Rapid Gradient Echo（MPRAGE）	143
magnetoencephalography（MEG）	105, 125, 320
M-current	12
mefloquine	35
MERRF 型ミトコンドリア脳筋症	31
methohexital	320
Meyer's loop	163
mirror focus	131
MRI	**142–148**
MR アンギオグラフィ（MRA）	144

N

near-infrared spectroscopy	149
NICE ガイドライン	178, 234
NIRS	105, **149–156**
──のピーク潜時	155
──による発作計測の方法	150
──マップ	153
発作時──	153
NKCC1 トランスポーター	35
non-convulsive seizure（NCS）	312

non-convulsive status epilepticus（NCSE）	312, 316, 319
N 型 Ca^{2+} チャネルの抑制作用	227
N-メチル-D-アスパラギン酸型グルタミン酸受容体（NMDA 型 GluR）	46, 192
──阻害薬	46

O

oxcarbazepine	174, 222, 249

P・R

perampanel	46
persistent current	233
──抑制	45
polymorphism	206
poor metabolizer	210
positron emission tomgraphy（PET）	105, **134–140**, 150
posterior reversible encephalopathy syndrome（PRES）	325
pseudoseizure	90
pseudotemporal lobe epilepsy（pseudolocalization）	335
psychogenic non-epileptic seizure（PNES）	88, 261
region of interest（ROI 法）	160
repetitive TMS（rTMS）	283
rufinamide	174

S

S/N 比	146
seizure（s）	3, 49
short-TI inversion recovery（STIR）	144

spatial K^+ buffering	38
SPECT	**134–140**
──で用いるトレーサ	138
脳血流──	138
発作間欠期──	70, 137
発作時──	137, 152, 156
iomazenil──	70, 311
status epilepticus（SE）	31, 257, 312
stiripentol	174
subtraction ictal SPECT coregistered to MRI（SISCOM）	137–139
sudden unexpected death in epilepsy（SUDEP）	281
sustained repetitive firing（SRF）抑制効果	219

T

θ バースト刺激	284
Tc-99m-ECD SPECT	315
therapeutic drug monitoring	240
tiagabine	191
tractography	158
白質路の──	160
transcranial magnetic stimulation（TMS）	283
transient current	233
──抑制	45
transmantle sign	70
trough level	199

V

vagus nerve stimulation（VNS）	278
very fast oscillation	34
very low frequency oscillation（VLFO）	119
vigabatrin	191, 249

中山書店の出版物に関する情報は，小社サポートページを御覧ください．
https://www.nakayamashoten.jp/support.html

アクチュアル　脳・神経疾患の臨床

てんかんテキスト New Version

2012年5月31日　初版第1刷発行 ©〔検印省略〕
2013年6月5日　　　第2刷発行
2016年7月5日　　　第3刷発行

シリーズ総編集 ……… 辻　　省次（つじ　しょうじ）

専門編集 …………… 宇川義一（うがわよしかず）

発行者 ……………… 平田　　直

発行所 ……………… 株式会社 中山書店
〒112-0006　東京都文京区小日向4-2-6
TEL 03-3813-1100（代表）　振替 00130-5-196565
http://www.nakayamashoten.co.jp/

本文デザイン ……… 藤岡雅史（プロジェクト・エス）
編集協力 …………… 株式会社学樹書院
DTP作成 …………… 有限会社ブルーインク，株式会社麒麟三隻館
装丁 ………………… 花本浩一（麒麟三隻館）
印刷・製本 ………… 図書印刷株式会社

Published by Nakayama Shoten Co., Ltd.　　　　　　　　Printed in Japan
ISBN 978-4-521-73440-8
落丁・乱丁の場合はお取り替えいたします

・本書の複製権・上映権・譲渡権・公衆送信権（送信可能化権を含む）は株式会社中山書店が保有します．

JCOPY ＜(社)出版者著作権管理機構 委託出版物＞
本書の無断複写は著作権法上での例外を除き禁じられています．複写される場合は，そのつど事前に，(社)出版者著作権管理機構（電話 03-3513-6969，FAX 03-3513-6979，e-mail: info@jcopy.or.jp）の許諾を得てください．

本書をスキャン・デジタルデータ化するなどの複製を無許諾で行う行為は，著作権法上での限られた例外（「私的使用のための複製」など）を除き著作権法違反となります．なお，大学・病院・企業などにおいて，内部的に業務上使用する目的で上記の行為を行うことは，私的使用には該当せず違法です．また私的使用のためであっても，代行業者等の第三者に依頼して使用する本人以外の者が上記の行為を行うことは違法です．

神経内科医としての**プロフェショナリズム**を究める！

アクチュアル 脳・神経疾患の臨床

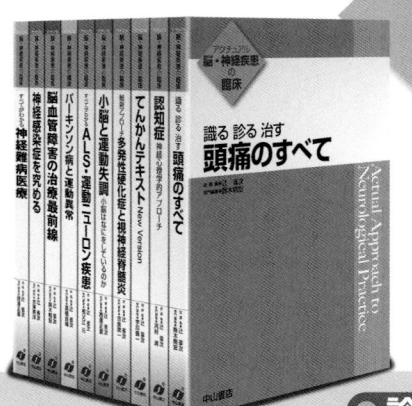

●総編集
辻　省次
（東京大学教授）

● B5判／並製／各巻350〜540頁

大好評刊行中!!

● 診療上のノウハウを満載!
▶ 最新の進歩・知識の全体をバランスよくカバー．検査法，診察法，治療法はベーシックサイエンスを踏まえて記述．

●「考える力」をつける
▶ 実地臨床で必要とされる，患者の特徴（variance）を把握して最適な診療を進める考え方（individual-oriented medicine）を重視．従来の教科書的な記載以外の話題も盛り込んだ「ケーススタディ」「ディベート」などで，臨床の現場で本当に役立つ「考える力」を身につける．

● 視覚に訴える実用書
▶ 診断アルゴリズムをとりいれつつ，患者の特性に応じて使いこなせるよう，具体的な記述を目指しシェーマ，写真，フローチャートを積極的に収載．

シリーズの構成と専門編集

● 識る 診る 治す 頭痛のすべて	鈴木則宏（慶應義塾大学）	定価（本体9,500円＋税）
● 認知症 神経心理学的アプローチ	河村　満（昭和大学）	定価（本体10,000円＋税）
● てんかんテキスト New Version	宇川義一（福島県立医科大学）	定価（本体10,000円＋税）
● 最新アプローチ 多発性硬化症と視神経脊髄炎	吉良潤一（九州大学）	定価（本体11,000円＋税）
● 小脳と運動失調 小脳はなにをしているのか	西澤正豊（新潟大学）	定価（本体12,000円＋税）
● すべてがわかるALS（筋萎縮性側索硬化症）・運動ニューロン疾患	祖父江元（名古屋大学）	定価（本体12,000円＋税）
● パーキンソン病と運動異常（Movement Disorders）	髙橋良輔（京都大学）	定価（本体13,000円＋税）
● 脳血管障害の治療最前線	鈴木則宏（慶應義塾大学）	定価（本体12,000円＋税）
● 神経感染症を究める	水澤英洋（国立精神・神経医療研究センター）	定価（本体12,000円＋税）
● すべてがわかる神経難病医療	西澤正豊（新潟大学）	定価（本体12,000円＋税）
● NEXT 免疫性神経疾患 病態と治療のすべて	吉良潤一（九州大学）	定価（本体14,000円＋税）

【以後続刊】

中山書店　〒112-0006 東京都文京区小日向4-2-6　TEL 03-3813-1100　FAX 03-3816-1015
https://www.nakayamashoten.jp/

Actual Approach to Neurological Practice